D1691038

Klinik der Frauenheilkunde
und Geburtshilfe
Band 9

Klinik der Frauenheilkunde und Geburtshilfe

Begründet von
Horst Schwalm und Gustav Döderlein

Herausgegeben von
Karl-Heinrich Wulf, Würzburg, und
Heinrich Schmidt-Matthiesen, Frankfurt/Main

Band 1 Endokrinologie und Reproduktionsmedizin I
Band 2 Endokrinologie und Reproduktionsmedizin II
Band 3 Endokrinologie und Reproduktionsmedizin III
Band 4 Schwangerschaft I
Band 5 Schwangerschaft II
Band 6 Geburt I
Band 7 Geburt II
Band 8 Gutartige gynäkologische Erkrankungen I
Band 9 Gutartige gynäkologische Erkrankungen II
Band 10 Allgemeine gynäkologische Onkologie
Band 11 Spezielle gynäkologische Onkologie I
Band 12 Spezielle gynäkologische Onkologie II

3. Auflage
Urban & Schwarzenberg · München–Wien–Baltimore

Klinik der Frauenheilkunde und Geburtshilfe
Band 9

Gutartige gynäkologische Erkrankungen II

Gynäkologische Urologie, allgemeine und forensische
Aspekte der operativen Gynäkologie,
anales Kontinenzorgan, Kinder- und Jugendgynäkologie

Herausgegeben von H. G. Bender

unter Mitarbeit von
R. Ackermann, C. Anthuber, L. Beck, R. Bodden-Heidrich, M. Heinz, H. Hepp,
J. Hucke, G. Ralph, I. Rechenberger, P. Riss, H. Rosin, H. W. Schlößer,
B. J. Schmitz-Dräger, H.-G. Schnürch, T. Schwenzer, K. Ulsenheimer

Urban & Schwarzenberg · München–Wien–Baltimore

Wichtiger Hinweis für den Benutzer dieses Buches:

Die in diesem Werk enthaltenen Angaben zu diagnostischen und therapeutischen Maßnahmen sind durch die Erfahrungen der Autoren und den aktuellen Stand der Wissenschaft bei Drucklegung begründet. Dies entbindet den Benutzer jedoch nicht von der Pflicht, die Indikation zu therapeutischen Interventionen für jeden Patienten sorgfältig abzuwägen. Die Gabe von Medikamenten erfordert in jedem Fall die Beachtung der Herstellerinformationen und die Prüfung von Zweckmäßigkeit, Dosierung und Applikation.

Anschriften der Herausgeber:

Band 9
Prof. Dr. med. H. G. Bender
Direktor der Universitäts-Frauenklinik
Moorenstraße 5
40225 Düsseldorf

Gesamtwerk
Prof. em. Dr. med. K.-H. Wulf
Ehem. Direktor der Universitäts-Frauenklinik
Josef-Schneider-Straße 4
97080 Würzburg

Prof. em. Dr. med. H. Schmidt-Matthiesen
Ehem. Direktor des Zentrums für Frauenheilkunde
und Geburtshilfe
der Universität Frankfurt
Humperdinckstraße 11
60598 Frankfurt/Main

Die Deutsche Bibliothek – CIP-Einheitsaufnahme

Klinik der Frauenheilkunde und Geburtshilfe / begr. von Horst Schwalm und Gustav Döderlein. Hrsg. von Karl-Heinrich Wulf und Heinrich Schmidt-Matthiesen. – München ; Wien ; Baltimore : Urban und Schwarzenberg.
   Früher Losebl.-Ausg.
   Bd. 9 Gutartige gynäkologische Erkrankungen. –
   2. Gynäkologische Urologie, allgemeine und forensische Aspekte der operativen Gynäkologie, anales Kontinenzorgan, Kinder- und Jugendgynäkologie / hrsg. von H. G. Bender.
   Unter Mitarb. von R. Ackermann ... – 3. Aufl. – 1998
   ISBN 3-541-15093-9

Planung: Dr. med. Burkhard Scheele, München
Lektorat: Pola Nawrocki, München
Herstellung: Petra Laurer, München

Die Zeichnungen erstellten Jochen Buschmann, München, und Dr. med. Katja Dalkowski, München.
Einbandgestaltung von Dieter Vollendorf, München.

Gebrauchsnamen, Handelsnamen, Warenbezeichnungen und dergleichen, die in diesem Buch ohne besondere Kennzeichnung aufgeführt sind, berechtigen nicht zu der Annahme, daß solche Namen ohne weiteres von jedem benützt werden dürfen. Vielmehr kann es sich auch dann um gesetzlich geschützte Warenzeichen handeln.

Alle Rechte, auch die des Nachdruckes, der Wiedergabe in jeder Form und der Übersetzung in andere Sprachen behalten sich Urheber und Verleger vor. Es ist ohne schriftliche Genehmigung des Verlages nicht erlaubt, das Buch oder Teile daraus auf fotomechanischem Weg (Fotokopie, Mikrokopie) zu vervielfältigen oder unter Verwendung elektronischer bzw. mechanischer Systeme zu speichern, systematisch auszuwerten oder zu verbreiten (mit Ausnahme der in den §§ 53, 54 URG ausdrücklich genannten Sonderfälle).

Satz und Druck: Kösel, Kempten. Buchbinderische Verarbeitung: Monheim GmbH, Monheim · Printed in Germany.
© Urban & Schwarzenberg 1998

ISBN 3-541-15093-9

PermaNova®

Geleitwort zur dritten Auflage

Die *Klinik der Frauenheilkunde und Geburtshilfe* wurde von H. Schwalm und G. Döderlein 1964 begründet und später zusammen mit K.-H. Wulf herausgegeben. Die erste Auflage erschien im Loseblatt-System in acht Bänden mit entsprechenden Ergänzungslieferungen bis 1984. Von 1985 bis 1990 wurde die zweite Auflage in Form von zwölf festen Einzelbänden ausgeliefert. Die Bände bzw. Bandgruppen präsentieren in monographischer Weise geschlossene Themenkomplexe der Gynäkologie und Geburtshilfe einschließlich ihrer Grenzgebiete.

Im Rahmen der jetzigen, dritten Auflage werden die einzelnen Bände in neubearbeiteter Form vorgelegt, wobei die aktuelle klinisch-wissenschaftliche Entwicklung und auch Wünsche der Leser berücksichtigt werden. So wurde die Stoffpräsentation didaktisch geändert, systematischer und optisch anschaulicher gestaltet. Schließlich erfolgte eine Straffung des Textes, wo dies ohne Verzicht auf Wesentliches möglich war.

Für Handlungsentscheidungen im klinischen Alltag werden konkrete Empfehlungen gegeben, um die Umsetzung des rein theoretischen Wissens zu erleichtern. Das Schwergewicht liegt auch weiterhin auf der Darstellung anwendbaren Wissens. Demgegenüber sind wissenschaftliche Aspekte nur so weit integriert, wie sie zum Verständnis der klinischen Problematik oder zur Abschätzung zukünftiger Entwicklung erforderlich scheinen. Gleiches gilt für die Bibliographie. Diese ist auf das Wesentliche beschränkt und nur dort ausführlicher berücksichtigt, wo es sich um innovative Methoden handelt.

Jährlich sind nach dem Perma-Nova-Prinzip zwei Banderneuerungen mit der oben erwähnten Zielsetzung vorgesehen. Dem Leser wird damit im Austauschverfahren eine Facharztbibliothek ständiger Aktualität angeboten.

Die *Klinik der Frauenheilkunde und Geburtshilfe* will auch in Zukunft dem praktisch tätigen Frauenarzt sowie den Ärzten, die sich in der Weiterbildung befinden, ein hilfreicher Ratgeber sein und alle Kenntnisse vermitteln, die für die tägliche Arbeit erforderlich sind.

Die Herausgeber

K.-H. Wulf
H. Schmidt-Matthiesen

Vorwort

Die neubearbeitete Ausgabe des Bandes 9 der Reihe „Klinik der Frauenheilkunde und Geburtshilfe" wird nun vorgelegt. Unter dem Obertitel „Gutartige gynäkologische Erkrankungen II" umfaßt sie ein großes Spektrum an Aufgabengebieten der gynäkologischen Tätigkeit.

Im Zentrum des Bandes stehen die vielschichtigen Aspekte der Physiologie und Pathophysiologie der Miktion. Auf diesem Gebiet haben sich während der letzten Jahre zahlreiche Neuerungen und andere Interpretationsweisen ergeben, um deren Integration wir uns in der Neuausgabe bemüht haben. Die Vielzahl der Einzelthemen deutet bereits an, wie vielfältig die Überlegungen sind, die für eine optimale Betreuung der Patientinnen angestellt werden müssen. In letzter Zeit sind jedoch neben der Harninkontinenzproblematik auch Gesichtspunkte der analen Inkontinenz erarbeitet worden. Probleme aus diesem Bereich werden zunehmend von Patientinnen in der gynäkologischen Sprechstunde vorgebracht. Aus diesem Grunde haben wir dieses Thema in den Band neu aufgenommen. Darüber hinaus haben wir Grundsätze der endoskopischen Operationstechniken, die Kinder- und Jugendgynäkologie sowie forensische Aspekte der operativen Frauenheilkunde im Sinne einer umfassenden Fachdarstellung in der 12bändigen Gesamtreihe in diesen Band aufgenommen.

Die Band- und Reihenherausgeber hoffen, daß mit der Aktualisierung der einzelnen Kapitel und der Ergänzung durch bisher nicht behandelte Teilgebiete der Gesamtauftrag der „Klinik der Frauenheilkunde und Geburtshilfe" noch umfassender erfüllt wird.

Der Bandherausgeber					H. G. Bender

Inhalt

Anatomische und physiologische Grundlagen der gynäkologischen Urologie

1 Anatomie der Harnblase, der Harnröhre und des Beckenbodens bei der Frau
   H. W. Schlößer, L. Beck 3

2 Physiologie und Pathophysiologie der Harnspeicherung und -entleerung
   T. Schwenzer 15

3 Ursachen, Symptomatik und Diagnostik von Senkungszuständen
   des weiblichen Genitales
   P. Riss 27

Epidemiologie, Ätiologie und Diagnostik der Harninkontinenz

4 Epidemiologie, Ätiologie und Diagnostik der Streßharninkontinenz
   P. Riss 39

5 Epidemiologie, Ätiologie und Diagnostik der Urge-Inkontinenz
   T. Schwenzer 51

Therapie der Harninkontinenz

6 Nichtoperative Therapie der Streßharninkontinenz
   P. Riss 61

7 Operative Therapie der Streßharninkontinenz
   P. Riss, G. Ralph 73

8 Therapie der Urge-Inkontinenz
   T. Schwenzer 91

Sonderformen von Störungen des ableitenden Harntrakts bei der Frau

9 Therapiebedingte Verletzungen und Fisteln der harnableitenden Wege
   T. Schwenzer 103

10 Psychosomatische Aspekte von Beschwerden und Störungen des
   ableitenden Harntrakts bei der Frau
   R. Bodden-Heidrich, I. Rechenberger 119

11 Infektionen der ableitenden Harnwege
   T. Schwenzer, H. Rosin 125

12 Funktionsstörungen des Harntrakts nach gynäkologischer Therapie
   T. Schwenzer 147

13 Supravesikale Harnableitung im Rahmen gynäkologisch-urologischer Eingriffe
   B. J. Schmitz-Dräger, R. Ackermann 163

Allgemeine Aspekte der operativen Gynäkologie

14 Stellenwert der endoskopischen Operationstechniken in der Gynäkologie
   J. Hucke 185

15 Perioperative Maßnahmen und Komplikationen in der Gynäkologie
   H.-G. Schnürch 199

Das anale Kontinenzorgan in der Gynäkologie und Geburtshilfe

16 Störungen des analen Kontinenzorgans in Zusammenhang mit Gynäkologie und Geburtshilfe
   C. Anthuber, H. Hepp 239

Kinder- und Jugendgynäkologie

17 Kinder- und Jugendgynäkologie
   M. Heinz 261

Forensische Aspekte der operativen Gynäkologie

18 Forensische Aspekte der operativen Frauenheilkunde
   L. Beck, K. Ulsenheimer 301

Sachverzeichnis 315

Autorenverzeichnis

Prof. Dr. med. R. Ackermann
Direktor d. Urolog. Klinik d. Univ.
Moorenstr. 5
40225 Düsseldorf

Dr. med. C. Anthuber
Klinik u. Poliklinik f. Frauenheilkunde
u. Geburtshilfe d. Univ.
Klinikum Großhadern
Marchioninistr. 15
81377 München

Prof. em. Dr. med. L. Beck
Ehem. Direktor d. Univ.-Frauenklinik
Moorenstr. 5
40225 Düsseldorf

Dr. med. Ruth Bodden-Heidrich
Franz-Marc-Weg 18
40670 Meerbusch

Dr. med. Marlene Heinz
Krankenhaus Lichtenberg
Frauenklinik
Örtl. Bereich Oskar-Ziethen-Krankenhaus
Fanningerstr. 32
10365 Berlin

Prof. Dr. med. H. Hepp
Direktor d. Klinik u. Poliklinik f.
Frauenheilkunde u. Geburtshilfe d. Univ.
Klinikum Großhadern
Marchioninistr. 15
81377 München

Priv.-Doz. Dr. med. J. Hucke
Univ.-Frauenklinik
Moorenstr. 5
40225 Düsseldorf

Prim. Prof. Dr. med. G. Ralph
Leiter d. Abt. f. Gynäkologie u. Geburtshilfe
Landeskrankenhaus
Tragösserstr. 1
A-8600 Bruck an der Mur

Prof. Dr. med. Ilse Rechenberger
Univ.-Frauenklinik
Moorenstr. 5
40225 Düsseldorf

Prim. Univ.-Prof. Dr. med. P. Riss
Leiter d. Abt. f. Gynäkologie u.
Geburtshilfe
A.ö. NÖ Landeskrankenhaus Mödling
Sr. M. Restitutagasse 12
A-2340 Mödling

Prof. Dr. med. H. Rosin
Leiter d. Hygiene-Instituts d. Stadt Dortmund
Hövelstr. 8
44137 Dortmund

Prof. Dr. med. H. W. Schlößer
Direktor d. Abt. Fertilität u. Reproduktionsmedizin
Frauenklinik im Krankenhaus Oststadt d. MHH
Podbielskistr. 380
30659 Hannover

Prof. Dr. med. B. J. Schmitz-Dräger
Urologische Klinik d. Univ.
Moorenstr. 5
40225 Düsseldorf

Prof. Dr. med. H.-G. Schnürch
Univ.-Frauenklinik
Moorenstr. 5
40225 Düsseldorf

Prof. Dr. med. T. Schwenzer
Direktor d. Frauenklinik
Städt. Kliniken
Beurhausstr. 40
44137 Dortmund

Prof. Dr. Dr. K. Ulsenheimer
Kanzlei Dres. Weinberger, Sottung
u. Kollegen
Maximiliansplatz 12/IV
80333 München

Anatomische und physiologische Grundlagen der gynäkologischen Urologie

1 Anatomie der Harnblase, der Harnröhre und des Beckenbodens bei der Frau

H. W. Schlößer, L. Beck

Inhalt

1	Einleitung	4	4.2 Beckenbindegewebe	9
2	Harnblase (Vesica urinaria)	4	5 Verbindungen von Harnblase und Harnröhre zu Vagina, Uterus und	
3	Harnröhre (Urethra feminina)	5	Beckenboden	12
4	Beckenboden	6	6 Zusammenfassung	13
4.1	Beckenbodenmuskeln	6		

1 Einleitung

Der regelrechte Ablauf der Miktion bei der Frau erfordert ein kompliziertes Zusammenspiel von Harnblase, Harnröhre und Beckenboden. Zu den Grundvoraussetzungen für das Verständnis von Blasenentleerungsstörungen und Lageanomalien sowie deren operative Korrekturmöglichkeiten zählen sowohl spezielle Kenntnisse der funktionellen und topographischen Anatomie als auch ein detailliertes Wissen über morphologische Einzelstrukturen in dieser kompliziert aufgebauten Körperregion.

2 Harnblase (Vesica urinaria)

Topographische Beziehungen

Die Harnblase befindet sich im kleinen Becken hinter den Schambeinen. Sie ist dem Uterus und der Vagina vorgelagert und liegt teils prä-, teils subperitoneal. Der nach vorn-oben sich ausdehnende Blasenscheitel (Apex vesicae) mündet in das Lig. umbilicale medianum, das den obliterierten Urachus enthält. Der gegenüberliegende Blasengrund (Fundus vesicae) ist nach dorsal-kaudal gerichtet, so daß die Blasenachse nahezu horizontal verläuft. Während sich die Blasenvorderwand der Hinterwand der Symphyse anlegt, steht die von Peritoneum überzogene Blasenhinterwand mit der Serosa des Uterus in verschieblichem Kontakt. Aus dem Fundus vesicae, an dessen Innenfläche das Trigonum vesicae liegt, geht die Blase unter Bildung eines Halses nach vorne in die Urethra über. Die Harnblase ist außen zum Teil von Serosa, ansonsten von einer Adventitia (Fascia vesicalis) umgeben. Die innere Wandschicht setzt sich aus einer Schleimhaut mit Übergangsepithel, einer lockeren, gefäßreichen Lamina propria und einer Submukosa zusammen. Die äußere Schicht der Wand wird von glatter Muskulatur gebildet.

Aufbau

Die Muskulatur der Harnblase (M. detrusor vesicae) besteht aus einem Geflecht von Muskelbündeln, das in seiner räumlichen Anordnung einem dreidimensionalen Netzwerk entspricht, von einem elastischen Bindegewebsgerüst durchsetzt und mit Ausnahme des Trigonum vesicae in seiner Anordnung vom Füllungszustand der Blase abhängig ist. Die Muskelbündel verlaufen außen als Stratum externum longitudinale, biegen nach innen in eine mehr transversale Richtung ein (Stratum medium) und weisen weiter subepithelial wieder eine Längsrichtung auf. Sie gehen in die längs verlaufende Harnröhrenmuskulatur über. Die Muskulatur des Blasenausgangs setzt sich kontinuierlich in die Urethramuskulatur fort, ohne daß im Bereich des Blasenausgangs ein echter (anatomischer) Sphinkter vorliegt.

Eine besondere Beachtung verdient das *Trigonum vesicae,* gekennzeichnet durch die Einmündungsstelle der Harnleiter in die Harnblase und den Blasenausgang. Es besteht aus einem faserreichen festen Bindegewebe mit dünnen Muskelzügen, die sich in die Muskulatur der Harnröhre fortsetzen. Die lockere Submukosa fehlt. Die Lage der Ureterostien bleibt auch bei maximaler Blasenfüllung konstant.

Pharmakologische und neurophysiologische Untersuchungen zeigen, daß das Gebiet des Trigonum vesicae und der obere Teil der Urethra funktionelle Gemeinsamkeiten besitzen, z.B. die Verminderung des Blasenauslaßwiderstands zu Beginn der Miktion.

3 Harnröhre (Urethra feminina)

Aufbau

Die Harnröhre der Frau ist relativ kurz (3–5 cm). Sie beschreibt einen sanft nach vorn gerichteten, konkaven Bogen und mündet unterhalb des Symphysenhinterrands in den Scheidenvorhof (Vestibulum vaginae). Die in Längsfalten angeordnete Schleimhaut (Tunica mucosa) weist in Blasennähe (Pars superior) Übergangsepithel, weiter unten (Pars inferior) mehrreihiges Zylinderepithel, gelegentlich Plattenepithel auf. In der Lamina propria kommen Drüsen vor. Eine an elastischen Elementen reiche und von einem Geflecht dünnwandiger Venen durchsetzte Bindegewebsschicht (Tunica submucosa) grenzt die Schleimhaut von der Tunica muscularis ab, die sowohl aus glatter (innen) als auch quergestreifter (außen) Muskulatur besteht.

Die glatte Muskulatur der Harnröhre besteht aus subepithelial gelegenen, längsgerichteten Muskelzügen, die nach außen in schräg bzw. annähernd zirkulär verlaufende Bündel übergehen (Abb. 1-1 und 1-2). In Richtung auf den Harnröhrenausgang ist die glatte Muskulatur bis zum unteren Rand des Diaphragma urogenitale zu verfolgen, d.h., bei der erwachsenen Frau endet sie etwa 0,5 bis 0,8 cm oberhalb der äußeren Harnröhrenmündung. Nach oben gehen die längs verlaufenden Muskelzüge in die innen gelegenen Muskelbündel der Harnblase über, während sich die schräg und annähernd zirkulär verlaufende Harnröhrenmuskulatur in die entsprechend verlaufende Muskulatur der Harnblase kontinuierlich fortsetzt.

Für die Funktion der glatten Harnröhrenmuskulatur ist das *Verhältnis von Bindegewebe zu Muskulatur* von besonderer Bedeutung. Während in der Harnblase mit Ausnahme des Trigonum vesicae grobe Muskelbündel vorliegen, die in ein lockeres Netz von kollagenen und elastischen Fasern eingewebt sind und so eine relativ gute Verschiebemöglichkeit vorfinden, ist die glatte Muskulatur der Harnröhre zu dünnen Bündeln zusammengefaßt und in ein festes Bindegewebsgerüst eingelagert. Die Muskelbündel sind von zahlreichen elastischen Fasern umgeben und enden im Bindegewebe, nachdem sie die Harnröhre etwa halbkreisförmig umschlossen haben. Die glatte, annähernd zirkulär verlaufende Harnröhrenmuskulatur bildet den sog. *M. sphincter urethrae internus*.

Unmittelbar im Anschluß an die glatte Muskulatur findet sich nach außen die schräg bis zirkulär verlaufende quergestreifte Muskulatur: der *M. sphincter urethrae externus* (Rhabdosphinkter), der in der Mitte der Harnröhre am stärksten ausgebildet ist. Er leitet sich entwicklungsgeschichtlich aus der quergestreiften Muskulatur des Kloakensphinkters ab, der außer der Urethra auch die Scheide und den Rektalausgang um-

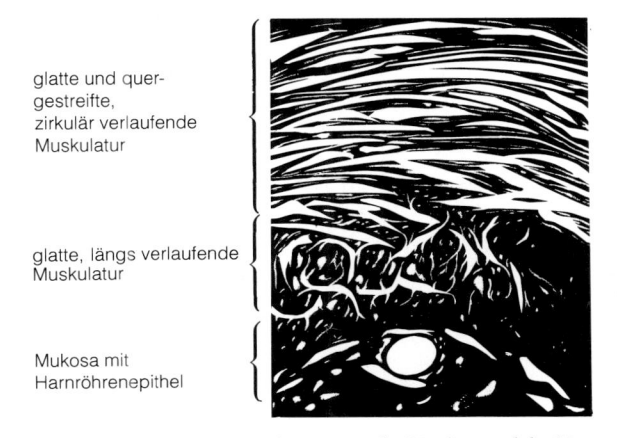

Abb. 1-1 Ausschnittsvergrößerung aus der Vorderwand der Harnröhre eines weiblichen Neugeborenen. Vergrößerung etwa 16fach (nach Beck [1]).

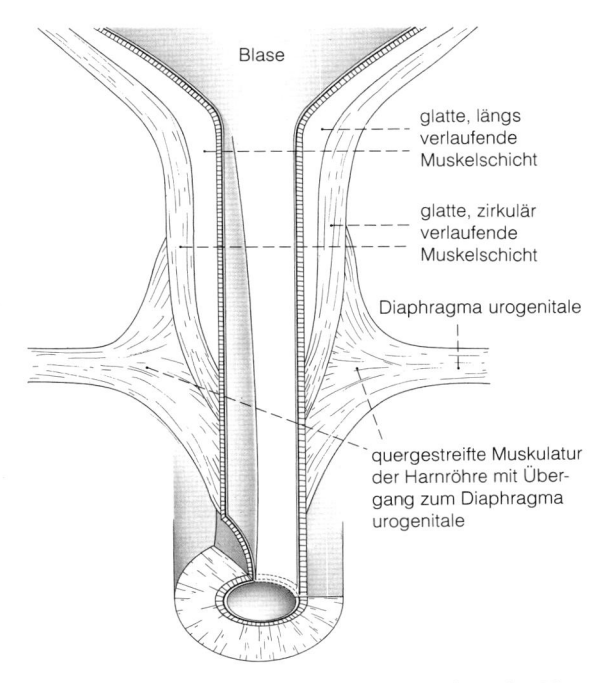

Abb. 1-2 Schematische Darstellung der Muskulatur des Blasenausgangs und der Harnröhre (nach Beck [2]).

gibt. Der M. sphincter urethrae externus geht in das Diaphragma urogenitale über. Ein Training der quergestreiften Beckenbodenmuskulatur kann daher zu einer Verbesserung des willkürlichen Blasenverschlusses der Urethra führen, wobei gleichzeitig der Scheidenverschluß beeinflußt werden kann (siehe auch Kap. 6, Abschnitt 2).

Topographie und nervale Versorgung

Beim *operativen Vorgehen* unterscheidet man an der Urethra die Pars superior, die von lockerem Bindegewebe umgeben und gegen die Vagina verschieblich ist, und die größere Pars inferior bis zur Harnröhrenmündung, die mit der Scheide relativ fest verwachsen ist. Nach vorn zur Symphyse wird die weibliche Harnröhre in ihrem kranialen Abschnitt durch Züge des Lig. pubovesicale (Lig. pubourethrale) fixiert. Die quergestreiften Muskelbündel des Diaphragma urogenitale umfassen die Vorderwand der Urethra halbkreisförmig und enden zum Teil in der seitlichen Vaginalwand (Abb. 1-2).

An der *Innervation* von Blase und Urethra sind drei Systeme beteiligt:

- der sympathische N. hypogastricus aus dem thorakalen Grenzstreifen (Th10 bis L2)
- der parasympathische N. pelvicus (S2 bis S4)
- der somatische N. pudendus (S2 bis S4)

Die motorische Innervation der Blase wird über den Plexus pelvicus besorgt, während die Innervation des subvesikalen Verschlusses im Bereich des M. sphincter urethrae internus hauptsächlich sympathisch erfolgt. Pharmakologische und histochemische Untersuchungen haben gezeigt, daß das Blasendach eine weniger ausgeprägte sympathische Innervation mit Häufung von Betarezeptoren aufweist, während im Bereich des Blasenhalses und der glattmuskulären Urethra die Alpharezeptoren überwiegen.

Die quergestreifte Urethramuskulatur (M. sphincter urethrae externus) wird durch den somatischen N. pudendus innerviert. Zwischen dem N. pudendus (somatisch) und dem Plexus pelvicus (vorwiegend parasympathisch) besteht eine enge topographische Beziehung mit sensomotorischem Reflexbogen, da beide den Sakralsegmenten S2 bis S4 entspringen.

Die enge Nachbarschaft der Neurone des N. pudendus und des Plexus pelvicus im sakralen Rückenmark und die enge Verflechtung von Sympathikus und Parasympathikus im Bereich von Blase und proximaler Urethra zeigen, daß der gesamte untere Harntrakt funktionell eine Einheit darstellt, wobei die parasympathischen Fasern motorische Impulse zur Blase leiten und die sympathischen Nerven im allgemeinen eine inhibitorische Funktion auf die Harnblase, jedoch eine stimulierende Funktion auf die proximale Urethra ausüben.

4 Beckenboden

Der Beckenboden ist der unterste Abschnitt der Abdominalhöhle. Gleichzeitig bildet er die kaudale Abschlußplatte des kleinen Beckens (Abb. 1-3). Seine Aufgabe besteht einerseits darin, dem durch die aufrechte Körperhaltung nach unten drängenden Eingeweidepaket ein dauerhaftes Widerlager entgegenzusetzen, andererseits vorübergehende Passagefunktionen der auf ihm ruhenden Hohlorgane (Miktion, Defäkation, Durchtritt eines Kindes) zu ermöglichen.

Der Beckenboden wird durch ein dreischichtiges System muskulös-fibröser Platten gebildet, die durch kulissenartige Übereinanderlagerung einen effizienten Verschlußapparat darstellen. In kraniokaudaler Richtung handelt es sich dabei um das Diaphragma pelvis, das Diaphragma urogenitale und die sog. äußere Schließmuskelschicht, die aus dem M. bulbocavernosus, dem M. sphincter ani externus, dem M. ischiocavernosus und dem sehr variablen, am hinteren Rand des Diaphragma urogenitale verlaufenden M. transversus perinei superficialis besteht.

4.1 Beckenbodenmuskeln

Diaphragma pelvis

Das Diaphragma pelvis (Abb. 1-4) setzt sich aus dem M. levator ani und dem M. coccygeus zusammen. Der M. levator ani ist ein Muskel, der zur Wirbelsäulen- bzw. Schwanzmuskulatur gehörte und durch Äste des 3. und 4. Sakralnerven innerviert wird.

Er besteht aus zwei Anteilen, der Pars pubica und der Pars iliaca, von denen jeder eine eigene Nerven-

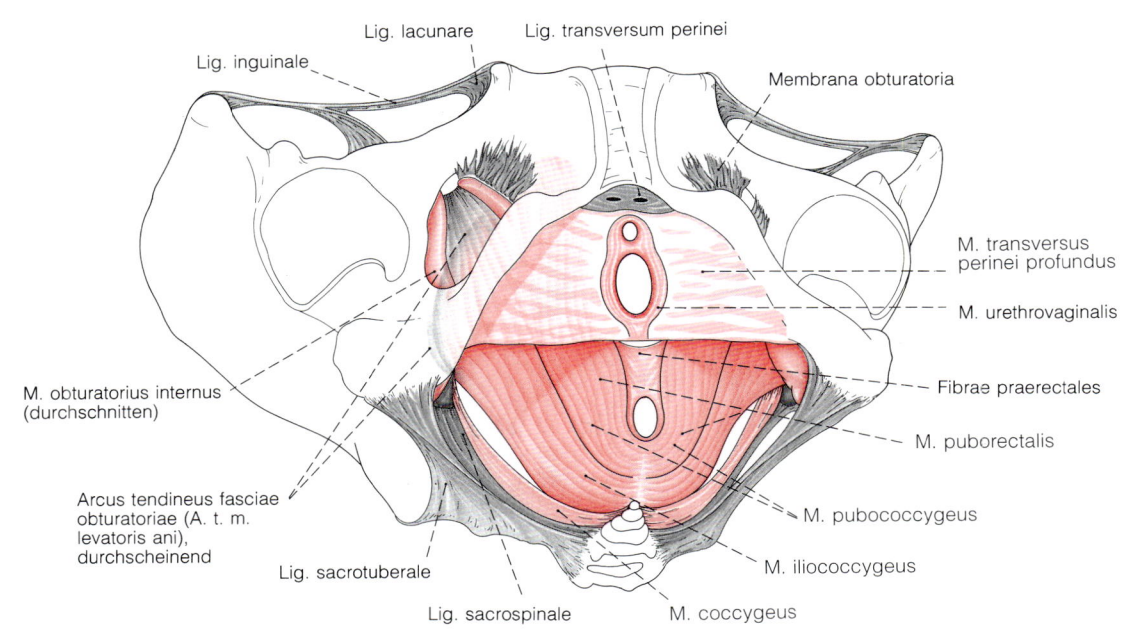

Anatomie der Harnblase, der Harnröhre und des Beckenbodens bei der Frau

Abb. 1-3 Darstellung der Bänder des Beckens, des Diaphragma urogenitale und des Diaphragma pelvis (nach Platzer [4]).

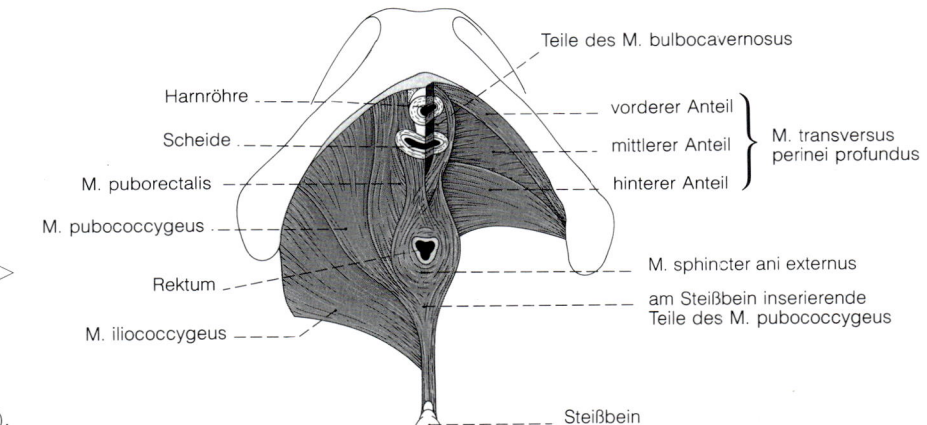

Abb. 1-4 Schematische Darstellung von Diaphragma pelvis und Diaphragma urogenitale (Ansicht von unten). Auf der linken Bildseite ist der M. transversus perinei profundus entfernt (nach Beck [1]).

versorgung besitzt. Dabei soll hier nur die Pars pubica wegen ihrer engen Beziehung zu Harnröhre und Harnblase eine genauere Betrachtung erfahren. Nach Ursprung und Ansatz kann man an der Pars pubica wiederum zwei Anteile unterscheiden: Ein vorderer medialer Levatorschenkel verläuft von der Innenseite des absteigenden Schambeinastes in fast sagittaler Richtung nach hinten zum Damm und Rektum; er wird allgemein als M. puborectalis bezeichnet. Der laterale Levatorschenkel schließt sich seitlich an den M. puborectalis an. Er wird M. pubococcygeus genannt und entspringt von der hinteren Fläche des Schambeins entlang einer bogenförmigen Linie, die vom unteren Rand der Symphyse gegen den Canalis obturatorius ansteigt (Abb. 1-5). Er verläuft nach hinten; der größte Teil der Fasern verbindet sich hinter dem Rektum mit dem entsprechenden Muskel der Gegenseite, so daß beide Muskeln zusammen einen breiten Gurt um das Rektum bilden. Die mehr lateral gelegenen Bündel des M. pubococcygeus verlaufen dagegen zum Steißbein und Kreuzbein, wo sie auch inserieren.

Diaphragma urogenitale

Dem Diaphragma pelvis außen vorgelagert spannt sich das Diaphragma urogenitale als zweite Muskelfaserplatte im Schambogen aus (siehe Abb. 1-3, 1-4, 1-5).

1 Anatomie der Harnblase, der Harnröhre und des Beckenbodens bei der Frau

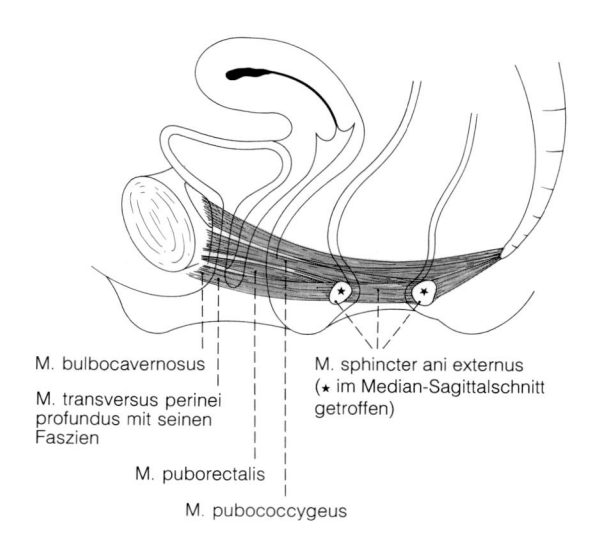

Abb. 1-5 Schematische Darstellung der Beckenbodenmuskulatur. M. puborectalis und M. pubococcygeus unterscheiden sich durch ihre Ansätze, stellen aber sonst einen einheitlichen Muskel dar. Der zwischen beiden Muskeln eingezeichnete Spalt dient nur der Unterscheidung (nach Beck [1]).

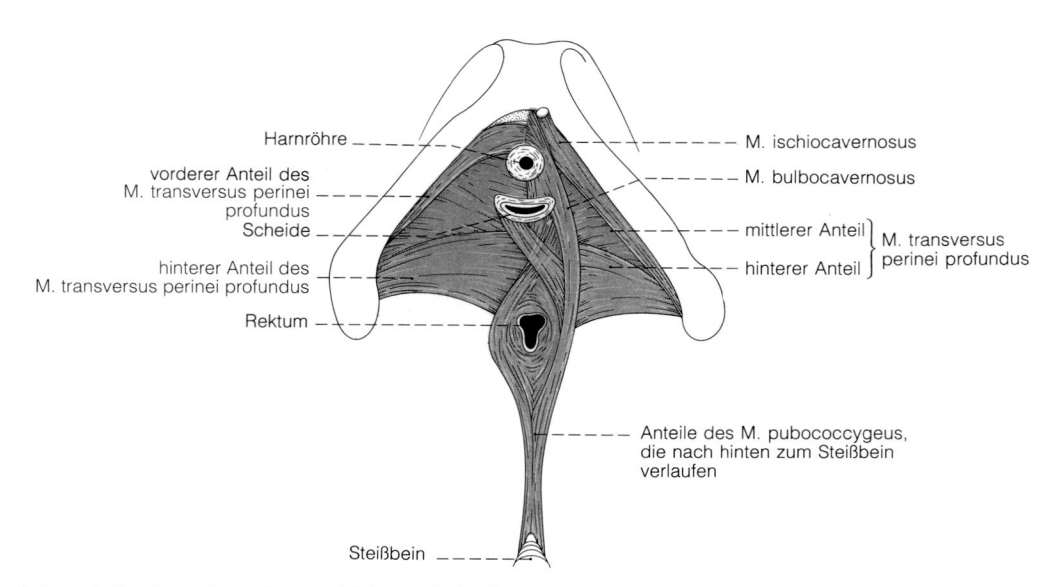

Abb. 1-6 Schematische Darstellung der verschiedenen Teile des M. transversus perinei profundus, des M. ischiocavernosus und des M. bulbocavernosus (Ansicht von unten auf den Beckenboden; nach Beck [1]).

Es wird von der Urethra, der Vagina und einem kräftigen Venenplexus durchsetzt. Seine Grundlage bildet im wesentlichen der M. transversus perinei profundus.

Der M. transversus perinei profundus entspringt von der Innenseite des absteigenden Schambein- und aufsteigenden Sitzbeinastes und breitet sich zwischen dem Lig. arcuatum pubis (vordere Begrenzung) und den Sitzbeinhöckern (hintere Begrenzung) aus. Entsprechend seiner Verlaufsrichtung lassen sich drei Anteile unterscheiden:

- Muskel- und Bindegewebszüge, die sich hauptsächlich in transversaler Richtung zwischen den Innenseiten der Sitzbeine erstrecken, sich hinter der Scheide miteinander verbinden und nach hinten in den Damm übergehen
- Muskel- und Bindegewebszüge, die zur Seitenwand der Vagina und Urethra verlaufen
- Muskel- und Bindegewebszüge, die von der Innenseite der absteigenden Schambeinäste entspringen und die Vorderwand der Urethra und die Scheide U-förmig umgeben.

Die Schließmuskelschicht wird hauptsächlich vom M. bulbocavernosus und M. sphincter ani externus repräsentiert.

Der den Introitus vaginae umgebende M. bulbocavernosus (Abb. 1-5 und 1-6) bedeckt den Bulbus vestibuli und die Bartholin-Drüsen. Nach vorne hin verbinden sich Muskelzüge mit der Aponeurose der Klitorismuskulatur und des M. ischiocavernosus sowie mit der Fascia diaphragmatis urogenitalis inferior. Nach hinten geht er in den Damm und den M. sphincter ani externus über. Der M. sphincter ani externus umgibt schlingenförmig den Darmausgang und ist am Os coccygeum durch das Lig. anococcygeum fixiert.

Entwicklungsgeschichtlich gehen das Diaphragma urogenitale mit dem M. transversus perinei profundus und die Mm. bulbocavernosus, ischiocavernosus und sphincter ani externus auf den M. sphincter cloacae zurück. Der M. sphincter cloacae wird durch den Damm in den M. sphincter ani externus und den M. sphincter urogenitalis geteilt. Aus dem M. sphincter urogenitalis entwickeln sich das Diaphragma urogenitale, der M. bulbocavernosus und der M. ischiocavernosus. Deswegen bestehen zwischen dem M. sphincter ani externus und den Abkömmlingen des M. sphincter urogenitalis mit Ausnahme des M. ischiocavernosus häufig Verbindungen und enge Zusammenhänge, so daß die einzelnen Muskelindividuen nicht mehr voneinander zu trennen sind. Hierauf ist sicher ein Teil der unterschiedlichen Angaben über Ausbildung und Verlauf dieser Muskeln zurückzuführen. Hinzu kommt eine außerordentlich hohe Variabilität in der Ausbildung der Verbindungen zwischen den genannten Muskeln.

Innerviert werden das Diaphragma urogenitale sowie die äußeren Schließmuskeln von Ästen des N. pudendus.

4.2 Beckenbindegewebe

Die Muskelplatten des Beckenbodens sind auf beiden Seiten von eigenen *echten Faszienblättern* überzogen, die Teil der sog. Fascia pelvis parietalis sind.

Das Diaphragma pelvis wird kranial von der Fascia diaphragmatis pelvis superior (interna), kaudal von der Fascia diaphragmatis pelvis inferior (externa) bedeckt. Am Levatorspalt gehen beide Faszien ineinander über.

Auch das Diaphragma urogenitale trägt an Ober- und Unterseite Faszien, die entsprechend als Fascia diaphragmatis urogenitalis superior (interna) bzw. inferior (externa) bezeichnet werden. Beide Blätter vereinigen sich am freien dorsalen Rand des Diaphragma urogenitale. Dort, wo sich Diaphragma pelvis und Diaphragma urogenitale überlappen, ist die Fascia diaphragmatis pelvis inferior mit der Fascia diaphragmatis urogenitalis superior flächenhaft verbunden. Durch Verschmelzung der Faszienblätter beider Muskelplatten im Bereich der Levatorpforte kommt es zum vollständigen Abschluß des Hiatus urogenitalis. Das den abdominopelvinen Eingeweideraum innen auskleidende Peritoneum ist im allgemeinen über eine dünne Bindegewebsschicht (Tela subserosa) direkt mit der Fascia pelvis parietalis verbunden. Zur Beckenmitte hin schlägt sich das Peritoneum als Serosa auf Harnblase, Uterus und Rektum über. Da der seröse Überzug lateral nicht an allen Stellen der Wand in engen Kontakt mit der Fascia pelvis parietalis tritt und die Hohlorgane nur abschnittsweise überzieht, entstehen zwischen ihm und dem Beckenboden subperitoneal gelegene Räume, die zusammen als *Spatium subperitoneale* bezeichnet werden. Sie sind teilweise mit geformtem, teilweise mit lockerem Bindegewebe ausgefüllt.

Das geformte Bindegewebe, das die Eingeweide des kleinen Beckens als adventitielle Schicht umhüllt, wird als Faszie des entsprechenden Organs und in seiner Gesamtheit als Fasciae pelvis visceralis bezeichnet. Während die Fasciae vesicalis, vaginalis und rectalis eine stärkere Ausprägung aufweisen, fehlt am Uterus eine deutliche Schichtung. An den Stellen, wo Urethra, Vagina und Rektum durch den Beckenboden ziehen, geht die Fascia pelvis visceralis in die Fascia pelvis parietalis über.

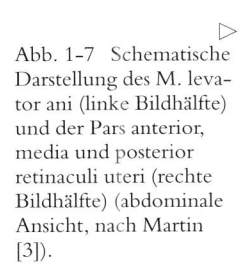

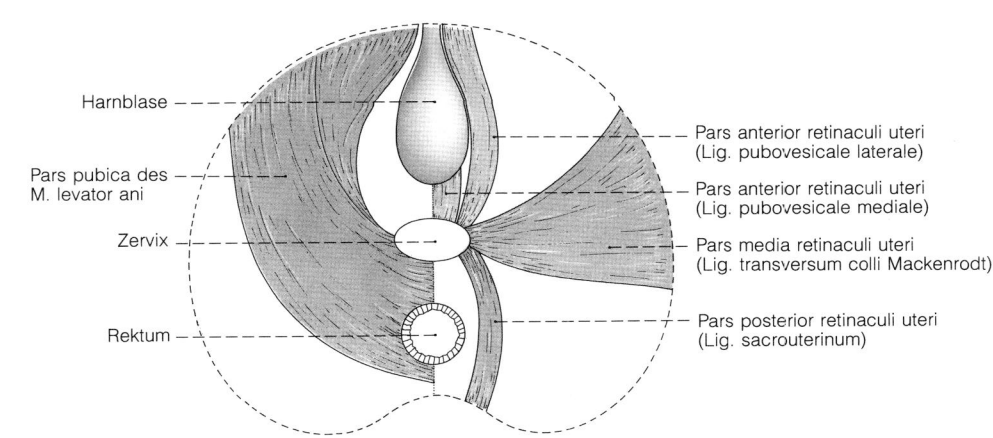

Abb. 1-7 Schematische Darstellung des M. levator ani (linke Bildhälfte) und der Pars anterior, media und posterior retinaculi uteri (rechte Bildhälfte) (abdominale Ansicht, nach Martin [3]).

Harnblase
Pars pubica des M. levator ani
Zervix
Rektum

Pars anterior retinaculi uteri (Lig. pubovesicale laterale)
Pars anterior retinaculi uteri (Lig. pubovesicale mediale)
Pars media retinaculi uteri (Lig. transversum colli Mackenrodt)
Pars posterior retinaculi uteri (Lig. sacrouterinum)

1 Anatomie der Harnblase, der Harnröhre und des Beckenbodens bei der Frau

Das zu faszienähnlichen Zügen verdichtete Bindegewebe zwischen Fascia pelvis visceralis und parietalis, das die seitlich zwischen den Hohlorganen und der Beckenwand verlaufenden Gefäße und Nerven begleitet, stellt ein dreidimensionales Gebilde dar, das wohl wegen seines komplexen, das räumliche Vorstellungsvermögen nahezu überfordernden Aufbaus zahlreiche verschiedene Bezeichnungen erfahren hat (z.B. Corpus intrapelvinum, Fascia endopelvina, Gefäß-Nerven-Leitplatte, Bindegewebsgrundstock). Die auch der Organverankerung mit der Beckenwand dienenden Bindegewebsverdichtungen tragen anatomische Namen. Allgemein werden sie als „Ligamente", „Pfeiler" oder – wegen ihrer Durchsetzung mit glattmuskulären Elementen – als „Muskeln" bezeichnet. Den stärksten Anteil des geformten Beckenbindegewebes stellt der *Uterovaginalpfeiler* dar, der jeweils von der Zervix zur lateralen Beckenwand und zum Beckenboden verläuft, mit dem er durch Verschiebegewebe in lockerer Verbindung steht. Der Uterovaginalpfeiler (Lig. cardinale, Lig. Mackenrodt) ist an der Bildung des Parametriums beteiligt und füllt den basalen Abschnitt des Lig. latum aus (Abb. 1-7, 1-8, 1-9). Durch ihn verlaufen die uterinen Gefäße, Nerven und der Ureter. Nach vorne zu geht vom Uterovaginalpfeiler ein kräftiges Bindegewebsband ab: der sog. *Blasenpfeiler,* dessen mediale Fasern als Lig. vesicouterinum bezeichnet werden und dessen laterale Abschnitte als Lig. pubovesicale die Symphyse erreichen. Nach vorn-seitlich hin erfolgt die Verbindung mit der Beckenwand entlang einer Linie am Symphysenunterrand bis zur Spina ischiadica, in deren Verlauf es zu einer Verdichtung der Fascia diaphragmatis pelvis superior (interna), dem Arcus tendineus fasciae pelvis, kommt.

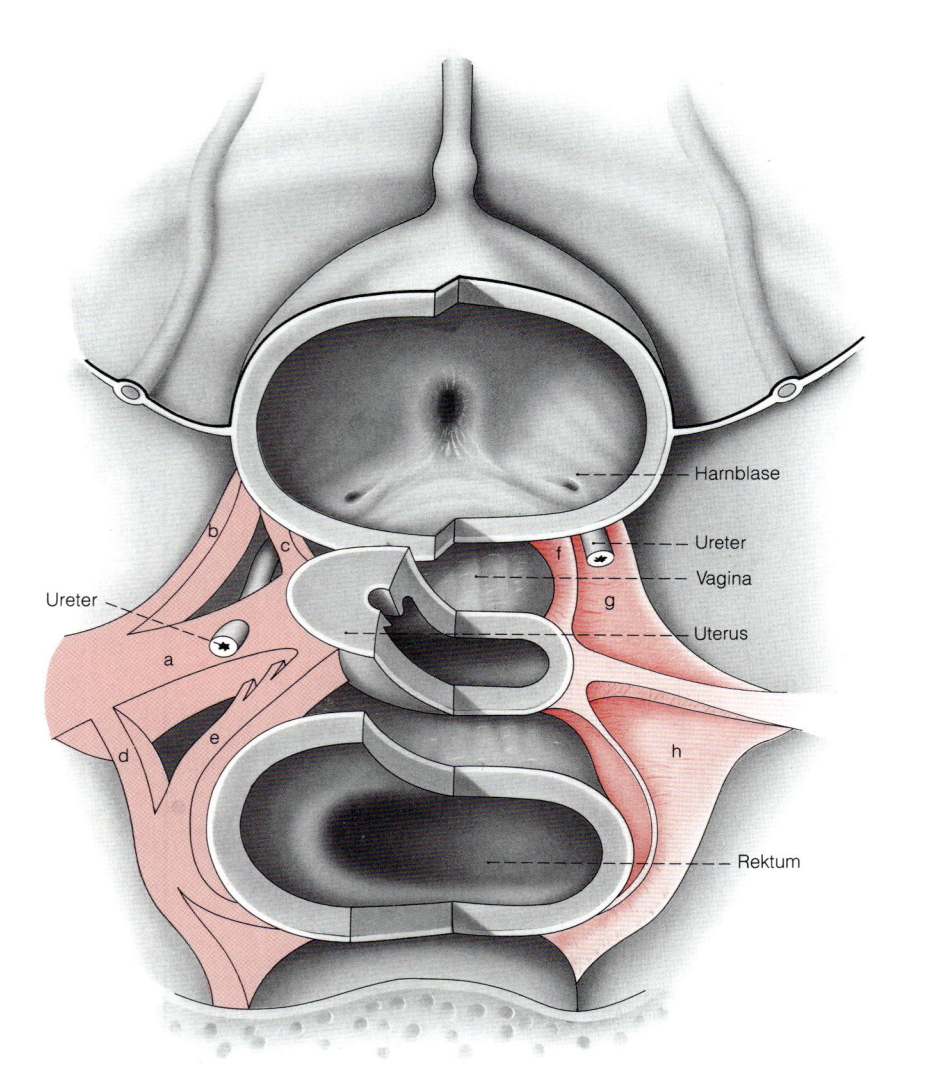

◁ Abb. 1-8 Schematisierter Schnitt durch Harnblase. Uterus, Vagina und Rektum mit Bindegewebspfeilern (rot) (nach Platzer [4]).
a Lig. cardinale
b lateraler Teil des Blasenpfeilers
c medialer Teil des Blasenpfeilers
d lateraler Teil des Rektumpfeilers
e medialer Teil des Rektumpfeilers (Lig. rectouterinum)
f lockeres Bindegewebe zwischen Vagina und Vesica urinaria
g lockeres Bindegewebe im Blasenpfeiler
h lockeres Bindegewebe im Rektumpfeiler

Nach hinten geht vom Uterovaginalpfeiler der sog. *Rektumpfeiler* ab, der in einem nach lateral ausladenden Bogen um das Rektum herum verläuft und dessen glatte Muskulatur enthaltende Fasern in das Periost des 2. Kreuzbeinwirbels einstrahlen. Die medialen Anteile des Rektumpfeilers werden im klinischen Sprachgebrauch als Lig. sacro- oder rectouterinum bezeichnet.

In der Medianlinie ist das Bindegewebe zwischen den Hohlorganen zu plattenähnlichen Strukturen geformt, die allgemein *Septen* genannt werden. Durch derartige Septen ist die Vagina einerseits mit Urethra und Blase, andererseits mit dem Rektum verbunden. Ebenso geht die Blasenhinterwand in der Medianen mit der Zervixvorderwand eine festere Bindegewebsverbindung (Septum vesicocervicale) ein. Die Septen tragen ihre Namen nach den Organen, zwischen denen sie liegen: Septum urethrovaginale, Septum vesicovaginale und Septum rectovaginale. Das Septum vesicocervicale wird auch als Septum vesicouterinum oder Septum supravaginale bezeichnet.

Zwischen den festeren Bindegewebsformationen im kleinen Becken liegen kleinere und größere, teilweise spaltförmige Räume, die *Spatien,* die lediglich von lockerem, sehr zartem Verschiebegewebe ausgefüllt sind und den Hohlorganen bei Füllung Ausdehnungsmöglichkeiten bieten. Die Spatien besitzen praktische Bedeutung für die chirurgische Präparation im kleinen Becken, da ihre Entfaltung relativ mühelos und blutarm erfolgen kann. Durch das Auseinanderdrängen des lockeren Verschiebegewebes können die aus operativer Sicht entscheidenden festen Bindegewebsstränge dargestellt und isoliert unterbunden werden. Die größeren Spatien (Spatium paravesicale und pararectale) liegen jeweils lateral zwischen Blasen- bzw. Rektumpfeiler und Beckenwand. Die mehr spaltförmigen Räume innerhalb der Septen, das Spatium urethro- und vesicovaginale, das Spatium vesicocervicale und das Spatium rectovaginale, nehmen dagegen topographisch eine mediane Lage ein.

Das lateral zwischen Harnblase, Vagina, Uterus sowie Rektum und Beckenwand gelegene geformte und lockere Bindegewebe wird entsprechend seiner Nachbarschaft zu den Organen zusammenfassend als Parazystium, Parakolpium, Parametrium bzw. Paraproktium bezeichnet.

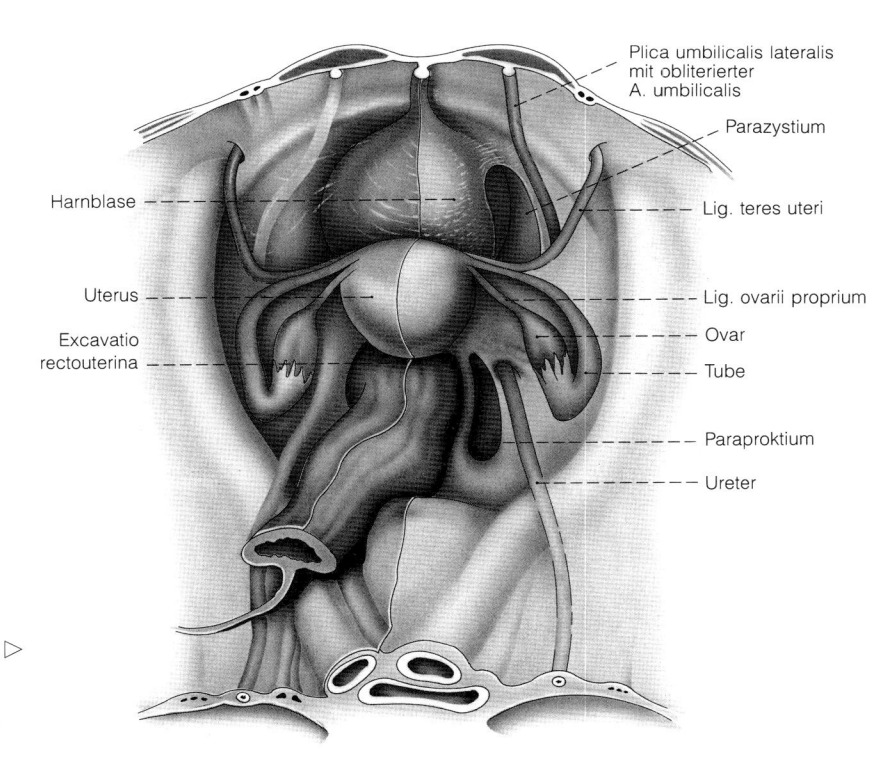

Abb. 1-9 Darstellung des kleinen Beckens der Frau in der Ansicht von oben. Auf der rechten Seite ist das Peritoneum entfernt (nach Platzer [4]).

5 Verbindungen von Harnblase und Harnröhre zu Vagina, Uterus und Beckenboden

Das geformte Bindegewebe zwischen Harnröhre und Harnblase einerseits und Vagina andererseits, das *Septum urethrovesicovaginale*, besteht im oberen Anteil (Pars vesicovaginalis) aus locker gelagerten kollagenen und elastischen Fasern. Hierdurch besitzt die Harnblase bei unterschiedlicher Füllung gegenüber den Nachbarorganen eine gute Verschiebemöglichkeit (Spatium vesicovaginale). Das Bindegewebe zwischen Harnröhre und Scheide (Pars urethrovaginalis) ist dagegen verhältnismäßig straff und verbindet Harnröhre und Scheide praktisch unverschieblich miteinander.

Das Septum urethrovaginale trennt Harnröhren- und Scheidenmuskulatur; die glatte Muskulatur der Urethra geht nicht in die glatte Muskulatur der Vagina über. Lediglich die quergestreifte Muskulatur der vorderen Abschnitte des M. transversus perinei profundus, der die Vorderwand der Urethra umgreift, strahlt in die seitlichen Teile des Septum urethrovaginale und zum Teil in das paravaginale Gewebe ein. Das Septum urethrovaginale ist zusammen mit dem paraurethralen und paravaginalen Gewebe für die Fixation der Harnröhre von großer Bedeutung. Aus der Abbildung 1-10 ist ersichtlich, daß es mittels zahlreicher Bindegewebsfaserzüge mit den Faszien des Diaphragma urogenitale und dem Arcus tendineus fasciae pelvis verbunden ist. Hierdurch gewinnen Harnröhre und Scheide eine gute Fixation am knöchernen Beckengürtel, vor allem am Sitzbein und an der Symphyse.

Das Bindegewebe zwischen Blasenboden einerseits und dem vorderen Scheidengewölbe und der Vorderwand der Gebärmutter andererseits steht mit dem lockeren Bindegewebe, das von der Zervix entlang der seitlichen Blasenwand zur Symphyse verläuft, in Verbindung. Es wird im Falle einer operativen Behandlung einer Senkung der vorderen Scheidenwand zusammen mit dem derben Bindegewebe des Septum urethrovaginale durch Einzelknopfnähte gerafft (siehe Kap. 7, Abschnitt 6). Das lockere Bindegewebe im Bereich des Blasenbodens neigt dazu, wesentlich leichter insuffizient zu werden als das derbe Bindegewebe zwischen Harnröhre und Scheide, so daß ein Rezidiv in der Regel zunächst im Bereich des Blasenbodens eintritt.

Der vordere mediale Levatorschenkel (M. puborectalis) steht in enger Nachbarschaft zu dem paraurethralen und paravaginalen Gewebe. Kräftige Bindegewebszüge scheren aus seiner Faszie aus und verbinden sich mit dem Bindegewebe lateral der Harnröhre. Auch quergestreifte Muskelbündel des vorderen Levatorschenkels verankern sich im paraurethralen Bindegewebe, gehen jedoch nicht in die Harnröhrenmuskulatur über.

Zahlreiche Bindegewebs- und Muskelzüge der vorderen Blasenwand ziehen zum Arcus tendineus fasciae pelvis und zum Lig. pubovesicale (Abb. 1-11). Durch derbe Bindegewebsfasern ist der Arcus tendineus auch mit dem Septum urethrovaginale verbunden.

Die Harnröhre wird darüber hinaus durch das Binde- und Muskelgewebe des Diaphragma urogenitale in ihrer Lage von allen Seiten fixiert. Da die Entfernung der Harnröhre zu den benachbarten Sitzbeinästen beim Erwachsenen nur 1,5 bis 2,5 cm beträgt, ist die Fixation auch stärkeren Belastungen gewachsen.

Zwischen dem vorderen Teil des M. transversus pe-

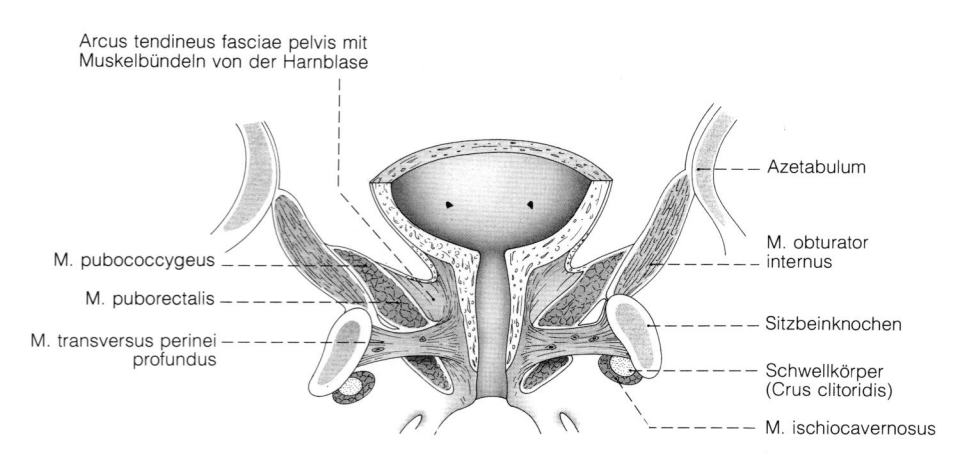

Abb. 1-10 Frontalschnitt (Ansicht von vorn) durch das Becken entlang der Harnröhre zur Darstellung der Lagebeziehungen der Beckenbodenmuskulatur zu Harnröhre und Harnblase (nach Beck [1]).

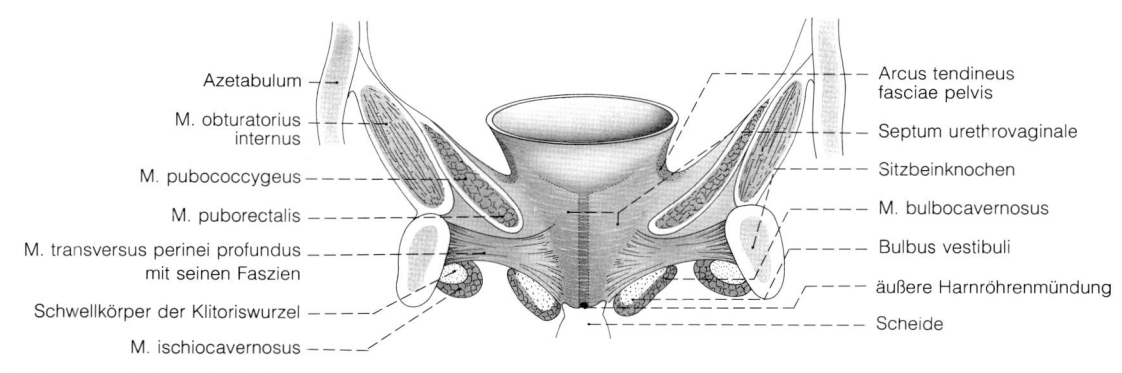

Abb. 1-11 Frontalschnitt durch das Becken in Höhe des Septum urethrovesicovaginale. Ansicht von dorsal auf das Bindegewebe zwischen Scheide, Urethra und Blase mit Darstellung der Lagebeziehungen zum Beckenboden; vgl. Abb. 1-10 (nach Beck [1]).

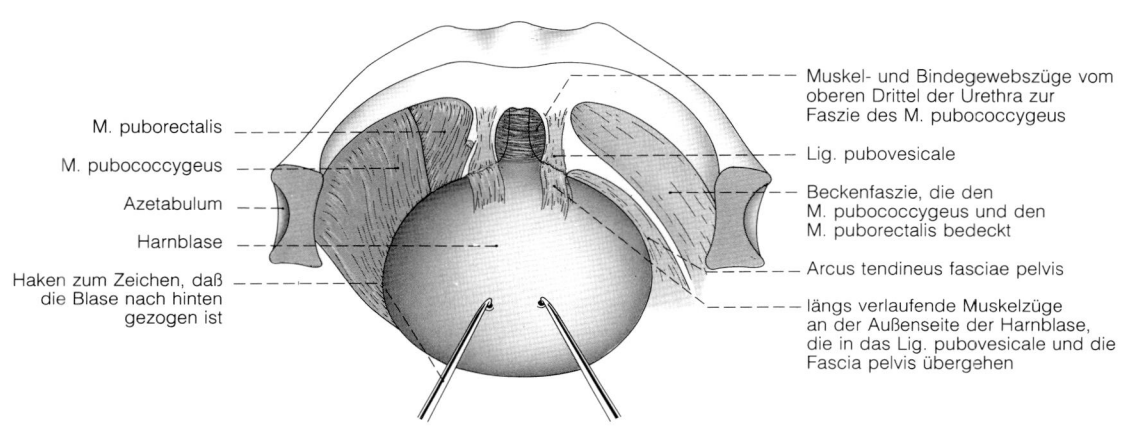

Abb. 1-12 Schematische Darstellung der Organe des kleinen Beckens aus der Viszeralsicht. Die Blase ist stark nach hinten gezogen, so daß die Ligg. pubovesicalia besonders sichtbar werden (nach Beck [1]).

rinei profundus und der quergestreiften Harnröhrenmuskulatur besteht ein enger Zusammenhang. In Höhe des Diaphragma urogenitale zeigt die ventral gelegene quergestreifte Harnröhrenmuskulatur die gleiche Verlaufsrichtung wie der vordere Anteil des M. transversus perinei profundus (Abb. 1-12). In der Literatur werden daher die vorderen Teile des M. transversus perinei profundus und M. sphincter urethrae externus als eine Einheit angesehen und als *M. sphincter urogenitalis* bezeichnet.

6 Zusammenfassung

Zusammenfassend sind für die Lageerhaltung der Harnblase und Harnröhre von Bedeutung:

– der vordere Levatorschenkel oder M. puborectalis, die Beckenfaszie (Arcus tendineus) und der mittlere Levatorschenkel (M. pubococcygeus)
– der M. transversus perinei profundus mit seinen Faszien

Der M. bulbocavernosus besitzt – im Gegensatz zu zahlreichen Angaben in der gynäkologischen Literatur – keine Verbindung zur Muskulatur oder dem Bindegewebe der Harnröhre und hat auf den Harnröhrenverschluß keinen direkten Einfluß. Der M. bulbocavernosus ist allerdings gemeinsam mit dem Diaphragma urogenitale und dem M. sphincter ani externus maßgeblich am Aufbau des Dammes beteiligt und ist dadurch für die Wiederherstellung eines tragfähigen Beckenbodens von Bedeutung.

Der *vordere Levatorschenkel* oder M. puborectalis verläuft beidseits vom absteigenden Schambeinast nach hinten und verbindet sich mit der Muskulatur des Dammes und dem M. sphincter ani externus. Zahlreiche Bindegewebsfasern der Muskelfaszie verankern sich in Höhe des mittleren Drittels der Harnröhre im urethrovaginalen Bindegewebe. Auch einzelne Muskelbündel des M. puborectalis gehen in das paraurethrale und urethrovaginale Bindegewebe über, ohne jedoch mit der Harnröhre oder Scheidenwand direkt in Verbindung zu treten.

Die Beckenfaszie (Fascia pelvis) bedeckt die Viszeralseite des M. puborectalis und M. pubococcygeus. Entlang der Blase ist sie durch zahlreiche Bindegewebsfasern verstärkt, so daß ein straffer Faserzug (Arcus tendineus) von der Symphyse bis zur Spina ischiadica besteht. Durch die Beckenfaszie und das Lig. pubovesicale wird die Blasenvorderwand an der Symphyse fixiert. In das Lig. pubovesicale sind glatte Muskelbündel eingelagert, die in die äußere Längsmuskulatur der Blase übergehen. Außerdem gibt es zahlreiche Bindegewebszüge und glatte Muskelbündel am Blasenausgang und im oberen Teil der Harnröhre, die in die Faszie des M. pubococcygeus einstrahlen und auf diese Weise den Blasenausgang und den oberen Teil der Harnröhre mit der Symphyse verbinden.

Der *M. transversus perinei profundus* besteht aus Bindegewebsfasern und Muskelzügen unterschiedlicher Verlaufsrichtungen. Der vordere Teil umgibt die Harnröhre U-förmig und inseriert am absteigenden Ast des Schambeins und des Sitzbeins sowie im paraurethralen und paravaginalen Bindegewebe. Die mittleren und hinteren Teile des M. transversus perinei profundus verbinden Harnröhre und Scheide mit dem Sitzbein; nach hinten geht das Diaphragma urogenitale kontinuierlich in den Damm über.

Die quergestreifte Harnröhrenmuskulatur steht in enger Verbindung mit dem vorderen Teil des M. transversus perinei profundus. Bei weiblichen Neugeborenen findet sich keine scharfe Grenze zwischen der quergestreiften Harnröhrenmuskualtur und dem sich anschließenden M. transversus perinei profundus. Bei der erwachsenen Frau hingegen, vor allem wenn sie geboren hat, ist der M. transversus perinei profundus teilweise oder völlig bindegewebig umgewandelt, so daß die quergestreifte Harnröhrenmuskulatur unter dem Präpariermikroskop und im mikroskopischen Schnitt vom M. transversus perinei profundus zu unterscheiden ist.

Literatur

1. Beck, L.: Morphologie und Funktion der Muskulatur der weiblichen Harnröhre. Enke, Stuttgart 1969.
2. Beck, L.: Gynäkologische Urologie. In: Käser, O., V. Friedberg, K. G. Ober, K. Thomsen, J. Zander (Hrsg.): Spezielle Gynäkologie 1. Gynäkologie und Geburtshilfe, Bd. III, Teil 1. Thieme, Stuttgart–New York 1985.
3. Martin, E.: Der Halteapparat der weiblichen Genitalien. Karger, Berlin 1911.
4. Platzer, W.: Anatomische Voraussetzungen. In: Reiffenstuhl, G., W. Platzer, P. G. Knapstein: Die vaginalen Operationen. Chirurgische Anatomie und Operationslehre, 2. Aufl. Urban & Schwarzenberg, München–Wien–Baltimore 1994.
5. Richter, K.: Lageanomalien. In: Käser, O., V. Friedberg, K. G. Ober, K. Thomsen, J. Zander (Hrsg.): Spezielle Gynäkologie 1. Gynäkologie und Geburtshilfe, Bd. III, Teil 1. Thieme, Stuttgart–New York 1985.
6. Richter, K., H. Frick: Die Anatomie der Fascia pelvis visceralis aus didaktischer Sicht. Geburtsh. u. Frauenheilk. 45 (1985) 282–287.

2 Physiologie und Pathophysiologie der Harnspeicherung und -entleerung

T. Schwenzer

Inhalt

1	Einleitung	16	4	Physiologie der Miktion	21
2	Neuronale Steuerung	16	5	Pathophysiologie der Harnkontinenz	23
3	Physiologie der Harnkontinenz	18	6	Zusammenfassung	24

1 Einleitung

Die oberen Harnwege dienen dem Harntransport, während der untere Harntrakt in einem zweiphasigen Rhythmus die gegensätzlichen Aufgaben der Harnspeicherung und Entleerung in einem komplizierten Zusammenspiel bewältigen muß. Dabei sind Harnblase und Harnröhre überwiegend durch das autonome Nervensystem gesteuerte Organe: Fast alle Säugetiere miktionieren dann, wenn über afferente Impulse eine Füllung der Harnblase signalisiert wird. Der Mensch gehört zu den wenigen Spezies, die über eine Willkürkontrolle der Reservoir- und Entleerungsfunktion verfügen. Beim Neugeborenen sind diese übergeordneten Steuerungsmechanismen noch nicht ausgebildet, so daß auch hier die Blasenentleerung unwillkürlich über sakrale und subkortikale Reflexbögen erfolgt. Erst mit der Ausreifung des zentralen Nervensystems – etwa ab dem 3. Lebensjahr – unterliegt die Harnblasenfunktion zunehmend einer Kontrolle durch die Großhirnrinde. Diese zentrale Steuerung greift modulierend in den Miktionsreflex ein, so daß auch bei Erreichen der Blasenfüllung normalerweise keine spontane Blasenentleerung erfolgt.

Während der Füllungsphase dehnt sich die Harnblase aus, ohne daß der Blaseninnendruck wesentlich ansteigt. Mit Erreichen der Blasenkapazität werden *Dehnungsrezeptoren* zunehmend aktiviert und lösen dann den Miktionsreflex aus, der bei Blasengesunden normalerweise so lange unterdrückt werden kann, bis eine adäquate Umgebung für die Blasenentleerung erreicht ist. Erst bei zunehmend stärkerer Stimulierung der Dehnungsrezeptoren vermag auch die übergeordnete Willkürsteuerung den Miktionsreflex nicht mehr zu unterdrücken, und es kommt zur unwillkürlichen Blasenentleerung. Die Harnröhre mit ihrer Einbettung in die Beckenbodenmuskulatur bildet das Ventil dieses Harnspeicherungsreservoirs und hat die Aufgabe, mit Ausnahme der täglichen Miktion dichtzuhalten und gleichzeitig die ableitenden Harnwege vor aufsteigenden Infektionen zu schützen.

Bei der *Einleitung der Miktion* kommt es synerg zum intravesikalen Druckanstieg zu einer Relaxation der Harnröhre und des Beckenbodens mit nachfolgender, vollständig restharnfreier Blasenentleerung. Während der Miktion kann der Harnstrahl normalerweise durch eine willkürliche Kontraktion des Beckenbodens bewußt unterbrochen werden.

Es wird verständlich, daß die gegensätzlichen Anforderungen der Blasenfüllung und Blasenentleerung erhebliche Ansprüche an den unteren Harntrakt stellen und daß gerade bei der Frau mit der nur 3 bis 4 cm langen Harnröhre Störungen der Harnspeicherung und Entleerung relativ häufig sind und bereits durch geringfügige Veränderungen der Integrität des Systems ausgelöst werden können.

2 Neuronale Steuerung

Der untere Harntrakt wird sowohl vom autonomen Nervensystem mit sympathischen und parasympathischen Nervenfasern als auch somatisch über den N. pudendus innerviert (Abb. 2-1). Sensorische, afferente Nervenfasern ziehen sowohl begleitend zu den autonomen Nerven als auch zum N. pudendus.

Die *efferenten parasympathischen Nervenfasern* entspringen den Segmenten S2 bis S4 des Rückenmarks. Sie verlaufen über den N. pelvicus und werden blasenwandnah auf das postsynaptische Neuron umgeschaltet. Die sympathischen Nervenfasern entspringen etwas höher aus den Segmenten Th12 bis L2, sie werden bereits im paravertebralen Grenzstrang und im Plexus hypogastricus auf das postsynaptische Neuron umgeschaltet. Im Plexus pelvicus sind Sympathikus und Parasympathikus teilweise miteinander verschaltet. Der somatische N. pudendus entspringt den Rückenmarkssegmenten S2 bis S4. Er innerviert motorisch den Beckenboden und die Perinealmuskulatur.

Sowohl im Sympathikus als auch im Parasympathikus wirkt Acetylcholin als *Neurotransmitter* bei der Informationsübertragung vom ersten auf das zweite Neuron. Dabei handelt es sich um nikotinartige Acetylcholinrezeptoren. Im Parasympathikus erfolgt die Übertragung auf das Endorgan ebenfalls durch Acetylcholin, hier sind muskarinartige Acetylcholinrezeptoren lokalisiert. Im Bereich des Sympathikus wirken nur Adrenalin und Noradrenalin als Neuro-

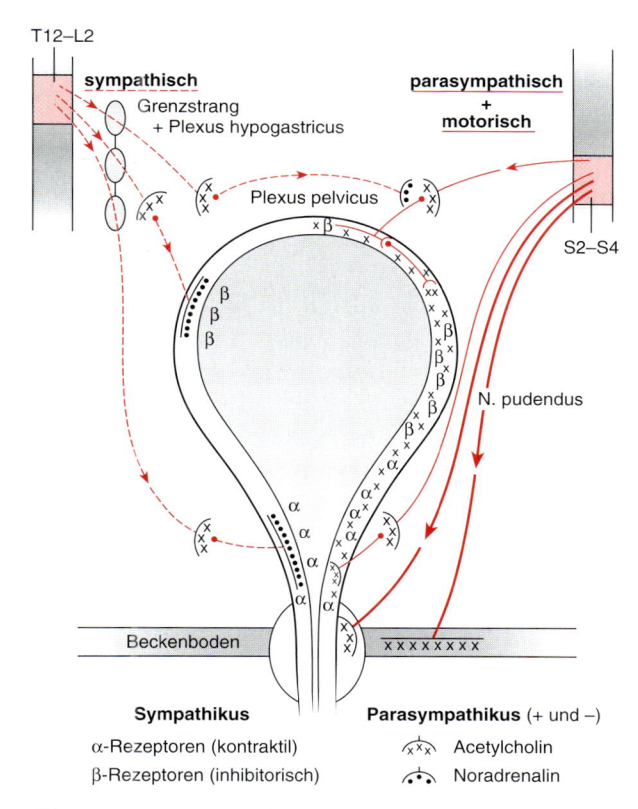

Abb. 2-1 Innervation und Rezeptorverteilung am unteren Harntrakt.

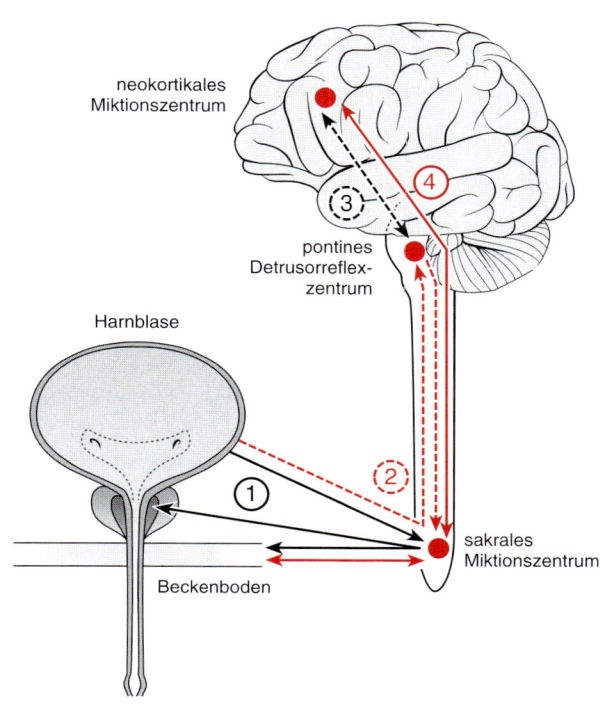

Abb. 2-2 Übergeordnete Regelkreise von Blasenfüllung und -entleerung.
Regelkreis 1: Harnblase/Urethra – sakrales Miktionszentrum – Harnblase/Beckenboden
Regelkreis 2: Harnblase/Urethra – pontines Detrusorreflexzentrum – sakrales Miktionszentrum
Regelkreis 3: neokortikales Miktionszentrum – pontines Detrusorreflexzentrum – neokortikales Miktionszentrum
Regelkreis 4: Beckenboden – sakrales Miktionszentrum – neokortikales Miktionszentrum – Beckenboden

transmitter bei der Informationsübertragung vom postsynaptischen Neuron auf das Erfolgsorgan.

Die erste Station des zentralen Nervensystems stellt das *Sakralmark* dar. Dabei ist heute aufgrund tierexperimenteller Untersuchungen die Konzeption eines sakralen Miktionszentrums nur noch teilweise gültig [2]. Eine wesentliche Rolle im primären Regelkreis spielt der *Pons im Bereich des Stammhirns* (Abb. 2-2). Wird diese Region elektrisch stimuliert, kommt es zu einer Kontraktionsantwort der Detrusormuskulatur. Dies unterstreicht, daß hier das motorische Zentrum für den Detrusormuskel lokalisiert ist. Die nachfolgende Modulation des Miktionsreflexes in Höhe des Sakralmarks hat dabei nur noch nachgeordnete Bedeutung. Ein weiterer Aspekt für die große Bedeutung des Hirnstamms im primären Regelkreis des unteren Harntrakts ergibt sich daraus, daß zahlreiche afferente Bahnen ohne Umschaltung im Sakralmark direkt bis in das Stammhirn führen. Hieraus erklärt sich auch die lange Dauer der Reflexleitung.

Im Rückenmark sind die motorischen Kerne für die Detrusormuskulatur und für die somatische Beckenbodenmuskulatur an verschiedenen Orten lokalisiert. Daraus erklärt sich, daß bei selektiven Rückenmarksschädigungen unter Umständen nur eines dieser Zentren betroffen sein kann, ohne daß auch das andere Zentrum miterfaßt wird.

Mehrere *übergeordnete Zentren* koordinieren und modulieren den primären Regelkreis zwischen Hirnstamm, Sakralmark und unterem Harntrakt.

Im Bereich des *superior-medialen Frontallappens* und des *Corpus callosum* konnten Regionen lokalisiert werden, die für die Innervation des M. detrusor vesicae verantwortlich sind. Die Regionen für die Steuerung der quergestreiften Urethramuskulatur können davon differenziert werden und sind an anderer Stelle lokalisiert, mehr zur Medianlinie hin. Als unpaares Zentralorgan ist der untere Harntrakt in beiden Kortexhälften äquivalent repräsentiert, so daß bei singulären Ausfällen auf einer Seite des Neokortex keine nennenswerten Funktionsstörungen des Harntrakts eintreten. Die sensorischen und motorischen Bahnen weisen zahlreiche Kreuzungen in der lumbalen und sakralen Wirbelsäule auf. Afferente Bahnen erreichen das kortikale Miktionszentrum teilweise direkt von Rezeptoren des Detrusormuskels und der periurethralen quergestreiften Muskulatur, teilweise aus den Kernen des Hirnstamms. Im Gegenzug ziehen efferente Bahnen aus dem Frontalhirn in die mesenzephalen Strukturen der Formatio reticularis im Pons des Hirnstamms und teilweise auch zu Motoneuronen des N. pudendus, die ihren Ursprung im sakralen Miktionszentrum haben.

Alle afferenten und efferenten Bahnen des Neokortex passieren die *Capsula interna* auf ihrem Weg zum Hirnstamm. Die Konzentration zentraler Nervenschaltkreise führt dazu, daß diese Region extrem anfällig ist und hier bereits kleinere Insulte schwere Funktionsstörungen auslösen können. Die Region ist besonders bei zerebrovaskulären Insulten gefährdet, es resultiert dann eine Halbseitenlähmung der kontralateralen Seite, die immer auch mit einer Harninkontinenz infolge der Unterbrechung der zentralen Willkürkontrolle des unteren Harntrakts einhergeht.

Im Bereich der *Basalganglien* sind ebenfalls Strukturen lokalisiert, die die Miktion beeinflussen, insbesondere im Nucleus caudatus, im Nucleus ruber, im Putamen und im Globus pallidus. Auch in der Substantia nigra des Mittelhirns finden sich Kerne, die zur Blasensteuerung beitragen. Die Basalganglien haben einen inhibitorischen Einfluß auf die Detrusorfunktion; sie sind z.B. bei der Parkinson-Erkrankung betroffen: Bei Parkinson-Kranken kommt es häufig zur Harninkontinenz, in der Regel infolge einer Blaseninstabilität wegen ungehemmter Detrusorkontraktionen.

Ein weiterer zentraler Schaltkreis ist das *limbische System,* das im Hippocampus und im Corpus amygdalae lokalisiert ist. Über das limbische System werden insbesondere emotionale Einflüsse auf den Harntrakt gesteuert.

Schließlich hat auch das *Zerebellum* wichtige Steuerungsfunktionen für den unteren Harntrakt. Das Kleinhirn koordiniert alle motorischen Aktivitäten, die von der Großhirnrinde primär gesteuert werden. Bei Ausfall der Kleinhirnfunktion resultieren ungehemmte Blasenkontraktionen mit hoher Amplitude, die therapeutisch schwer beeinflußbar sind. Die multiple Sklerose stellt ein wichtiges Krankheitsbild dar, bei dem häufig zunächst zerebellare Strukturen betroffen sind.

Zusammenfassend läßt sich für die Steuerung des unteren Harntrakts ein *primärer Regelkreis* zwischen sakralem Miktionszentrum und Blase sowie Beckenboden definieren. Dieser Regelkreis steuert überwiegend die Koordination zwischen Detrusormuskulatur und Urethra sowie Beckenboden während der Miktion.

Ein *zweiter Regelkreis* steuert die Verschaltung zwischen Hirnstamm und sakralem Miktionszentrum. Dieser Regelkreis ist eng verknüpft mit dem primären Regelkreis, weil Afferenzen teilweise unmittelbar aus dem Endorgan bis zum Hirnstamm ziehen, ohne im sakralen Miktionszentrum umgeschaltet zu werden. Dieser Regelkreis koordiniert insbesondere die ausreichend lange Dauer der Detrusormuskelkontraktion, die erforderlich ist, um eine vollständige Entleerung der Harnblase zu gewährleisten.

Ein *dritter Regelkreis* ist für die übergeordnete zentrale Steuerung verantwortlich. Er stellt die Willkürkontrolle der Blasenfunktion sicher. Die Bahnen dieses Steuerungskreises ziehen zwischen Frontalhirn und Stammhirn und werden zusätzlich von zerebellaren Impulsen moduliert.

Ein *vierter Regelkreis* steuert die Willkürkontrolle der quergestreiften Beckenboden- und Urethramuskulatur zwischen Neokortex und Endorgan. Diese afferenten und efferenten Bahnen werden im sakralen Miktionszentrum umgeschaltet. Über diesen Regelkreis wird z.B. durch eine verstärkte motorische Innervation der periurethralen quergestreiften Muskulatur und des Beckenbodens die unwillkürliche Miktion so lange unterdrückt, bis die Miktion in geeigneter Umgebung eingeleitet werden kann.

3 Physiologie der Harnkontinenz

Die Funktionsfähigkeit des unteren Harntrakts während der Blasenfüllung und Blasenentleerung ist Ausdruck der anatomischen und der neurophysiologischen Integrität. Nur das enge Zusammenspiel von Harnblase, Urethra und Beckenboden durch die nervale Steuerung gewährleistet eine funktionsfähige Blasenfüllung und Blasenentleerung. Dabei sind sowohl die anatomischen Rahmenbedingungen für Kontinenz bzw. Inkontinenz als auch die neurophysiologischen Steuerungsmechanismen bis heute nur teilweise er-

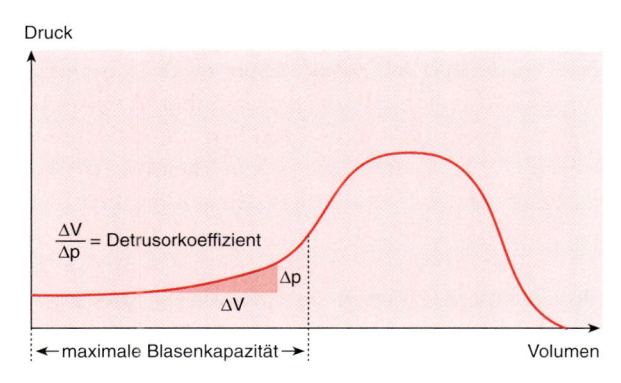

Abb. 2-3 Normale Zystometriekurve mit langsamem intravesikalem Druckanstieg während der gesamten Füllungsphase.

forscht. Die besten Kenntnisse existieren heute über die physikalischen Druck- und Flußphänomene im unteren Harntrakt während der Harnspeicherung und Entleerung, und zwar sowohl bei intakter Funktion als auch bei den verschiedensten Funktionsstörungen [8]. Die anatomischen Gegebenheiten im unteren Harntrakt sind in Kapitel 1 ausführlich dargestellt.

Während der Harnspeicherung kommt es über einen langen Füllungsverlauf nur zu einem *geringen Druckanstieg in der Harnblase* (Abb. 2-3). Bei leerer oder nur minimal gefüllter Harnblase beträgt der Blaseninnendruck durchschnittlich 5 bis 10 cm H_2O, bei voller Harnblase liegt der Blaseninnendruck normalerweise kaum über 20 bis 25 cm H_2O. Die Blasenkapazität der gesunden Frau beträgt zwischen 300 und 600 ml Füllungsvolumen. Sie stellt keine konstante Größe dar, sondern ist vielmehr in weiten Grenzen durch das vegetative Nervensystem moduliert: Aufregung, Anspannung, aber auch Kälte oder feuchtes Wetter vermögen häufig auch bei der blasengesunden Frau schon bei kleinen Füllungsvolumina einen Miktionsreiz auszulösen, ohne daß dies Krankheitswert erlangt.

Während der Füllungsphase stehen Harnblase und Urethra ganz überwiegend unter dem Einfluß des *Sympathikus*. Über Alpharezeptoren, die im Bereich des Trigonums und der proximalen Urethra lokalisiert sind, wird diese Region tonisiert und die Kontinenz durch den zunehmenden Tonus gefördert. Betarezeptoren sind überwiegend im Bereich des Detrusors lokalisiert und inhibieren während der Füllungsphase zunehmend den Detrusormuskel [4] (siehe auch Abb. 2-1). Vier verschiedene *Reflexbögen* können differenziert werden, die während der Füllungsphase eine kontinenzfördernde Wirkung entfalten:

– Der *sympathische detrusorinhibierende Reflex:* Dieser Reflexbogen entspringt in der Detrusormuskulatur und führt in das spinale Sakralmark. Dort erfolgt die Reflexumschaltung und die Rückführung über efferente sympathische Fasern zur Harnblase. Je stärker die Wandspannung der Detrusormuskulatur zunimmt, desto stärker wird der inhibitorische Effekt dieses Reflexbogens.

– Der *sympathische Sphinkterverschlußreflex:* Dieser Reflexbogen entspringt ebenfalls im Bereich der Detrusormuskulatur und wird zum Sakralmark geleitet. Nach Umschaltung gelangen die efferenten Fasern zur glattmuskulären Komponente von Harnröhre und Trigonum. Die zunehmende Wandspannung der Detrusormuskulatur vermittelt hier eine Tonisierung der glatten Urethramuskulatur.

– Der *Perineum-Detrusor-Inhibitionsreflex:* Dieser Reflexbogen entspringt im Bereich der quergestreiften Muskulatur des Beckenbodens und Perineums und wird über afferente Fasern des N. pudendus in das Miktionszentrum im Rückenmark geleitet. Die efferenten Fasern gelangen von dort in den Detrusormuskel. Eine zunehmende Willkürspannung der quergestreiften Beckenbodenmuskulatur führt über diesen Reflexbogen zu einer Hemmung der Detrusorkontraktilität.

– Der *Urethra-Sphinkter-Schutzreflex:* Dieser Reflexbogen entspringt im Trigonum vesicae und der proximalen Urethra. Afferente Fasern führen von dort in das sakrale Miktionszentrum, und die efferenten Bahnen des Reflexbogens gelangen nach Umschaltung in die quergestreifte Muskulatur der Urethra. Sobald die Spannung im Trigonumbereich und in der distalen Harnröhre durch den Eintritt von Urin in diese Harnröhrenabschnitte zunimmt, kommt es reflektorisch zu einer vermehrten Anspannung der quergestreiften Harnröhrenmuskulatur und somit zur zusätzlichen Sicherung der Kontinenz.

Mittels Mikrotip-Katheter können *Druckmessungen in den ableitenden Harnwegen* vorgenommen werden, die dann das physikalische Korrelat für die Aufrechterhaltung von Kontinenz liefern [1, 8, 11]: Dem bei der gesunden Frau während der gesamten Füllungsphase niedrigen und nahezu konstanten Blaseninnendruck wirkt ein hoher Druck in der Harnröhre entgegen. Der Urethradruck steigt langsam vom Meatus internus bis zu einem Druckmaximum an, das normalerweise etwa in der Mitte der Harnröhre lokalisiert ist. Von dort aus fällt der Urethradruck kontinuierlich wieder ab (Abb. 2-4). Der Abschnitt der Harnröhre, der einen höheren Druck als den Blaseninnendruck aufweist, wird als *funktionelle Harnröhrenlänge* bezeichnet. Die

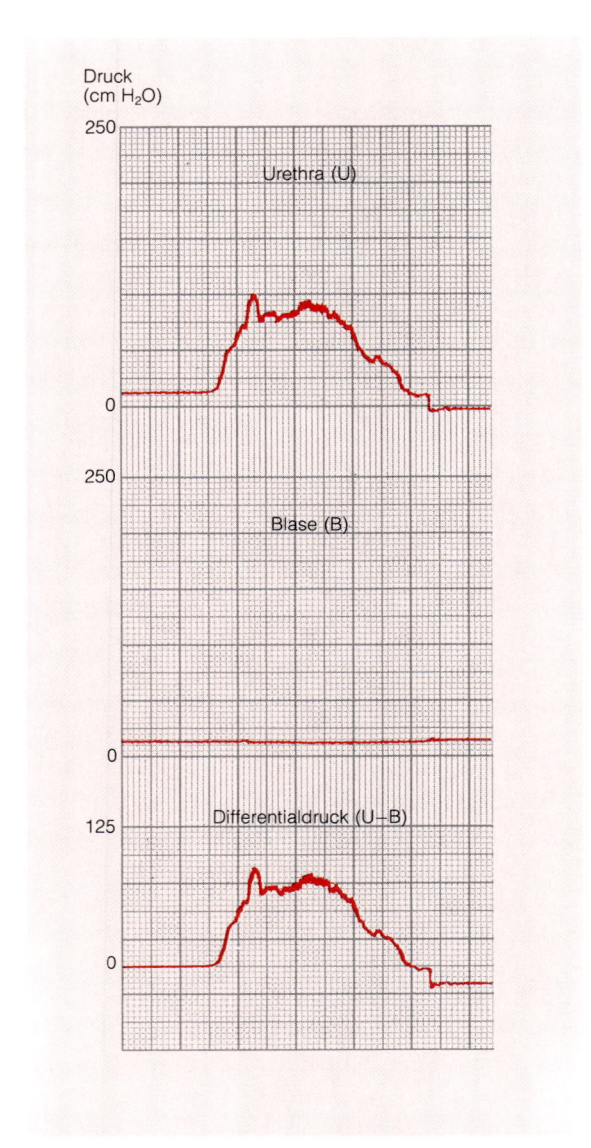

Abb. 2-4 Urethraruhedruckprofil einer jungen Frau, aufgezeichnet mittels Mikrotransducer.

funktionelle Harnröhrenlänge beträgt bei der Frau 2,5 bis 3 cm. Sie ist von der Blasenfüllung und der Position der Frau abhängig.

In einer norwegisch-schwedischen Studie [11] wurde untersucht, welche *Komponenten zur Aufrechterhaltung des Urethraruhedrucks* verantwortlich sind. Hierbei kam man zu folgenden Ergebnissen: Nach Ausschaltung der quergestreiften Muskulatur sinkt der Urethraverschlußdruck gegenüber der Ausgangssituation um ein Drittel ab. Wird die Durchblutung der A. iliaca interna bilateral gedrosselt und damit die Harnröhre der hauptsächlichen Blutversorgung beraubt, sinkt der Urethradruck um ein weiteres Drittel ab, und die Pulsationen verschwinden. Die Aufhebung der gedrosselten Blutzufuhr führt dazu, daß die Pulsationen wieder auftreten und der Urethradruck wieder auf sein normales Niveau ansteigt. Die medikamentöse alpha-adrenerge Blockierung mit teilweiser Ausschaltung der glatten Muskulatur hat ebenfalls ein Absinken des Urethradrucks um ein Drittel zur Folge.

Diese experimentellen Studien zeigen, daß etwa ein Drittel des Urethradrucks durch die glatte Muskulatur, ein Drittel durch die intakte Gefäßversorgung und ein Drittel durch die quergestreifte Muskulatur in Urethra und paraurethralen Strukturen des Beckenbodens aufrechterhalten wird. Den höchsten Urethraverschlußdruck findet man etwa um das 25. Lebensjahr; mit zunehmendem Alter nimmt der Urethradruck langsam ab.

Unter *Ruhebedingungen* genügt für den unwillkürlichen Verschluß des Blasenauslasses der Verschlußdruck von Blasenhals und glattmuskulären Elementen der Urethra [10]. Bei *Belastung* kommt es zu erheblichen Druckanstiegen in der Harnblase, die z.B. bei starken Hustenstößen 100 bis 150 cm H_2O betragen können und damit den auch bei jüngeren gesunden Frauen höchstens 70 bis 80 cm H_2O betragenden Urethraruhedruck bei weitem übersteigen. Ohne zusätzliche Kontinenzmechanismen käme es daher bei starken intravesikalen Druckanstiegen unter derartigen Belastungssituationen (Streß) zum unwillkürlichen Urinabgang. Physikalisch kann man durch Druckmessungen bei kontinenten, gesunden Frauen zeigen, daß parallel zum Belastungsdruckanstieg in der Harnblase der Harnröhrendruck ansteigt und normalerweise zu jedem Zeitpunkt der Druckanstieg in der Harnröhre höher ist als in der Harnblase [3, 5]. Dieser simultane Druckanstieg in Harnblase und Harnröhre wird als *Drucktransmission* bezeichnet (Abb. 2-5 und 2-6).

In tierexperimentellen Untersuchungen wurde gezeigt, daß die Drucktransmission auf die Harnröhre bei intravesikalen Druckanstiegen aus einer aktiven und einer passiven Komponente zusammengesetzt ist [6]. Die *passive Drucktransmission* resultiert aus der Lage der Harnröhre im intraabdominalen Druckübertragungsbereich, so daß der Druckanstieg in der Harnblase teilweise auch auf die Harnröhre übertragen wird. Die *aktive Drucktransmission* resultiert aus einer reflektorischen Kontraktion der quergestreiften Urethra- und Beckenbodenmuskulatur. Daher wird verständlich, daß bei optimaler Kontinenz der urethrale Druckanstieg höher sein kann als der Druckanstieg in der Harnblase. Es wurde auch gezeigt, daß die aktive Drucktransmission ermüdbar ist und bei mehreren kurz hintereinander einsetzenden Druckbelastungen die Druckübertragung auf die Harnröhre immer niedriger wird.

Zusammenfassend kann festgestellt werden, daß die Ruhekontinenz durch den ständig in der Urethra aufrechterhaltenen Ruhedruck gewährleistet wird und daß für die Belastungskontinenz eine wirksame passive und aktive Drucktransmission auf die Harnröhre zusätzlich erforderlich ist.

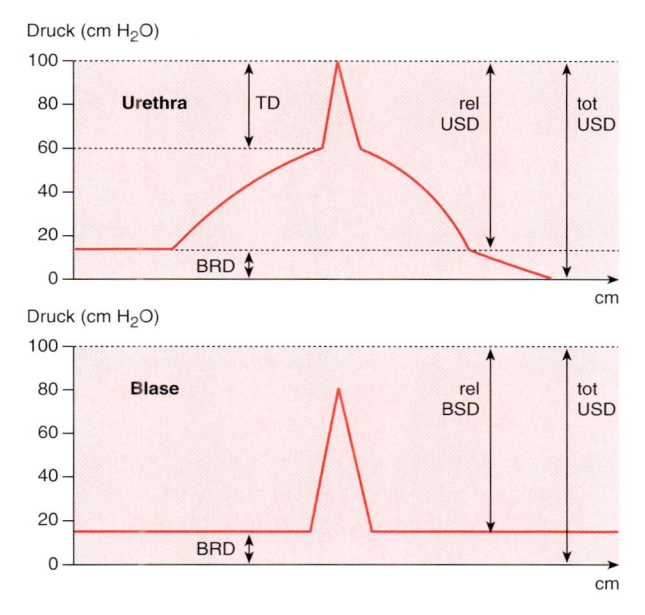

Abb. 2-5 Druckübertragung (-transmission) auf die Harnröhre bei Druckanstieg in der Harnblase. Der Druckanstieg in der Harnblase während Belastung (relativer Blasenstreßdruck = relBSD) wird teilweise auf die Harnröhre übertragen (Transmissionsdruck = TD). Der Transmissionsfaktor (= TF) in Prozent ergibt sich aus dem Quotienten: relBSD/TD × 100. BRD = Blasenruhedruck, totBSD = totaler Blasenstreßdruck, relUSD = relativer Urethrastreßdruck, totUSD = totaler Urethrastreßdruck

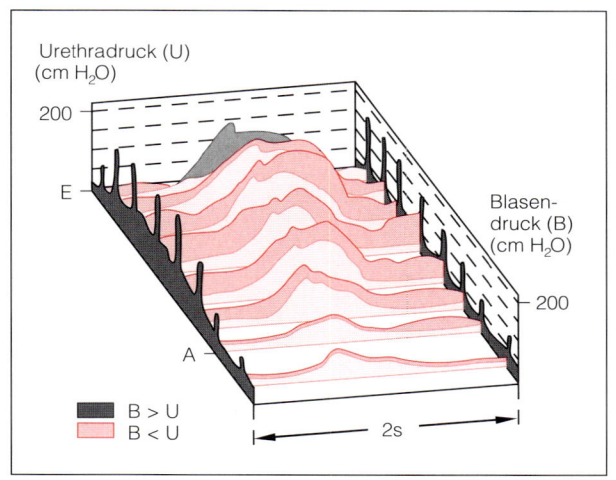

Abb. 2-6 Streßdruckprofil einer kontinenten Frau. Über die gesamte Urethra ist während der Provokationen der Blasendruck kleiner als der Druck in der Urethra (nach Schmidt et al. [9]). Für jede Hustenprovokation ist das Druckverhalten in Urethra und Blase längs der horizontalen Achse über zwei Sekunden hintereinander aufgetragen. Der zeitliche Abstand zwischen den Hustenstößen (der Mikrotransducerkatheter wird langsam herausgezogen) ist auf der schräg nach hinten verlaufenden Zeitachse aufgetragen, so daß sich längs dieser Achse das Druckverhältnis über der Urethra widerspiegelt. Um die Drücke während der Provokation besser voneinander unterscheiden zu können, sind die Abschnitte, in denen der Druck in der Urethra kleiner bzw. größer als in der Blase ist, durch unterschiedliche Farben gekennzeichnet.

4 Physiologie der Miktion

Mit zunehmender Blasenfüllung werden die Dehnungsrezeptoren im Bereich des Detrusor vesicae zunehmend stimuliert, so daß schließlich der Harndrang bewußt wahrgenommen wird. Bei intakter neuronaler Steuerung kann der Harndrang zunächst über längere Zeit willkürlich unterdrückt werden. Dies ermöglicht normalerweise das Aufsuchen einer geeigneten Miktionsumgebung. Hemmende Impulse auf den Detrusormuskel werden blockiert, und durch die parasympathisch gesteuerte Detrusorkontraktion bei gleichzeitiger Relaxation des Beckenbodens wird die Miktion eingeleitet [10] (Abb. 2-7). Die Detrusorkontraktion wird oft durch eine Erhöhung des intraabdominalen Druckes mittels Einsatz der Bauchpresse unterstützt. Dabei können durch Druckmessungen im ableitenden Harntrakt und gleichzeitige Messung des intraabdominalen (rektalen) Druckes verschiedene *Miktionstypen* unterschieden werden: Manche Frauen leiten ausschließlich mittels Bauchpresse die Miktion ein, andere Frauen starten überwiegend durch eine Detrusorkontraktion die Miktion.

Zwei Reflexe können differenziert werden, die das *Ingangkommen der Miktion* unterstützen [2]:

- Der *Perineum-Hirnstamm-Detrusor-Unterstützungsreflex:* Dieser Reflexbogen hat seinen Ursprung in der Beckenboden- und Perinealmuskulatur. Die afferenten Fasern ziehen von dort sowohl zum Detrusorkontraktionszentrum als auch zum Detrusorrelaxationszentrum im Hirnstamm. Von dort gelangen efferente Fasern in das sakrale Miktionszentrum und schließlich in die Detrusormuskulatur. Dieser Reflex unterstützt die initiale Detrusorkontraktion zur Einleitung der Miktion als Antwort auf eine Kontraktion der Bauchdecken- und Diaphragmamuskulatur und Relaxation der Perineal- und Beckenbodenmuskulatur.

- Der *Detrusor-Detrusor-Unterstützungsreflex:* Dieser zweite Reflexbogen hat seinen Ursprung in der Detrusormuskulatur und führt zum Rückenmark und zum Reflexzentrum im Hirnstamm. Von dort aus wird das sakrale Miktionszentrum erreicht, und

2 Physiologie und Pathophysiologie der Harnspeicherung und -entleerung

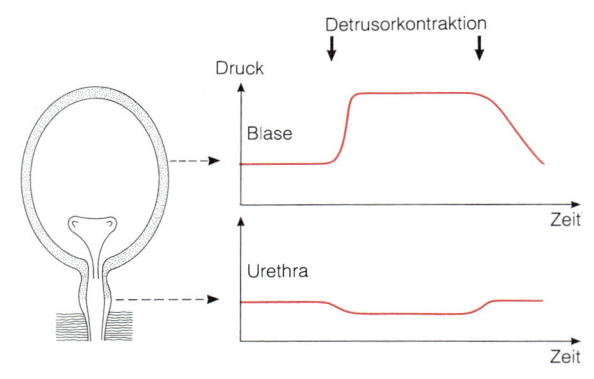

Abb. 2-7 Bei der normalen Miktion kommt es simultan mit der Detrusorkontraktion zu einer Druckverminderung des urethralen Auslaßwiderstands (nach Jonas et al. [7]).

der Reflexbogen endet wiederum in der Detrusormuskulatur. Dieser Reflexbogen stimuliert die Detrusorkontraktion als Antwort auf die zu Beginn der Miktion ansteigende Wandspannung der Detrusormuskulatur. Er unterstützt damit die Blasenentleerung.

Nach Ingangkommen der Miktion können fünf Reflexbögen differenziert werden, die allesamt den Miktionsablauf unterstützen:

– Der *Detrusor-Urethra-Inhibitionsreflex:* Dieser Reflex hat seinen Ursprung in der Detrusormuskulatur und führt zum sakralen Reflexzentrum. Efferente Fasern ziehen von dort in den Blasenhals und die proximale Urethra. Dieser Reflex hemmt während der Miktion die Kontraktion des Blasenhalses und der glatten Urethramuskulatur als Antwort auf die wachsende Spannung der Detrusormuskulatur unmittelbar vor Miktionsbeginn.

– Der *Detrusor-Sphinkter-Inhibitionsreflex:* Dieser Reflex hat ebenfalls seinen Ursprung in der Detrusormuskulatur, und die Umschaltung erfolgt im sakralen Reflexzentrum. Die efferenten Bahnen ziehen von dort in die quergestreifte Muskulatur der Urethra. Über diesen Reflexbogen wird die quergestreifte Muskulatur der Urethra während der Miktion gehemmt.

– Der *Urethra-Detrusor-Unterstützungsreflex I:* Dieser Reflex entspringt in der proximalen Urethra und führt zum Reflexzentrum im Hirnstamm und weiter zum sakralen Miktionszentrum; er endet in der Detrusormuskulatur. Hierüber wird die Detrusormuskulatur als Reflexantwort auf die Gegenwart von Urin in der proximalen Harnröhre stimuliert.

– Der *Urethra-Detrusor-Unterstützungsreflex II:* Dieser zweite Reflexbogen mit gleichem Namen hat seinen Ursprung ebenfalls in der Urethra und führt in das sakrale Miktionszentrum. Die efferenten Bahnen enden in der Detrusormuskulatur. Dieser Reflexbogen hat keine Hirnstammkomponente. Über ihn wird ebenfalls die Kontraktionskraft des Detrusors als Antwort auf die Anwesenheit von Urin in der Harnröhre gefördert.

– Der *Urethra-Sphinkter-Inhibitionsreflex:* Dieser Reflex entspringt ebenfalls in der proximalen Urethra und führt in das sakrale Miktionszentrum. Der Reflexbogen endet in der quergestreiften Muskulatur der äußeren Urethraabschnitte. Über ihn wird die quergestreifte Willkürmuskulatur der externen Urethra während der Miktion inhibiert.

Nach vollständiger Entleerung der Harnblase wird über einen einzigen Reflex das Ende der Miktion eingeleitet (und für Harnblase und Harnröhre beginnt wieder die Speicherphase): Dieser *Perineum-Hirnstamm-Detrusor-Inhibitionsreflex* hat seinen Ursprung in der quergestreiften Muskulatur des Beckenbodens und Perineums und führt von dort in das sakrale Miktionszentrum und weiter zum Hirnstamm. Die efferenten Fasern führen zurück in das sakrale Miktionszentrum und enden schließlich in der Detrusormuskulatur. Über diesen Reflexbogen wird die Kontraktion der Detrusormuskulatur gehemmt und das *Ende der Miktion* als Antwort auf die willkürliche Kontraktion der quergestreiften Beckenboden- und Perinealmuskulatur eingeleitet. Dieser Reflexbogen erleichtert das Ende der Miktion und leitet zur Harnspeicherungsphase über. Mit Hilfe dieses ausgeprägten Reflexbogens kann normalerweise auch über eine Willkürkontraktion der Beckenbodenmuskulatur eine Unterbrechung des Harnstrahls und der Miktion vorgenommen werden.

Die Vielfalt der Reflexbögen verdeutlicht, in welcher *komplexen Balance* sich der untere Harntrakt normalerweise im Gleichgewicht zwischen stimulierenden und hemmenden Einflüssen befindet. Für einen ungestörten Verlauf der Harnspeicherung und -entleerung ist es notwendig, daß alle diese Reflexbögen ungestört ablaufen können. Die Kenntnis der Reflexbögen und des Miktionsablaufs erleichtert das Verständnis für klinisch wirksame Phänomene [2]. So wird z.B. leicht verständlich, warum bei einer Trichterbildung der proximalen Urethra nicht nur eine Streßharninkontinenz resultiert, sondern in der Regel auch eine Urgency oder Urge-Inkontinenz besteht, weil nämlich über den entsprechenden Reflexbogen der Detrusormuskel zu Kontraktionen angeregt wird.

5 Pathophysiologie der Harninkontinenz

Störungen des neurophysiologischen Regelkreises von Beckenboden und unterem Harntrakt, aber auch Lageveränderungen der Harn- und Geschlechtsorgane führen zu Störungen des sensiblen Gleichgewichts von Blasenfüllung und -entleerung. Daraus resultieren entweder Harninkontinenz oder Blasenentleerungsstörungen. Verschiedene *Formen der Harninkontinenz* können in Abhängigkeit vom Pathomechanismus und den daraus resultierenden Druck- und Flußverhältnissen im unteren Harntrakt differenziert werden (Tab. 2-1): die Streßinkontinenz, die Urge-Inkontinenz, die Überlaufinkontinenz und die Reflexinkontinenz.

Bei der *Streß-* oder *Belastungsinkontinenz* besteht eine Insuffizienz des Blasenverschlußmechanismus unter Belastungssituationen (Streß). Bei derartigen intraabdominalen Drucksteigerungen infolge Husten, Niesen usw., in schwereren Fällen aber auch bereits beim Gehen, Laufen oder Treppensteigen, kann der Urin nicht mehr gehalten werden; unfreiwilliger Urinabgang ist die Folge (siehe auch Kap. 4). Während sich bei intakten Beckenbodenverhältnissen der intraabdominale Druck nahezu vollständig auf den intraurethralen und intravesikalen Druck überträgt, fehlt bei Beckenbodeninsuffizienz mit Verlagerung der anatomischen Strukturen häufig die Druckübertragung auf die Harnröhre, so daß es bei Belastungssituationen zum Druckangleich zwischen Harnblase und Harnröhre kommt,

Tabelle 2-1 Einteilung der Harninkontinenz

Streßinkontinenz
- Blasendruck übersteigt bei Belastung den Harnröhrendruck
- keine spontanen Detrusorkontraktionen, unauffällige Blasensensibilität

Dranginkontinenz
- Urinabgang bei imperativem Harndrang
- intakter Harnröhrenverschlußmechanismus
- motorisch: mit nicht beeinflußbaren Detrusorkontraktionen
- sensorisch: ohne unkontrollierte Detrusoraktivität

Reflexinkontinenz
- Harnverlust bei selbständigen, unkontrollierten Blasenkontraktionen ohne Harndrang als Folge anomaler spinaler Reflexe

Überlaufinkontinenz
- Harnverlust bei großen Restharnmengen
- erhöhter Blasendruck durch Blasenwandüberdehnung
- Blasendruck über Harnröhrendruck
- keine Detrusorkontraktionen

Extraurethrale Inkontinenz
- Urinabgang durch andere Kanäle als die Urethra

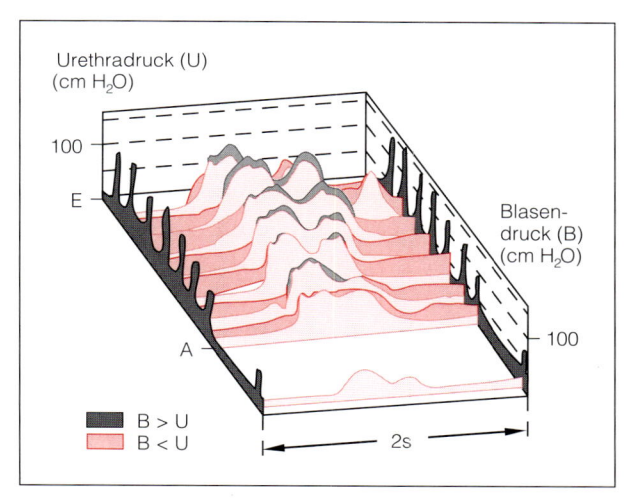

Abb. 2-8 Streßdruckprofil bei einer inkontinenten Frau: Ab einem bestimmten Provokationsdruck (Inkontinenzschwelle) gleicher Druck in Harnblase und Harnröhre = kommunizierende Röhre (= Inkontinenz) (nach Schmidt et al. [9]).
Der Druckverlauf in Urethra und Blase während der Hustenstöße ist längs der horizontalen Achse über zwei Sekunden aufgetragen. Der zeitliche Abstand zwischen den Hustenstößen (der Katheter wird langsam herausgezogen) ist auf der schräg nach hinten verlaufenden Zeitachse aufgetragen, so daß sich längs dieser Achse das Druckverhältnis über der Urethra widerspiegelt. Um die Drücke während der Provokation besser voneinander unterscheiden zu können, sind die Abschnitte, in denen der Druck in der Urethra kleiner bzw. größer als in der Blase ist, durch unterschiedliche Farben gekennzeichnet.

mit Ausbildung einer kommunizierenden Röhre, wie sich an einer dreidimensionalen Darstellung eindrucksvoll demonstrieren läßt [9] (Abb. 2-8). Unfreiwilliger Urinabgang ist die Folge. Bei einer Streßharninkontinenz findet man je nach Beschaffenheit von Beckenboden und umgebenden Strukturen in einer unterschiedlichen Größenordnung eine Zystozele oder einen Descensus uteri et vaginae. Bei unauffälligem Situs ist der verminderte urethrale Tonus in über einem Drittel der Fälle Ursache der Inkontinenz.

Die *Urge-Inkontinenz* tritt zusammen mit starkem Harndrang auf, der zu sofortiger Miktion zwingt bzw. bei nicht rechtzeitigem Toilettenbesuch zu unwillkürlichem Einnässen führt. Normalerweise besteht neben der Urge-Inkontinenz eine Pollakisurie, Nykturie und gelegentlich Dysurie. Bei der *motorischen Form* der Urge-Inkontinenz lösen unwillkürliche, nicht unterdrückbare Detrusorkontraktionen den Harndrang aus. Nach der Definition der International Continence Society liegt eine motorische Urge-Inkontinenz vor, wenn bei der Zystometrie Detrusorkontraktionen mit einer Amplitude über 15 cm H_2O nachweisbar sind oder wenn Detrusorkontraktionen mit einer Amplitude unter 15 cm H_2O registriert werden und gleichzeitig, verbunden mit den Detrusorkontraktionen, Harndrang oder Inkontinenz auftritt. Bei der *sensorischen Form* ist die Blasendehnungsfähigkeit in der Regel deutlich vermindert, so daß es bei zunehmender Blasenfüllung zu einem unphysiologischen Anstieg des Blaseninnendrucks kommt. Die sensorische Form der Urge-Inkontinenz ist bisher durch die International Continence Society nicht eindeutig definiert. Beiden Formen der Urge-Inkontinenz liegen ätiologisch viele verschiedene Ursachen zugrunde, die bei der Diagnostik differenziert werden müssen (siehe auch Kap. 5). In über 90% der Fälle von Urge-Inkontinenz bei der Frau bleibt trotz aller angewandten Untersuchungstechniken die Ätiologie der Inkontinenz unklar. Man spricht hier von einer *idiopathischen Urge-Inkontinenz*. Tritt das Bild der Urge-Inkontinenz zusammen mit neurologischen Störungen auf, spricht man auch von *Detrusorhyperreflexie*. Bei fehlender neurologischer Erkrankung ist der Begriff der *instabilen Blase (unstable bladder)* anzuwenden. Diese Differenzierung in der Terminologie entspricht den Empfehlungen der International Continence Society. Die Urge-Inkontinenz stellt bei der Frau die zweithäufigste Inkontinenzursache dar. In etwa 15% aller Fälle von Harninkontinenz der Frau besteht eine *Kombination* zwischen Streß- und Urge-Inkontinenz.

Während es sich bei der Urge-Inkontinenz immer um eine Detrusorhyperaktivität handelt, ist bei der *Überlaufinkontinenz* der Detrusor hypoton. Infolge einer gestörten Blasensensibilität wird die Blasenfüllung nicht entsprechend wahrgenommen, und es kommt zur Ausbildung großer Blasenvolumina. Durch die passive Überdehnung der Harnblase steigt der intravesikale Druck und erreicht bei einer bestimmten Blasenfüllung den Urethradruck. Bei Erreichen des Urethradrucks bestehen kommunizierende Röhren zwischen Harnblase und Harnröhre, und es geht so lange Urin ab, bis der Druck in der Blase wieder sinkt. Durch die passive Überdehnung der Harnblase bestehen große Restharnmengen bei hohem Blaseninnendruck, der in der Regel nicht wahrgenommen wird. Im zurückgehaltenen Urin finden Bakterien ein ideales Nährmedium, so daß bei Überlaufinkontinenz gleichzeitig immer rezidivierende Harnwegsinfekte auftreten. Der obere Harntrakt ist durch einen chronischen vesiko-ureteralen Reflux gefährdet. Klinisch steht der fast ständige, tropfenweise Urinabgang im Vordergrund. Die Überlaufinkontinenz stellt keine typische gynäkologische Erkrankung dar, man findet sie jedoch manchmal nach Radikaleingriffen im kleinen Becken (z.B. Radikaloperation nach Wertheim-Meigs bei Zervixkarzinom).

Die *Reflexinkontinenz* ist durch eine Abkopplung des sakralen und pontinen Reflexbogens von übergeordneten (kortikalen) Miktionszentren gekennzeichnet. Dadurch läuft der Reflexbogen wie beim Säugling ohne Willkürkontrolle ab. Ursächlich sind in erster Linie apoplektische Insulte, Rückenmarksverletzungen oder Tumoren des Rückenmarks oberhalb des sakralen Reflexzentrums. Daneben kommen angeborene Fehlbildungen oder seltene neurologische Erkrankungen in Betracht. Funktionell kann es beim alten Menschen dann zu einer Reflexinkontinenz kommen, wenn infolge zerebraler Ausfälle bei Zerebralsklerose, Hirnatrophie oder zerebralen Insulten die Miktionszentren ausfallen und eine Willkürsteuerung unmöglich wird. Diese ätiologischen Zusammenhänge machen deutlich, daß es sich bei der Reflexinkontinenz nicht um ein primäres Krankheitsbild der Frau handelt.

Streß- und Urge-Inkontinenz sowie ihre Kombinationen sind in über 90% Ursache eines unfreiwilligen Harnabgangs bei der Frau und damit die dominierenden Inkontinenzformen in der urologischen und gynäkologischen Klinik und Praxis.

6 Zusammenfassung

Harnspeicherung, kontinenter Blasenverschluß und willkürliche Miktion sind physiologischerweise vom *optimalen Zusammenspiel verschiedener Faktoren* abhängig. Die Blase wird kontinuierlich bis zu ihrer individuellen Kapazität gefüllt, wobei ständig sensorische Afferenzen, ausgehend von den Druckrezeptoren in der Blasenwand, teils intraspinal, teils zentral gehemmt werden. Die Füllungsphase wird im allgemeinen nicht bewußt wahrgenommen. Ein unwillkürlicher Urinabgang wird während der Blasenfüllung durch den urethralen Verschluß verhindert. Die Effektivität dieses Kontinenzmechanismus kann unter Ruhe- und Streßbedingungen mittels des urethralen Druckprofils beurteilt werden. Bei stärkerer Belastung wird neben der passiven Druckübertragung auf die Harnröhre zusätzlich durch die unwillkürlich innervierte glatte Muskulatur sowie durch die willkürlich innervierte quergestreifte Harnröhrenmuskulatur mit dem Diaphragma urogenitale Kontinenz erzielt.

Das *Urethradruckprofil* weist im mittleren Abschnitt der Urethra ein Maximum auf. Insgesamt wird die Sicherung der Harnkontinenz durch den Harnröhrenabschnitt gewährleistet, in dem der intraurethrale Druck höher liegt als der intravesikale Druck (= funktionelle Harnröhrenlänge). Der intraurethrale Verschlußdruck wird durch drei Faktoren hervorgerufen: quergestreifte Muskulatur, periurethrales Gefäßpolster und die glatte Muskulatur, die medikamentös alpha-adrenerg blockiert werden kann.

Bei Erreichen der Blasenkapazität kommt es zum Auftreten von Harndrang, der *Miktionsreflex* wird ausgelöst. Der Miktionsreflex kann bei gesunden Frauen willkürlich unterdrückt werden. Die Blasenentleerung kommt parasympathikoton durch eine Kontraktion des M. detrusor vesicae sowie durch eine synerge Relaxation des M. sphincter urethrae und der proximalen Harnröhre mit Verminderung des intraurethralen Druckes zustande.

Eine *Störung im Zusammenspiel* von Austreibungs- und Verschlußmechanismus des unteren Harntrakts führt zur Harninkontinenz. Bei intakten Druckverhältnissen wird der intraabdominale Druck auf die Urethra in direktem Verhältnis zum intravesikalen Druck übertragen und kann auch bei plötzlichen intraabdominalen Drucksteigerungen eine Blasenentleerung verhindern. Ist die Drucktransmission auf die Blase höher als auf die Urethra, kommt es bei gleichen Bedingungen zum unwillkürlichen Urinabgang. Unwillkürlicher Urinverlust bei abdominaler Drucksteigerung, häufig im Gefolge einer Beckenbodenschwäche oder eines verminderten Harnröhrentonus, wird als *Streßinkontinenz* bezeichnet.

Die blasenbedingte *Urge-Inkontinenz* stellt die zweithäufigste Inkontinenzform der Frau dar. Selten liegen diesem Krankheitsbild neurogen faßbare Ursachen zugrunde. Streß- und Urge-Inkontinenz und ihre Kombinationen sind in über 90% Ursache des unfreiwilligen Harnabgangs bei der Frau.

Literatur

1. Asmussen, M., U. Ulmsten: On the physiology of continence and pathophysiology of stress incontinence in the female. Contr. Gynec. Obstet. 10 (1983) 32.
2. Bhatia, N. N.: Neurophysiology of micturition. In: Ostergard, D. R., A. E. Bent (eds.): Urogynecology and Urodynamics, 3rd ed. Williams & Wilkins, Baltimore 1991.
3. Enhörning, G.: Simultaneous recording of intravesical and intraurethral pressure: a study on urethral closure in normal and stress incontinent women. Acta chir. scand. (Suppl.) 1 (1961) 276.
4. Gosling, J. A., J. S. Dixon, R. G. Lendon: The autonomic innervation of the human male and female bladder neck and proximal urethra. J. Urol. 118 (1977) 302–305.
5. Graber, P.: Static and dynamic pressure parameters in the closure of the bladder. In: Lutzeyer, W., H. Melchior (eds.): Urodynamics. Springer, Berlin–Heidelberg–New York 1973.
6. Heidler, H., F. Casper, J. W. Thüroff: Urethral closure under stress conditions: contribution and relative share of intraurethral and periurethral striated muscles. Neurourol. Urodyn. 6 (1987) 151.
7. Jonas, U., H. Heidler, J. Thüroff: Urodynamik. Enke, Stuttgart 1980.
8. Rud, T., M. Asmussen: Neurophysiology of the lower urinary tract as measured by simultaneous urethral cystometry. In: Ostergard, D. R., A. E. Bent (eds.): Urogynecology and Urodynamics, 3rd ed. Williams & Wilkins, Baltimore 1991.
9. Schmidt, H., H. J. Deck, P. Faber, T. Schwenzer: Einsatz eines Mikrocomputers bei urodynamischen Messungen. Biomed. Techn. (Berlin) 29 (1984) 97.
10. Tanagho, E. A., E. R. Miller: Initiation of voiding. Brit. J. Urol. 42 (1975) 175.
11. Ulmsten, U.: Physiologie der Kontinenz und Pathophysiologie der Streßinkontinenz. Gynäk. Rdsch. (Suppl. 3) 25 (1985).

3 Ursachen, Symptomatik und Diagnostik von Senkungszuständen des weiblichen Genitales

P. Riss

Inhalt

1	Einleitung	28
2	Einteilung	28
3	Ursachen	29
3.1	Bindegewebe und Muskulatur	29
3.2	Geburten	31
3.3	Körperliche Arbeit	31
3.4	Veranlagung	31
4	Symptomatik	31
4.1	Subjektive Beschwerden	31
4.2	Zusammenhang zwischen Grad des Deszensus und subjektiven Beschwerden	31
4.3	Senkung und Harninkontinenz	32
5	Diagnostik	32
5.1	Spiegeluntersuchung	32
5.2	Tastuntersuchung	33
5.3	Klinische Inkontinenzprüfung mit Reposition	34
5.4	Bildgebende Verfahren	34

1 Einleitung

Senkungszustände des Genitales und des Beckenbodens sind sehr häufig. Man nimmt an, daß etwa ein Drittel der Frauen im Laufe des Lebens eine Senkung entwickelt, wobei diese sehr unterschiedlichen Ausmaßes sein kann. Sie kann von einem leichten, asymptomatischen Tiefertreten bis zum vollständigen Vorfall von Scheide und Uterus reichen. Andererseits ist ein Deszensus keineswegs obligat, und viele Frauen erleben das Senium ohne jegliche Senkung des Genitales.

Manche Faktoren wie hohe Parität sind bekannte Risikofaktoren für eine Senkung, andere wiederum – wie chronische Obstipation oder Bindegewebsschwäche – sind schwerer zu fassen. In diesem Kapitel sollen die Ursachen der Senkung näher beleuchtet, die Symptomatik beschrieben und Wege der richtigen Diagnostik aufgezeigt werden.

2 Einteilung

Senkung (Deszensus) ist ein allgemeiner Ausdruck für Tiefertreten. Beim inneren Genitale und unteren Harntrakt unterscheiden wir (Tab. 3-1):

- die *Zystozele* (Abb. 3-1): Hier ist ein Tiefertreten der vorderen Scheidenwand und damit der Harnröhre und der Harnblase gemeint.
- den *Descensus uteri* (Abb. 3-2): Die Portio tritt tiefer.
- die *Rektozele/Enterozele* (Abb. 3-1 und 3-3): Dieser Ausdruck bezeichnet das Tiefertreten der hinteren Vaginalwand und damit des Rektums. Beim Deszensus eines Scheidenblindsacks oder bei massiver Rektozele kann auch der untere Abschluß der Bauchhöhle – der Douglas-Raum – deszendieren und eine Enterozele bilden. Die genaue Unterscheidung zwischen einer Enterozele und einer Rektozele ist nicht immer einfach und erfordert zumindest eine digital-rektale Untersuchung.

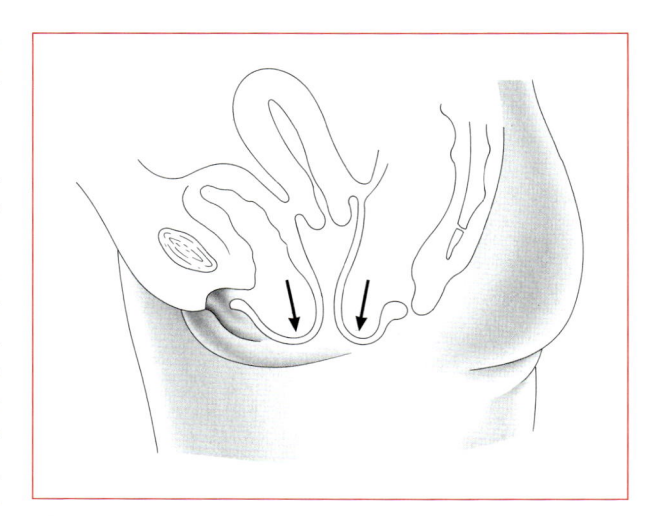

Abb. 3-1 Zystozele und Rektozele. In der Abbildung tritt gleichzeitig die Urethra tiefer (Urethrozele), die Excavatio rectouterina (Douglas-Raum) deszendiert hingegen nicht (aus Bender und Beck [3])

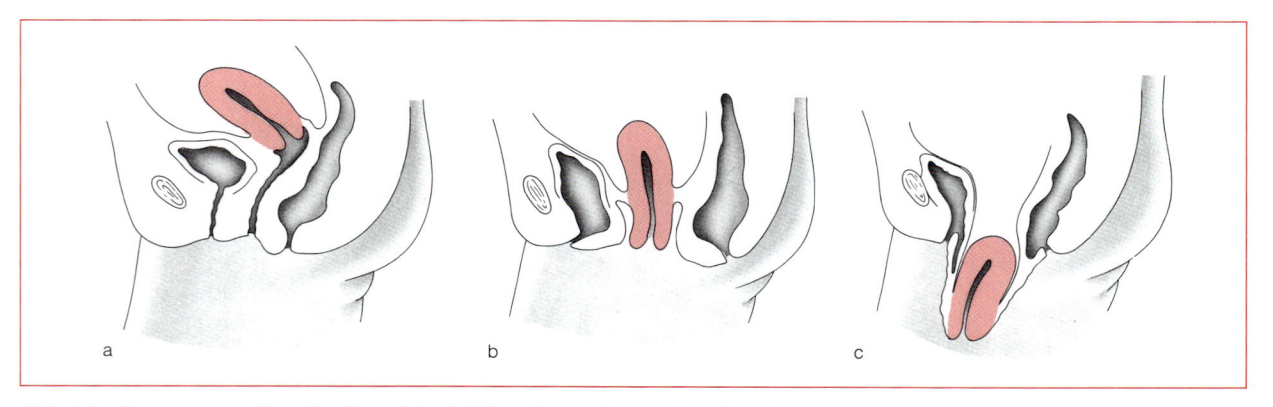

Abb. 3-2 Descensus uteri (aus Bender und Beck [3]). a) normale Lage, b) Subtotalprolaps, c) Totalprolaps

Ursachen, Symptomatik und Diagnostik von Senkungszuständen des weiblichen Genitales 3

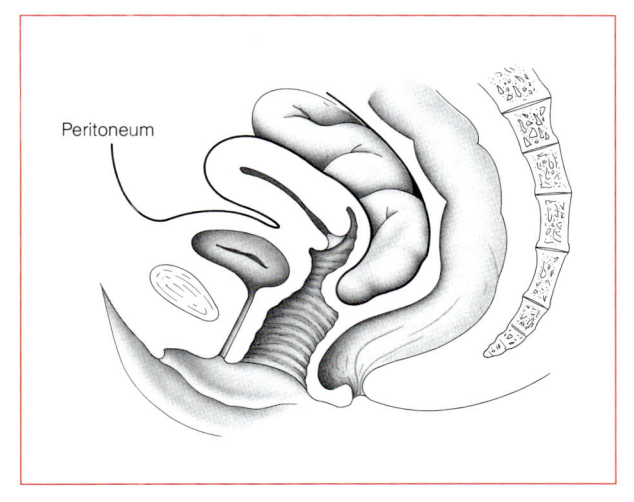

Abb. 3-3 Isolierte Enterozele (aus Bender und Beck [3]).

Tabelle 3-1 Einteilung der Senkungszustände der Frau

Bezeichnung	tiefertretende Struktur	betroffenes Organ
Zystozele	vordere Scheidenwand	Harnröhre, Harnblase
Descensus uteri	Portio	Uterus
Rektozele	hintere Scheidenwand	Rektum
Enterozele	hintere Scheidenwand	Excavatio rectouterina (Douglas-Raum)

Merke: Eine Enterozele kann mit freiem Auge nicht von einer Rektozele unterschieden werden!

3 Ursachen

3.1 Bindegewebe und Muskulatur

Der Aufhängeapparat des Beckenbodens besteht aus muskulären und bindegewebigen Anteilen. Durch die Anatomie und das Zusammenspiel sämtlicher Strukturen kommt die normale Funktion zustande. Der Beckenboden schließt die Abdominalhöhle nach unten ab und stützt die Eingeweide in der Bauchhöhle und im Becken. Neben dieser Stützfunktion muß der Beckenboden Geschlechtsverkehr, Geburt und kontrollierte Entleerung von Stuhl und Harn erlauben und regulieren.

Der Beckenboden besteht aus drei Schichten (Abb. 3-4; siehe auch Kap. 1, Abschnitt 4):

– der endopelvinen Faszie
– dem M. levator ani (M. pubococcygeus) mit den beiden aufliegenden Faszien (obere und untere)
– dem Diaphragma urogenitale mit dem M. sphincter ani externus

Der Uterus und die Scheide werden durch die bindegewebigen Strukturen aufgehängt und durch die muskuläre Platte des M. levator ani unterstützt. Welche dieser beiden Strukturen ist wichtiger? Wahrscheinlich trägt der *M. levator ani* bei der gesunden Frau die Hauptlast und verhindert, daß die Eingeweide deszendieren. Der bindegewebige Aufhängeapparat hingegen ist nicht angespannt. Erst wenn der M. levator ani geschädigt ist, z.B. durch zahlreiche Geburten, und seine Funktion nicht voll erfüllen kann, müssen die bindegewebigen Strukturen die Hauptlast der Stützfunktion tragen [6].

Unterhalb des M. levator ani schließt das *Diaphragma urogenitale* (manchmal auch Membrana perinealis genannt) an. Wir können es uns dreieckig vorstellen, wobei die beiden vorderen Seiten durch die unteren Schambeinäste gebildet werden. Das Diaphragma urogenitale schließt also den vorderen Teil des Hiatus urogenitalis ab. Das Diaphragma besteht zum größten Teil aus Bindegewebe und nur wenig glatter und quergestreifter Muskulatur, die jedoch funktionell ohne Bedeutung ist. Das Diaphragma urogenitale verbindet den vorderen (äußeren) Teil der Scheide und das Bindegewebe zwischen Scheide und Anus (Corpus perineale) mit der lateralen Beckenwand.

Zum Verständnis des Aufhängeapparats ist es wichtig, sich den Begriff *seitliche Beckenwand* zu verdeutli-

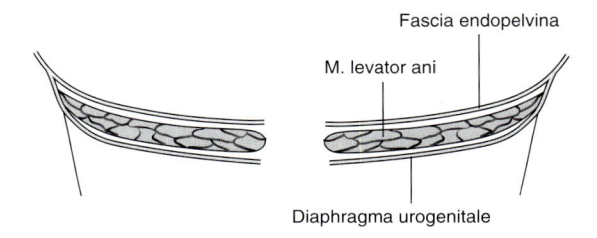

Abb. 3-4 Schematische Darstellung der drei Schichten des Beckenbodens im Frontalschnitt.

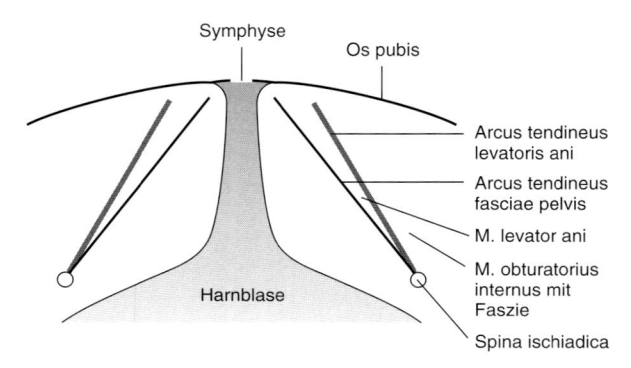

Abb. 3-5 Schematische Darstellung der wichtigsten Strukturen des vorderen Anteils des kleinen Beckens (Blick von oben in das kleine Becken).

chen. Wenn wir von oben in das kleine Becken hineinblicken und die Symphyse als 12 Uhr bezeichnen, so besteht der vordere Teil zwischen 12 und 1 Uhr aus Symphyse und Schambein. Anschließend, von 1 bis 3 Uhr, bildet der Arcus tendineus fasciae pelvis die seitliche Begrenzung, der Arcus tendineus selbst liegt in diesem Bereich dem M. obturatorius internus auf. Bei 3 Uhr ist das knöcherne Becken sichtbar in Form der Spina ischiadica. Von 3 bis 5 Uhr schließen sich der M. piriformis und der M. coccygeus (Foramen ischiadicum) an, welche die Beckenwand darstellen, bevor nach hinten zu das Os sacrum folgt (Abb. 3-5).

Für ein besseres Verständnis des Aufbaus und der Funktion des Beckenbodens können wir die anatomischen Verhältnisse folgendermaßen vereinfachen:

– Von oben nach unten besteht der Beckenboden aus *drei Schichten,* wobei sich Bindegewebe und Muskel abwechseln: oben Fascia endopelvina (Bindegewebe), in der Mitte M. levator ani (Muskel), unten Diaphragma urogenitale (Bindegewebe).
– Uterus und oberer Scheidenanteil sind mit der *Fascia endopelvina* (oberste Schicht des Beckenbodens) verbunden und durch diese an der seitlichen Beckenwand aufgehängt. Die untere Scheide und teilweise die Harnröhre sind durch das bindegewebige *Diaphragma urogenitale* mit der seitlichen Beckenwand, d.h. hier mit den Schambeinästen verbunden.
– Zwischen den beiden bindegewebigen Schichten des Beckenbodens liegt der *M. levator ani*.

Wer trägt die *Hauptlast der Verankerung* des Beckenbodens, das Bindegewebe oder die Muskulatur?

Schon immer wurden bindegewebige Strukturen für die operative Rekonstruktion bei Senkungszuständen verwendet. Dadurch kam die Vorstellung zustande, daß das Bindegewebe für die Aufhängung von Uterus und Scheide hauptverantwortlich ist. Auch bei Untersuchungen an der fixierten Leiche stimmen die Lageverhältnisse nicht mit denen bei der lebenden Frau überein [9]. Wir müssen uns nur z.B. vor Augen halten, daß bei der stehenden Frau der Blasenhals höher als die Ligg. pubourethralia liegt – wie kann der Blasenhals also an den Ligamenta aufgehängt sein? Heute wissen wir, daß es der *M. levator ani* ist, der die Hauptverantwortung und die Hauptlast für die Stützung der Organe im kleinen Becken trägt. Wenn dieser Muskel defekt oder geschwächt ist, kommt der bindegewebige Aufhängeapparat zum Tragen.

Diese Überlegungen haben praktische Konsequenzen: Verminderter Tonus und geschwächte Kontraktionskraft des M. levator ani können mit *Beckenbodengymnastik* verbessert werden. Die Betonung der Wichtigkeit der Beckenbodengymnastik für die Prophylaxe und Therapie von Senkungszuständen ist keine Modeerscheinung, sondern beruht auf der Erkenntnis der Bedeutung des M. levator ani.

In bezug auf den *Blasenhals* beginnen wir, zwei mögliche Ursachen für die Streßharninkontinenz zu erkennen: die Hypermotilität (d.h. die zu starke Beweglichkeit) der proximalen Urethra und eine Sphinkterschwäche. Weil der M. levator ani den Blasenhals anheben kann, ist Beckenbodengymnastik zur Stärkung des M. levator ani auch günstig zur Behandlung der Streßharninkontinenz.

Das *Bindegewebe* besteht aus Grundsubstanz, Kollagen, Elastin und Retikulin. Die Grundsubstanz setzt sich zum größten Teil aus Mukopolysacchariden (Proteoglykanen und Glykoproteinen) zusammen. Fibronektin und Laminin sind spezielle Glykoproteine. Weiters beinhaltet die Grundsubstanz reichlich gebundenes Wasser, das ebenfalls für die Festigkeit des Bindegewebes verantwortlich ist.

Die mechanische Stärke des Bindegewebes beruht auf den verschiedenen Typen von *Kollagen*. Die häufigste Form ist das Typ-I-Kollagen. Das Typ-III-Kollagen ist das erste, das beim Heilungsprozeß in Wunden gebildet wird und in den folgenden Monaten durch Typ I ersetzt wird. Alle Kollagenformen stammen von einem Prokollagen ab, das vom Körper rasch in die verschiedenen Typen von Kollagen umgewandelt werden kann. Umgekehrt wird Kollagen durch die Enzyme Kollagenasen abgebaut, ein Vorgang, der z.B. bei der Vorbereitung der Zervix auf die Geburt von großer Bedeutung ist.

3.2 Geburten

Es ist keine Frage, daß Geburten zu Senkungszuständen disponieren. Weniger klar ist, warum dies so ist und wie die genauen Mechanismen der Pathogenese sind. Erstaunlich ist auch die Beobachtung, daß Frauen mit mehreren Geburten oft überhaupt keine Senkung aufweisen und umgekehrt ein Prolaps auch bei Nulliparae gelegentlich beobachtet wird.

Tatsache ist, daß eine vaginale Geburt eine Extremsituation für den Beckenboden darstellt. Sowohl die bindegewebigen als auch die muskulären Anteile des Beckenbodens werden beim Durchtritt des Schädels extrem gedehnt, und es kommt zu mikro- und makroskopischen Verletzungen. Die Nerven werden ebenfalls maximal gedehnt. Beim Überschreiten einer Schwelle entsteht ein dauernder Nervenschaden. Man nimmt an, daß ein Nerv um ca. 15 % gedehnt werden kann, bevor es zu einer nachweisbaren Schädigung kommt.

Der *Nervenschaden* kann als verlängerte Leitgeschwindigkeit des N. pudendus nachgewiesen werden. Die Folge ist eine geänderte Position der Blase und eine verminderte Kontraktionskraft des M. levator ani. Glücklicherweise verfügt der Organismus aber über ausgezeichnete Reparaturmechanismen. Zwei Monate nach einer Geburt ist die Verlängerung der Nervenleitgeschwindigkeit praktisch nicht mehr nachweisbar.

3.3 Körperliche Arbeit

Körperliche Arbeit über viele Jahre stellt eine schwere Belastung für den Beckenboden dar. Der ständige Druck auf die bindegewebigen und muskulären Anteile des Beckenbodens kann zu einem Funktionsverlust und schließlich zum Auftreten eines Deszensus führen. Die körperliche Arbeit ist aber immer nur ein Faktor für die Entstehung einer Senkung und darf in diesem Zusammenhang nicht überbewertet werden.

In eine ähnliche Richtung geht die Beobachtung, daß Frauen mit chronischer Obstipation vermehrt an Senkungszuständen des Genitales leiden [10]. Chronische Obstipation kann zu einer Schädigung des N. pudendus mit verlängerter Leitgeschwindigkeit führen. Wie bei anderen Formen des Deszensus ist auch in diesen Fällen eine chronische Überdehnung des auf dem M. levator ani verlaufenden N. pudendus denkbar.

3.4 Veranlagung

Der Zusammenhang zwischen individueller Konstitution und Senkungszuständen des Genitales ist schwer zu erfassen. Tatsache ist, daß es offenbar große individuelle Unterschiede gibt. Eine Basis dafür könnte der unterschiedliche Anteil von verschiedenen Kollagentypen sein. Dafür spricht auch die Beobachtung, daß Frauen mit hypermobilen Gelenken signifikant häufiger auch eine Beckenbodenschwäche aufweisen. Ein ähnlicher Zusammenhang wurde bereits früher zwischen Beweglichkeit der Gelenke und Rektumprolaps gefunden. Alle diese Patientinnen haben möglicherweise eine unterschiedliche Zusammensetzung der verschiedenen Anteile des Bindegewebes (z.B. Kollagen, Elastin).

4 Symptomatik

4.1 Subjektive Beschwerden

Oft berichtet eine Patientin als erstes über ein Gefühl der Senkung oder des Lockerseins im Bereich der Scheide und des Beckenbodens. Dieses Gefühl ist etwas Typisches und wird von betroffenen Frauen verläßlich angegeben. Bei lange bestehendem Deszensus ist eine Verschlechterung oft mit der Angabe vergesellschaftet, daß zu einem bestimmten Zeitpunkt dieses Senkungsgefühl deutlich geworden wäre.

Erst bei stärkerem Deszensus und Tiefertreten von Scheide oder Portio vor die Vulvaebene berichten die Patientinnen über das Tasten einer ungewohnten Resistenz zwischen oder vor den Schamlippen. Bei längerem Bestehen eines solchen Vorfalls kann es zu Veränderungen der Vaginalhaut mit Ulzerationen und entzündlicher Sekretion kommen.

4.2 Zusammenhang zwischen Grad des Deszensus und subjektiven Beschwerden

Zwischen dem Ausmaß eines *Deszensus* und den subjektiven Beschwerden besteht oft eine Diskrepanz. Die naheliegendste Erklärung ist, daß viele Frauen zögern, über die Scheiden- und Gebärmuttersenkung zu sprechen und Beschwerden zuzugeben, um nicht kritisiert zu werden, daß sie früher zur Ärztin oder zum Arzt hätten gehen sollen. Das häufige Fehlen einer Harnkontinenz begünstigt das Verleugnen der Senkungsbeschwerden und das Hinausschieben eines Arztbesuchs. Bei manchen Frauen mag auch die Sorge mitspielen, daß sie bei Eingestehen von Senkungsbeschwerden sich sofort einer Operation unterziehen müßten.

Der *Vorfall* von Scheide oder Portio vor die Vulvaebene wird immer als störend empfunden. Die meisten Frauen sind sich nicht sicher, welcher Körperteil tiefertritt und ob dies eine für sie gefährliche Entwicklung ist. Zu diesem Zeitpunkt erfolgt oft der erste Arztbesuch.

4.3 Senkung und Harninkontinenz

Harninkontinenz und Senkung sind oft nicht miteinander vergesellschaftet. Dies mag auf den ersten Blick überraschen, ist jedoch nicht weiter verwunderlich. Wir müssen berücksichtigen, daß Harnkontinenz einen intakten Verschlußmechanismus der Harnblase bedingt, daß aber eine Senkung durch einen Defekt im Aufhänge- und Unterstützungsapparat des Beckenbodens verursacht ist. Hierbei handelt es sich um zwei verschiedene pathophysiologische Mechanismen. Auch ist zu bedenken, daß insbesondere ein Descensus vaginae im äußeren Scheidenanteil durch eine Überdehnung des Diaphragma urogenitale bedingt ist. Solange der Blasenhals selbst jedoch in Position gehalten wird, sei es durch bindegewebige Aufhängung oder durch den Tonus des M. levator ani, kann der Harnröhrenverschlußdruck in Ruhe und bei Belastung durchaus für eine Kontinenz ausreichen.

Bei schweren Fällen von Deszensus schließlich kann der sog. *Quetschhahnmechanismus* wirksam werden. Durch die massive Senkung des Blasenbodens und der hinteren Blasenwand bei gleichzeitiger relativer Stabilität des Blasenhalses wird die Blase gegenüber der Harnröhre bei Belastung gewissermaßen abgequetscht, was zur Folge hat, daß kein Harn entweichen kann.

5 Diagnostik

Ein Stufenplan der Diagnostik bei Deszensus ist in Tabelle 3-2 dargestellt.

5.1 Spiegeluntersuchung

Der Blick mit dem freien Auge genügt nicht, um einen Deszensus zu diagnostizieren. Erst durch die Spiegeluntersuchung mit einem vorderen und hinteren Blatt – sog. Einhandspekula sind ungeeignet – kann überhaupt festgestellt werden, ob es sich um eine Zysto- oder Rektozele handelt. Es empfiehlt sich, durch vorsichtiges Zurückdrängen der jeweils anderen Strukturen das Tiefertreten der vorderen Vaginalwand, der Portio und der hinteren Vaginalwand getrennt zu beobachten und im Befundbericht festzuhalten (Abb. 3-6).

Was auf den ersten Blick vielleicht simpel erscheint, erfordert dennoch Wissen um die Zusammenhänge am Beckenboden und klinische Erfahrung. Bei genauem Hinsehen kann man zwei *Typen der Zystozele* unterscheiden [4]:

Tabelle 3-2 Stufenplan der Diagnostik bei Deszensus

Anamnese
- Zeitpunkt des Auftretens des Deszensus
- subjektive Beschwerden/Senkungsgefühl
- Lebensqualität/Leidensdruck
- Harninkontinenz/Drangsymptomatik
- Stuhlbeschwerden

Spiegeluntersuchung
- Unterscheidung Tiefertreten vordere Scheidenwand/hintere Scheidenwand/Portio
- Ausmaß des Deszensus/Klassifizierung
- Unterscheidung Pulsions-/Traktionszystozele

Tastuntersuchung
- Größe und Beweglichkeit des Uterus
- Aufhängung und Beweglichkeit der vorderen Scheidenwand
- Levatorschluß

Bildgebende Verfahren
- Ultraschall, Röntgen (fakultativ)

– Die *Pulsions-* oder *Dehnungszystozele* wird typischerweise durch eine vorangegangene Geburt verursacht, wobei die Dehnung vor allem in der Mitte (Septum vesicovaginale) stattfindet und die lateralen bindegewebigen Befestigungen der Scheide

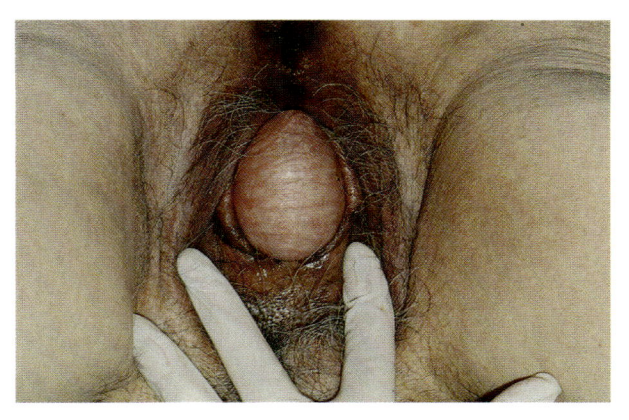

Abb. 3-6 Zystozele. Die vordere Scheidenwand tritt bis in die Vulvaebene. Die Unterscheidung zwischen Zysto- und Rektozele ist nur mittels gleichzeitiger Untersuchung mit vorderem und hinterem Scheidenspekulum möglich.

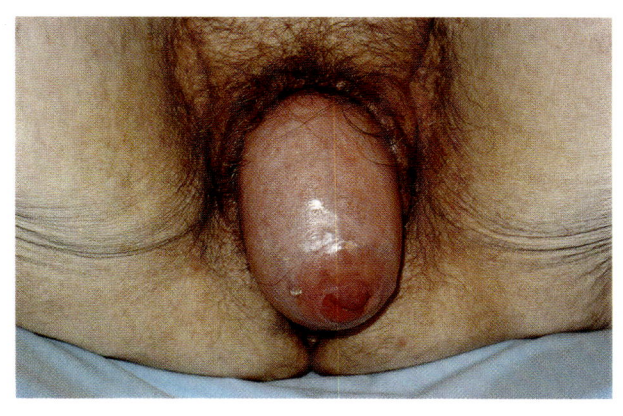

Abb. 3-7 Totalprolaps. Man erkennt die Portio, die gesamte Scheidenvorderwand ist in Form einer massiven Zystozele prolabiert. Über das genaue Ausmaß der Rektozele kann aus dem Bild keine Aussage gemacht werden.

intakt bleiben. Typisch ist der Verlust der Rugae in der Medianen.
- Bei der *Verdrängungs-* oder *Traktionszystozele* liegt der Defekt in der lateralen Befestigung, entweder ein- oder beidseitig. Rugae sind meist vorhanden. Beim Versuch des Fassens der Scheide in den lateralen Sulci – ganz weit seitlich hinter den Schambeinästen – kann man oft die defekte Aufhängung abschätzen.

Die meisten Zystozelen sind eine Kombination aus Dehnungs- und Traktionszystozelen. Man kann sich vor Augen halten, daß der Defekt bei der Dehnungszystozele „zentral" und bei der Traktionszystozele „lateral" ist. Die Unterscheidung hat praktische Konsequenzen, weil eine rekonstruktive Operation die Art des Defekts berücksichtigen muß (siehe auch Kap. 7).

Für die *Klassifizierung von Senkungszuständen* gibt es verschiedene Einteilungen. Bewährt hat sich eine einfache Beschreibung und Einteilung in drei Grade:

- *Grad I:* Tiefertreten innerhalb der Scheide
- *Grad II:* Tiefertreten bis zum Introitus vaginae
- *Grad III:* Tiefertreten vor den Introitus vaginae

Diese Klassifizierung kann sowohl für eine Zysto- und Rektozele als auch für einen Descensus uteri verwendet werden. Meist wird die Untersuchung im Liegen durchgeführt und die Patientin aufgefordert, fest zu pressen (Abb. 3-7).

Schemata zur Klassifizierung sind versucht worden, haben aber auch keine ausreichende Übereinstimmung und damit Reproduzierbarkeit gebracht. Dies ist nicht verwunderlich, da eine Senkung etwas Variables ist und von verschiedenen Faktoren abhängt: von der Position der Patientin, von der Kraft des Valsalva-Manövers und von der Dehnbarkeit der Scheide. Schließlich fehlen anatomisch ausreichend definierte Referenzpunkte. Die einfache Beurteilung der Scheidenbewegung mit dem freien Auge ist deshalb unzuverlässig [2].

5.2 Tastuntersuchung

Der M. levator ani (M. pubococcygeus) besteht aus quergestreiften Muskelfasern vom Typ I (slow twitch für den Tonus) und Typ II (fast twitch für die Kontraktion). Die Slow-twitch-Fasern (Typ I) sind eindeutig in der Überzahl, was zeigt, daß die Hauptfunktion des M. levator ani die *statische Unterstützung* des Beckenbodens ist.

Der M. pubococcygeus steht unter willkürlicher Kontrolle. Es ist jedoch erstaunlich, wie viele Frauen diesen Muskel nicht ausreichend bewußt kontrahieren können. Auch diese Tatsache beweist die Notwendigkeit von *Beckenbodenübungen*.

Bereits bei der *Inspektion* kann man die Patientin auffordern, den Beckenboden zu kontrahieren („Kneifen") und dabei beobachten, wie weit sich ein Deszensus zurückzieht bzw. wie hoch die vordere Scheidenwand angehoben werden kann.

Für die *Palpation* des M. pubococcygeus werden der 2. und 3. Finger in die äußere Scheidenhälfte eingeführt. Bei einem kräftig ausgebildeten M. pubococcygeus und bei ausreichendem Ruhetonus tastet man bereits den Muskel. Dabei ist es ratsam, die Finger nach lateral zu drehen und gewissermaßen auf die Levatorplatte zu legen. Nun läßt man die Patientin kneifen und spürt dabei die Kontraktion der beiden Bäuche des M. pubococcygeus. Die Stärke der Kontraktion gibt eine Orientierung über die Kontraktionskraft des Muskels. Man kann die Aktivierung des M. levator ani auch im Rahmen der *vaginalsonographischen Untersuchung* veranlassen (siehe auch Abschnitt 5.4). Dabei kann die Frau selbst am Bildschirm sehen, wie bei suffizienter Kontraktion des M. levator ani der Blasenhals um 2 bis 3 cm nach oben wandert.

Etwa 30 bis 40 % der Frauen können am gynäkologischen Untersuchungstisch den M. levator *nicht ordentlich kontrahieren*. Dies bedeutet zunächst keineswegs, daß bereits ein muskulärer Defekt vorliegt. Bei Beschwerden oder als Prophylaxe empfiehlt es sich jedoch, die Kontraktion des M. levator ani erlernen zu lassen. Dazu ist professionelle Anleitung durch eine physikalische Therapeutin empfehlenswert.

Es hat zahlreiche Versuche gegeben, die Anspannung des Beckenbodens zu *objektivieren*. Dazu dienen Geräte, welche die Stärke der Kontraktion aufzeichnen. Die Beurteilung der Kontraktion an sich, der Stärke der Kontraktion und der reflektorischen Kontraktion beim Husten durch den Untersucher ist jedoch subjektiv. Es entspricht der allgemeinen Erfahrung, daß die Kontraktion des Beckenbodens sehr unterschiedlich und eben sehr schwer quantifizierbar und reproduzierbar ist. In der Praxis ist es ausreichend, in der Befunddokumentation beschreibende Ausdrücke zu verwenden (sehr gute – mäßige – fehlende Kontraktion des M. levator ani).

5.3 Klinische Inkontinenzprüfung mit Reposition

Eine besonders nützliche und sinnvolle Untersuchung in Zusammenhang mit Deszensus und Harninkontinenz ist die klinische Inkontinenzprüfung mit Repositionsversuch. Als erstes erfolgt die klinische Inkontinenzprüfung in üblicher Weise: Restharnbestimmung, Auffüllen der Blase und Feststellen des ersten Blasengefühls und der maximalen Kapazität, dann Husten im Liegen und im Stehen mit Beobachtung eines eventuellen Harnabgangs. Bei starkem Deszensus wird jetzt mit einem Stieltupfer der Scheidenapex in seine ursprüngliche Lage in der Kreuzbeinhöhle gebracht, und die Patientin wird neuerlich aufgefordert zu husten. Durch die Reposition kann eine Unterstützung des Blasenhalses verlorengehen, was eine Streßinkontinenz zur Folge hat (sog. maskierte Inkontinenz).

Diese einfache Untersuchung ist besonders wichtig vor Senkungsoperationen, damit nicht durch die Behebung der Senkung postoperativ eine Harninkontinenz entsteht. In diesen Fällen muß gegebenenfalls zusätzlich zur Kolporrhaphie eine Inkontinenzoperation durchgeführt werden (z.B. Kolposuspension, Nadelsuspension; siehe auch Kap. 7).

5.4 Bildgebende Verfahren

Die *Ultraschalldiagnostik* hat heute ihren festen Stellenwert und ist aus der Diagnostik von Senkungszuständen des weiblichen Genitales nicht mehr wegzudenken [8]. Die Gründe dafür sind die fehlende Strahlenbelastung, die breite Verfügbarkeit und die minimale Belastung der Patientin. Bei der Beurteilung von Senkungszuständen mittels Ultraschall gibt es drei Möglichkeiten:

– die Vaginalsonographie (Vaginalsonde)
– die Introitussonographie (Curved-array-Sonde)
– die Perinealsonographie (Linear-array-Sonde)

Alle Methoden haben ihre Vorteile und Einschränkungen. In der Praxis erfreut sich vor allem die Vaginalsonographie zunehmender Beliebtheit, weil bei der vollständigen gynäkologischen Untersuchung an den Tastbefund ohnehin sehr oft eine Ultraschalluntersuchung mit der Vaginalsonde angeschlossen wird. Es genügt, den Schallkopf leicht zurückzuziehen und die Symphyse, die Harnblase und die Harnröhre mit dem Blasenhals einzustellen. Dabei ist zu beachten, daß der Schallkopf der Scheidenvorderwand nur leicht aufliegt und die Topographie des Blasenhalses nicht verfälscht.

Man kann nun die Patientin husten, pressen und kneifen lassen und die Lageveränderungen direkt beobachten. Besonders achtet man beim Pressen auf Absinken des Blasenhalses, auf Veränderungen des retrovesikalen Winkels, auf das Tiefertreten des Blasenbodens (insbesondere beim rotatorischen Deszensus) und auf eine eventuelle Trichterbildung der proximalen Urethra. Direkte Messungen in Zentimetern sind möglich, haben sich aber nur bei wissenschaftlichen Fragestellungen durchgesetzt.

Röntgenuntersuchungen sind heute etwas in den Hintergrund getreten. Der große Aufwand und die Strahlenbelastung sprechen gegen diese Methode. Bei Senkungszuständen kommt vor allem das laterale Urethrozystogramm zum Einsatz, eventuell mit zusätzlicher Darstellung der Scheide (Kolpourethrozystogramm). Harnblase, Harnröhre und Scheide müssen mit Kontrastmittel sichtbar gemacht werden. Meist werden Bilder in Ruhe und beim Pressen angefertigt, um die Lageveränderungen dokumentieren und beurteilen zu können. Die Vaginographie selbst ist bisher weitgehend wissenschaftlichen Untersuchungen vorbehalten und hat keinen Eingang in die klinische Routine gefunden [7].

Manche Operateure benutzen das Urethrozystogramm zur präoperativen Abklärung und Planung von rekonstruktiven Eingriffen und zur Objektivierung des Operationserfolgs. Dabei ist aber zu bedenken, daß der Operationserfolg in der Wiederherstellung der Funktion besteht und daß präoperativ das beste Röntgenbild nur ein Mosaikstein bei der Abklärung sein kann.

Magnetresonanzuntersuchungen (MRI) sind derzeit noch experimentell. Die Technik ist so weit entwickelt, daß sehr gute Darstellungen des kleinen Beckens und insbesondere des Aufhängeapparats möglich sind. Es kommt darauf an, wo die Spiralen für die MRI plaziert werden. Sehr gute Ergebnisse werden durch Plazieren einer Endoluminal-Coil in die Scheide, verbunden mit einer Becken-Phased-Array-Coil, erzielt. Mittels MRI ist es sogar möglich, die Ligg. pubourethralia und die paravaginale Faszie darzustellen [1, 5]. Die mangelnde Verfügbarkeit und die besonders hohen Kosten haben bisher den breiteren Einsatz der MRI zum Studium des Beckenbodens verhindert.

Literatur

1. Aronson, M. P., S. M. Bates, A. F. Jacoby, D. Chelmow, G. R. Sant: Periurethral and paravaginal anatomy: an endovaginal magnetic resonance imaging study. Amer. J. Obstet. Gynec. 173 (1995) 1702–1710.
2. Athanasiou, A., S. Hills, C. Gleeson, K. Anders, L. Cardozo: Validation of the ICS proposed pelvic organ prolapse descriptive system. Neurourol. Urodynam. 14 (1995) 414–415.
3. Bender, H. G., L. Beck: Senkungszustände des weiblichen Genitale: Ursachen – Symptomatik – Diagnostik. In: Beck, L., H. G. Bender (Hrsg.): Gutartige gynäkologische Erkrankungen II, S. 35. Klinik der Frauenheilkunde und Geburtshilfe, 2. Aufl., Bd. 9. Urban & Schwarzenberg, München–Wien–Baltimore 1990.
4. Benson, J. T.: Vaginal approach to cystocele repair. In: Benson, J. T. (ed.): Female pelvic floor disorders: investigation and management, pp. 289–294. Norton, New York–London 1992.
5. Debus-Thiede, G.: Magnetic resonance imaging (MRI) of the pelvic floor. In: Schuessler, B., J. Laycock, P. Norton, S. Stanton (eds.): Pelvic Floor Re-education. Principles and Practice, pp. 78–82. Springer, Berlin–Heidelberg–London 1994.
6. DeLancey, J. O. L.: Functional anatomy of the pelvic floor and urinary continence mechanism. In: Schuessler, B., J. Laycock, P. Norton, S. Stanton (eds.): Pelvic Floor Re-education. Principles and Practice, pp. 9–24. Springer, Berlin–Heidelberg–London 1994.
7. DeLancey, J. O. L.: Vaginographic examination of the pelvic floor. Int. Urogynec. J. 5 (1994) 19–24.
8. Kölbl, H.: Ultraschalldiagnostik. In: Fischer, W., H. Koelbl (eds.): Urogynäkologie in Praxis und Klinik, S. 77–99. de Gruyter, Berlin–New York 1995.
9. Norton, P.: Summary and paramount anatomy and physiology of the pelvic floor. In: Schuessler, B., J. Laycock, P. Norton, S. Stanton (eds.): Pelvic Floor Re-education. Principles and Practice, pp. 34–36. Springer, Berlin–Heidelberg–London 1994.
10. Spence-Jones, C., M. A. Kamm, M. M. Henry, C. N. Hudson: Bowel dysfunction: a pathogenic factor in uterovaginal prolapse and urinary stress incontinence. Brit. J. Obstet. Gynaec. 101 (1994) 147–152.

Epidemiologie, Ätiologie und Diagnostik der Harninkontinenz

4 Epidemiologie, Ätiologie und Diagnostik der Streßharninkontinenz

P. Riss

Inhalt

1	Einleitung	40
2	Epidemiologie	40
2.1	Häufigkeit	40
2.2	Streßharninkontinenz in der Postmenopause	40
2.3	Streßharninkontinenz im Alten- und Pflegeheim	40
2.4	Kosten	41
3	Ätiologie	41
3.1	Scheidensenkung	41
3.2	Alter	41
3.3	Schwangerschaft und Geburt	42
3.4	Beruf und Sport	42
3.5	Körpergewicht	43
3.6	Zusätzliche Faktoren	43
4	Diagnostik	43
4.1	Prinzipien der Diagnostik	43
4.2	Anamnese	44
4.3	Miktionstabelle	44
4.4	Harnuntersuchung	45
4.5	Gynäkologische Untersuchung	45
4.6	Klinische Inkontinenzprüfung	45
4.7	Vorlagen-Wiegetest	46
4.8	Urodynamische Untersuchung	46
4.9	Bildgebende Verfahren	48
5	Probleme bei der Diagnostik	49
6	Bedeutung der Diagnostik in der klinischen Praxis	49

1 Einleitung

Jeder Mensch verliert im Laufe seines Lebens irgendwann einmal ungewollt Harn. Diese Tatsache an sich ist noch nicht pathologisch. Harnverlust wird zur Krankheit, wenn die Lebensqualität beeinträchtigt ist.

Bei Frauen ist es besonders die Streßharninkontinenz, die gelegentlich belästigt, manchmal unerträglich ist, aber immer stört. In diesem Kapitel sollen Häufigkeit und Bedeutung der Streßharninkontinenz herausgearbeitet werden. In weiterer Folge werden die Ursachen für das Entstehen einer Streßharninkontinenz aufgezeigt und die Prinzipien einer rationalen und rationellen Diagnostik besprochen.

2 Epidemiologie

2.1 Häufigkeit

Die Streßharninkontinenz ist sehr häufig. Bis zu 30% der Frauen verlieren bei bestimmten Gelegenheiten Harn. Dabei ist die Streßharninkontinenz, d.h. der ungewollte Harnverlust bei körperlicher Belastung mit Erhöhung des intraabdominellen Druckes, die weitaus häufigste Form des Harnverlusts bei Frauen (Tab. 4-1). Mit zunehmendem Lebensalter nimmt die Prävalenz von Streßharninkontinenz zu und erreicht bei der alten Frau ca. 30%.

Diese Zahlen sind allerdings aus zwei Gründen nicht sehr aussagekräftig: Erstens ist die Streßharninkontinenz typischerweise ein Leiden, das in verschiedenen Jahreszeiten und Lebensphasen stark variiert und dessen Ausprägung von vielen zusätzlichen Faktoren abhängt, und zweitens ist es letzten Endes immer der subjektive Leidensdruck, der die Schwere des Leidens bestimmt. Gerade dieser letzte Punkt darf bei der Streßharninkontinenz nicht unterschätzt werden: Sozialer und ethischer Hintergrund, berufliche Aktivitäten und Persönlichkeitsstruktur spielen eine außerordentlich große Rolle bei der Beurteilung einer Streßharninkontinenz. Dies ist auch einer der Gründe, warum wahrscheinlich nur 10 bis 20% der Frauen, die behandlungsbedürftig sind, ärztliche Hilfe in Anspruch nehmen [4].

Tabelle 4-1   Verteilung verschiedener Inkontinenzformen

Streßharninkontinenz	60–70%
Dranginkontinenz	10–20%
Mischinkontinenz	20–30%
Sonstige (neurogene) Formen	5–10%

Tabelle 4-2   Prävalenz der weiblichen Harninkontinenz in Abhängigkeit vom Lebensalter

Alter (Jahre)	inkontinent
60–64	39%
65–69	35%
70–74	41%
75–79	38%
80–84	35%
>85	36%

2.2 Streßharninkontinenz in der Postmenopause

Etwa zwei bis drei Jahre nach der letzten Regelblutung stellt sich bei den meisten Frauen ein Gleichgewicht ein. 30 bis 40% der Frauen in der Postmenopause klagen über Harnverlust. Die Streßharninkontinenz nimmt dabei an Bedeutung ab, Mischformen und die Dranginkontinenz werden häufiger. Obwohl Harnverlust als Leiden nicht ernst genug genommen werden kann, dürfen wir andererseits sagen, daß zwei Drittel der Frauen bis ins hohe Alter, ja bis zum Ende des Lebens, nicht an Harnverlust leiden – eine beachtliche Leistung des menschlichen Körpers im allgemeinen und des Beckenbodens im besonderen (Tab. 4-2).

2.3 Streßharninkontinenz im Alten- und Pflegeheim

Bei Frauen in Alten- und Pflegeheimen sind Harn- und Stuhlprobleme erklärlicherweise häufiger, ist doch gerade die Unfähigkeit, selbst für Sauberkeit bei Harn und Stuhl zu sorgen, ein häufiger Anlaß zur Aufnahme in eine Pflegeinstitution. Man nimmt an, daß in Pflegeheimen etwa ein Drittel der Frauen in der Altersgruppe 65 bis 75 Jahre Harn- und Stuhlprobleme hat. Dieser Prozentsatz steigt auf fast 50% bei Frauen über 85 Jahre. Grundsätzlich stellen solche Zahlen aber nur eine grobe Orientierung dar. Die tatsächlichen Prävalenzen hängen von der speziellen Institution und den Krankheitsbildern bei den dort betreuten Frauen ab.

Im Pflegeheim ist die *Multimorbidität* die Regel. Harn- (und Stuhl-)Verlust darf nie isoliert gesehen werden. Harnwegsentzündungen, dermatologische Probleme, Hormonmangel mit Atrophie und neurologische Störungen sind häufig mit einer Inkontinenz vergesellschaftet und erfordern entsprechende Abklärung und Behandlung.

2.4 Kosten

In einer Zeit des verstärkten Kostenbewußtseins müssen die enormen wirtschaftlichen Folgen der Harninkontinenz bedacht werden. In den USA werden jährlich etwa 500 Mio. Dollar für Vorlagen und andere Inkontinenzhilfsmittel ausgegeben [10]. In Pflegeheimen fällt der zeitliche Aufwand für die Sorge und Reinigung von inkontinenten Frauen und Männern besonders ins Gewicht und schlägt sich indirekt in den hohen Personalkosten nieder.

Alle Bestrebungen, Inkontinenz zu bessern und zu heilen, haben deshalb sofort wirtschaftliche Auswirkungen – schon allein deshalb, weil so viele Menschen davon betroffen sind.

3 Ätiologie

Kontinenz bedingt ein kompliziertes Zusammenspiel verschiedenster Organe und Strukturen. Es ist nicht zu erwarten, daß eine Störung dieses Zusammenspiels, wie sie die Streßharninkontinenz darstellt, durch einige wenige einfache Theorien erklärt werden kann. Bei der Diskussion der Ätiologie der Streßharninkontinenz müssen wir uns immer vor Augen halten, daß meist mehr als ein Faktor gestört ist.

Eine Vorbemerkung scheint angebracht. Genaugenommen wissen wir nicht wirklich, *warum eine Frau* in allen Lebenslagen *den Harn halten kann*. Elementare Physik sagt uns, daß der Druck in der Harnröhre immer, d.h. sowohl in Ruhe als bei Belastung und unabhängig vom Füllungszustand der Harnblase, höher sein muß als der Druck in der Harnblase. Ist es die topographische Lage des Blasenhalses, die diese Leistung ermöglicht? Ist es der wirksame bindegewebige Aufhängeapparat? Sind es Widerlager, die bei Druckerhöhung im Bauchraum und in der Harnblase sofort gegensteuern? Ist es ein Schließmuskel, der sich reflektorisch oder auf Aufforderung kontrahiert?

Wahrscheinlich ist ein Zusammenspiel mehrerer Faktoren für die Kontinenz erforderlich. Die gesunde Frau hat weitgehende Reserven, um die Kontinenz in allen Lebenslagen zu erhalten. Erst wenn diese Reserven eingeschränkt oder sogar aufgebraucht sind, kommt es immer häufiger zum Harnverlust. In diesem Sinne sind die folgenden Bemerkungen zur Ätiologie zu verstehen.

3.1 Scheidensenkung

Es ist bekannt, daß zwischen einer Scheidensenkung und der Entwicklung einer Streßharninkontinenz kein ursächlicher Zusammenhang besteht. Trotzdem finden sich beide oft vergesellschaftet. Die gleichen Faktoren, die in der Ätiologie des Deszensus eine Rolle spielen, können auch zum Entstehen einer Streßharninkontinenz beitragen.

Mehr noch als die Lage des Blasenhalses im Verhältnis zum Beckenboden ist nach heutigem Verständnis ein wirksames Widerlager bzw. eine wirksame Unterstützung des Blasenhalses bei Druckerhöhung wichtig [3]. Beim Druck von oben wird die Urethra gegen ein hängemattenartiges Widerlager gedrückt, das aus der Fascia endopelvina und der vorderen Scheidenwand besteht. Diese beiden Strukturen sind wiederum mit dem Arcus tendineus fasciae pelvis und dem M. levator ani verbunden. Die intraabdominale Lage der proximalen Urethra in Ruhe scheint weniger von Bedeutung zu sein.

3.2 Alter

Wenn es auch stimmt, daß Alter nicht automatisch Harninkontinenz bedeutet, so muß umgekehrt gesagt werden, daß im hohen Alter die normalen Druckverhältnisse in Harnblase und Harnröhre die Ausnahme darstellen. Je nach untersuchten Patientengruppen finden sich in bis zur Hälfte der Untersuchungen auffäl-

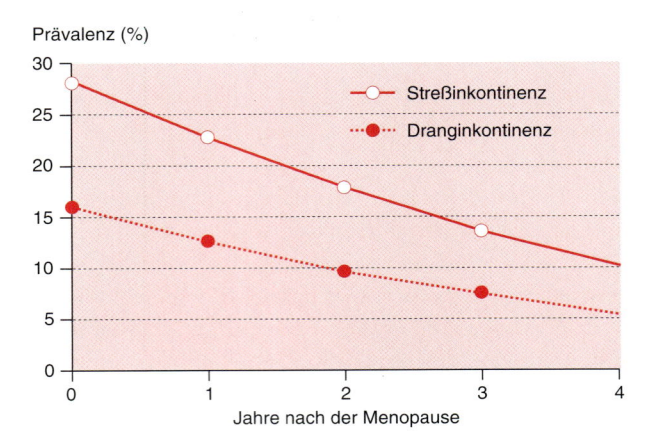

Abb. 4-1 Prävalenz von Streßharn- und Dranginkontinenz in den Jahren unmittelbar nach der Menopause (323 Frauen, Alter: 40–59 Jahre; nach Foldspang und Mommsen [5]).

lige Befunde wie unwillkürliche Detrusorkontraktionen und hypotone Harnröhren. Diese pathologischen Befunde bedeuten nicht notwendigerweise, daß die betroffenen Patientinnen auch symptomatisch sind. In den allermeisten Fällen finden sich auch keine neurologischen Ursachen für die gestörte Urodynamik [15].

Bei gesunden Frauen ist der maximale Urethraverschlußdruck am höchsten zwischen dem 25. und 35. Lebensjahr und fällt dann langsam ab. Die sog. *hypotone Urethra,* d.h. ein Blasenverschlußdruck in Ruhe von weniger als 20 cm H_2O, ist im Alter signifikant häufiger als bei jungen Frauen.

Wenn wir den Altersbereich zwischen 30 und 60 Jahren betrachten, so sehen wir, daß interessanterweise die Häufigkeit von Harninkontinenz am größten ist in der Zeit unmittelbar vor und nach der Menopause. Zum Zeitpunkt der Menopause beträgt die Prävalenz der Streßharninkontinenz 20 bis 30%; sie nimmt mit zunehmendem Alter sogar wieder etwas ab [5] (Abb. 4-1). Offenbar stellt sich nach der Menopause wieder ein Gleichgewicht mit verbesserter Verschlußfunktion der Harnröhre ein. Diese Entwicklung hat eine Entsprechung in der Beobachtung, daß bei vielen Frauen Hitzewallungen vor und nach der Menopause besonders stark und störend sind, mit zunehmendem Alter aber auch ohne Hormonersatztherapie oft ein Abklingen der Hitzewallungen zu beobachten ist.

3.3 Schwangerschaft und Geburt

Die vaginale Geburt stellt für den gesamten Beckenboden und für den Verschlußmechanismus der Harnblase ein einschneidendes Ereignis dar. An dieser Aussage besteht kein Zweifel. Weniger klar ist, ob es einen gesicherten Zusammenhang zwischen Geburt und Streßharninkontinenz gibt.

Zunächst kann festgehalten werden, daß viele Frauen bereits in der *Schwangerschaft* Harn verlieren und daß sich dieser Harnverlust im *Wochenbett* verstärkt. Drei Monate nach der Geburt klagt etwa ein Drittel der Frauen über gelegentlichen (d.h. seltenen, nicht täglich auftretenden) Harnverlust bei Belastung [16]. Bei nur 3 bis 4% tritt dieser postpartale Harnverlust ein- oder mehrmals täglich auf und stellt ein wirkliches Problem dar. Frauen mit Kaiserschnitt sind natürlich seltener betroffen. Frauen, die bereits in der Schwangerschaft Beckenbodenübungen durchgeführt haben, leiden nach der Geburt weniger oft an Harnverlust. Durch eine Episiotomie kann eine spätere Inkontinenz nicht verhindert werden. Der Schnitt selbst ist im Bereich des Diaphragma urogenitale angelegt und hat auf den übrigen Beckenboden höchstens durch die Verkürzung der Austreibungsperiode einen günstigen Einfluß.

Der Zustand drei Monate post partum stellt eine Momentaufnahme dar. Zur Beurteilung der *Langzeitfolgen* einer oder mehrerer vaginaler Geburten sollte aber klar sein, welcher pathophysiologische Zusammenhang zwischen Geburtstrauma und Streßharninkontinenz besteht. Diese Fragen sind aber größtenteils noch offen.

Nervenläsionen durch eine Geburt sind ein Risikofaktor für die Entstehung einer Streßharninkontinenz. Durch die Geburt kann es bei verlängerter Austreibungsperiode oder bei besonders großen Kindern zur Überdehnung des N. pudendus kommen, der an der Innenseite des M. levator ani verläuft. Der Nervenschaden kann als verlängerte Leitgeschwindigkeit nachgewiesen werden. Weitgehende Reparaturvorgänge normalisieren die Nervenleitgeschwindigkeit in einem Großteil der Fälle. Die Messung der Leitgeschwindigkeit und die Interpretation der Befunde ist nicht einfach und läßt oft keinen Rückschluß auf einen direkten Zusammenhang zwischen geburtshilflichem Nervenschaden und Streßharninkontinenz zu.

3.4 Beruf und Sport

Harnverlust bei sportlicher Aktivität ist sehr häufig. Mehr als ein Viertel gesunder, junger Athletinnen berichtet über ungewollten Harnverlust beim Sport, insbesondere bei Gymnastik, Basketball und Tennis. Die Harninkontinenz tritt besonders beim Springen und Laufen auf [12].

Auch hier ist einschränkend zu sagen, daß solche Zahlenangaben nur beschränkte Aussagekraft haben. Denken wir nur daran, daß Harnverlust nicht nur von der Art des Sports und vom Blasenverschlußmechanismus abhängig ist, sondern auch vom Füllungszustand der Harnblase. Dies mag bei jungen Athletinnen noch von geringer Bedeutung sein; ältere Frauen wissen aber sehr wohl, daß sie vor einem Tennismatch die Harnblase entleeren müssen.

3.5 Körpergewicht

Bei Untersuchungen von streßinkontinenten Frauen wird regelmäßig festgestellt, daß in dieser Gruppe das durchschnittliche Körpergewicht höher ist als in kontinenten Vergleichsgruppen. Der direkte Schluß von der Adipositas auf das notwendige Auftreten einer Streßharninkontinenz ist nicht zulässig. Man tut den betroffenen Frauen auch Unrecht, wenn man grundsätzlich und immer eine Gewichtsreduktion fordert, bevor mit einer konservativen oder operativen Therapie der Streßharninkontinenz begonnen werden kann.

Eine Beobachtung aus der Endokrinologie zeigt hier sogar einen positiven Zusammenhang auf: Mit Übergewicht ist ein signifikant höherer Proliferationsgrad des Urethraepithels verbunden, was durch die vermehrte Aromatisierung von Steroiden zu Östrogenen im peripheren Fettgewebe erklärt werden kann. Der Östrogeneinfluß auf das Urethraepithel hat eine schützende Wirkung auf die Entstehung einer Streßharninkontinenz.

3.6 Zusätzliche Faktoren

Rauchen ist schlecht für die Gesundheit und schlecht für den Blasenverschlußmechanismus. Raucherinnen haben zwar einen stärkeren Harnröhrensphinkter und eine gute Druckübertragung, der intravesikale Druck beim Husten ist jedoch höher, und Raucherinnen entwickeln früher als Nichtraucherinnen eine Streßharninkontinenz.

Andere Risikofaktoren, wie z.B. reduzierte Kollagensynthese bei Raucherinnen bzw. durch Hypoöstrogenismus oder Dehnung bedingte Nervenläsionen, sind schwerer nachzuweisen [1].

Ähnlich wie das Rauchen kann auch eine *chronische Obstipation* durch die häufige und immer wiederkehrende Belastung des Beckenbodens zu dessen Schwächung und schließlich zum Auftreten einer Streßharninkontinenz führen.

Manchmal wird die Frage gestellt, ob bei einer kontinenten Frau die *Entfernung der Gebärmutter* eine Streßharninkontinenz verursachen kann. Verschiedene Theorien wurden formuliert: Die Hysterektomie verursache Änderungen in der Funktion von Blase und Harnröhre, Patientinnen mit Hysterektomie seien nicht repräsentativ für die Allgemeinbevölkerung, und das Auftreten von Streßharninkontinenz nach einer Operation spiegele nur die natürliche Inzidenz und Prävalenz wider. Heute wissen wir, daß eine Hysterektomie an sich nur gering und vorübergehend den unteren Harntrakt beeinflußt. Wenn nach einer Gebärmutterentfernung Probleme entstehen, so haben diese ihre Ursache in bereits präoperativ bestehenden Funktionsstörungen [14] (siehe auch Abschnitt 4.6).

Ist ein *Harnwegsinfekt* ein Risikofaktor für die Entwicklung einer Streßharninkontinenz? Viele Frauen berichten, daß im Rahmen eines Harnwegsinfekts die Kontrolle über den Verschlußmechanismus der Blase nachläßt. Es scheint auch so zu sein, daß Patientinnen mit Zystitis häufiger an Streßharninkontinenz leiden als Frauen ohne Zystitisanamnese. Dieser Zusammenhang scheint aber nur für die Streß- und nicht für die Dranginkontinenz zu gelten. Offen bleibt auch hier, ob eine Zystitis zur Entwicklung einer Streßharninkontinenz disponiert oder ob umgekehrt Frauen mit einer Streßharninkontinenz zu Zystitis neigen [11].

4 Diagnostik

4.1 Prinzipien der Diagnostik

Die Notwendigkeit einer genauen Diagnostik kann nicht genug betont werden. Wenn wir wissen, was wir behandeln, dann können wir viel besser, effizienter und kostengünstiger behandeln. Patientinnen haben ein Recht darauf, von Anfang an die richtige Therapie zu erhalten und nicht erst langsam nach dem Prinzip „Trial and Error" zur für sie adäquaten Therapie zu kommen (Tab. 4-3).

Tabelle 4-3   Diagnostik bei Harninkontinenz: Stufenplan

1. Anamnese
2. Harnuntersuchung
3. Gynäkologische Untersuchung
4. Klinische Inkontinenzprüfung
5. Urodynamische Untersuchung

Bildgebende Verfahren
Vorlagen-Wiegetest

Bei der Streßharninkontinenz kommt noch ein weiterer, sehr wesentlicher Aspekt dazu: Die wirksamste Therapie bei mittelschwerer und schwerer Streßharninkontinenz ist die *Operation*. Eine falsch indizierte Operation bleibt auch bei technisch richtiger Durchführung falsch. Die richtige Indikation braucht aber die richtige Diagnose [2].

4.2 Anamnese

Wie jedes ärztliche Gespräch beginnt auch die Diagnostik der Streßharninkontinenz mit der Anamnese. Die Fragen zielen dabei in mehrere Richtungen:

– *Besteht überhaupt eine Inkontinenz?* Betroffene Frauen können Symptome im Gespräch betonen oder verschweigen. Wir müssen bewußt nachfragen, ob es sich wirklich um Harnverlust und nicht z.B. um verstärkten Fluor vaginalis handelt.
– *Wie stark ist der Harnverlust und in welchen Situationen tritt er auf?* Durch die Frage nach dem ständigen Tragen von Einlagen oder nach der Notwendigkeit des Wechselns der Unterwäsche während des Tages kann die Stärke abgeschätzt werden. Wir müssen auch erfragen, wie oft und bei welchen Gelegenheiten – Beruf, Freizeit, Sport – der Harnverlust auftritt.
– *Wie stark ist die Lebensqualität beeinträchtigt bzw. wie hoch ist der Leidensdruck?* Tropfenweiser Harnverlust einmal im Monat wird kaum ein großes Problem darstellen. Gleiches gilt für Harnverlust, der nur im Zusammenhang mit Erkältungen beobachtet wird. Andererseits besteht oft die Tendenz, die durch den Harnverlust verursachten Beschwerden herunterzuspielen.
– *Steht der Harnverlust oder der Harndrang im Vordergrund?* Durch diese orientierende Frage kann die weitere Diagnostik besser geplant werden. Bei einer reinen Streßharninkontinenz klagen Patientinnen kaum über Drangbeschwerden.
– *Welche Therapien wurden bereits versucht?* Diese Frage klingt banal, aber jeder Arzt und jede Ärztin werden unglaubhaft, wenn sie wieder ganz von vorne anfangen. Die meisten Patientinnen mit Harnverlust haben bereits selbst oder unter Anleitung Behandlungsversuche durchgeführt.

Der Vorteil der Verwendung von *Fragebögen* liegt in einer gewissen Systematik. Auch für wissenschaftliche Fragestellungen sind Fragebögen sehr nützlich. Für die Vorhersage der korrekten Diagnose ist die Anamnese jedoch nicht geeignet. Auch ausgeklügelte Fragebögen oder Punktesysteme helfen nicht weiter [13]. Bestenfalls können mittels der Anamnese einige Diagnosen unwahrscheinlicher gemacht werden, z.B. eine reine Dranginkontinenz.

Zur Beschreibung der Stärke der Harninkontinenz aufgrund der Anamnese hat sich die einfache *Einteilung nach Ingelmann-Sundberg* bewährt:

– *Grad I:*   Harnverlust beim Husten, Niesen und Lachen
– *Grad II:* Harnverlust beim Heben schwerer Lasten, Treppensteigen, Laufen
– *Grad III:* Harnverlust im Stehen

4.3 Miktionstabelle

Eine Miktionstabelle ist bei reiner Streßharninkontinenz meist nicht erforderlich. Wenn aus der Anamnese jedoch Hinweise auf eine Drangkomponente kommen oder Zweifel an einem normalen Miktionsverhalten entstehen, so ersucht man die Patientin, eine Miktionstabelle zu führen [7].

Während eines bestimmten Zeitraums – meist sieben Tage – notiert die Patientin alle Miktionen und die Menge des abgesetzten Urins. Die Flüssigkeitszufuhr muß nicht unbedingt aufgezeichnet werden. Zusätzlich können Episoden von Harnverlust und die zu diesem Zeitpunkt durchgeführte Aktivität notiert werden.

Der große *Vorteil* einer Miktionstabelle liegt in der Tatsache, daß die Erhebung der Anamnese nicht nur erleichtert, sondern weitgehend objektiviert wird. Die Miktionstabelle wirkt der Neigung von vielen Patientinnen entgegen, ihre Symptome zu übertreiben, indem sie sich vor allem an die schlimmsten Episoden von Harnverlust erinnern. Aus der Tabelle kann deutlich das durchschnittliche Muster an Miktionen und Inkontinenzepisoden abgelesen werden.

Bei reiner Streßharninkontinenz zeigen Miktionstabellen typischerweise eine etwas erhöhte Flüssigkeitszufuhr, häufigere Miktionen (jedoch seltener als bei Dranginkontinenz) und größere Flüssigkeitsmengen bei der einzelnen Miktion im Vergleich zu kontinenten Frauen. Die häufigeren Miktionen und die stark schwankenden Volumina pro Miktion spiegeln wahrscheinlich die Tatsache wider, daß streßinkontinente Frauen vor Belastungssituationen die Toilette aufsuchen.

4.4 Harnuntersuchung

Zu jeder Abklärung wegen Inkontinenz gehört eine Harnuntersuchung zum *Ausschluß eines Harnwegsinfekts*. Zu diesem Zweck muß zumindest ein Mittelstrahlharn gewonnen werden. Besser und aussagekräftiger ist eine unter sterilen Bedingungen mittels Einmalkatheter abgenommene Harnprobe. Beim Nachweis einer Bakteriurie (mehr als 10^5 Kolonien/ml Harn) ist eine Behandlung erforderlich. Ein Harnwegsinfekt muß behandelt werden, weil die anamnestischen Angaben über Harnverlust bei Bestehen eines Harnwegsinfekts nicht verwertbar sind und weil vor einer urodynamischen Untersuchung der Harn keimfrei sein muß.

Der Einmalkatheter erlaubt auch die Feststellung, ob eine Patientin die Blase vollständig, d.h. *restharnfrei* entleeren kann. Diese Information kann heute auch einfach mittels Ultraschall gewonnen werden.

4.5 Gynäkologische Untersuchung

Die gynäkologische Untersuchung besteht aus Inspektion und Palpation. Sie dient neben dem Ausschluß von zusätzlichen Pathologien wie Myomen oder Ovarialtumoren insbesondere der Beurteilung von Senkungszuständen. Tritt die vordere Scheidenwand tiefer? Ist die Region des Blasenhalses beweglich oder starr beim Preßversuch? Ist der Beckenboden durch Narben nach Geburten oder nach Voroperationen verändert?

Bei streßinkontinenten Patientinnen wird besonderes Augenmerk auf die *Region des urethrovesikalen Übergangs (Blasenhals)* gerichtet. Wenn diese Region – etwa 4 bis 5 cm hinter dem Introitus vaginae – gut beweglich ist, spricht dies für einen Defekt im bindegewebigen Aufhängeapparat. Wenn andererseits die vordere Scheidenwand und damit der Blasenhals kaum oder überhaupt nicht deszendieren, so muß bei Inkontinenz unbedingt eine urodynamische Untersuchung angeschlossen werden (siehe auch Abschnitt 4.8). Der Verdacht liegt nahe, daß es sich um eine hypotone Urethra handelt, im Extremfall sogar um eine sog. starre Harnröhre.

Eine Streßharninkontinenz kann durch die gynäkologische Untersuchung nicht diagnostiziert werden, obwohl gelegentlich beim Pressen oder Husten Harnabgang beobachtet werden kann. Das Ergebnis der Spiegel- und Tastuntersuchung bildet aber die *Grundlage für die Planung* der nächsten diagnostischen oder therapeutischen Schritte. Insbesondere vor Operationen kann der Wert der gynäkologischen Untersuchung nicht hoch genug angesetzt werden. Sie vermittelt dem Operateur ein deutliches Gefühl für Lageveränderungen und Defekte am Beckenboden und erlaubt, den anatomischen Effekt einer Operation abzuschätzen.

4.6 Klinische Inkontinenzprüfung

Die klinische Inkontinenzprüfung ist eine besonders einfache und dabei aussagekräftige Untersuchung, die bei allen Patientinnen mit dem Symptom Harnverlust an die gynäkologische Untersuchung angeschlossen werden soll.

Vorgehen: Die Patientin entleert die Harnblase und nimmt am Untersuchungstisch Platz. Mit dem Katheter wird der Restharn bestimmt. Durch den liegenden Katheter wird in die jetzt leere Blase zimmerwarme Kochsalzlösung infundiert. Die Patientin wird gefragt, wann sie zum ersten Mal Wasser in der Harnblase spürt. Während des Auffüllens wird die Patientin mehrmals gebeten, zu husten, wobei auf unwillkürlichen Harnabgang nach dem Hustenstoß geachtet wird. Bei 300 ml Blasenfüllung wird der Einmalkatheter entfernt und die noch liegende Patientin aufgefordert, fest zu husten. Der Untersucher spreizt dabei die Labien und beobachtet einen eventuellen Harnabgang. Bei Harnabgang wird nochmals gehustet, wobei der Untersucher mit zwei Fingern die vordere Scheidenwand anhebt, ohne die Urethra zu komprimieren *(Bonney-Elevationstest)*. Nun steht die Patientin auf und hustet wieder mehrmals kräftig mit leicht gespreizten Beinen.

Im *Protokoll* werden folgende Parameter festgehalten:

– Restharn (in ml)
– erstes Blasengefühl (in ml)
– Blasenkapazität (falls geringer als 300 ml)
– Harnabgang ohne Zusammenhang mit Hustenstößen
– Harnabgang beim Husten im Liegen (keiner/tropfenweise/im Strahl)
– Harnabgang beim Husten im Stehen (keiner/tropfenweise/im Strahl)

In nur wenigen Minuten erlaubt die klinische Inkontinenzprüfung eine Beurteilung der wichtigsten Zeichen einer Streßharninkontinenz. Mit einiger Übung

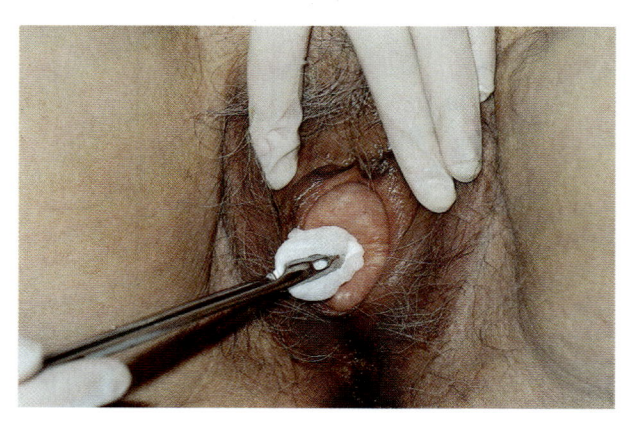

4 Epidemiologie, Ätiologie und Diagnostik der Streßharninkontinenz

Abb. 4-2 Reposition des Scheidenblindsacks bei der klinischen Inkontinenzprüfung. Mit einem Stieltupfer wird das Scheidenende nach innen gedrückt. Die Patientin wird aufgefordert, bei voller Blase vor und nach der Reposition zu husten.

kann der Untersucher beurteilen, ob die Patientin ausreichend stark hustet und kann nach dem Ausmaß des Harnverlusts beim Husten (keiner/tropfenweise/im Strahl) auf die Stärke der Inkontinenz schließen. Der Bonney-Elevationstest ist kein exakter Test, er erlaubt aber eine sehr gute Beurteilung der Beweglichkeit der vorderen Scheidenwand und der Möglichkeit, bei einer Operation den Blasenhals anzuheben.

Bei Prolaps des Uterus oder eines Scheidenblindsacks muß der Hustentest nach Reposition der Scheide wiederholt werden, um eine sog. versteckte (maskierte) Inkontinenz zu erkennen. In diesen Fällen ist die Patientin bei Vorliegen des Uterus oder des Scheidenblindsacks kontinent (sog. Quetschhahnmechanismus; siehe auch Kap. 3, Abschnitt 4.3). Bei Reposition fehlt das Widerlager am Blasenhals, und die Patientin verliert Harn bei Belastung. Neben der Operation zur Korrektur des Deszensus muß auch eine Inkontinenzoperation vorgesehen werden (Abb. 4-2).

In bezug auf eine Reizblase oder Dranginkontinenz ist eine schwere Störung ausgeschlossen, wenn die Patientin das erste Blasengefühl nach 100 ml angibt und das Auffüllen der Blase bis 300 ml ohne unangenehme Sensationen und ohne unwillkürlichen Harnabgang toleriert.

4.7 Vorlagen-Wiegetest

Während die klinische Inkontinenzprüfung nur eine grobe Orientierung über die Stärke des Harnverlusts bei Belastung erlaubt, soll der Vorlagen-Wiegetest den Harnverlust unter standardisierten Bedingungen quantifizieren.

Vorgehen: Die Patientin erhält eine gewogene Vorlage und trinkt 500 ml innerhalb 15 Minuten. Während 30 Minuten geht die Patientin umher und steigt Treppen. Anschließend führt sie folgende Aktivitäten unter Aufsicht durch:

- zehnmal aus dem Sitzen aufstehen
- zehnmal fest husten
- eine Minute auf der Stelle laufen
- fünfmal nach vorn beugen und ein Objekt vom Fußboden aufheben
- eine Minute Händewaschen unter fließendem Wasser

Jetzt sind insgesamt 60 Minuten seit Beginn des Tests vergangen. Die Vorlage wird entfernt und gewogen, die Gewichtsdifferenz in Gramm entspricht dem Harnverlust in Millilitern.

Dieser Einstundentest ist einfach durchzuführen, für die Patientin nicht belastend und erlaubt eine Objektivierung des Harnverlusts. Der Harnverlust in der Stunde des Tests kann zwar genau angegeben werden, trotzdem darf nicht vergessen werden, daß es sich um eine Testsituation und nicht um die Alltagssituation der Patientin handelt. Auch bei asymptomatischen Frauen kann eine geringe Zunahme des Vorlagengewichts beobachtet werden.

4.8 Urodynamische Untersuchung

Die urodynamische Untersuchung ist der „Goldstandard" zur Abklärung der Druckverhältnisse in der Harnblase, in der Harnröhre und im Abdominalraum in Ruhe und bei Belastung [6, 7, 9]. Die urodynamische Untersuchung zeigt normale und pathologische Druckverhältnisse auf, sie erlaubt den Ausschluß einiger Diagnosen und macht andere wieder wahrscheinlich. Die urodynamische Untersuchung benötigt eine komplizierte, aufwendige Technik. Sie ist nie Selbstzweck, sondern muß immer in Zusammenhang mit den anderen klinischen und apparativen Untersuchungsbefunden interpretiert werden. Grundsätzlich muß bei der urodynamischen Untersuchung immer bedacht werden, daß es sich um eine künstliche, von der Alltagssituation der betroffenen Patientin weit entfernte Situation handelt. Die Ergebnisse der urodynamischen Untersuchung sind deshalb bei richtiger Durchführung exakt und reproduzierbar, aber möglicherweise nicht repräsentativ.

Bei der urodynamischen Untersuchung wird der Druck in der Harnröhre, in der Harnblase und im Rektum gemessen. Grundsätzlich werden dabei zwei Katheter verwendet: ein Katheter mit zwei Öffnungen zur gleichzeitigen Druckabnahme in der Harnblase (Spitze des Katheters) und in der Harnröhre (2. Öffnung etwa 5 cm proximal der Spitze) und ein weiterer

Epidemiologie, Ätiologie und Diagnostik der Streßharninkontinenz 4

Katheter mit einem Abnahmepunkt an der Spitze für das Rektum. Zwei *Methoden der Druckabnahme* stehen zur Verfügung:

- die *Perfusionsmethode,* bei der der Druck über eine Flüssigkeitssäule zum Druckwandler übertragen wird. Der Katheter selbst muß während der Messung gleichmäßig perfundiert werden.
- Abnahme des Druckes mittels kleiner elektronischer Druckwandler *(Mikrotip-Transducer)* direkt an der Katheterspitze: Diese Methode ist technisch aufwendiger, bringt aber bessere Ergebnisse beim Urethraprofil, ist besser reproduzierbar und reagiert rascher auf Druckschwankungen. Sie ist deshalb wesentlich besser geeignet, Druckänderungen beim Husten oder bei plötzlichen Kontraktionen des Beckenbodens aufzuzeigen.

Als eigenständige Untersuchung zählt noch die *Uroflowmetrie* zur urodynamischen Untersuchung. Die Patientin uriniert in ein Meßgefäß, das Zeit und Harnmenge aufzeichnet (Tab. 4-4).

Durchführung der urodynamischen Untersuchung: Vor der Untersuchung entleert die Patientin die Blase. Der Meßkatheter mit zwei Meßpunkten wird in die Harnblase, der zweite Meßkatheter in das Rektum eingeführt. Nun wird die Blase über den Katheter aufgefüllt und der Blasendruck dabei ständig gemessen (Zystometrie). Während der Füllphase wird auf das Auftreten von unwillkürlichen Detrusorkontraktionen geachtet. Nach Erreichen der maximalen Blasenkapazität wird der Katheter langsam durch die Harnröhre zurückgezogen. Die beiden Meßpunkte erlauben die gleichzeitige Aufzeichnung der Drücke in der Harnblase und in der Harnröhre (Urethrozystometrie). Das Zurückziehen durch die Harnröhre erfolgt einmal unter Ruhebedingungen (Urethra-Ruheprofil) und ein zweites Mal unter regelmäßigem Husten der Patientin (Urethra-Streßprofil).

Die Uroflowmetrie kann jetzt angeschlossen werden. Es ist wünschenswert, daß zu diesem Zweck der Patientin ein eigener Raum mit Miktionsstuhl zur Verfügung steht (Abb. 4-3).

Interpretation der Befunde: Eine urodynamische Untersuchung liefert eine Fülle von Variablen. Die wichtigsten sind bei der *Zystometrie:*

Tabelle 4-4 Komponenten eines urodynamischen Meßplatzes

- Meßkatheter mit Rückzugeinrichtung
- Pumpe zum Auffüllen der Harnblase
- Druckwandler
- Prozessor zur Verarbeitung und Sichtbarmachung der aufgenommenen Signale (digitale oder graphische Anzeige)
- Uroflow-Einrichtung

Dokumentation (Ausdruck von Zahlen und Kurven, Datenbank zur Speicherung von Patientendaten und Meßergebnissen)

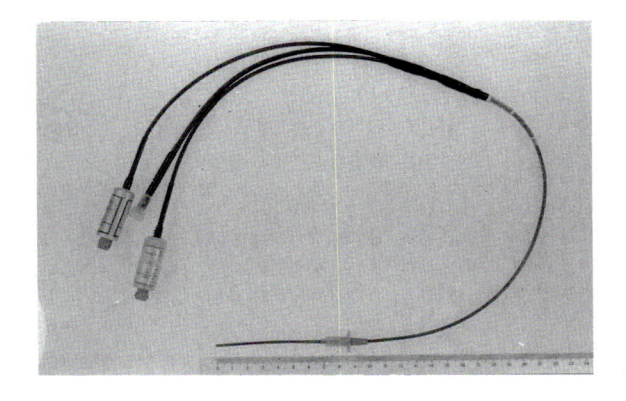

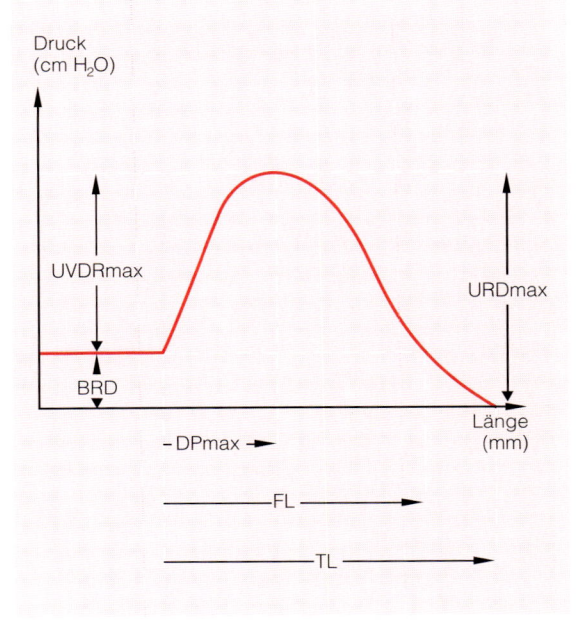

Abb. 4-3 Messung des Urethraverschlußdrucks (nach Eberhard et al. [3a]).
a) Doppel-Mikrotransducer-Katheter mit Spülkanal. An der Spitze des Katheters (unten) befinden sich im Abstand von etwa 5 cm zwei Druckabnehmer, damit gleichzeitig der Druck in der Harnblase und in der Harnröhre gemessen werden kann. Über den Spülkanal wird die Harnblase bei der Zystometrie aufgefüllt.
b) Ruhedruckprofil

BRD	=	Blasen-Ruhedruck
UVDRmax	=	maximaler Urethraverschlußdruck in Ruhe
DPmax	=	Distanz des Pmax (UVDRmax) vom tonometrischen Meatus urethrae internus
FL	=	funktionelle Länge der Urethra
TL	=	totale (anatomische) Länge der Urethra
URDmax	=	maximaler Urethraruhedruck

Blasendruck und Urethradruck in Ruhe werden gegen den äußeren Luftdruck am Meatus urethrae externus gemessen. Der *Urethraverschlußdruck* ist immer der Differenzdruck zwischen Urethra und Harnblase, entweder in Ruhe oder bei Belastung.

Die *funktionelle Länge* bezeichnet jenen Bereich der Harnröhre, in dem der Harnröhrendruck höher ist als der Blasendruck. Die funktionelle Länge ist immer kürzer als die tatsächliche, anatomische Urethralänge.

- Füllungsvolumen beim ersten Blasengefühl
- Füllungsvolumen bei der maximalen Blasenkapazität
- Blasendruck beim ersten Blasengefühl und bei maximaler Kapazität
- intravesikale Druckwellen (sog. Urge-Wellen)

Beim *Urethraprofil in Ruhe* sind es:

- maximaler Urethradruck
- maximaler Harnröhrenverschlußdruck (d.h. maximaler Urethradruck minus Blasendruck)
- die anatomische Urethralänge
- die funktionelle Urethralänge, d.h. der Abschnitt, in dem der Harnröhrendruck höher ist als der Blasendruck

Beim *Urethra-Streßprofil:*

- maximaler Urethra-Streßdruck
- maximaler Blasen-Streßdruck
- Urethraverschlußdruck bei Belastung = maximaler Urethraverschlußdruck (d.h. maximaler Urethradruck minus Blasendruck bei Belastung)
- Transmissionsdruck: Anstieg des maximalen Blasendrucks bei Belastung
- Transmissionsfaktor: dieser Parameter gibt an, wieviel Prozent des intraabdominalen (= intravesikalen) Druckanstiegs bei Belastung auf die Harnröhre übertragen wird

Bei der *Uroflowmetrie* wird eine Zeit-Fluß-Kurve erstellt (abgesetzte Harnmenge [Ordinate] gegen Zeit [Abszisse]). Die Uroflowmetrie wird als Screening-Methode bei Miktionsstörungen eingesetzt und findet in der Urogynäkologie – im Gegensatz zur Urologie – nur beschränkt Anwendung.

Verbindliche Festlegungen zur Auswertung des Urethraprofils gibt es nicht. Die wichtigsten Variablen sind der Harnröhrenverschlußdruck in Ruhe, der Harnröhrenverschlußdruck bei Belastung und der Transmissionsfaktor. Es ist naheliegend, daß es bei niedrigem Harnröhrenverschlußdruck und bei schlechter Drucktransmission eher zum Harnverlust kommen kann. Trotzdem müssen wir zur Kenntnis nehmen, daß kein einzelner Parameter pathognomonisch für die Streßharninkontinenz ist und daß bei allen Parametern weite Überlappungen zwischen streßinkontinenten Patientinnen und kontinenten Frauen bestehen.

4.9 Bildgebende Verfahren

Bildgebende Verfahren spielen bei der Diagnose und Bewertung der Streßharninkontinenz eine untergeordnete Rolle. Ihr Haupteinsatzgebiet liegt in der Beurteilung eines gleichzeitig bestehenden Deszensus. Sowohl bei Röntgenuntersuchungen als auch bei der Ultraschalldiagnostik gibt es keinen speziellen Befund, der für das Vorliegen einer Streßharninkontinenz beweisend ist. Es gibt aber verschiedene *Zeichen,* die häufiger bei Streßharninkontinenz gesehen werden (Tab. 4-5). Bei streßinkontinenten Frauen liegt der Blasenhals im Schnitt tiefer und weiter von der Symphyse entfernt als bei kontinenten Frauen. Beim Pressen tritt der Blasenhals wesentlich tiefer, beim Kneifen kann er weniger weit angehoben werden [8].

Sowohl bei der Röntgen- als auch bei der Ultraschalluntersuchung wird in Zusammenhang mit der Streßharninkontinenz eine Abflachung des retrovesikalen Winkels (des Winkels zwischen Harnröhre und Blasenboden) beschrieben. Auch eine Trichterbildung der proximalen Harnröhre bei Belastung wird oft gesehen. Die Aussagekraft dieser Zeichen wird durch die große Überschneidung mit gesunden Frauen sehr stark eingeschränkt.

Tabelle 4-5 Kriterien zur Beurteilung der Sonographie bei Streßharninkontinenz

- Beziehung Blasenhals–Symphysenhinterwand
- Beweglichkeit des Blasenhalses beim Pressen
- Höhendifferenz Blasenhals–Blasenboden
- Anheben des Blasenhalses beim Kneifen
- Tunnelbildung der proximalen Urethra beim Pressen

5 Probleme bei der Diagnostik

Es gibt eine Gruppe von Frauen, die über Harnverlust klagen, bei denen aber bei der urodynamischen Untersuchung kein pathologischer Befund erhebbar ist. Hier bewährt sich im Befundbericht die Formulierung „klinisch und apparativ derzeit keine Inkontinenz nachweisbar". Bei diesen Patientinnen muß offenbleiben, ob es sich wirklich um eine Streßharninkontinenz handelt, die durch die zur Verfügung stehenden Untersuchungsmetoden nicht nachgewiesen werden kann.

Denkbar ist auch, daß solche Patientinnen nicht unter einer Streßharninkontinenz leiden, sondern an einer instabilen Blase mit unwillkürlichen Detrusorkontraktionen, die sehr selten auftreten und nur im Langzeit-Monitoring nachgewiesen werden können.

6 Bedeutung der Diagnostik in der klinischen Praxis

Wie aufwendig muß und wie einfach darf die Diagnostik bei Harninkontinenz sein? Diese Frage muß für jede Patientin einzeln beantwortet werden. Auch unter einfachsten Verhältnissen darf auf eine Anamnese, eine gynäkologische Untersuchung, einen Harntest und eine klinische Inkontinenzprüfung nicht verzichtet werden. Wenn eine Dranginkontinenz ausgeschlossen oder nachgewiesen werden soll, ist eine urodynamische Untersuchung erforderlich. Diese ist grundsätzlich vor Inkontinenzoperationen wünschenswert und bei widersprüchlichen Befunden oder bei einer Rezidivinkontinenz unabdingbar. Die Ultraschalluntersuchung von Harnblase und Harnröhre sollte Teil der gynäkologischen Untersuchung sein.

Literatur

1. Bump, R. C., D. M. McClish: Cigarette smoking and pure genuine stress incontinence of urine: a comparison of risk factors and determinants between smokers and nonsmokers. Amer. J. Obstet. Gynec. 170 (1994) 579–582.
2. Chapple, C. R., D. J. Smith, K. J. Kreder: The investigation of female stress incontinence. Int. urogynec. J. 5 (1994) 119–124.
3. DeLancey, J. O. L.: Structural support of the urethra as it relates to stress urinary incontinence: the hammock hypothesis. Amer. J. Obstet. Gynec. 170 (1994) 1713–1723.
3a. Eberhard, J., T. Schwenzer, L. Beck: Epidemiologie, Ätiologie und Diagnose der Harninkontinenz. In: Beck, L., H. G. Bender (Hrsg.): Gutartige gynäkologische Erkrankungen II. Klinik der Frauenheilkunde und Geburtshilfe, Bd. 9, 2. Aufl. Urban & Schwarzenberg, München–Wien–Baltimore 1990.
4. Fischer, W.: Epidemiologie der Harninkontinenz. In: Fischer, W., H. Kölbl (eds.): Urogynäkologie in der Praxis und Klinik, S. 192–204. De Gruyter, Berlin–New York 1995.
5. Foldspang, A., S. Mommsen: The menopause and urinary incontinence. Int. urogynec. J. 5 (1994) 195–201.
6. Handa, V. L., J. K. Jensen, D. R. Ostergard: Federal guidelines for the management of urinary incontinence in the United States: which patients should undergo urodynamic testing? Int. urogynec. J. 6 (1995) 198–203.
7. Hilton, P.: The role of urodynamics in pelvic floor re-education. In: Schuessler, B., J. Laycock, P. Norton, S. Stanton (eds.): Pelvic Floor Re-education. Principles and Practice, pp. 51–63. Springer, Berlin–Heidelberg–London 1994.
8. Hol, M., C. van Bolhuis, M. E. Vierhout: Vaginal ultrasound studies of bladder neck mobility. Brit. J. Obstet. Gynaec. 102 (1995) 47–53.
9. Kölbl, H.: Urodynamik der unteren Harnwege. In: Fischer, W., H. Kölbl (eds.): Urogynäkologie in der Praxis und Klinik, S. 51–64. De Gruyter, Berlin–New York 1995.
10. McClellan, E.: Fecal incontinence: social and economic factors. In: Benson, J. T. (ed.): Female Pelvic Floor Disorders. Investigation and Management, pp. 326–331. Norton, New York–London 1992.
11. Mommsen, S., A. Foldspang, L. Elving, G. W. Lam: Cystitis as a correlate of female urinary incontinence. Int. urogynec. J. 5 (1994) 135–140.
12. Nygaard, I. E., F. L. Thompson, S. L. Svengalis, J. P. Albright: Urinary incontinence in elite nulliparous athletes. Obstet. and Gynec. 84 (1994) 183–187.
13. Ramsay, I. N., H. M. Ali, K. Heslington, P. Hilton: Can scoring of the severity of symptoms help predict the urodynamic diagnosis? Int. urogynec. J. 6 (1995) 267–270.
14. Vervest, H. A. M.: Changes in the function of the lower urinary tract after hysterectomy. Int. urogynec. J. 4 (1993) 350–355.
15. Wall, L. L., P. A. Norton, J. O. L. DeLancey: Practical Urogynecology, pp. 316–331 (chap. 15: Special considerations in the elderly). Williams & Wilkins, Baltimore–London 1993.
16. Wilson, P. D., R. M. Herbison, G. P. Herbison: Obstetric practice and the prevalence of urinary incontinence three months after delivery. Brit. J. Obstet. Gynaec. 103 (1996) 154–161.

5 Epidemiologie, Ätiologie und Diagnostik der Urge-Inkontinenz

T. Schwenzer

Inhalt

1 Einleitung und Definitionen 52

2 Epidemiologie 53

3 Ätiologie und Pathophysiologie 54

4 Klinische Symptomatik 56

5 Diagnostik 56

1 Einleitung und Definitionen

Die Drang- oder Urge-Inkontinenz wird häufig auch als *aktive Inkontinenz* bezeichnet. Dieser Begriff macht deutlich, daß es sich bei dieser Form des unwillkürlichen Urinabgangs um eine Störung der Detrusorfunktion handelt. Der intakte Harnblasenverschluß wird durch pathologische Kontraktionen des Detrusors oder eine erheblich verminderte Blasendehnungsfähigkeit mit raschem intravesikalem Druckanstieg bei Blasenfüllung überwunden.

Die Diagnose Urge-Inkontinenz wird mittels Zystometrie objektiviert. Die International Continence Society (ICS) definiert nur die *motorische Form der Dranginkontinenz* eindeutig [3]. Diese Diagnose ist gesichert, wenn in der Zystometrie Detrusorkontraktionen mit einer Amplitude über 15 cm H_2O nachgewiesen werden oder wenn Kontraktionen mit einer Amplitude unter 15 cm H_2O bei gleichzeitigem Harndrang oder -inkontinenz auftreten (Abb. 5-1). Unterschwellige Detrusorkontraktionen mit niedriger Amplitude führen in 10% der Fälle zu Urge-Inkontinenz und in 85% der Fälle zu Urgency [8].

Demgegenüber ist die *sensorische Form der Dranginkontinenz* nicht eindeutig definiert. Im allgemeinen wird jedoch diese Diagnose dann gestellt, wenn es bei der Zystometrie zu einem pathologischen Anstieg des intravesikalen Druckes kommt (Abb. 5-2). Als meßtechnische Größe wird die *Compliance* angegeben; sie gibt an, wieviel Milliliter Blasenfüllung einem intravesikalen Druckanstieg von 1 cm H_2O entsprechen. Bei physiologischer Blasenfüllung und blasengesunden Frauen findet man normalerweise bis zum Einsetzen des ersten Harndrangs keinen oder nur einen geringfügigen intravesikalen Druckanstieg. Selbst bei unphysiologisch hoher Füllungsrate zwischen 50 und 100 ml/min beträgt die Compliance im allgemeinen deutlich mehr als 25 ml/cm H_2O.

Nach den Definitionen der ICS wird der Nachweis von Detrusorkontraktionen mit einer Amplitude über 15 cm H_2O unabhängig von der Ätiologie als *instabiler Detrusor (unstable detrusor)* bezeichnet. Demgegenüber wird von *Detrusorhyperreflexie (detrusor hyperreflexia)* nur dann gesprochen, wenn die urodynamisch nachgewiesene Überaktivität des Detrusors Folge einer neurologischen Erkrankung ist. Andere Begriffe wie hypertone Blase, ungehemmte Blase, spastische Blase und ähnliche sollten zur Vereinheitlichung der Terminologie vermieden werden [1]. Trotzdem werden verschiedene andere Begriffe zur Beschreibung des Krankheitsbilds Urge-Inkontinenz häufig synonym oder sinnverwandt eingesetzt. Man findet im anglo-amerikanischen und im europäischen Sprachraum die Begriffe Detrusordyssynergie, instabile Blase, Urgency und Reizblase [14, 23]. Es wird jedoch empfohlen, gerade die beiden letztgenannten Begriffe nicht synonym zu verwenden, da sie teilweise zur Beschreibung unterschiedlicher Zustände herangezogen werden.

Der anglo-amerikanische Begriff *Urgency,* der im Deutschen mit dem Begriff Drangsymptomatik übersetzt werden kann, sollte zur Beschreibung eines klinischen Zustands herangezogen werden, bei dem zystometrisch die Kriterien einer Urge-Inkontinenz, d.h. Detrusorkontraktionen über 15 cm H_2O und/oder

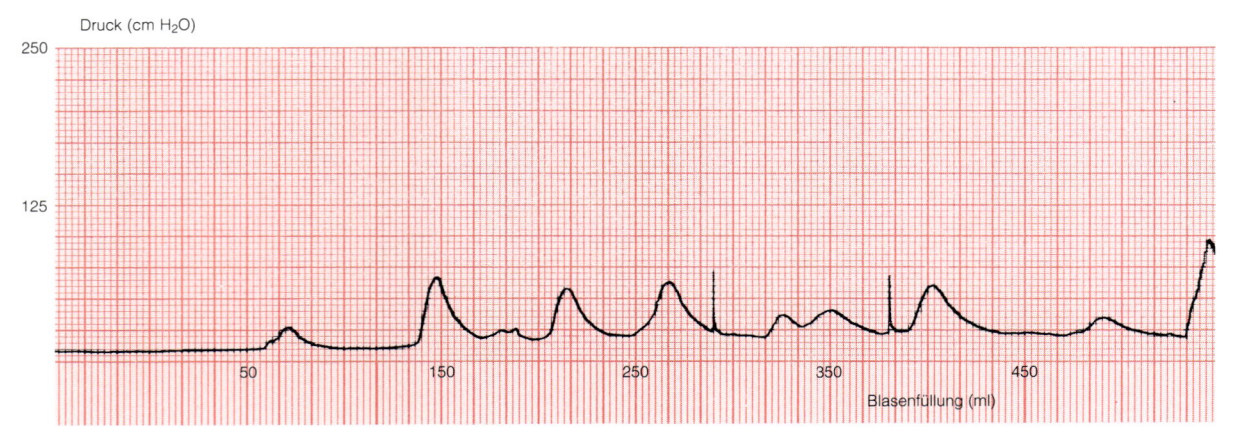

Abb. 5-1 Zystotonometrischer Befund bei motorischer Urge-Inkontinenz: Detrusorkontraktion mit einer Amplitude über 15 cm H_2O.

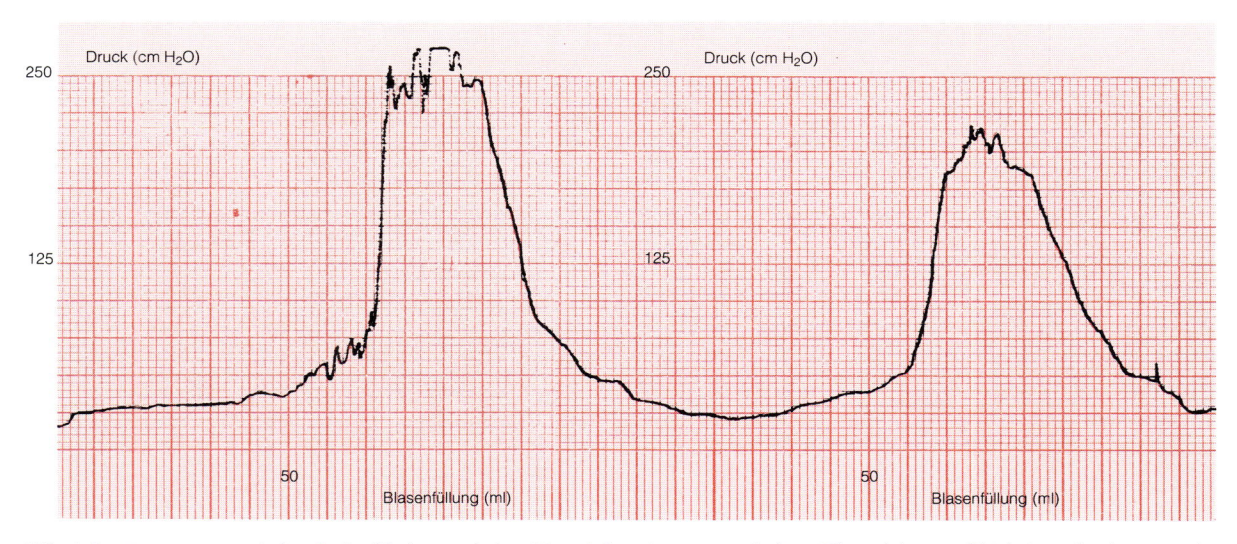

Abb. 5-2 Zystotonometrischer Befund bei sensorischer Urge-Inkontinenz: verminderte Blasendehnungsfähigkeit und reduzierte Blasenkapazität.

eine verminderte Blasendehnungsfähigkeit, nachgewiesen werden, ohne daß eine Inkontinenz gegeben ist. Voraussetzung für das Auftreten einer *Urge-Inkontinenz* ist, daß der intravesikale Druckanstieg so hoch ist, daß der Urethradruck erreicht wird und dabei Urin abgeht. Bei jüngeren Frauen mit hohem Ruheverschlußdruck wird dieser Wert häufig nicht oder nur ganz gelegentlich erreicht, so daß im Vordergrund der Beschwerden ein imperativer Harndrang und eine Pollakisurie stehen, ohne daß eine Inkontinenz angegeben wird. Diesem Bild sollte der Begriff Urgency vorbehalten bleiben.

Der Begriff *Reizblase* wurde früher für verschiedene, zum Teil ätiologisch völlig unterschiedliche Krankheitsbilder verwandt und stellte häufig eine Verlegenheitsdiagnose dar [19, 23]. Neben der Urge-Inkontinenz mit ihrer Vielzahl von Ursachen wurden häufig auch das Beschwerdebild rezidivierender Harnwegsinfektionen sowie die abakterielle Zystitis unter dem Begriff Reizblase subsumiert [23]. Der Begriff Reizblase sollte heute den Patientinnen vorbehalten bleiben, die einen zystometrisch unauffälligen Befund vorweisen, bei denen ein Harnwegsinfekt ausgeschlossen werden konnte und bei denen auch zystoskopisch ein pathologischer Blasen- und Urethrabefund nicht erhoben werden konnte. Es erscheint sinnvoll, den Begriff Reizblase als *Ausschlußdiagnose* zur Beschreibung eines eher psychosomatischen Krankheitsbilds bei Fehlen eines faßbaren funktionellen (urodynamischen) oder morphologischen Befunds zu verwenden.

2 Epidemiologie

Epidemiologisch gesicherte Kenntnisse über die Häufigkeit einer Urge-Inkontinenz fehlen weitgehend. Großangelegte Untersuchungen berücksichtigen nur das Krankheitsbild der Harninkontinenz in ihrer Gesamtheit (Tab. 5-1). Rückschlüsse auf die Häufigkeit der Dranginkontinenz müssen dann aus der prozentualen Verteilung der verschiedenen Inkontinenzformen in einzelnen Kliniken gezogen werden. Dabei ist zu berücksichtigen, daß in urologischen Kliniken die Verteilung zwischen Streßinkontinenz, Urge-Inkontinenz und anderen Formen des unwillkürlichen Urinabgangs anders ist als in einem gynäkologischen Krankengut, wo die Streßharninkontinenz immer überwiegt (Tab. 5-2). Einigkeit besteht darin, daß Dranginkontinenzen mit zunehmendem Lebensalter sowohl absolut häufiger werden als auch einen zunehmend größeren Anteil an den verschiedenen Inkontinenzformen gewinnen [25]. Von vielen Autoren werden die Urge-Inkontinenz und Kombinationen von Urge-Inkontinenz mit Streßinkonti-

Tabelle 5-1   Prävalenz der Harninkontinenz (nach Thomas et al. [27])

	15 bis 64 Jahre				> 64 Jahre			
	Männer		Frauen		Männer		Frauen	
Medizinisch erfaßte Harninkontinenz								
– Gesamtbevölkerung	135 000	(100%)	150 000	(100%)	29 000	(100%)	45 000	(100%)
– medizinisch erfaßte Inkontinenz	140	(0,1%)	276	(0,2%)	381	(1,3%)	1147	(2,5%)
Harninkontinenz auf Befragen								
– erfaßte Patienten	5975	(100%)	6205	(100%)	1102	(100%)	1562	(100%)
– ständige Harninkontinenz	96	(1,6%)	530	(8,5%)	76	(6,9%)	178	(11,4%)
– gelegentliche Harninkontinenz	194	(3,3%)	1152	(18,6%)	93	(8,4%)	225	(14,4%)
– unsichere Angaben	106	(1,8%)	145	(2,3%)	63	(5,7%)	74	(4,8%)
Summe	396	(6,6%)	1827	(29,4%)	232	(21,1%)	477	(30,5%)
Nie inkontinent	5579	(93,4%)	4378	(70,6%)	870	(78,9%)	1085	(69,5%)

Tabelle 5-2   Verteilung verschiedener Inkontinenzformen in Abhängigkeit vom Lebensalter

	Abrams et al. [1]		Samsioe et al. [24]	eigene Untersuchungen	
	n = 1134 < 65 Jahre (%)	n = 323 > 65 Jahre (%)	n = 34 > 65 Jahre (%)	n = 465 < 65 Jahre (%)	n = 43 > 65 Jahre (%)
Streßinkontinenz	26	11	32	81	70
Urge-Inkontinenz	20	41	41	5	7
kombiniert Streß/Urge	35	33	27	14	23
andere Inkontinenzformen	8	14			

nenz für die häufigsten Inkontinenzformen in der Postmenopause und im Senium gehalten [7, 10, 12, 18]. Abrams [2] fand bei mehr als 2000 urodynamischen Untersuchungen eine Detrusorinstabilität in 38%, wenn die Untersuchten älter als 65 Jahre waren, und in 27% bei den jüngeren Patienten. Bei Patienten in Pflegeheimen wird die Inzidenz mit mehr als 80% angegeben [26].

3   Ätiologie und Pathophysiologie

Die Ätiologie der Dranginkontinenz ist ausgesprochen uneinheitlich. Alle kausalen Ursachen beeinflussen das feinabgestimmte nervale Steuerungssystem des unteren Harntrakts [17]. Während normalerweise in der Blasenfüllungsphase die Detrusorinnervation zentral und peripher gehemmt wird, kommt es hier schon während der Blasenfüllungsphase zu einer pathologisch vermehrten Innervation des Detrusors, bzw. die sensorische Wahrnehmung der wachsenden Blasenfüllung ist pathologisch gesteigert.

Neben einer Vielzahl faßbarer Erkrankungen (Tab. 5-3) bleibt häufig die ätiologische Klärung unbefriedigend. Das Krankheitsbild wird dann oft auf eine neurovegetative Labilität zurückgeführt.

In den letzten Jahren sind neben anderen Faktoren für die Ätiologie der Urge-Inkontinenz auch *Neuropeptide* als Neurotransmitter im Regelungsmechanismus des Harntrakts in das Zentrum des Interesses gerückt. Das vasoaktive intestinale Polypeptid (VIP) ist ein Neuropeptid, das in bestimmtem Umfang in cholinergen Ganglionzellen vorhanden ist und als Inhibitor in den parasympathomimetischen Regelkreis eingreift. Bei Patientinnen mit instabiler Harnblase wurden erniedrigte Konzentrationen dieses Neuropeptids gefunden [13].

Auch *Enkephaline* werden von bestimmten Blasenganglien freigesetzt und wirken als Inhibitoren auf zentraler und peripherer Ebene. Exogene Enkephaline

Tabelle 5-3   Ätiologie der Urge-Inkontinenz

Harnwegsinfekte
Cystitis und Urethritis atrophicans
Blasensteine
Lageveränderungen von Genitale, Blase und Urethra (Deszensus, Zystozele, Urethrozele)
Tumorbedingte Blasenstörungen – Blasentumoren – Tumoren der Nachbarorgane (Uterus, Vagina, Rektum)
Teildenervierungen der Blase nach Radikaloperationen im kleinen Becken
Radiogene Blasenläsionen
Neurologische Störungen – Zerebralsklerose, präsenile Demenz (M. Alzheimer) – myelodegenerative Veränderungen (z. B. multiple Sklerose) – Polyneuropathien (z. B. bei Diabetes mellitus, Alkoholabusus) – M. Parkinson
Infravesikale Obstruktionen – organisch – funktionell
Pharmaka – Psychopharmaka – Antihistaminika
Psychische Faktoren
Genuin = kryptogen (häufig!)

vermögen die Freisetzung von Acetylcholin aus den präganglionären Nerven zu supprimieren und so eine Übertragung auf das Endorgan zu unterdrücken. Dieses Wirkungsprinzip kann man bei der periduralen Verabreichung von Opioiden beobachten; hier kommt es zu einer Urinretention, vergrößerter Blasenkapazität und einer Abnahme der Amplitude von Detrusorkontraktionen [20].

Es wird vermutet, daß in der Harnblase – analog zum Magen-Darm-Trakt – autonome *Schrittmacherzellen* lokalisiert sind, die kontinuierlich eine Tonisierung der Harnblase bewirken und zu lokal umschriebenen Kontraktionen führen [9]. Diese lokalen Schrittmacherzentren werden möglicherweise durch die Ausreifung der übergeordneten Regelungsmechanismen unterdrückt. Eine Persistenz oder ein erneutes Wirksamwerden dieser lokalen Schrittmacher könnte eine Erklärung für die Entstehung der Urge-Inkontinenz darstellen: Es wurde beobachtet, daß Muskelbiopsate aus der Harnblase bei Patientinnen mit Detrusorinstabilität eine höhere Kontraktionsfrequenz und eine größere Kontraktionsamplitude aufweisen als Muskelpräparate von tonographisch normalen Harnblasen [15].

Es kann auch postuliert werden, daß die Blaseninstabilität in bestimmten Fällen *Symptom eines generalisierten Krankheitsbildes* ist. Whorwell et al. [28] haben Patientinnen mit irritativem Syndrom des Darmtrakts untersucht und fanden urodynamisch in 50% dieser Patienten zusätzlich zu den Symptomen am Gastrointestinaltrakt eine Detrusorinstabilität.

Für den Gynäkologen von besonderer Bedeutung ist die *lokale Blasenirritation* bei rezidivierenden Harnwegsinfekten oder der altersatrophischen Zystitis und Urethritis. Hier werden lokale Reize gesetzt, die zu einer überschießenden Reflexantwort mit der Folge der instabilen Harnblase führen können. Auch nach Sanierung eines Harnwegsinfekts können die überschießenden Impulse in einen chronischen Reizzustand übergehen.

Anatomische Einflüsse auf die Harntraktfunktion haben für den Gynäkologen ebenfalls eine herausragende Bedeutung. Eine vergleichbar zur Prostatahypertrophie beim Mann zu beobachtende Obstruktion des Blasenauslasses ist bei der Frau extrem selten. Abrams [2] fand nur in knapp 4% der untersuchten Fälle einer großen Serie eine Obstruktion des Blasenauslasses. Bei ausgeprägten *Prolapszuständen* kann jedoch die Lageveränderung der Harnblase mitverantwortlich für die Instabilität des unteren Harntrakts sein. Besonderes Augenmerk muß auch auf die proximale Urethra gerichtet werden. Es ist bekannt, daß der Miktionsreflex dadurch getriggert wird, daß sich Urin in der proximalen Urethra befindet. Bei einer Vesikalisierung der proximalen Urethra mit *Trichterbildung* wird häufig eine kombinierte Streß-Urge-Inkontinenz gesehen. Ist bei bestehender Trichterbildung der proximalen Urethra der Druck im mittleren und distalen Anteil der Urethra ausreichend, um bei intravesikalen Drucksteigerungen einen kontinenten Verschluß sicherzustellen, kann eine reine Urgency oder Urge-Inkontinenz resultieren. Bei Nachweis einer Trichterbildung der Harnröhre und Ausschluß anderer kausaler Ursachen führt daher die chirurgische Korrektur, z.B. durch Kolposuspension, gelegentlich zum Therapieerfolg.

Die *Inkontinenz- und Deszensuschirurgie* selbst kann Auslöser für eine Dranginkontinenz oder Urgency sein. Die Häufigkeit einer neu aufgetretenen Detrusorinstabilität nach vorangegangener chirurgischer Therapie der Streßharninkontinenz wird mit 5 bis 18% angegeben [6, 11, 16]. Es ist anzunehmen, daß durch die Operation im Bereich des Blasenhalses die autonome Innervation der Harnblase alteriert werden kann und dies Auslöser für eine Urgency oder Urge-Inkontinenz ist.

4 Klinische Symptomatik

Das klinische Beschwerdebild von Urgency und Urge-Inkontinenz ist gekennzeichnet durch eine *Pollakisurie,* wobei in schweren Fällen ein nahezu ständiger Harndrang zu viertel- bis halbstündigen Miktionsintervallen zwingt. Bei Auftreten von Harndrang kann in vielen Fällen das Miktionsbedürfnis nicht so lange unterdrückt werden, bis ein geeigneter Ort zur Einleitung der Miktion erreicht ist.

Die Beschwerden bei Urge-Inkontinenz sind jedoch keinesfalls so charakteristisch, daß aus den anamnestischen Angaben der Patientin allein eine Diagnose gestellt werden kann [4, 5, 29]. Bei schweren Formen der Streßharninkontinenz z.B. ist der Urinverlust unter Umständen so stark, daß die Patientin keine adäquate Blasenkapazität mehr aufbauen kann. Teilweise versuchen die Patientinnen, durch eine geringe Blasenfüllung der Inkontinenz vorzubeugen.

Der Einsatz *gezielter Fragebögen* zur Differenzierung von Streß- und Urge-Inkontinenz hat enttäuscht. Eine sichere Differenzierung, die allein aus der anamnestisch gestellten Diagnose therapeutische Konsequenzen erlauben würde, ist auch unter Zuhilfenahme eines relativ umfangreichen Fragenkomplexes nicht möglich. Eine Studie im Rahmen der Arbeitsgemeinschaft Gynäkologische Urologie konnte wie andere Untersucher bestätigen, daß unter Zuhilfenahme solcher Fragenkataloge die Erkennungswahrscheinlichkeit der einzelnen Inkontinenzformen kaum über die A-priori-Wahrscheinlichkeit im Patientenkollektiv angehoben werden kann [21].

5 Diagnostik

Die Definition der Urge-Inkontinenz orientiert sich an urodynamischen Befundmustern, daher kann die Diagnosesicherung primär nur auf der Basis einer *urodynamischen Untersuchung* erfolgen. Dies muß auch immer bedacht werden, wenn gelegentlich eine symptomatische Therapie allein nach dem klinischen Beschwerdebild und ohne differenzierte Abklärung eingeleitet wird.

Bevor zur Sicherung der Verdachtsdiagnose Dranginkontinenz eine Zystometrie indiziert ist, muß ein *Harnwegsinfekt ausgeschlossen* werden. Dadurch kann häufig eine apparative Diagnostik ganz umgangen werden, außerdem ist die Untersuchung bei floridem Infekt für die Patientin sehr unangenehm! Die Infektion der ableitenden Harnwege ist eine häufige Ursache vorübergehender Drangbeschwerden, die nach ausreichender Behandlung des Infekts zumeist rasch sistieren. Besonders Patientinnen mit rezidivierenden Harnwegsinfektionen leiden unter der häufig gleichzeitig bestehenden Drangsymptomatik, eventuell mit Urinverlust.

Die orientierende *Urindiagnostik* kann mittels Teststreifendiagnostik erfolgen. Sind die Parameter Nitrit, Leukozyten, Erythrozyten und Protein negativ, so kann mit 95%iger Wahrscheinlichkeit ein Harnwegsinfekt ausgeschlossen werden (siehe auch Kap. 11). Erst wenn einer der aufgeführten Parameter positiv wird, ist eine weiterführende Urindiagnostik mittels mikroskopischer Sedimentbeurteilung und gegebenenfalls Urinkultur erforderlich. In Zweifelsfällen muß eine urodynamische Untersuchung so lange unterbleiben, bis das Ergebnis der Urinkultur einen negativen Urinbefund liefert. Wird diese Regel mißachtet, so ist bei Vorliegen von Detrusorkontraktionen und/oder verminderter Blasendehnungsfähigkeit nicht zu differenzieren, ob der pathologische Befund schon längerfristig bestand oder nur in Zusammenhang mit dem Harnwegsinfekt aufgetreten ist. Bei Patientinnen mit chronisch-rezidivierenden Harnwegsinfektionen und Dranginkontinenz, bei denen sich die Notwendigkeit einer urodynamischen Abklärung ergibt, muß diese gegebenenfalls unter antibiotischer Abschirmung im infektfreien Intervall erfolgen, um eine aussagekräftige Untersuchung zu gewährleisten.

Die Diagnose Urge-Inkontinenz kann mit Hilfe einer relativ einfach durchzuführenden *Zystometrie* mit simultaner Rektaldruckmessung gestellt werden. Die Vergleichbarkeit zystometrischer Befunde setzt eine standardisierte Durchführung des Untersuchungsgangs voraus, unter Zugrundelegung dessen dann Normwerte für eine unauffällige Zystometrie definiert werden können. Nach den Standardisierungsrichtlinien der ICS sollen folgende *Meßbedingungen* angegeben werden [3]:

- Zugang zur Blase (transurethral/suprapubisch)
- Füllungsmedium (Flüssigkeit/Gas)
- Temperatur der Flüssigkeit (Raumtemperatur/Körpertemperatur)
- Patientenposition (liegend/sitzend/stehend)
- Füllungsart (Diurese/Katheterfüllung, schrittweise/kontinuierliche Füllung)

Als Füllungsarten können die langsame (= physiologische Füllung) mit einer *Füllungsrate* bis 10 ml/min, die mittelschnelle mit einer Füllungsrate zwischen 10 und 100 ml/min und die *schnelle Füllung* mit einer Rate über 100 ml/min unterschieden werden. Wir füllen als zeitlich noch vertretbarer Kompromiß mit einer Rate von 100 ml/min auf. Dabei verwenden wir destilliertes Wasser mit Raumtemperatur, und die Patientin befindet sich normalerweise in liegender Position.

Bei der *Technik* können Perfusionsmeßsysteme von Mikrotip-Kathetern unterschieden werden. Für die alleinige Zystometrie ist es unerheblich, welches System verwendet wird. Wir verwenden ein Mikrotip-System, da wir routinemäßig die Urethrozystotonometrie anschließen.

Unter den angegebenen Meßbedingungen werden folgende *Normwerte* gefunden:

- intravesikaler Druck < 25 cm H_2O
- Compliance > 25 ml/cm H_2O = tonometrischer Index nach Richter < 4 cm H_2O/100 ml
- Blasenkapazität ≥ 300 ml
- erster Harndrang ≥ 150 ml
- keine Detrusorkontraktionen > 15 cm H_2O

Ergibt die urodynamische Untersuchung die Diagnose einer *Dranginkontinenz,* sollte die Ätiologie dieser Inkontinenz näher differenziert werden. Zum Ausschluß blasenbedingter Erkrankungen wie Blasensteine, Tumoren der Harnblase oder einer interstitiellen Zystitis ist eine *Zystourethroskopie* stets indiziert. Nur bei jungen Frauen mit leerer Anamnese kann kurzfristig auch ohne weitere ätiologische Differenzierung therapiert werden. Erfahrungsgemäß liefert hier in der überwiegenden Anzahl der Fälle die Zystoskopie unauffällige Befunde.

Die *Bougierung à boule* der Harnröhre zur Bestimmung der Harnröhrenweite schließt mechanische infravesikale Obstruktionen aus. Bei nicht voroperierten Patientinnen sind solche mechanischen infravesikalen Obstruktionen ausgesprochen selten, und es kann aus der absoluten Harnröhrenweite nicht der direkte Schluß auf eine Obstruktion gezogen werden. Erst die Kombination einer Dranginkontinenz mit einer Harnröhrenweite unter 20 Charrière muß den Gedanken an eine mechanisch wirksame Obstruktion aufkommen lassen. Dabei ist die Obstruktion bei nicht voroperierten Frauen vorwiegend im Bereich der distalen Harnröhre lokalisiert [22]. Häufiger ergeben sich Hinweise auf eine mechanische Obstruktion nach vorangegangenen Inkontinenzoperationen, insbesondere Kolposuspensionsverfahren und Schlingenoperationen.

Verbreiteter als mechanische infravesikale Obstruktionen können funktionelle Obstruktionen Ursache einer Dranginkontinenz werden. Dieses Beschwerdebild wird unter dem Begriff der *Detrusor-Sphinkter-Dyssynergie* zusammengefaßt. Hier fehlt bei der physiologischen Miktion die normalerweise synerge Relaxation des Beckenbodens, und es erfolgt während der Miktion eine erhöhte Innervation des Beckenbodens mit teilweiser Verspannung der Muskulatur. Besteht der Verdacht auf eine solche Dyssynergie als Ursache für eine Urge-Inkontinenz, so ist die Diagnose nur mit einer *miktionsurodynamischen Untersuchung* und gleichzeitiger *Elektromyographie* zu sichern. Alternativ erfolgt die Diagnosestellung am großen urodynamischen Meßplatz mit *Röntgen-Videourographie*.

Mit Hilfe eines *zytologischen Abstrichs* aus der Urethra kann die hormonale Aktivität am Urethralepithel erfaßt und die Diagnose Urethritis/Cystitis atrophicans gestellt werden, die sehr häufig mit dem Beschwerdebild der Dranginkontinenz verbunden ist. Ein Vaginalabstrich ist dafür nicht aussagekräftig genug, da hier häufig noch eutrophe Befunde angetroffen werden, während der Urethralabstrich bereits ein atrophisches Zellbild aufweist [25].

Eine *zytologische Befundung des Urinsediments* kann als Diagnostikum für Blasentumoren eingesetzt werden. Wegen der relativen Seltenheit von Karzinomen der Harnblase bei Frauen ist eine routinemäßige Durchführung nicht indiziert, zumal in der Regel bei Urge-Inkontinenz zystoskopiert werden sollte.

Literatur

1. Abrams, P., R. Feneley, M. Torrens: Urodynamics. Springer, Berlin–Heidelberg–New York 1983.
2. Abrams, P.: Detrusor instability and bladder outlet obstruction. Neurourol. Urodyn. 4 (1985) 317–319.
3. Abrams, P., J. G. Blaivas, S. L. Stanton, J. T. Andersen: The standardisation of terminology of lower urinary tract function. Scand. J. Urol. Nephrol. (Suppl.) 114 (1988) 5.
4. Bänninger, U., J. Kunz: Urodynamische Befunde bei anamnestischer Dranginkontinenz. Geburtsh. u. Frauenheilk. 41 (1981) 335.
5. Bänninger, U., J. Kunz, P. Maurer: Die klinische Bedeutung instabiler Blasen. Geburtsh. u. Frauenheilk. 41 (1981) 540.
6. Cardozo, L., S. L. Stanton: Detrusor instability following surgery for genuine stress incontinence. Brit. J. Urol. 51 (1979) 204–206.
7. Castleden, C. M., H. M. Duffin, M. J. Asher: Clinical and urodynamic studies in 100 elderly incontinent patients. Brit. med. J. 282 (1981) 1103.
8. Coolsaet, B. L. R. A., C. Blok, G. E. van Venrooij: Subthreshold detrusor instability. Neurourol. Urodyn. 4 (1985) 309–311.
9. Duyl, W. A. van: Spontaneous contractions in urinary bladder smooth muscle: preliminary results. Neurourol. Urodyn. 4 (1985) 301–304.
10. Eastwood, H. D. H., R. Warrell: Urinary incontinence in the elderly female: prediction in diagnosis and outcome of management. Age Ageing 13 (1984) 230.
11. Eberhard, J.: Die Integration der Urodynamik im Diagnostik- und Therapiekonzept der Stressinkontinenz der Frau. Habilitationsschrift, Universität Zürich 1988.
12. Fossberg, E., S. Sander, H. O. Beisland: Urinary incontinence in the elderly: a pilot study. Scand. J. Urol. Nephrol. (Suppl.) 60 (1981) 51.
13. Groat, W. C. de, M. Kawatani: Neural control of the urinary bladder: possible relationship between peptidergic inhibitory mechanisms and detrusor instability. Neurourol. Urodyn. 4 (1985) 285–288.
14. Haag, B.: Instabile Blase und Detrusordyssynergie bei der Frau: klinische Aspekte. Ther. Umschau 34 (1977) 491.
15. Kinder, R. B., A. R. Mundy: Inhibition of spontaneous contractile activity and detrusor hyperreflexia: an in-vitro study of human detrusor muscle. Brit. J. Urol. 57 (1987) 20–23.
16. Langer, R., R. Ron-el, M. Newman et al.: Detrusor instability following colposuspension for urinary stress incontinence. Brit. J. Obstet. Gynaec. 95 (1988) 607–610.
17. Montella, J. M.: Detrusor instability. In: Ostergard, D. R., A. E. Bent (eds.): Urogynecology and Urodynamics, 4th ed. Williams & Wilkins, Baltimore 1996.
18. Overstall, P. W., K. Rounce, J. H. Palmer: Experience with an incontinence clinic. J. Amer. Geriat. Soc. 28 (1980) 535.
19. Planz, K., L. Ivancevic: Diagnose und Therapie der Reizblase der Frau. Gynäkologe 4 (1971) 90.
20. Rawal, N., K. Mollefors, K. Axelsson et al.: An experimental study of urodynamic effects of epidural morphine and Naloxone reversal. Anesth. Analg. 62 (1983) 641–647.
21. Richter, K., E. Petri: Streßinkontinenz: urodynamische Diagnostik und chirurgische Behandlungsmöglichkeiten. Interdisziplinäre Probleme in der gynäkologischen Urologie. Moderatorenbericht der Arbeitsgemeinschaft Gynäkologische Urologie. Arch. Gynec. 242 (1987) 107.
22. Rößler, W., H. Palmtag, F. Pfisterer: Therapie der subvesikalen Obstruktion bei Urge- und Reflex-Inkontinenz. Krhs. Arzt 59 (1986) 168.
23. Rütte, B. von: Die Reizblase der Frau. Diagnostischer Sammeltopf verschiedener Erkrankungen der unteren Harnwege. Med. Klin. 72 (1977) 998.
24. Samsioe, G., I. Jannson, D. Mellström, A. Svanborg: Occurrence, nature and treatment of urinary incontinence in a 70-year-old female population. Maturitas 7 (1985) 335.
25. Schwenzer, T., L. Beck: Postmenopause und Harninkontinenz. Gynäkologe 19 (1986) 227.
26. Starer, P., L. S. Libow: The measurement of residual urine in the evaluation of incontinent nursing home residents. Arch. Gerontol. Geriat. 7 (1988) 75–81.
27. Thomas, T. M., K. R. Plymat, J. Blannin, T. W. Meade: Prevalence of urinary incontinence. Brit. med. J. 281 (1980) 1243.
28. Whorwell, P. J., E. W. Lupton, D. Erduran et al.: Bladder smooth muscle dysfunction in patients with irritable bowel syndrome. Gut 27 (1986) 1014–1017.
29. Wiskind, A. K., K. F. Miller, L. L. Wall: One hundred unstable bladders. Obstet. and Gynec. 83 (1994) 108–112.

Therapie der Harninkontinenz

6 Nichtoperative Therapie der Streßharninkontinenz

P. Riss

Inhalt

1	Einleitung	62
2	Beckenbodentraining	62
2.1	Terminologie	62
2.2	Technik der Beckenbodenkontraktion	63
2.3	Zusammenfassung	65
3	Biofeedback bei Harninkontinenz	65
4	Wochenbettgymnastik	66
5	Medikamentöse Therapie	66
5.1	Alphamimetika	66
5.2	Östrogene	67
6	Pessare	67
7	Elektrostimulation	68
8	Konen	69
9	Vergleichende Wertung	70
10	Schlußfolgerungen für die Praxis	70

1 Einleitung

Die verschiedenen nichtoperativen Therapien der Streßharninkontinenz haben in den letzten Jahren eine Renaissance erlebt. Ausschlaggebend dafür sind eine allgemeine Zurückhaltung der Patientinnen gegenüber Operationen und das Bestreben, die Möglichkeiten des eigenen Körpers zu mobilisieren und selbst etwas für die Besserung der Harninkontinenz zu tun. Die nichtoperativen Therapiemöglichkeiten (Beckenbodenübungen, Elektrotherapie, medikamentöse Therapie) waren schon lange bekannt und wurden jetzt wieder neu entdeckt.

Wir verstehen heute besser die Wirkprinzipien, wissen, welche Frauen am besten von den einzelnen Übungen profitieren und haben realistische Vorstellungen über die Erfolgsraten. Dabei werden nichtoperative Therapien nicht mehr als bloße Begleitmaßnahmen vor oder nach einer Inkontinenzoperation gesehen, sondern als eigenständige Therapieansätze.

Nichtoperative Therapien der Harninkontinenz sind besonders bei Dranginkontinenz, bei Mischinkontinenz und zuletzt bei Streßharninkontinenz indiziert. Während bei der Dranginkontinenz überhaupt keine Standardoperationen zur Verfügung stehen, ist bei der schweren Streßharninkontinenz die Operation noch immer der Goldstandard. Im folgenden Kapitel sollen deshalb der Stellenwert und die Rolle der nichtoperativen Therapien bei Streßharninkontinenz herausgearbeitet werden:

– Welche Therapien sind sinnvoll und wirksam?
– Welche Frauen sind geeignete Kandidatinnen für eine nichtoperative Therapie der Streßharninkontinenz?
– Was kann von einer nichtoperativen Therapie realistischerweise erwartet werden?

2 Beckenbodentraining

Ein Beckenbodentraining besteht darin, daß die betroffene Frau selbst die Muskeln des Beckenbodens kontrahiert. Der erste Schritt ist immer das *Bewußtmachen des Beckenbodens und seiner Muskeln*. Wie bei jedem anderen Muskeltraining soll durch konsequentes Üben über einen längeren Zeitraum die Muskelgruppe des Beckenbodens gekräftigt werden, um besser und wirksamer eingesetzt werden zu können.

Beckenbodenübungen sind in der Therapie der Streßharninkontinenz wirksam. Der *M. levator ani* bildet den unteren Abschluß der Bauchhöhle und das Widerlager am Blasenhals. Reflektorisch oder bewußt wird der M. levator ani bei Erhöhung des intraabdominellen Druckes kontrahiert und verstärkt damit das Widerlager am Blasenausgang, woraus ein höherer Harnröhrendruck bei Belastung resultiert. Wir wissen aber, daß neben der quergestreiften Muskulatur noch zahlreiche *andere Faktoren* für den ausreichenden Harnröhrenverschluß verantwortlich sind: bindegewebiger Aufhängeapparat, Venenplexus, Harnröhrenepithel und submuköses Gewebe. Diese werden von einer Beckenbodengymnastik nicht beeinflußt.

2.1 Terminologie

Bezüglich der Terminologie herrscht manchmal Unklarheit. Die Ausdrücke Beckenbodengymnastik, Beckenbodenübungen, Beckenbodentraining, Krankengymnastik meinen immer, daß die Frau selbst, also aktiv, die Muskeln des Beckenbodens kontrahiert. Die Art, die Durchführung und die Reihenfolge der einzelnen Übungen können dabei unterschiedlich sein. Das Wort *Biofeedback* sagt nur, daß die Frau während der Übungen irgendeine Form der Rückmeldung über die Kontraktion des Beckenbodens bekommt. Diese Rückmeldung kann von der Aussage der Therapeutin reichen, die mit dem Finger in der Scheide die Kontraktion überprüft, bis hin zu akustischen Signalen oder Bildern auf einem Bildschirm. *Pelvic Floor Re-education* ist ein Oberbegriff für die verschiedenen Techniken zur Erhöhung der Kontraktionskraft des Beckenbodens und zur Verbesserung der willkürlichen und reflektorischen Kontrolle über den Beckenboden. Re-education meint, daß alle Frauen in ihrer Kindheit und Jugend eine ausreichende Kontrolle über den Beckenboden hatten und daß diese Fähigkeiten in Erinnerung gerufen und neu eingeübt werden. Vertreter des Konzepts der Pelvic Floor Re-education betonen den ganzheitlichen Ansatz.

2.2 Technik der Beckenbodenkontraktion

Jedes Beckenbodentraining hat zwei Komponenten. Der erste Schritt besteht darin, der Frau die Muskeln des Beckenbodens bewußtzumachen und die aktive Kontraktion zu ermöglichen bzw. wieder zu erlernen. Im zweiten Schritt folgen nun konsequente Übungen, um die Muskeln zu kräftigen und in ihrer Funktion zu verbessern.

Erster Schritt: Es ist erstaunlich, wie viele Frauen nicht imstande sind, auf Aufforderung den Beckenboden ausreichend zu kontrahieren. Ein Drittel bis die Hälfte der Frauen können in Rückenlage am gynäkologischen Untersuchungstisch nicht den Beckenboden isoliert kontrahieren. Dies stellt an sich keine Pathologie dar, es bedeutet nur, daß als erstes das *Bewußtsein für die Beckenbodenmuskulatur* geweckt werden muß. Die Patientin muß wissen, was der Beckenboden ist, welche Funktion er hat und wie die Muskeln des Beckenbodens kontrahiert werden können. Dazu reicht es nicht aus, der Frau eine Broschüre in die Hand zu geben und sie sich selbst zu überlassen. Hier ist professionelle Anleitung und Hilfe notwendig.

Im *zweiten Schritt* geht es darum, ein Übungsprogramm auszuarbeiten und über einen längeren Zeitraum auch tatsächlich und konsequent durchzuführen. Sehr bewährt hat sich der Wechsel zwischen Einzel- und Gruppenunterricht, wobei die Patientin zu Hause die eingelernten Übungen fortführt. Im einzelnen kann ein solches Übungsprogramm folgendermaßen aussehen (Tab. 6-1) [2].

- *Einzelinstruktion:* Während einer Stunde wird die Patientin von einer Therapeutin genau in der Kontraktion des Beckenbodens instruiert. Die Therapeutin überprüft die tatsächliche Kontraktion durch Palpation mit einem Finger in der Scheide, während die Patientin mit ausgestreckten Beinen am Rücken liegt. Nützlich ist auch die Verwendung eines Ballons, welcher an einem Druckwandler angeschlossen ist und in die Scheide eingeführt wird. Bei Kontraktion des Beckenbodens zeichnet der Druckwandler den erreichten intravaginalen Druck auf, gleichzeitig sieht man von außen durch ein Hineingleiten des Katheters in die Scheide, daß der Beckenboden aktiviert wird.
- *Gruppenübungen:* Eine Gruppe von zehn bis zwölf Frauen macht unter Anleitung während einer Stunde verschiedene Übungen zur *Kontraktion der Beckenbodenmuskulatur*. Dabei werden sowohl anhaltende Kontraktionen von sechs bis acht Sekunden Dauer geübt als auch unmittelbar danach drei oder vier rasch aufeinanderfolgende kurze Kontraktionen der Beckenbodenmuskulatur.
  Ein weiteres wichtiges Element ist die Einnahme von *verschiedenen Stellungen* mit gespreizten Beinen. Dadurch kann die Frau nur sehr schwer andere Muskeln als die des Beckenbodens kontrahieren (Abb. 6-1). In jeder Stellung werden acht bis zwölf Kontraktionen geübt. Zur Entspannung zwischen den einzelnen Positionen und Übungen dienen Atem- und Lockerungsübungen für die Beckenboden- und Rückenmuskulatur. Ganz besonders wichtig ist die kompetente und überzeugende Anleitung durch die Therapeutin oder den Therapeuten.
- *Heimübungen:* Die Frauen werden aufgefordert, die beim Einzelunterricht und in den Gruppensitzungen erlernten Übungen zu Hause durchzuführen. Die Beckenbodenmuskulatur wird über sechs bis acht Sekunden maximal kontrahiert, anschließend macht die Frau einige rasche Kontraktionen. Diese Übung soll acht- bis zehnmal hintereinander und am besten zwei- bis dreimal am Tag durchgeführt werden. Nützlich ist das Führen eines *Übungstagebuchs*.

Ein derartiges Trainingsprogramm ermöglicht Frauen, für den Rest des Lebens den Beckenboden zu kontrahieren und bei Bedarf wieder mit Übungen zu beginnen oder diese regelmäßig weiterzuführen [3].

Eine andere Möglichkeit besteht darin, die Patientin in einem Krankenhaus aufzunehmen und die ersten Schritte eines konsequenten Beckenboden-Trainingsprogramms *unter stationären Bedingungen* zu setzen [12]. Der Vorteil liegt darin, daß die Patientin ihrer gewohnten Umgebung entzogen ist und sich völlig auf das Erlernen von Übungen und auf die Umstellung

Tabelle 6-1 Ablauf eines Beckenboden-Trainingsprogramms

1. Einzelunterricht:	– Erlernen der Kontraktion des Beckenbodens
2. Gruppenübungen:	– gemeinsames Üben in verschiedenen Stellungen
3. Heimübungen:	– Weiterführen der erlernten Übungen zu Hause

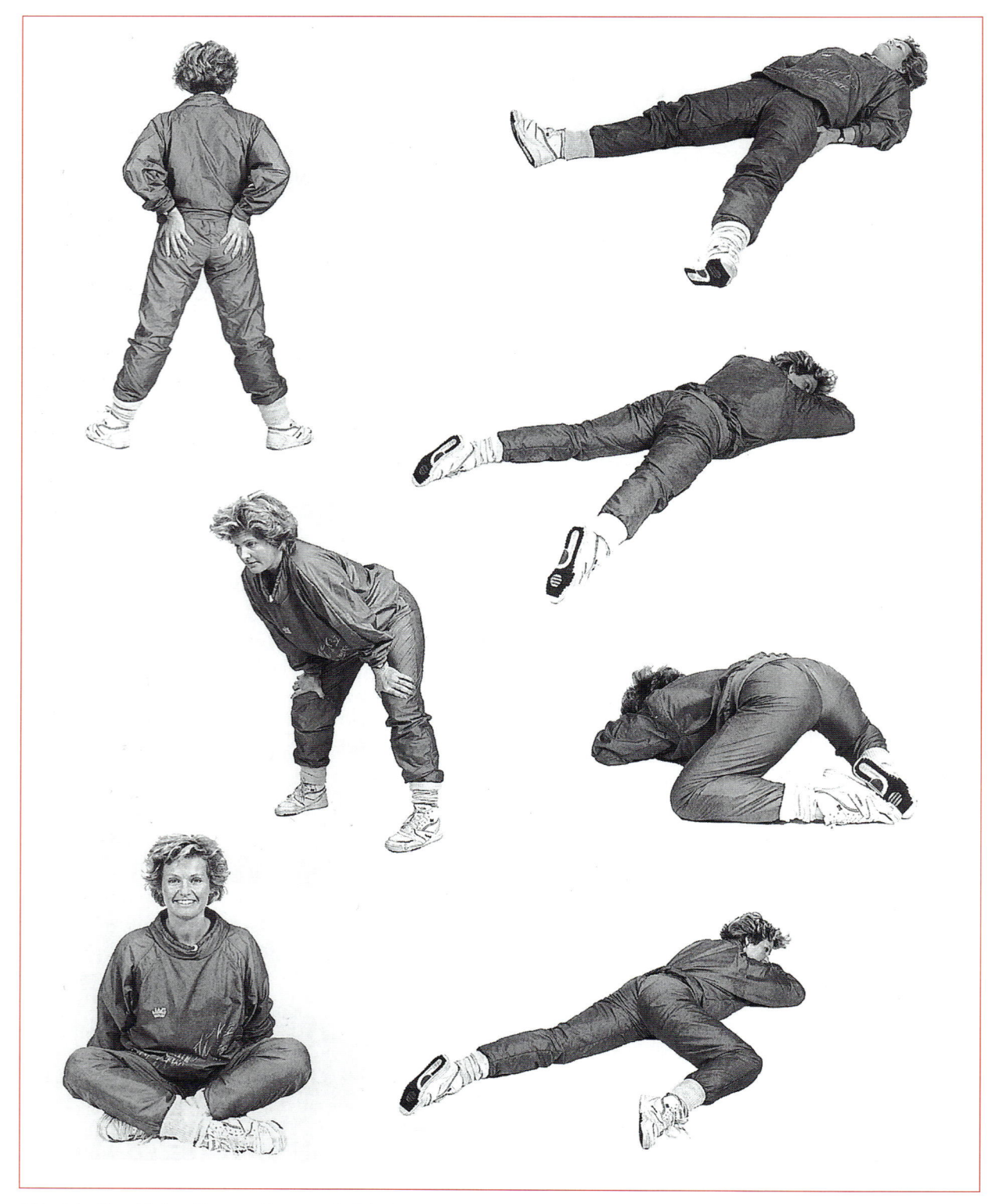

6   Nichtoperative Therapie der Streßharninkontinenz

Abb. 6-1   Verschiedene Körperstellungen mit abduzierten Beinen. Diese Stellungen zwingen die Patientin, nur die Muskeln des Beckenbodens zu kontrahieren (aus Bø [2]).

ihrer Lebensweise konzentrieren kann. Bei einem solchen Programm arbeiten Ärztinnen und Ärzte, Therapeuten und Therapeutinnen, Diätberater und andere Fachleute eng zusammen, um sämtliche Aspekte der Harninkontinenz zu erfassen und gemeinsam mit der Patientin eine Lösung zu erarbeiten. Obwohl die Vorteile eines solchen Vorgehens einleuchtend sind, wird bei Berücksichtigung der Kostenfrage wohl in den meisten Fällen einem ambulanten Programm der Vorzug gegeben werden.

Tabelle 6-2 Elemente eines erfolgreichen Beckenbodentrainings

- Instruktion der Patientin in Einzelunterricht
- Gruppensitzungen (einmal wöchentlich)
- Anleitung für Übungen zu Hause (10 Übungen 2- bis 3mal täglich)
- regelmäßiges Überprüfen der richtigen Kontraktion (digital, apparativ)
- Motivation der Patientin
- Motivation des behandelnden Teams
- Beratung über Nahrungs- und Flüssigkeitszufuhr

2.3 Zusammenfassung

Beckenbodenübungen sind wirksam in der Behandlung der Streßharninkontinenz. Sie haben keine Nebenwirkungen und stellen nach heutigem Wissensstand die erste Wahl bei der Behandlung der Streßharninkontinenz dar. Die Erfolgsraten liegen zwischen 60 und 70%. Ein erfolgreiches Übungsprogramm muß drei bis sechs Monate dauern. Sehr empfehlenswert ist es, den Kontakt mit der Patientin nach Abschluß des Trainingsprogramms aufrechtzuerhalten. Als Motivator für die Wirksamkeit von Trainingsprogrammen hat sich die gründliche Instruktion und die Messung von Fortschritten erwiesen. Dabei haben sich Übungsgruppen für Beckenbodenübungen als besonders kosteneffizient erwiesen und sowohl für die Betroffenen als auch für die Physiotherapeutinnen als motivierend gezeigt. Nur mündliche oder schriftliche Anleitungen ohne Begleitmaßnahmen haben wenig Effekt und sollten verlassen werden (Tab. 6-2).

3 Biofeedback bei Harninkontinenz

Feedback bei Harninkontinenz bedeutet Rückmeldung aus dem Bereich der Harnblase oder des Beckenbodens an die Patientin. Dabei ist es zunächst unwesentlich, ob diese Rückmeldung optisch oder akustisch erfolgt. Für Verhaltenstraining und Beckenbodentraining ist es besonders günstig, wenn die Patientin erfährt, ob sie eine Übung richtig durchführt und welchen Effekt ihre Bemühungen haben.

Die Bemühungen um eine Sichtbarmachung der Beckenbodenkontraktionen gehen auf den amerikanischen Gynäkologen *Arnold H. Kegel* zurück, der in den 40er Jahren ein Perineometer entwickelte und bei zahlreichen Patientinnen anwendete. Ein mit einem *Manometer* verbundener Ballon wird in die Scheide eingeführt. Bei Kontraktion des Beckenbodens wird auf den Ballon ein Druck ausgeübt, den die Patientin auf einer Skala ablesen kann.

Eine Weiterentwicklung waren Vaginalsonden, welche anstelle des Druckes in der Scheide ein vaginales *Elektromyogramm* abnehmen. Eine Vaginalsonde mit Elektroden wird in die Scheide eingeführt, das elektrische Signal, welches durch die Muskelströme ausgelöst wird, kann in ein akustisches oder optisches Signal umgewandelt werden. In letzter Zeit werden auch Programme angeboten, welche ein solches Signal auf einem Bildschirm in Form einer Grafik verarbeiten. Dieselben Methoden können für die Ableitung eines Elektromyogramms vom M. sphincter ani verwendet werden. In komplizierteren Protokollen können für die Patientin auf einem Bildschirm gleichzeitig die Kontraktionen der Harnblase, des M. sphincter ani und der Abdominaldruck sichtbar gemacht werden. Das Ziel ist dabei, der Patientin gezielt die Kontraktion des Beckenbodens zu verdeutlichen und schließlich einzuüben.

Die Frage bleibt offen, ob Biofeedback ein essentieller Teil jedes Beckenboden-Trainingsprogramms ist oder bloß ein willkommene Ergänzung, um die Übungen abwechslungsreicher zu gestalten. Viele Frauen haben Schwierigkeiten, die richtigen Muskeln für die Kontraktion des Beckenbodens zu lokalisieren. Auch besteht oft die Gefahr, daß neben den Beckenbodenmuskeln andere Muskelgruppen aktiviert werden. Ohne ausreichende Unterstützung und Motivation geben viele Frauen zu früh auf und erreichen nicht das gesteckte Ziel. Überall hier liegt die Domäne der verschiedenen Biofeedback-Methoden. Weniger sicher ist, ob durch den zusätzlichen Einsatz von Biofeedback eine Besserung des Parameters Harnverlust erreicht wird [9].

Methoden des Biofeedbacks sind günstig als zusätzliches Instrument bei Beckenbodentraining. Sie erleichtern die notwendige Compliance durch die Patientin und sind hilfreich für die Überprüfung und Kontrolle des Übungserfolgs. Bei Änderung des klinischen Bildes können entsprechende Modifikationen des Übungsprogramms vorgenommen werden. Die meisten Patientinnen schätzen die Rückmeldung über mechanische Geräte. Biofeedback kann aber nie den direkten Kontakt mit einer Therapeutin oder einem Therapeuten ersetzen.

4 Wochenbettgymnastik

Frauen sind heute bestrebt, sich nicht nur auf eine Geburt gut vorzubereiten, sondern auch nach der Entbindung alles zu tun, um möglichst rasch eine vollständige Rückbildung der durch die Schwangerschaft bedingten Veränderungen zu erreichen. Sehr oft wird deshalb eine sog. *Rückbildungsgymnastik* empfohlen, um nicht nur die Muskeln der Bauchdecke, sondern vor allem den Beckenboden wieder zu kräftigen. Dabei schwingt die Vorstellung mit, daß durch ein konsequentes Übungsprogramm einer späteren Scheidensenkung oder Streßharninkontinenz vorgebeugt werden kann.

Nach heutigem Wissensstand ist die günstige Wirkung von Beckenbodenübungen nach einer Geburt vor allem empirisch [10]. Man muß immer bedenken, daß nach einer Geburt auch ohne Beckenbodenübungen durch die zunehmende Reinnervierung des Beckenbodens die Kontraktionskraft der Beckenbodenmuskulatur zunimmt. Trotzdem kann man sagen, daß Beckenbodenübungen von den meisten Frauen dankbar angenommen werden, das Bewußtsein für die Kontrolle des Beckenbodens fördern und letztendlich auch eine gute Basis für prophylaktische Übungen im Rahmen des normalen Alterungsprozesses bilden (siehe Abschnitt 2.3).

5 Medikamentöse Therapie

Neben den anatomischen Gegebenheiten tragen noch weitere Faktoren zum ausreichenden Harnröhrenverschluß unter Belastung bei. Innerhalb der Harnröhre sind es:

– die Harnröhrenschleimhaut selbst
– die ausgedehnten Venenplexus in der Harnröhrenwand
– die muskulären Komponenten des Harnröhrensphinkters, welcher aus einer inneren Schicht von glatter und einer äußeren Schicht von quergestreifter Muskulatur besteht

Eine Pharmakotherapie der Streßharninkontinenz zielt auf diese Komponenten ab und versucht, sie zu kräftigen bzw. die Muskulatur zu stimulieren [4]. Theoretisch sollten diese Wirkungen sowohl mit Alphamimetika als auch mit Östrogenen erreichbar sein (Tab. 6-3).

Tabelle 6-3 Pharmakotherapie bei Streßharninkontinenz

Substanzklasse	Präparat	Dosierung
Alphamimetika	Midodrin (z.B. Gutron®)	2,5 mg 2mal täglich
Östrogene	Estriol (z.B. Ovestin® oder Ortho-Gynaest®)	*Start:* täglich 0,5 mg für 2 Wochen *Erhaltung:* 2mal pro Woche 0,5 mg
	konjugierte Östrogene (Premarin®-Creme)	eine Anwendung täglich oder jeden 2. Tag

5.1 Alphamimetika

Sowohl der Blasenboden (Trigonum vesicae) als auch die proximale Urethra sind reich an alpha-adrenergen Rezeptoren. Diese können durch alphamimetische Pharmaka stimuliert werden. In der Praxis wurden Norephedrin, Phenylpropolamin und das langwirkende Midodrin eingesetzt (Halbwertszeit 12 Stunden). Alle Alphamimetika sind überhaupt nur bei leichten Formen der Streßharninkontinenz einsetzbar und haben bei höheren Dosierungen sympathomimetische Nebenwirkungen (z.B. Tachykardie, Hypertension, Palpitationen). Alphamimetika werden heute nur selten und bestenfalls unterstützend zu anderen nichtoperativen Therapieformen eingesetzt.

Tabelle 6-4 Wirkung der Östrogene

- Aufbau der Harnröhrenschleimhaut
- Kräftigung der submukösen Venenplexus
- Erhöhung der Durchblutung der Harnröhrenwand
- Flüssigkeitseinlagerung in das Bindegewebe
- (positiver Einfluß auf Alpharezeptoren)

5.2 Östrogene

Aufgrund der gemeinsamen Abstammung aus dem Sinus urogenitalis sind der distale Harntrakt und der Genitaltrakt reichlich mit Östrogenrezeptoren ausgestattet. Diese finden sich in der Harnblase und in sämtlichen Schichten der Harnröhrenwand. Zahlreiche Studien haben gezeigt, daß durch die Gabe von Östrogenen Irritationen im Bereich des Harntrakts und der Scheide sehr gut behandelt werden können: Dysurie, Pollakisurie, Harndrang, Trockenheit in der Scheide und Pruritus sprechen sehr gut sowohl auf systemisch als auch auf lokal applizierte Östrogene an. Hinsichtlich der Streßharninkontinenz sind die Ergebnisse widersprüchlich: Östrogene bringen eine subjektive Besserung einer Harninkontinenz bei postmenopausalen Frauen. Quantifizierbarer Harnverlust (Vorlagen-Wiegetest) und maximaler Urethraverschlußdruck (urodynamische Untersuchung, siehe auch Kap. 4) werden nicht beeinflußt (Tab. 6-4) [7].

Als beste Applikationsform bietet sich bei einer gewünschten Wirkung auf den unteren Harntrakt die *lokale Anwendung* an. Hier stehen Cremes mit Scheidenapplikatoren oder Scheidenzäpfchen zur Verfügung. Welche Applikationsform schließlich gewählt wird, ist eine Frage der persönlichen Präferenz. Wichtig ist, daß die Behandlung konsequent begonnen und ausreichend lange mit einer Erhaltungsdosis fortgesetzt wird. Besonders günstig für die Lokaltherapie sind estriolhaltige Präparate, da Estriol nur eine kurze Bindungszeit an den Rezeptor hat und dadurch keine Stimulation des Endometriums bewirkt. Auch konjugierte Östrogene können als Creme verabreicht werden.

Grundsätzlich ist zu sagen, daß in Anbetracht der Anatomie des Blasenhalses und der Pathophysiologie der Streßharninkontinenz Medikamente *nur bei leichten Formen einer Streßharninkontinenz* eingesetzt werden können. Die übrigen günstigen Wirkungen der Östrogene und die deutliche subjektive Besserung lassen aber einen Versuch auf jeden Fall gerechtfertigt erscheinen.

6 Pessare

Wenn eine Streßharninkontinenz gleichzeitig mit einem Deszensus auftritt, können Scheidenpessare eine sinnvolle und wirksame Alternative sein (Abb. 6-2). Durch die Einlage eines Fremdkörpers in die Scheide wird das Gleichgewicht und die räumliche Beziehung zwischen Scheide, Harnröhre und Harnblase und Beckenboden nachhaltig beeinflußt.

Die typische *Indikation* für eine Pessartherapie ist der Scheiden- und Gebärmuttervorfall bei erhaltenen Levatoren. Der Pessar liegt auf den Levatorschenkeln und verhindert das Tiefertreten bzw. Herausfallen von Vagina und Uterus [8].

Darüber hinaus hat sich gezeigt, daß Scheidenpessare auch *bei Streßharninkontinenz* eingesetzt werden können. Der Fremdkörper hebt den Blasenhals und die proximale Urethra an und bildet ein Widerlager unter dem Blasenhals. Dieses Widerlager hindert nicht die normale Miktion. Bei plötzlichem Druckanstieg in der Harnblase (z.B. beim Lachen, Husten, Niesen) bewirkt das gutliegende Pessar eine Druckerhöhung in der Harnröhre, wodurch Kontinenz erreicht wird. Die Form des Pessars ist dabei nicht von entscheidender Bedeutung.

Versuchsweise kann man bei Streßharninkontinenz empfehlen, einen großen Vaginaltampon mit Östrogencreme zu bestreichen und in die Scheide einzuführen. Viele Frauen berichten dann bereits über eine Besserung oder sogar über ein Verschwinden der Streßharninkontinenz. Diese einfache Maßnahme kann als *Test für eine spätere Pessartherapie* angewendet werden oder in Einzelfällen als Therapie der Streßharninkontinenz in bestimmten Situationen empfohlen werden, z.B. bei sportlicher Betätigung.

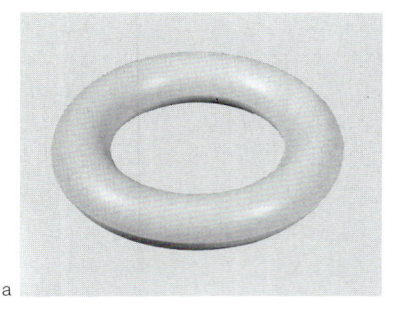

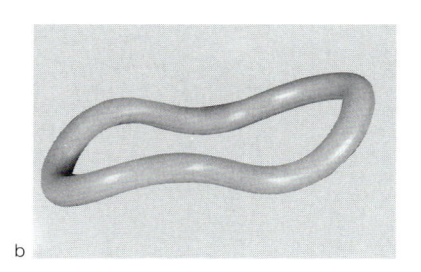

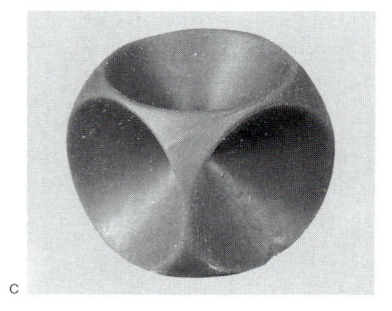

Abb. 6-2 Pessarmodelle bei Streßharninkontinenz (aus Schwenzer [13]). a) Silikon-Ringpessar, b) Hodge-Pessar, c) Würfelpessar

Tabelle 6-5 Voraussetzungen für Pessartherapie

- ausreichender Levatorschluß
- intaktes Scheidenepithel
- Kooperation der Patientin
- Möglichkeit der laufenden Kontrolle

Die Pessartherapie bei Streßharninkontinenz erfolgt *intermittierend*. Es wird ein Pessartyp gewählt, mit dem die Patientin selbst gut umgehen kann, da sie den Pessar regelmäßig einführen und entfernen muß. Der Pessar wird morgens mit Östrogencreme bestrichen und von der Patientin in die Scheide eingeführt und spätestens am Abend wieder entfernt. Es steht der Patientin frei, tageweise den Pessar wegzulassen oder ihn nur vor bestimmten Situationen einzusetzen (Tab. 6-5).

In der Praxis haben Pessare ihre *spezielle Indikation*. Sie werden eingesetzt bei Frauen, die noch nicht operiert werden wollen oder können. Auch sollten die Möglichkeiten des Beckenbodentrainings ausgeschöpft sein. Die modernen Pessare werden gut vertragen, zeigen keine Fremdkörperreaktionen und können von den betroffenen Frauen ohne Schwierigkeiten selbst eingeführt und entfernt werden. Bei gutem Sitz erlauben Pessare uneingeschränkte Bewegungsmöglichkeiten bis hin zu sportlicher Betätigung [5].

7 Elektrostimulation

Die Wirkung von elektrischem Strom auf Nervenfasern ist seit langem bekannt. Elektrische Impulse bewirken eine Stimulierung von afferenten und efferenten Fasern und damit in der Folge eine Kontraktion der entsprechenden Muskeln. Gleichzeitig werden hemmende oder motorische Reflexbögen aktiviert.

Im Bereich des Beckenbodens werden motorische und sensible Fasern des *N. pudendus* stimuliert. Daraus resultiert eine Kontraktion der Beckenbodenmuskulatur sowie gleichzeitig eine reflektorische Hemmung des M. detrusor vesicae. Aus diesem Grund ist Elektrostimulation für die Behandlung von Streßharninkontinenz und auch von Detrusorinstabilität geeignet.

Verschiedene Muskelfasern benötigen *verschiedene Stromimpulse* zu ihrer Stimulierung: Die glatte Muskulatur des M. detrusor vesicae benötigt zur Stimulierung langsame Impulse (5–10 Hz), die langsamen Fasern des Beckenbodens („slow twitch") erfordern langsame Impulse (10 Hz), die raschen Muskelfasern („fast twitch") jedoch eine rasche Impulsabfolge (50 Hz).

In diesem Zusammenhang ist es interessant, sich daran zu erinnern, daß es am Beckenboden und unteren Harntrakt zwei wichtige *Reflexbögen* gibt. Stimulierung der Scheide und der Klitoris bewirken einen inhibitorischen Blasenreflex, der verhindert, daß es z.B. beim Geschlechtsverkehr zum Harnverlust kommt. Eine Stimulierung des Anus wiederum aktiviert bahnende Reflexe, wie sie bei der Defäkation auftreten [6].

Warum ist Elektrostimulation aber tatsächlich wirksam in der Behandlung der Streßharninkontinenz? In Tabelle 6-6 sind verschiedene Mechanismen aufgelistet, die Elektrostimulation in der Behandlung von Streßharninkontinenz auslösen kann. Einige dieser Erklärungsversuche sind hypothetisch. Wahrscheinlich müssen mehrere Mechanismen zusammenwirken, um einen positiven Einfluß auf die Streßharninkontinenz zu haben. Die Vorstellung, daß durch die Applikation von elektrischen Impulsen eine maximale Kontraktion des Beckenbodens erreicht wird, die der normalen

Tabelle 6-6 Wirkmechanismen der Elektrostimulation

- Hypertrophie der Beckenbodenmuskulatur
- erhöhter Ruhetonus
- Förderung der Reinnervation von teilweise denervierter Beckenboden- und Urethralmuskulatur
- erhöhte Aktivität von Slow-twitch-Fasern (durch Umwandlung von Fast-twitch- in Slow-twitch-Fasern)
- Aktivierung von Reflexbögen zur Beckenbodenmuskulatur
- Kräftigung des bindegewebigen Aufhängeapparats von Harnröhre und Harnblase
- reflektorische Hemmung eines instabilen Detrusormuskels

willkürlichen Kontraktion entspricht, ist simplistisch und wurde inzwischen widerlegt.

Für die *Behandlung der Streßharninkontinenz* ist die Stimulation mit einer Impulsfrequenz von etwa 50 Hz geeignet. Das sind biphasische Rechteckimpulse höherer Frequenz (50 Hz) und niedriger Intensität (etwa 60 mA). Die Stimulation der glatten Muskulatur gelingt am besten mit niederfrequenten Impulsströmen zwischen 5 und 10 Hz. Die Elektroden werden je nach gewünschter Wirkung im Bereich des Perineums, in die Scheide oder an den Anus angelegt; die indifferente Bezugselektrode liegt meist suprapubisch. Die Stimulation wird täglich etwa 30 Minuten lang durchgeführt, die Behandlungsdauer beträgt zwei bis drei Monate. Bei konsequenter Anwendung sprechen 50 bis 60 % der Patientinnen mit einer Besserung oder sogar Heilung der Streßharninkontinenz an.

Kontraindikationen für eine Elektrotherapie sind Schwangerschaft, Herzschrittmacher und Harnwegsinfekte.

Zusammenfassend kann man feststellen, daß die Elektrotherapie eine wirksame unterstützende Maßnahme in der nichtoperativen Therapie der Streßharninkontinenz ist. Die Elektrostimulation hat eine gute theoretische Begründung, die Therapie verlangt von der Patientin ausreichende Motivation und aktive Mitarbeit. Realistischerweise sind Langzeiterfolge nur bei gleichzeitigem Einsatz von Beckenbodentraining oder anderen nichtoperativen Maßnahmen zu erwarten.

8 Konen

Konen stellen eine zusätzliche Alternative zum Training der Beckenbodenmuskulatur dar [11]. Bei den Vaginalkonen handelt es sich um Gewichte in Konusform, welche in die Scheide eingeführt und dort gehalten werden sollen. Der Trick besteht darin, daß die verschiedenen Konen ein unterschiedliches spezifisches Gewicht haben, d.h. bei gleicher Größe und Form verschieden schwer sind. Die Patientin führt nun den leichtesten Konus in die Scheide ein und versucht, diesen zu halten. Während 15 Minuten soll die Patientin imstande sein, Verrichtungen des täglichen Lebens durchzuführen, ohne daß der Konus herausfällt. Wenn dies gelingt, wird beim nächsten Mal der nächstschwerere Konus verwendet. Die derzeit angebotenen Sets bestehen aus fünf Konen mit einem Gewicht von 20 bis 70 g.

Das Eigengewicht des Konus erzeugt im geschwächten Beckenboden bei körperlicher Betätigung ein Gefühl der Unsicherheit, „den Konus zu verlieren". Reflektorisch kommt es zu einer Kontraktion der Beckenbodenmuskulatur.

Konen können eingesetzt werden, um die Beckenbodenmuskulatur der Patientin bewußtzumachen oder als Behandlung der Streßharninkontinenz im Sinne eines *reflektorischen Beckenbodentrainings*. Die Konustherapie soll täglich mindestens eine Stunde durchgeführt werden. Unklar ist, wie lange eine Konustherapie fortgesetzt werden muß. Ein sinnvoller Ratschlag besteht darin, nach Abschluß der Konustherapie die Frauen aufzufordern, zweimal im Jahr selbst durch Einlage von Konen die Kontraktionskraft des Beckenbodens zu bestimmen. Wenn der Beckenboden schwächer wird – d.h. wenn nur mehr ein leichterer Konus gehalten werden kann –, sollte wieder mit Konusübungen begonnen werden.

Noch wenig Erfahrungen gibt es mit Konen als Beckenbodenübung *im Wochenbett*. Anscheinend ist es so, daß Frauen mit einer kräftigeren Beckenbodenmuskulatur besonders von einer Konustherapie profitieren und rasch die Kontrolle über den Beckenboden wiedererlangen.

9 Vergleichende Wertung

Welche nichtoperative Therapie der Streßharninkontinenz wird von den Patientinnen am ehesten angenommen und bringt die besten Ergebnisse? Diese Frage kann aus verschiedenen Gründen nicht pauschal beantwortet werden:

– Grundsätzlich besteht heute eine starke Nachfrage nach sog. *natürlichen Methoden* bis hin zu komplementärmedizinischen Verfahren. In diesem Sinn sind Trainingsprogramme für die Beckenbodenmuskulatur besonders beliebt, weil sie das fördern und verbessern, was jede Frau ohnehin in sich hat.
– Die *Bewußtmachung der Beckenbodenmuskulatur* verhilft der Frau zu einem besseren Verständnis des Beckenbodens und damit zu einem besseren Verhältnis zu ihrem eigenen Körper.
– Größerer *technischer Aufwand,* wie er bei gewissen Biofeedback-Geräten oder bei der Elektrostimulation notwendig sein kann, wird zwiespältig gesehen. Viele Frauen schätzen es, wenn bei der Behandlung ihrer Leiden moderne Mittel zum Einsatz kommen. Übertriebene Technik wird andererseits oft abgelehnt.
– Noch viel mehr trifft dies auf *Medikamente* zu, vor allem, wenn diese bekannte und unangenehme Nebenwirkungen haben. Am ehesten wird die lokale Östrogentherapie als etwas Physiologisches empfunden.

Oft können die Angaben der Patientinnen bezüglich Harnverlust nicht objektiviert werden. Dementsprechend sind Angaben über die Besserung oder sogar Heilung nach konservativen Behandlungen nicht verläßlich. Auch ist zu bedenken, daß eine Erhöhung der Kontraktionskraft der Beckenbodenmuskulatur nicht automatisch eine Besserung oder Heilung einer Streßharninkontinenz bedeutet. *Heilungs- und Erfolgsraten* nach konservativer Therapie schwanken bei Befragung von Patientinnen zwischen 20 und 80%. In zahlreichen Studien konnte aber inzwischen objektiviert werden, daß richtig und konsequent durchgeführtes Beckenbodentraining eine Besserung urodynamischer Parameter, des Vorlagen-Wiegetests und kontrollierter Miktionsprotokolle bringt [1].

Bei einem *Versuch der vergleichenden Wertung* kann man sagen:

– Beckenbodentraining ist der Goldstandard der nichtoperativen Therapie. Offen bleibt, welches Protokoll die besten Ergebnisse bringt.
– Biofeedback unterstützt das Beckenbodentraining.
– Medikamente haben einen geringen Stellenwert in der Behandlung der Streßharninkontinenz. Lokale Östrogene sind sehr wirksam bei Blasenbeschwerden und Trockenheit der Scheide und werden aus diesen Gründen gerne verordnet und angenommen.
– Die Hauptdomäne von Scheidenpessaren liegt in der Behandlung von Senkungszuständen bei Patientinnen, die nicht operiert werden können.
– Elektrostimulation erfordert technische Geräte und wird von vielen vor allem zum Erlernen der willkürlichen Kontraktion der Beckenbodenmuskulatur eingesetzt.
– Konen sind eine Bereicherung der therapeutischen Möglichkeiten.

10 Schlußfolgerungen für die Praxis

Nichtoperative Therapien haben heute ihren festen Platz als zweites – und neben der Operation zumindest gleichwertiges – Standbein in der Behandlung der Streßharninkontinenz. Ein *konsequentes Beckenboden-Trainingsprogramm* sollte deshalb allen Frauen mit Streßharninkontinenz angeboten werden. Eine urodynamische Untersuchung vor Beginn eines Beckenbodentrainings ist nicht unbedingt erforderlich.

Besonders profitieren werden Patientinnen, die noch jünger sind, bei denen die Anamnesedauer eher kurz ist und die nur an leichter bis mittelschwerer Harninkontinenz leiden. Grundsätzlich ist ein Beckenboden-Trainingsprogramm aber immer gerechtfertigt; Nachteile sind nicht bekannt. Im günstigsten Fall bringt ein Beckenbodentraining Besserung oder Heilung der Streßharninkontinenz, im ungünstigsten Fall eine Zeitverzögerung bis zu einer notwendigen Operation.

Von ärztlicher Seite aus genügt es nicht, eine inkontinente Patientin einfach an die physikalische Therapie zu Beckenbodenübungen zu überweisen. Das Bestreben geht dahin, ein *komplettes Trainingsprogramm* aufzubauen, das auf wissenschaftlich anerkannten Prinzipien beruht, die Patientin aktiv einbindet und auch die Therapeutinnen und Therapeuten in ihrer Arbeit ausreichend motiviert. Ein solches Programm beinhaltet Elemente der Einzelunterweisung mit Biofeedback, von Gruppensitzungen und einer begleitenden Anleitung und Kontrolle. Eine Besserung der Inkontinenzbeschwerden wirkt als ein starker Motivator, die Beckenbodenübungen fortzuführen. Die Patientin selbst muß bereit sein, drei bis sechs Monate in ein solches Trainingsprogramm zu investieren. Als Lohn lernt sie ihren eigenen Körper besser kennen und bekommt die Kontrolle über ihren Beckenboden zurück.

Literatur

1. Bø, K.: Pelvic floor muscle exercise for the treatment of stress urinary incontinence: an exercise physiology perspective. Int. urogynec. J. 6 (1995) 282–291.
2. Bø, K.: Isolated muscle exercise. In: Schüssler, B., J. Laycock, P. Norton, S. Stanton (eds.): Pelvic Floor Re-education. Principles and Practice, pp. 134–138. Springer, Berlin–Heidelberg–London 1994.
3. Bø, K., T. Talseth: Long-term effect of pelvic floor muscle exercise 5 years after cessation of organized training. Obstet. and Gynec. 87 (1996) 261–265.
4. Cholhan, H. J., A. E. Bent: Urinary incontinence: pharmacologic therapy. In: Benson, J. T. (ed.): Female Pelvic Floor Disorders. Investigation and Management, pp. 199–209. Norton, New York–London 1992.
5. Eberhard, J., P. Pescatore, V. Geissbühler: Pessartherapie in der Urogynäkologie. Kontinenz 3 (1994) 224–230.
6. Eriksen, B. C.: Urinary incontinence: electrical stimulation. In: Benson, J. T. (ed.): Female Pelvic Floor Disorders. Investigation and Management, pp. 219–231. Norton, New York–London 1992.
7. Fantl, J. A., L. Cardozo, D. K. McClish: Estrogen therapy in the management of urinary incontinence in postmenopausal women: a meta-analysis. First report of the Hormones and Urogenital Therapy Committee. Obstet. and Gynec. 83 (1995) 12–18.
8. Fischer, W.: Harninkontinenz. Prothetische Versorgung und Inkontinenzhilfsmittel. In: Fischer, W., H. Kölbl (Hrsg.): Urogynäkologie in Praxis und Klinik, S. 246–249. De Gruyter, Berlin–New York 1995.
9. Glavind, K., S. Nohr, S. Walter: Randomized prospective trial on physiotherapy versus physiotherapy and biofeedback in treatment of genuine stress urinary incontinence. Neurourol. Urodynam. 14 (1995) 457–459.
10. Norton, P.: Postpartum treatment. In: Schüssler, B., J. Laycock, P. Norton, S. Stanton (eds.): Pelvic Floor Re-education. Principles and Practice, pp. 179–181. Springer, Berlin–Heidelberg–London 1994.
11. Plevnik, S.: Vaginal cones. In: Schüssler, B., J. Laycock, P. Norton, S. Stanton (eds.): Pelvic Floor Re-education. Principles and Practice, pp. 139–142. Springer, Berlin–Heidelberg–London 1994.
12. Ramsay, I. N., H. M. Ali, M. Hunter, D. Stark, A. Donaldson: A randomized controlled trial of urodynamic investigation prior to conservative treatment of urinary incontinence in the female. Int. urogynec. J. 6 (1995) 277–281.
13. Schwenzer, T.: Nichtoperative Therapie der Streßharninkontinenz. In: Beck, L., H. G. Bender (Hrsg.): Gutartige gynäkologische Erkrankungen II, S. 73–84. Klinik der Frauenheilkunde und Geburtshilfe, 2. Aufl., Bd. 9. Urban & Schwarzenberg, München–Wien–Baltimore 1990.

7 Operative Therapie der Streßharninkontinenz

P. Riss, G. Ralph

Inhalt

1	Einleitung	74
2	Anatomische Terminologie	74
3	Theoretische Grundlagen	76
4	Harninkontinenz und Deszensus	77
5	Harninkontinenzoperation und Hysterektomie	77
6	Operationsverfahren	78
6.1	Kolporrhaphia anterior	78
6.2	Nadelsuspension	80
6.3	Abdominale Kolposuspension	81
6.3.1	Offene Verfahren	81
6.3.2	Laparoskopische Kolposuspension	83
6.4	Abdomino-vaginale Schlingenoperation	83
6.5	Paravaginale Rekonstruktion	85
6.6	Spezielle Harninkontinenzoperationen	86
6.6.1	Vaginale Kolposuspension	86
6.6.2	Suburethrale Injektion	86
7	Reihenfolge von Inkontinenz- und Deszensusoperationen	87
8	Mechanismen bei erfolgreicher Harninkontinenzchirurgie	87
9	Ursachen für Operationsversager	89
10	Auswahl des Operationsverfahrens	89

1 Einleitung

Operationen zur Behandlung der Streßharninkontinenz haben eine lange Tradition. Im Jahre 1864 wurde erstmals von Baker und Brown eine Operationsmethode zur Korrektur einer Streßharninkontinenz beschrieben. Seither wurden mehr als 200 Operationsmethoden und Modifikationen entwickelt. Im Jahre 1907 beschrieb von Giordano eine Schlingenoperation unter Zuhilfenahme des M. gracilis. 1913 führten Kelly und 1920 Stoeckel die Kolporrhaphia anterior mit suburethralen Raffnähten ein. Das erste suprapubische Verfahren wurde 1949 von Marshall und Marchetti beschrieben, die Modifikation dieses Operationsverfahrens durch Burch 1961 hat eine weite Verbreitung erfahren.

Im Jahre 1958 wurde von Pereyra eine suprapubische Blasenhalsanhebung unter Zuhilfenahme einer speziell für diese Indikation entwickelten Nadel vorgestellt. Diese Methode wurde schließlich von Stamey 1971 durch die Zystoskopie erweitert. Zuletzt wurde 1981 von Richardson die sog. abdominale paravaginale Rekonstruktion (paravaginal repair) vorgestellt. Dieses Verfahren ist für Defekte der lateralen Aufhängung (Traktionszystozele) gedacht und ermöglicht neben der Korrektur der Beckenbodeninsuffizienz auch die Heilung einer leichten Streßharninkontinenz. In den letzten Jahren hat auch die Endoskopie in die Inkontinenzchirurgie Eingang gefunden als Zugangsweg zur Kolposuspension nach Burch [14].

Die *Erfolgsraten* nach Harninkontinenzoperationen bewegen sich in der Literatur zwischen 40 und 100%. Ein Vergleich der Ergebnisse ist nicht möglich, da der Erfolgsbeurteilung häufig subjektive Angaben zugrunde gelegt wurden. Nur wenige Studien berichten über Langzeitergebnisse, obwohl bekannt ist, daß die Heilungsraten nach Harninkontinenzoperationen mit der Zeit niedriger werden.

Operationen am Beckenboden stellen für den *Operateur* immer eine große Herausforderung dar. Sie verlangen Einfühlungsvermögen in die Situation der Patientin, genaue Kenntnis der Anatomie des Beckenbodens, Verständnis der Pathophysiologie des Deszensus und der Harninkontinenz, gute operative Technik und Erfahrung, und schließlich ausreichende Selbstkritik bei der Beurteilung der Ergebnisse. Benson hat empfohlen, bei der Chirurgie am Beckenboden vier Punkte zu beachten:

– Identifizierung aller bestehenden Defekte
– Auswahl der Operation nach der Patientin und nicht umgekehrt
– genaue Kenntnis der Anatomie des Beckenbodens und Operation in den vorhandenen Spatien und Schichten
– Erkennen der Versager und der eigenen Ergebnisse

Nach einer Diskussion der theoretischen Grundlagen der Harninkontinenzoperationen sollen die wichtigsten Verfahren näher besprochen werden. Zuletzt sollen die wichtigsten Punkte für eine erfolgreiche Inkontinenzchirurgie zusammengefaßt und Entscheidungshilfen für die Auswahl des richtigen Operationsverfahrens erarbeitet werden.

2 Anatomische Terminologie

Für die Kontinenz ist die *Region des Blasenhalses* verantwortlich. Dort muß der Druck bei Belastung größer sein als der Druck in der Harnblase. Die Begriffe *proximale Urethra* und *Blasenhals* werden oft synonym verwendet. Keine Operation – mit Ausnahme der suburethralen Injektion – greift direkt an der Harnröhre an. Die Harnröhre selbst liegt auf der Außenseite der Scheidenvorderwand.

Der Ausdruck *Scheidenfaszie* beschreibt die kräftige, bindegewebige äußere Scheidenschicht, welche in einer Naht gut gefaßt und z.B. zur Anhebung der Scheide bei der Kolposuspension verwendet werden kann. Diese bindegewebige Schicht setzt sich nach seitlich fort und geht schließlich in den Arcus tendineus fasciae pelvis über. Damit ist die Beckenwand erreicht, die in diesem Bereich vom M. obturatorius ausgekleidet ist. Der Muskel selbst ist wieder bedeckt von der festen Obturatoriusfaszie. Bei der abdominalen paravaginalen Rekonstruktion (sog. paravaginal repair) wird die ganz laterale Scheidenfaszie gefaßt und an den Arcus tendineus bzw. die Obturatoriusfaszie angenäht.

Von vaginal her gesehen, haben wir es selbstverständlich mit denselben Strukturen zu tun, aber aus einer anderen Perspektive. Es ist hilfreich, einen mittleren Bereich und einen seitlichen Bereich zu unterscheiden. Unter mittlerem Bereich können wir die Scheidenvorderwand und die – von vaginal gesehen – dahinterliegenden Strukturen verstehen. Bei einer medianen Kolpotomie stoßen wir vorne direkt

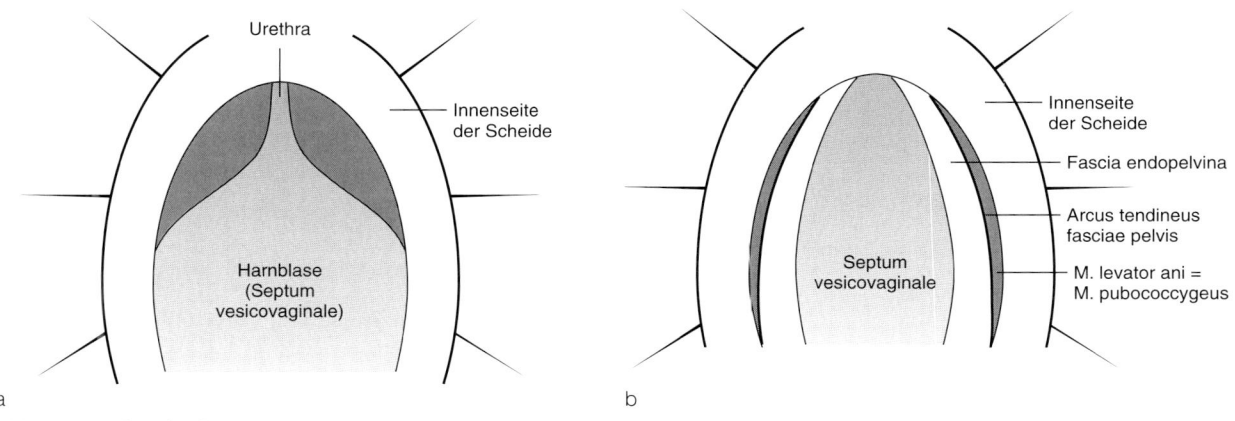

Abb. 7-1 Kolporrhaphia anterior.
a) Schema der Topographie von Harnblase, Harnröhre und Scheidenwand nach medianer Kolpotomie und Abpräparation der Scheide
b) Schema der sichtbaren Strukturen des Beckenbodens nach ausgiebiger lateraler Präparation

auf die Harnröhre und weiter hinten auf den Blasenhals und die Harnblase selbst (Abb. 7-1). Hier ist es besonders wichtig, die *zwei Räume und drei Schichten* zu kennen: zwischen Scheide (1. Schicht) und Harnblase (3. Schicht) gibt es noch als mittlere Schicht das bindegewebige Septum vesicovaginale. Zwischen jeweils zwei Schichten können wir einen Raum beschreiben: zwischen Scheide und Septum vesicovaginale das Spatium septovaginale und zwischen Septum vesicovaginale und Harnblase das Spatium septovaginale (Abb. 7-2). Die Bezeichnungen klingen kompliziert, erklären sich aber von selbst. Diese Räume sind selbstverständlich keine Hohlräume, sonder gefäßlose Bereiche, die man bei der Präparation gut darstellen kann.

Die volle Bedeutung erlangen diese Spatien jedoch, wenn wir in den *seitlichen Bereich* gehen. Das in der Mitte dünn ausgebildete Septum vesicovaginale geht seitlich weiter in die Fascia endopelvina, die lateral an der Beckenwand am Arcus tendineus fasciae pelvis fixiert ist. Schon jetzt ist es sinnvoll, sich daran zu erinnern, daß bei der Kolporrhaphia anterior genau im Spatium septovaginale – d.h. an der Außenseite des Septum vesicovaginale – präpariert werden muß, um die Präparation so weit wie erforderlich nach lateral fortführen zu können.

Anatomische Terminologie ist nie Selbstzweck, sondern soll das Verständnis für die topographischen Zusammenhänge ermöglichen. Es ist sinnlos, jeder einzelnen Faser einen eigenen Namen zu geben. Dies gilt im besonderen Maße für das kleine Becken, wo die verschiedenen Schichten eng aneinanderliegen und oft erst durch scharfe Präparation getrennt werden müssen. Selbst dann ist noch lange nicht evident, ob eine bindegewebige Struktur eine Funktion hat. Eine gewisse Skepsis ist angebracht vor Behauptungen, daß mit der Verwendung eines bestimmten Ligaments plötzlich das Problem der Harninkontinenzoperationen gelöst sei. Wir müssen uns über die anatomischen Zusammenhänge ein möglichst zutreffendes Bild machen. Wir müssen auch bei jeder Harninkontinenzoperation wissen, welche Strukturen wir verwenden. Der Operationserfolg besteht aber nicht im erfolgreichen Identifizieren und Fassen einer versteckten Struktur, sondern im *Erreichen der Kontinenz für die Patientin*. Darüber können aber nur Nachuntersuchungen nach mehreren Jahren Auskunft geben.

Abb. 7-2 Frontalschnitt durch Scheide und Harnblase. Die Präparation bei der Kolporrhaphia anterior erfolgt zunächst im Spatium septovaginale. Bei Weiterführung der Präparation nach lateral gelangt man zwischen Fascia endopelvina und M. levator ani bis zum Arcus tendineus fasciae pelvis.

3 Theoretische Grundlagen

Der *Verschlußmechanismus der Harnblase* beruht auf mehreren Faktoren: glatte und quergestreifte Muskulatur, Tonisierung der Harnröhre durch Venenplexus, Kompression der Urethra von außen, und schließlich Änderung des retrovesikalen Winkels beta bei zunehmender Füllung der Harnblase. Einige dieser Faktoren können durch konservative Maßnahmen (Beckenbodentraining) oder durch Medikamente (Östrogene) günstig beeinflußt werden (siehe auch Kap. 6).

Grundsätzlich sollen *Harninkontinenzoperationen* nie die Harnröhre direkt zusammendrücken. Die Wirkung von allen Harninkontinenzoperationen besteht in einer Veränderung der Lage des Blasenhalses und dadurch in einer besseren Kompression der Urethra bei Belastung. Die Referenzpunkte sind der Unterrand und die Hinterseite der Symphyse. Durch eine Harninkontinenzoperation wird der Blasenhals angehoben und der Hinterseite der Symphyse angenähert. Dadurch wird der Blasenhals in eine günstigere Lage gebracht, so daß bei Belastungen die Druckerhöhung im Abdominalraum und in der Harnblase besser auf die proximale Urethra übertragen wird.

Sämtliche Harninkontinenzoperationen führen zu *Veränderungen der urodynamischen Parameter* (siehe auch Kap. 2). Die funktionelle Urethralänge wird durch Harninkontinenzoperationen nicht beeinflußt. Entsprechend der Situation der Nähte verlagert sich der Punkt des maximalen Urethraverschlußdrucks in Ruhe in Richtung Blasenhals. Diese Tatsache kann bei der postoperativen Qualitätskontrolle zum Nachweis der richtigen Plazierung der Nähte herangezogen werden. Der urethrale Verschlußdruck in Ruhe wird durch die Kolporrhaphia anterior und durch die Nadelsuspension signifikant abgesenkt. Offenbar resultiert der Operationserfolg aus einer Verbesserung der Drucktransmission bei Belastung. Sowohl die Kolporrhaphia anterior als auch die Nadelsuspension und die Kolposuspension führen zu einer signifikanten Besserung der Druckübertragung vom Abdomen auf die proximale Urethra. Die Überlegenheit einer Methode kann aber nicht aus den urodynamischen Ergebnissen abgeleitet werden. Eine Erklärung für die deutlich besseren Langzeitergebnisse nach Kolposuspension kann in der Tatsache liegen, daß durch diese Operation die Innervation des Blasenhalses nicht negativ beeinflußt wird.

Ein weiterer Aspekt der Druckverhältnisse in der Harnröhre ist zu bedenken. Sowohl bei der Kolporrhaphia anterior als auch bei der Nadelsuspension sinkt der *Harnröhrendruck in Ruhe* postoperativ ab. Dadurch entsteht eine ungünstige Ausgangsposition im Sinne einer hypotonen Urethra, wenn bei einem Rezidiv eine neuerliche operative Korrektur erforderlich wird.

Bei radiologischen Untersuchungen nach Harninkontinenzoperationen wird ersichtlich, daß der *Abstand des Blasenhalses von der Symphysenhinterfläche* und die Höhe in Relation zum unteren Symphysenrand durch alle drei Operationsarten signifikant verändert wird. Der Blasenhals wird abhängig vom Operationstyp zwischen 1 und 2 cm nach oben verlagert und zwischen 0,6 und 1 cm an die Symphysenhinterfläche angenähert. Beim Pressen bleiben diese Veränderungen im wesentlichen erhalten. Der retrovesikale Winkel beta wird am meisten durch die Nadelsuspension und die abdominale Kolposuspension verkleinert, in geringerem Ausmaß auch bei der Kolporrhaphia anterior.

Eine gewisse *Vorsicht* ist *bei der Interpretation der Befunde* auf jeden Fall angebracht. Wir müssen uns immer vor Augen halten, daß Kontinenz durch ein Zusammenwirken verschiedenster Faktoren zustande kommt: Verlagerung des Blasenhalses nach oben in den Abdominalraum, Verbesserung des bindegewebigen Aufhängeapparats, Bildung einer „Hängematte" unter der proximalen Urethra. Die scheinbare Euphorie in vergangenen Jahren hat einer nüchternen Betrachtungsweise Platz gemacht. Wir legen heute die Betonung nicht mehr auf einen einzelnen Wert oder Parameter, sondern auf das *gute funktionelle Ergebnis,* welches sich in Heilung der Inkontinenz, fehlender Beeinträchtigung der Sexualfunktion, gutem plastischen Ergebnis und damit einer Verbesserung der Lebensqualität der Patientin zeigt.

4 Harninkontinenz und Deszensus

Die *mangelnde Differenzierung zwischen Senkungszuständen und Harninkontinenz* hat dem Verständnis der Inkontinenzoperationen und der Entwicklung von wirkungsvollen Therapiekonzepten sehr geschadet. Den Patientinnen wurde oft in Aussicht gestellt, daß durch die Operation einer Senkung gleichzeitig die Harninkontinenz geheilt werden könnte. Der fehlende Operationserfolg und die weiterbestehende Harnkontinenz – wenn auch manchmal in abgeschwächter Form – waren für die Betroffene eine Belastung und haben einerseits gute Operationen in Mißkredit gebracht, andererseits zu Resignation und zur Auffassung geführt, daß eine Operation bei Harnverlust ohnehin nicht wirksam sei.

Heute hat sich glücklicherweise eine klare Betrachtungsweise durchgesetzt: Deszensus und Harninkontinenz treten zwar oft gemeinsam auf, müssen aber bei der Therapieplanung *getrennt* gesehen werden. Beim Bestehen einer Harninkontinenz muß immer die für die spezielle Situation bestmögliche Harninkontinenzoperation zur Anwendung kommen. Eine Senkung wird operativ in Abhängigkeit vom Ausmaß und von der Beeinträchtigung der Lebensqualität der Patientin mit der entsprechenden rekonstruktiven Operation behoben. Heute wissen wir auch, daß eine leichte Inkontinenz durch eine Rekonstruktion des Beckenbodens ebenfalls günstig beeinflußt werden kann, daß aber andererseits die derzeit beste Harninkontinenzoperation – die abdominale Kolposuspension – die Entwicklung einer Zystozele begünstigen kann.

In diesem Zusammenhang kann nicht oft genug betont werden, wie wichtig die *präoperative Diagnostik* ist. Sie dient nicht nur der Erfassung des Schweregrads der Inkontinenz und der Differenzierung zwischen Streß- und Dranginkontinenz, sondern auch der Beurteilung eines Deszensus und dem Herausarbeiten des Zusammenhangs zwischen Senkung und Harninkontinenz. Meist steht entweder die Senkung oder die Harnkontinenz im Vordergrund. In diese Richtung muß auch das operative Therapiekonzept zielen.

In besonderen Mißkredit ist in diesem Zusammenhang die *Kolporrhaphia anterior* gekommen, die früher mancherorts als einzige Operation bei Senkung und Harninkontinenz eingesetzt wurde. Diese Operation ist aus zweierlei Gründen problematisch: Erstens ist die Kolporrhaphia anterior überhaupt nicht standardisiert. Praktizierte Operationsformen reichen von einigen wenigen Nähten durch das paraurethrale Gewebe in Anlehnung an die Kelly-Nähte bis zu Präparationen bis zum Arcus tendineus und ausgedehnten Rekonstruktionen des Beckenbodens. Zweitens wissen wir heute, daß die Kolporrhaphia anterior bei mittelschwerer und schwerer Harninkontinenz keine geeignete Harninkontinenzoperation ist und nach kurzer Zeit ein Rezidiv droht.

Schließlich darf nicht vergessen werden, daß bei der Reparatur eines Deszensus eine *Harninkontinenz verstärkt werden oder überhaupt erst entstehen kann*. Bei der präoperativen Untersuchung muß deshalb besonders darauf geachtet werden, ob bei einer Reposition des Deszensus eine Harninkontinenz bei der klinischen Inkontinenzprüfung entsteht. In einem solchen Fall muß eine Senkungs- mit einer Harninkontinenzoperation kombiniert werden.

5 Harninkontinenzoperation und Hysterektomie

Die *Entfernung der Gebärmutter* erfordert immer eine *eigene Indikation* und ist nie automatisch Bestandteil einer Harninkontinenzoperation. Die Indikationen können von Präkanzerosen oder karzinomatösen Veränderungen bis zu ausgeprägten Blutungsstörungen, Dysmenorrhöen oder im Einzelfall einem Sterilisationswunsch reichen. Da Scheidensenkungen meist mit einem Descensus uteri verbunden sind, bietet sich bei der Rekonstruktion des Beckenbodens die gleichzeitige Hysterektomie an. Fast immer wird deshalb heute eine Kolporrhaphia anterior mit einer Uterusexstirpation kombiniert. Dabei ist auf einen hohen Peritonealverschluß als Enterozelenprophylaxe zu achten (Abb. 7-3).

Umgekehrt wird nach heutigem Verständnis eine *Kolporrhaphie mit Belassung des Uterus* sehr zurückhaltend gesehen. Eine solche Operation kann nur bei sehr geringem Deszensus und sehr leichter Harnkon-

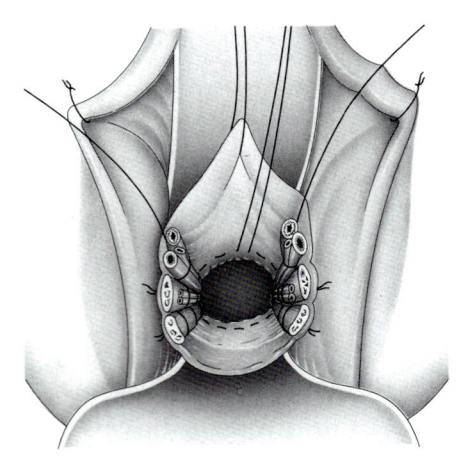

Abb. 7-3 Hoher Peritonealverschluß bei der vaginalen Hysterektomie durch eine Tabaksbeutelnaht zur Enterozelenprophylaxe (nach Hirsch et al. [9]).

tinenz wirksam sein. Hier sehen wir heute eine Hauptindikation für die nichtoperative Therapie der Harninkontinenz. Führt diese nach entsprechender Konsequenz und Dauer nicht zum gewünschten Erfolg, ist meistens die gleichzeitige Entfernung der Gebärmutter empfehlenswert.

Anders stellt sich die Situation bei *abdominalen Harninkontinenzoperationen* dar. Die Wirkung dieser Operationen ist im wesentlichen unabhängig vom Vorhandensein oder vom Fehlen des Uterus. Bei jungen Frauen oder bei Frauen, die einer Uterusexstirpation nicht zustimmen wollen, kann ohne weiteres bei Vorliegen einer schweren Streßharninkontinenz eine Suspensionsoperation unter Belassung des Uterus vorgenommen werden. Nach entsprechender Diagnostik muß in einem genauen und ausführlichen Gespräch mit der Patientin geklärt werden, was ihre Wünsche, Bedürfnisse und Erwartungen sind. Von ärztlicher Seite muß die Information zur Sinnhaftigkeit, Notwendigkeit und Wirksamkeit einer Operation kommen, damit gemeinsam mit der Patientin die richtige Operationsindikation gefunden wird.

6 Operationsverfahren

6.1 Kolporrhaphia anterior

Die Kolporrhaphia anterior ist die am häufigsten durchgeführte Operation zur Behandlung einer Streßharninkontinenz im deutschsprachigen Raum. Anatomische, physiologische und neurologische Studien haben unsere Sichtweise der Kolporrhaphia anterior grundlegend verändert. Bei Unterscheidung in zentrale, laterale, obere und hintere Defekte ist die Kolporrhaphia anterior nur zur Reparatur von zentralen Defekten geeignet (Tab. 7-1). Eine leichte Harninkontinenz wird durch die Kolporrhaphie in etwa 80% geheilt; die Problematik liegt in den deutlich ungünstigeren Langzeitergebnissen mit Heilungsraten von 50 bis 60% nach fünf Jahren [7].

Die *Indikation* für eine Kolporrhaphia anterior ist also eine Pulsionszystozele (zentraler Defekt), ein hochgradiger Descensus vaginae et uteri oder ein Totalprolaps des inneren Genitales. Liegt gleichzeitig eine Streßharninkontinenz vor, so ist zusätzlich eine Harninkontinenzoperation durchzuführen.

Die *suburethralen Raffnähte* sind zwar in der Lage, den Blasenhals anzuheben, haben aber weitreichende Folgen in bezug auf die Innervation des Beckenbodens. Morphologische und neurophysiologische Studien zeigen, daß Innervationsstörungen des externen Urethrasphinkters ursächlich für eine Streßharninkontinenz verantwortlich sein können und daß alle Operationsverfahren, die im paraurethralen Gewebe angreifen, eine zusätzliche Denervation des externen Urethrasphinkters verursachen. Diese Erkenntnisse haben dazu geführt, daß die suburethralen Raffnähte nach Kelly-Stoeckel keinen Stellenwert in der operativen Therapie der Streßharninkontinenz haben (Tab. 7-2).

Je nach lateraler Ausdehnung der Präparation und Lage der Nähte werden *verschiedene Strukturen gefaßt*: in der Mitte sprechen wir vom Septum vesicovaginale, nach lateral zu von der Blasenfaszie bzw. von der Fascia

Tabelle 7-1 Vorgehen bei Beckenbodendefekten

Defekt	Korrektureingriff
Zentraler Defekt (Pulsionszystozele)	– Kolporrhaphia anterior
Defekt der Blasenhalsverankerung	– abdominale Kolposuspension – Schlinge – Nadelsuspension
Lateraler Defekt (Traktionszystozele)	– paravaginale Rekonstruktion
Oberer Defekt	– Sakropexie/Vaginaefixatio
Hinterer Defekt	– Kolpoperineoplastik

Tabelle 7-2 Indikationen und Kontraindikationen zur Kolporrhaphia anterior

Indikationen	– Pulsionszystozele (zentraler Defekt) – Prolapsus vaginae et uteri – Streßinkontinenz I. Grades
Kontraindikationen	– Traktionszystozele (lateraler Defekt) – geringgradiger Deszensus – schwere Streßharninkontinenz – Rezidiv-Streßharninkontinenz – hypotone Urethra

Tabelle 7-3 Operatives Vorgehen bei der vorderen Kolporrhaphie

– Fassen des Scheidenrands (oder der Portio)
– mediane Kolpotomie bis 1 cm hinter den Meatus urethrae externus
– Abpräparation der Blasenfaszie (Fascia vesicovaginalis) von der Scheide
– Fortsetzung der Präparation der Fascia endopelvina nach lateral unter den hinteren Schambeinast
– analoges Vorgehen auf der anderen Seite
– Raffen des Blasenbodens von hinten nach vorne mit Einzelknopfnähten
– Anheben des Blasenhalses
– Resektion der Scheidenränder
– Verschluß der vorderen Kolpotomie

endopelvina (die bis zum Arcus tendineus reicht), und nach vorne zu von den Ligg. pubourethralia. Es handelt sich dabei im wesentlichen um eine zusammenhängende Bindegewebsstruktur, welche für die Rekonstruktion des Beckenbodens herangezogen wird. Dieses Konzept dürfen wir nicht mit den nach heutiger Sicht überholten Kelly-Nähten verwechseln, bei denen lediglich das paraurethrale Gewebe mit zwei bis drei Nähten gefaßt wurde. Diese Nähte bringen zwar eine Narbenbildung unter der proximalen Urethra und damit eine günstige Wirkung bei leichter Harninkontinenz; sie haben aber einen negativen Einfluß auf die paraurethralen Nervenplexus und werden deshalb heute nicht mehr durchgeführt.

Die Kolporrhaphia anterior hat im wesentlichen zwei *Indikationen*: die Senkung der vorderen Scheidenwand (Zystozele) und das gleichzeitige Bestehen einer leichten Streßharninkontinenz. Dabei ist nach heutigem Verständnis die Korrektur der Zystozele (Pulsionszystozele, d.h. zentraler Defekt) die Hauptindikation.

Das *Prinzip* der Kolporrhaphia anterior besteht in einer Raffung des Bindegewebes zwischen Harnblase und Scheide. Dadurch wird der Blasenhals angehoben und eine Zystozele korrigiert.

Operationsgang (Tab. 7-3, Abb. 7-4): Der Operateur hält die vordere Scheidenwand mit zwei Krallenklemmen und führt mit dem Skalpell eine mediane Kolpotomie durch, welche bis 1 cm an den Meatus urethrae externus heranreicht. Die beiden Assistenten spannen dabei die Scheidenränder mit Allis-Klemmen aus. Die Tiefe der Kolpotomie soll bis zum Septum vesicovaginale reichen.

Der wesentliche Schritt ist nun die *Abpräparation des Bindegewebes von der Scheide*. Der Operateur beginnt auf der rechten Seite mit dem Skalpell, von hinten kommend. Dabei spannen sich die Fasern zwischen Septum vesicovaginale und Scheide deutlich an, und es ist einfacher, im Spatium septovaginale zu bleiben. Von hinten nach vorne wird die Präparation fortgesetzt. Blutungen zeigen an, daß die Präparation zu nahe an die Harnblase gegangen ist. Die Präparation muß scharf erfolgen, insbesondere dann, wenn seitlich die Blasenfaszie (Fascia endopelvina) in Richtung Arcus tendineus dargestellt werden soll. Das genaue Ausmaß der

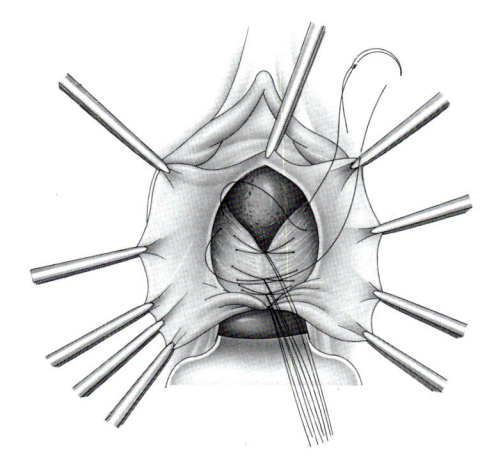

Abb. 7-4 Kolporrhaphia anterior. Nach ausgiebiger Präparation nach lateral wird die Fascia endopelvina von hinten nach vorne mit Einzelknopfnähten gerafft (nach Richter [17])

Präparation richtet sich nach der Größe der Zystozele und den individuellen Erfordernissen. Je weiter die Faszie nach lateral mobilisiert wird, desto leichter fällt die spätere Rekonstruktion. Auf jeden Fall muß am Ende der Präparation der Zeigefinger des Operateurs bequem hinter den unteren Schambeinast gelegt werden können. Auf der linken Seite wird genauso vorgegangen: scharfe Präparation von hinten kommend, immer streng an der Scheide und genügend weit nach lateral und vorne. Ein Durchstoßen der Scheide ist ohne Bedeutung, der Operateur ändert die Präparationsrichtung näher an die Harnblase.

Nun erfolgt die eigentliche *Rekonstruktion durch Raffen* und damit Anheben *der Blasenfaszie*. Von hinten nach vorne legt der Operateur durch die Blasenfaszie Einzelknopfnähte mit resorbierbarem Nahtmaterial (etwa Vicryl® oder Dexon® 2/0). Bei Präparation der Blasenfaszie in der richtigen Schicht steht ausreichend festes Bindegewebe für die Nähte zur Verfügung. Außerdem ist die Blase durch die weit lateral durchgeführte Präparation ausreichend mobil und kann durch das Knüpfen der Nähte angehoben werden. Insgesamt sind etwa vier bis sechs Nähte erforderlich, wobei vorne – Richtung Schambeinäste – besonders kräftiges Bindegewebe gefaßt werden kann (Ligg. pubourethralia). Zwischen der vordersten Naht und der Urethra kann eine Fingerkuppe eingelegt werden.

Nach Abnahme der Allis-Klemmen werden die beiden Scheidenränder vorsichtig reseziert, so daß sich die Scheide in der Mitte ohne jede Spannung vereinigen läßt. Der Verschluß der vorderen Kolpotomie erfolgt nun mit Einzelknopfnähten oder einer fortlaufenden Naht.

Innerhalb der angegebenen Technik sind natürlich *Modifikationen* möglich: man kann die vordere Begrenzung der Kolpotomie unter der Urethraöffnung mit einer Krallenklemme markieren und die Kolpotomie sowie die Abpräparation der Blasenfaszie von der Scheide mit der Schere durchführen. Grundsätzlich wird resorbierbares Nahtmaterial verwendet. Die lokale präoperative Östrogentherapie über ein bis zwei Monate macht die Scheide geschmeidiger und erleichtert das Abpräparieren der Blasenfaszie im Spatium septovaginale. Manche Operateure/Operateurinnen instillieren vor der Kolpotomie eine Kochsalz- oder Vasopressinlösung, um die einzelnen Schichten voneinander abzuheben.

Aus dieser Beschreibung ist ersichtlich, wie irreführend die Bezeichnung Scheidenplastik oder Kolporrhaphie ist. Die Präparation richtet sich auf die *Blasenfaszie* bzw. lateral auf deren Fortsetzung, die Fascia endopelvina. Dieses Bindegewebe wird von der Scheide bzw. weiter lateral von der Beckenwand abpräpariert und zur Rekonstruktion verwendet. Die Scheide selbst spielt dabei überhaupt keine Rolle. Bei zu weiter Resektion müssen die Scheidenränder unter Spannung in der Mitte vereinigt werden, und es kann zu Dehiszenzen oder Stenosen kommen. Für das postoperative Ergebnis ist einzig und allein die Festigkeit der neu formierten Blasenfaszie entscheidend.

Komplikationen bei einer Kolporrhaphia anterior sind sehr selten. Die Häufigkeit von intraoperativen Verletzungen des unteren Harntrakts liegt unter 1%. Bei unsachgemäßer Präparation unter den Schambeinästen kann es zu sehr unangenehmen venösen Blutungen kommen, welche durch Kompression gestillt werden müssen. Postoperative Harnwegsinfekte werden in der Literatur zwischen 5 und 27%, Blasenentleerungsstörungen nur mit 2 bis 3% angegeben. Besonders unangenehm sind postoperative Verengungen der Scheide. Diese können auftreten, wenn bei der meist gleichzeitig durchgeführten Kolpoperineoplastik die tiefen Scheidennähte bzw. die Levatornähte zu hoch oder zu tief gesetzt werden. Auch eine übermäßige Resektion von Scheidengewebe hat eine Verengung der Vagina zur Folge. Nur wenige Autoren haben sich mit der Problematik der postoperativen Dyspareunie beschäftigt.

Die in der Literatur angegebenen *Heilungsraten* in bezug auf Harnkontinenz nach einem Jahr bewegen sich zwischen 40 und 96%, wobei in den meisten Studien keine objektiven Parameter herangezogen wurden. Fünfjahresergebnisse liegen bei 40%.

6.2 Nadelsuspension

Die Nadelsuspension wurde von Pereyra mit dem Ziel einer hohen Heilungsrate bei einer geringen Morbidität eingeführt. Die Originalmethode hebt die Ligg. pubourethralia und die Fascia endopelvina an. Die Nähte werden über eine eigens entwickelte Nadel von vaginal retrosymphysär durch die Rektusfaszie geführt und geknüpft. Dadurch wird der Blasenhals angehoben und stabilisiert [6].

In der Literatur werden mindestens 15 Modifikationen der Originalmethode von Pereyra beschrieben. Diese Verfahren unterscheiden sich durch den vaginalen und suprasymphysären Zugang und durch die Strukturen, die aufgehängt werden. Die Stabilität der vaginalen Verankerung soll bei verschiedenen Modifikationen über schraubenartig angelegte Nähte paraurethral, durch die Fascia vaginalis oder durch die Vagina verbessert werden. Hilton verwendet sowohl paraurethral als auch abdominal Dacron®-Widerlager [8]. Durch eine Fixation der Nähte am Tuberculum ossis pubis oder am Lig. pectineale Cooperi kommt es zu einer Verbesserung der Stabilität der Verankerung im suprasymphysären Bereich. Das intraoperative Risiko einer Verletzung der Harnblase und einer postoperativen Fistelbildung wurde durch die Einführung der Urethrozystoskopie durch Stamey deutlich vermindert [12, 16]. Übereinstimmung besteht in der Verwendung von nichtresorbierbarem Nahtmaterial, welches deutlich bessere Langzeitergebnisse bringt als die Fixation mit resorbierbaren Nähten.

Die *Indikation* zu einer Nadelsuspension ist eine leichte bis mittelgradige Streßharninkontinenz mit normotoner Urethra und stabilem Detrusor (Tab. 7-4). Eine hochgradige Streßharninkontinenz, eine hypotone Urethra und ein instabiler Detrusor sind *Kontraindikationen*.

Prinzip der Operation: Links und rechts der Urethra werden Fäden gelegt, hinter der Symphyse nach oben geleitet und an der Bauchdecke fixiert. Damit wird der Blasenhals auf beiden Seiten angehoben und stabilisiert.

Tabelle 7-4 Indikationen zur Nadelsuspension

- paraurethraler Defekt
- Streßharninkontinenz I. bis II. Grades
- normotone Urethra
- stabiler Detrusor

Operationsgang: Die Patientin wird in Steinschnittlage gelagert. Ein transurethraler Ballonkatheter wird eingelegt und dient zur Markierung des Blasenhalses. Die Operation beginnt mit zwei kleinen Hautinzisionen an der Bauchdecke etwas lateral und oberhalb der beiden Tubercula pubica. Mit dem Finger wird stumpf bis zur Rektusfaszie eingegangen.

Als nächstes erfolgt eine quere Kolpotomie von etwa 2 bis 3 cm Länge in Höhe des Blasenhalses. Dieser kann durch den Ballonkatheter gut identifiziert werden.

Nun wird eine spezielle, leicht gekrümmte, lange Nadel von oben durch die Rektusscheide durchgestoßen und hinter der Symphyse nach unten geleitet, bis sie im Bereich der Kolpotomie erscheint. Ein nichtresorbierbarer Faden wird durch die Nadel gelegt und nach oben zur Bauchdecke gezogen. Der Faden wird an der Scheidenfaszie fixiert. Derselbe Vorgang wird nochmals wiederholt: Nadel von oben durch den retropubischen Raum, bis die Spitze in der Scheide erscheint, Einfädeln des zweiten, noch freien Fadenendes und Hochziehen zur Bauchdecke. Derselbe Vorgang mit zweimaligem Durchgang der Nadel von oben bis zur Scheide wird auf der anderen Seite wiederholt.

Jetzt muß eine Zystoskopie zum Ausschluß einer Blasenperforation erfolgen.

Die Kolpotomie wird verschlossen, und die Nähte werden über der Rektusscheide geknüpft. Für die genaue Spannung der Nähte gibt es keine exakten Richtlinien: die Nähte dürfen weder zu fest, noch sollen sie zu locker sein. Die Haut der Bauchdecke wird verschlossen (Tab. 7-5).

Komplikationen und Heilungsraten: Das Durchstechen der Harnblase mit der Suspensionsnadel kommt in 2 bis 7 % vor. In diesen Fällen müssen die Fäden entfernt und neu gelegt werden. Die Angaben über eine De-novo-Detrusorinstabilität liegen zwischen 7 und 30 %. Blasenentleerungsstörungen werden zwischen 1 und 40 % und Harnwegsinfekte zwischen 1 und 35 % angegeben.

Ein Vergleich der *Kontinenzraten* bei verschiedenen Modifikationen ist durch unklare Kriterien der Erfolgsbeurteilung (subjektiv und objektiv) und unterschiedlichen Beobachtungszeiträumen nicht möglich. Es existieren keine kontrollierten Studien, welche die Vor- und Nachteile einer Methode belegen. Dadurch ist zu erklären, daß die angegebenen Heilungsraten dieser Methode zwischen 40 und 100 % schwanken

können. Ein Vergleich zwischen Studien mit objektiven und subjektiven Kriterien für eine Kontinenz ergab einen signifikanten Unterschied (69 ± 19 % versus 83 ± 12 %).

Wird der Schweregrad entsprechend der Klassifikation nach Ingelmann-Sundberg (siehe auch Kap. 4, Abschnitt 4.2) berücksichtigt, so findet man die höchste Kontinenzrate mit 100 % bei Patientinnen mit einer milden Streßharninkontinenz (Grad I), bei einer Streßharninkontinenz II. Grades beträgt die Heilungsrate 93 %, bei einer schweren Streßharninkontinenz 63 %. Mit zunehmendem Intervall zwischen Operation und Nachuntersuchung verschlechtern sich die Ergebnisse deutlich.

Über *Langzeitergebnisse* gibt es wenige Veröffentlichungen. Jarvis faßte zehn Studien mit 1377 Patientinnen nach Nadelsuspensionen zusammen. Das Intervall zwischen Operation und Nachuntersuchung betrug im Mittel 8,7 bis 11,3 Jahre; die subjektive Heilungsrate war 69 %, die objektive 43 %. Andere Autoren geben eine Fünfjahresheilung von 52 % an [10, 11, 15].

6.3 Abdominale Kolposuspension

6.3.1 Offene Verfahren

Die abdominale Kolposuspension wurde 1949 von Marshall und Marchetti erstmals beschrieben. Diese Verfahren und seine Modifikationen haben in den letzten Jahren eine weite Verbreitung gefunden. Im deutschen Sprachraum hat sich die Bezeichnung Kolposuspension durchgesetzt. Die abdominale Kolposuspension bewirkt eine Elevation und Annäherung der proximalen Urethra an die Symphyse und gleichzeitig eine Stabilisierung des Blasenhalses. Die Kolposuspension ist eine *reine Harnkontinenzoperation;* anatomische Defekte des Beckenbodens können grundsätzlich mit dieser Operation nicht behandelt werden. Daraus ergibt sich als *Indikation* für die Kolposuspension die mittelschwere und schwere Streßharninkontinenz bzw. Rezidiv-Streßharninkontinenz ohne Vorliegen einer Scheidensenkung.

Sämtliche *Modifikationen* der Kolposuspension unterscheiden sich in der Plazierung der Nähte durch die Scheidenfaszie und in der Fixierung der Nähte im Bindegewebe des kleinen Beckens. In der Originalmethode wurden die Nähte vom Blasenhals ausgehend nach distal durch die Scheidenfaszie entlang der Urethra gelegt. Dieser Umstand führt zu einer deutlichen und festen Annäherung der Urethra an die Symphyse.

Tabelle 7-5 Operatives Vorgehen bei der Nadelsuspension

- Lagerung in Steinschnittlage, Ballonkatheter in der Harnblase
- 2 Hautinzisionen in der Bauchdecke über den Tubercula pubica
- quere Kolpotomie in Höhe des Blasenhalses
- Fixieren eines Fadens an der Scheidenfaszie
- Einführen der speziellen Nadel von oben hinter die Symphyse bis in die Scheide
- Einlegen des Fadens durch die Nadelspitze und Hochziehen zur Bauchdecke
- Wiederholung und Hochziehen des freien Fadenendes
- analoges Vorgehen auf der anderen Seite
- Zystoskopie
- Verschluß der Kolpotomie
- Knüpfen der Nähte über der Rektusscheide
- Verschluß der Haut der Bauchdecke

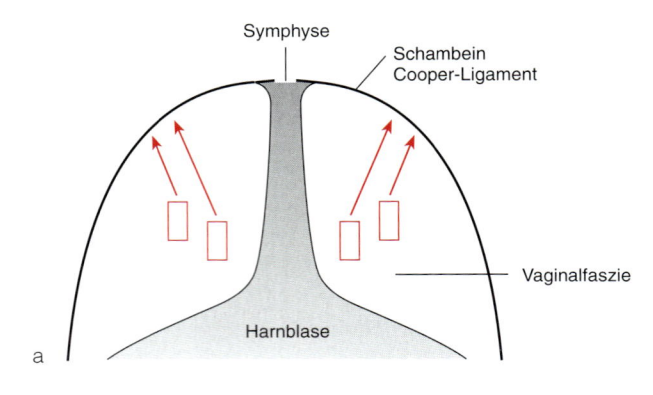

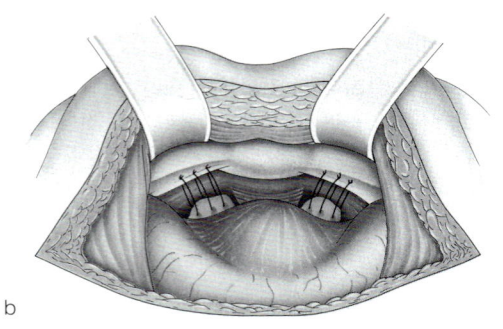

Abb. 7-5 Kolposuspension nach Burch.
a) Schema der Plazierung der Nähte. Die Befestigungspunkte sind einerseits die Scheidenaußenwand lateral des Blasenhalses und andererseits das Lig. ileopectineum Cooperi.
b) Die Scheidenfaszie ist beidseits durch je drei Nähte angehoben und am Lig. ileopectineum Cooperi fixiert; es kommt zu keinem direkten Kontakt zwischen Scheidenfaszie und Ligament (nach Hirsch et al. [9]).

Die Modifikationen nach Burch und Eberhard legen die Nähte lateral des Blasenhalses (Abb. 7-5a), während die Modifikation nach Stanton zwei bis drei Nähte lateral der Harnblase vom Blasenhals ausgehend legt und versucht, damit gleichzeitig eine Zystozele zu beheben.

In bezug auf die Aufhängung der Nähte unterscheiden sich die Methoden nach dem Ort der Fixation und ob die Nähte durchhängen oder bündig verknüpft werden. Die meisten Verfahren ziehen das Cooper-Ligament zur Aufhängung der Nähte heran [18]. Die Modifikation nach Hirsch legt die Nähte an den Punkt, wo die Obturatoriusfaszie sich verdickt und mit dem Periost der Symphyse und dem Lig. ileopectineum verschmilzt.

Der *Vorteil* der Kolposuspension besteht in der Tatsache, daß die Operation gut fundiert und nicht sehr schwierig ist und vorhersehbare Ergebnisse bringt. Ein *Nachteil* ist die Veränderung der Statik im kleinen Becken, wodurch die Entstehung von Enterozelen – in Abhängigkeit der verwendeten Modifikation in bis zu 35 % – begünstigt wird.

Die *Indikation* für die Kolposuspension ist die mittelschwere und schwere Streßharninkontinenz. Die Kolposuspension ist besonders geeignet bei Rezidivinkontinenz und bei hypotoner Urethra. Für eine erfolgreiche Operation muß der Blasenhals eine gewisse Beweglichkeit aufweisen.

Das *Prinzip der Operation* besteht in einer Darstellung des Spatium praevesicale (Retzii) und der Scheidenfaszie. Durch diese werden feste Nähte gelegt und am Becken befestigt. Die Scheide wird – der Bezeichnung der Operation entsprechend – aufgehängt („suspendiert") und bildet bei Belastung ein effektives Widerlager unter dem Blasenhals.

Operationsgang: Die Patientin wird in Rückenlage gelagert, und ein transurethraler Ballonkatheter wird eingelegt. Nach einem Pfannenstiel-Hautschnitt wird die Faszie quer durchtrennt und das Spatium praevesicale stumpf mit dem Finger oder mit einem Stieltupfer dargestellt. Die Präparation geht entlang dem Hinterrand der Symphyse in die Tiefe, bis die Scheidenfaszie und die Region des Blasenhalses deutlich erkennbar sind. Dabei werden gleichzeitig an der Vorderseite des kleinen Beckens die Ligg. ileopectinea Cooperi sichtbar.

Nun geht der Operateur mit dem 2. und 3. Finger der linken Hand in die Scheide ein und hebt die lateralen Fornizes an. Gegen die Fingerkuppen wird mit einem feuchten Stieltupfer die Scheidenfaszie beidseits der proximalen Urethra freipräpariert. Die Blutstillung erfolgt mit der bipolaren Koagulationspinzette.

Rechts und links werden nun durch die Scheidenfaszie je zwei Nähte (atraumatisch, nichtresorbierbares Nahtmaterial, Stärke 0 oder 1) gelegt und am Lig. ileopectineum Cooperi fixiert. Der Aufhängungspunkt ist ca. zwei Querfinger lateral der Medianen. Die Nähte werden zunächst langgelassen und anschließend von der ersten Assistenz geknüpft. Der Operateur behält die zwei Finger in der Scheide und hebt damit die Scheide an, so daß die Nähte ohne Spannung geknüpft werden. Die Scheide wird dabei nicht den Ligamenten angenähert, sondern die Nähte hängen auf einer Distanz von 1 bis 2 cm frei durch. Nach Knüpfen der Nähte kann ein Finger zwischen Symphyse und Urethra knapp eingelegt werden. Zuletzt werden eine suprapubische Harnableitung angelegt und die Bauchdecken schichtweise verschlossen (Abb. 7-5b, Tab. 7-6).

Tabelle 7-6 Operatives Vorgehen bei der offenen abdominalen Kolposuspension

- stumpfe Darstellung des Spatium praevesicale Retzii
- Darstellung der Außenseite der Scheide im Winkel zwischen proximaler Urethra und Harnblase auf beiden Seiten
- Eingehen mit der linken Hand in die Scheide
- Anheben der Scheide lateral der proximalen Urethra
- Vervollständigung der Präparation der Scheidenfaszie über der Fingerkuppe
- Vorlegen von je 2 Nähten beidseits durch die Scheidenfaszie und durch das Lig. ileopectineum Cooperi
- Knüpfen der Nähte während von vaginal die Scheide angehoben wird
- Verschluß der Bauchdecke

Intraoperative Komplikationen sind selten und liegen insgesamt unter 5%. Blutungen kommen zumeist nach Knüpfen der Nähte zum Stillstand. Ureterkomplikationen (vor allem Einbinden und Abknicken) treten in 1% und eine Osteitis pubica nach Marshall-Marchetti in 2 bis 3% der Fälle auf. *Postoperative Komplikationen* sind häufiger. Blasenentleerungsstörungen finden sich der Literatur zufolge in zwischen 15 und 20%, eine De-novo-Detrusorinstabilität in 10 bis 15%. Die Häufigkeit von Enterozelen wird zwischen 7 und 35% angegeben. Zu bemerken ist, daß das postoperative Auftreten von Rekto- und Zystozelen oft nicht direkt mit der Methode in Zusammenhang zu bringen ist. Vielmehr liegen diese Defekte bereits zum Zeitpunkt der Kolposuspension vor und werden häufig nicht in der gleichen Sitzung korrigiert.

Zahlreiche Untersuchungen haben gezeigt, daß *Heilungsraten* von 78% nach Marshall-Marchetti und 95% nach Burch zu erzielen sind [1, 4]. Ein Überblick von zehn Publikationen, in denen die Ergebnisse von 1360 nach Burch operierten Patientinnen ausgewertet wurden, erbrachte eine objektive Heilungsrate von 78% und einen subjektiven Erfolg von 65%. Der Untersuchungszeitraum lag zwischen sieben und zehn Jahren. Alcalay et al. konnten aufzeigen, daß nach 15 Jahren 85% und nach 20 Jahren 78% der Patientinnen nach Burch kontinent sind.

6.3.2 Laparoskopische Kolposuspension

In den letzten Jahren hat sich neben der offenen Kolposuspension der Zugangsweg über das Laparoskop etabliert. Die theoretischen Grundlagen der Operation, das Operationsprinzip und der Operationsgang sind im Prinzip bei beiden Modifikationen gleich. Sie unterscheiden sich lediglich im Zugangsweg (siehe auch Kap. 14, Abschnitt 2.3.8).

Bei der abdominalen Kolposuspension erfolgt der Zugang über einen queren, suprasymphysären Hautschnitt. Bei der laparoskopischen Kolposuspension kommen zwei verschiedene *Zugangswege* zum Einsatz:

- Beim herkömmlichen transabdominalen Zugang erfolgt der Zugang durch die Bauchhöhle; das Peritoneum parietale wird beim Blasenfundus gespalten, so daß das Spatium praevesicale dargestellt werden kann.
- Beim extraperitonealen Zugang wird nicht in die Bauchhöhle eingegangen, der Operateur bleibt mit der Optik und den Instrumenten immer streng extraperitoneal und arbeitet sich vom Subumbilikalbereich kommend nach unten in das Spatium praevesicale vor. Schließlich werden links und rechts je ein nichtresorbierbarer Faden durch die Blasenfaszie gelegt, am Lig. ileopectineum Cooperi fixiert und geknüpft.

Technisch ist die laparoskopische Kolposuspension insofern anspruchsvoll, als sie ausreichende Erfahrung mit der Handhabung von Nadeln und dem Knüpfen von Nähten erfordert. Die Identifizierung der anatomischen Strukturen und die genaue Plazierung der Nähte ist – wie immer bei der Laparoskopie – oft einfacher als bei offenem Zugang. Eine kürzere *Operationsdauer* ist bei der laparoskopischen Kolposuspension nicht zu erwarten. Der technische Einsatz ist wie bei jeder Laparoskopie größer, besonders dann, wenn Einmalgeräte verwendet werden. Die postoperative Heilungs- und Rekonvaleszenzphase kann beschleunigt sein.

Zur Beurteilung des *Operationserfolgs* bei laparoskopischen Kolposuspensionen liegen noch keine ausreichenden Erfahrungen vor. Erste Berichte sprechen von Kontinenzraten zwischen 80 und 90%. Dies ist auch bei korrekter Plazierung und richtigem Knüpfen der Nähte zu erwarten, denn – wie oben dargestellt – es handelt sich bei der laparoskopischen Kolposuspension um das exakt gleiche Operationsprinzip.

Aus heutiger Sicht kann nicht gesagt werden, ob sich einer der beiden Zugangswege durchsetzen wird. Die offene Kolposuspension wird immer als Zusatzeingriff bei abdominaler Kolposuspension ihren Platz haben. Die Begründung für die laparoskopische Kolposuspension kann bei wahrscheinlich gleichen Erfolgsraten vielleicht in einer größeren Annehmlichkeit für die Patientinnen liegen, die wiederum die höheren Kosten rechtfertigen muß.

6.4 Abdomino-vaginale Schlingenoperation

Schlingenplastiken werden seit Anfang des Jahrhunderts in mehreren Modifikationen unter Verwendung verschiedenster Materialien zur Behandlung der weiblichen Streßharninkontinenz eingesetzt. Vor allem in den angloamerikanischen Ländern haben alloplastische (körperfremde) Materialien in den vergangenen Jahren Einsatz gefunden [21]. Diese Materialien müssen aber wegen Infektionen und Abstoßungsreaktionen relativ oft wieder entfernt werden. Im deutschen Sprachraum werden deshalb meist körpereigene Materialien (Faszie, Lyodura) bevorzugt.

Die *Indikationen* sind dieselben wie bei der Kolposuspension. Die Hauptindikation ist die schwere Streßharninkontinenz, insbesondere als Rezidiv-Streßharninkontinenz oder verbunden mit einer hypotonen Urethra. Zum Unterschied von der Kolposuspension kann die Schlingenoperation auch bei schlecht beweglichem Blasenhals und starrer Urethra gut eingesetzt werden.

Prinzip der Operation: Bei der Schlingenoperation wird eine Schlinge um die proximale Urethra gelegt und an der Bauchdecke fixiert. Die Schlinge darf die Urethra nicht abschnüren, sondern bildet bei Belastung ein Widerlager und verhindert ein Tiefertreten des Blasenhalses. Dadurch kommt es zu einer Drucksteigerung in der proximalen Urethra bei Belastung und klinisch zu Kontinenz.

Operationsgang: Die abdomino-vaginale Schlingenoperation ist die aufwendigste Harninkontinenzoperation und erfordert ausreichende operative Erfahrung. Im folgenden wird die Modifikation nach Narik und Palmrich unter Verwendung von Faszienzügeln beschrieben (Tab. 7-7).

Die Patientin wird in modifizierter Steinschnittlage so gelagert, daß gleichzeitig ein Zugang zur Bauchdecke und zur Scheide möglich ist. Die Operation beginnt mit zwei inguinalen Schnitten oder einem breiten Pfannenstielschnitt zur *Darstellung der Externusaponeurose*. In dieser wird links und rechts je ein 1 bis 1,5 cm breiter und 12 bis 14 cm langer Faszienstreifen entlang der Faserrichtung präpariert. Der Streifen bleibt am Tuberculum pubicum verankert; das laterale Ende wird mit zwei verschiedenfarbigen Fäden markiert, um später eine Torsion des Streifens beim Durchziehen nach unten zu vermeiden.

Hinter der Symphyse bzw. hinter dem Tuberculum pubicum wird nun mit dem Zeigefinger die Fascia transversalis durchstoßen und in das Cavum Retzii eingegangen. Der Zeigefinger bleibt dabei ständig in Kontakt mit dem Periost.

Der erste *vaginale Operationsschritt* besteht in einer queren, fischmaulartigen Kolpotomie in Höhe des Blasenhalses und in der Abpräparation der Scheidenhaut. Die Urethra selbst wird möglichst unberührt belassen, lateral der Urethra in Höhe des Blasenhalses wird die Faszie entweder digital oder – bei Vernarbung – mit einer geschlossenen Klemme durchstoßen. Mit dem Finger wird nun von vaginal her ein Präparationskanal nach oben in Richtung des von oben präformierten Tunnels gebildet. Der Finger bleibt dabei stets lateral der Urethra und in Kontakt mit der Hinterwand der Symphyse bzw. des Schambeins, um eine Verletzung der Blase zu vermeiden. Wenn der Kanal in voller Länge formiert ist, wird von vaginal eine gebogene Kornzange nach abdominal vorgeschoben. Die am Ende des Faszienstreifens vorgelegten Nähte werden in die Kornzange eingespannt und nach unten durchgezogen; dabei ist auf einen torsionsfreien Durchzug zu achten. Analog wird auf der kontralateralen Seite vorgegangen.

Wenn beide Faszienstreifen nach vaginal durchgezogen sind, erfolgt die *Vereinigung der Streifen unter der proximalen Urethra* mit Einzelknopfnähten, bis eine etwa 1 cm breite Schlinge unter dem Blasenhals entstanden ist. Zwischen Harnröhre und Schlinge soll eine Fingerkuppe knapp eingelegt werden können. Ein objektives Maß zur Bestimmung der Anspannung der Schlinge bzw. zur Vermeidung einer drohenden Überkorrektur gibt es nicht.

Zuletzt werden von abdominal die Fasziendefekte und die Haut verschlossen.

Komplikationen und Heilungsraten: Vor allem nach Voroperationen sind Läsionen der Harnblase möglich, die aber meist unter Blasendrainage spontan abheilen. Bei Infektionen kann eine Revision mit Entfernung von alloplastischen Schlingen erforderlich werden. Grundsätzlich muß nach einer Schlingenoperation mit längeren obstruktiven Miktionsbeschwerden gerechnet werden. Diese Miktionsbeschwerden können nicht vollständig vermieden werden, da es kein objektives Maß für das Anspannen der Schlinge gibt. Auch das Entstehen einer Reizblasensymptomatik ist möglich. Deshalb empfiehlt sich nach einer Schlingenoperation eine suprapubische Harnableitung, um auch bei länger dauernder Miktionsunfähigkeit oder fehlender Restharnfreiheit eine sichere Harnableitung zur Verfügung zu haben. Eine Alternative ist die Selbstkatheterisierung der Patientin.

Der große *Vorteil* der Schlingenoperation liegt in der Tatsache, daß sie exzellente Langzeitergebnisse in bezug auf Heilung einer Inkontinenz bringt und auch nach Voroperationen als Rezidivoperationen mit Erfolg eingesetzt werden kann. Da das Indikationsspektrum praktisch identisch mit dem der abdominalen Kolposuspension ist, hat die Schlingenoperation in den letzten Jahren an Bedeutung verloren. Die abdominale Kolposuspension ist technisch wesentlich einfacher, kann auch bei Rezidiven eingesetzt werden und bringt ebenfalls sehr gute Langzeitergebnisse. Trotzdem bleibt die Schlingenoperation eine wichtige Bereicherung der operativen Möglichkeiten insbesondere deshalb, weil außer der Bildung des retrosymphysären Kanals keine weitergehende Präparation notwendig ist und die Schlingenoperation auch bei unbeweglichem Blasenhals eingesetzt werden kann.

Tabelle 7-7 Operatives Vorgehen bei der Schlingenoperation

- Hautinzision im Unterbauch zur Darstellung der Externusfaszie
- Bilden von zwei je etwa 12–14 cm langen Faszienstreifen
- stumpfe Präparation des retrosymphysären Raumes auf beiden Seiten
- Kolpotomie und Darstellung der Region des Blasenhalses
- Durchstoßen der Fascia endopelvina lateral des Blasenhalses
- stumpfe Darstellung des retrosymphysären Raumes auf beiden Seiten
- Eingehen mit einer Kornzange in den retrosymphysären Raum, Vorschieben der Zange nach oben, Fassen der Faszienstreifen und Durchziehen der Faszienstreifen nach unten
- Naht der Faszienstreifen mit Einzelknopfnähten unter der proximalen Urethra
- Verschluß der Kolpotomie
- Verschluß der Bauchdecke

6.5 Paravaginale Rekonstruktion

Bei der abdominalen paravaginalen Rekonstruktion (paravaginal repair) handelt es sich primär um eine Operation zur *Behandlung einer Zystozele,* mit welcher auch eine leichte, gleichzeitig bestehende Streßharninkontinenz geheilt werden kann. Diese Formulierung erinnert an unser heutiges Verständnis der Kolporrhaphia anterior. Die Ähnlichkeit zwischen beiden Operationskonzepten ist nicht zufällig: Beide beruhen auf einer differenzierten Diagnostik und der daraus folgenden Interpretation von Defekten des bindegewebigen Beckenbodens.

Das Konzept der paravaginalen Rekonstruktion beruht auf einer Differenzierung der Zystozelen in sog. *Pulsionszystozelen* und *Traktionszystozelen.* Bei der Pulsionszystozele ist die bindegewebige Unterstützung des Blasenbodens defekt, so daß die Blase in der Mitte tiefertritt, während die laterale Aufhängung intakt ist. Bei der Traktionszystozele ist die laterale Aufhängung der Fascia endopelvina am Arcus tendineus fasciae pelvis defekt, wodurch es ebenfalls zum Tiefertreten der Blase kommt. Bei der gynäkologischen Spiegeluntersuchung fällt auf, daß die lateralen Scheidensulci ihre Verankerung verloren haben und mobil geworden sind. Mit einer Pinzette können die Sulci leicht tiefergezogen werden.

Für das Verständnis dieser Unterteilung und der daraus abgeleiteten Operationskonzepte ist es nützlich, noch einmal die *Anatomie des Beckenbodens* zu rekapitulieren (siehe auch Kap. 1). Der Beckenboden besteht von oben nach unten aus insgesamt drei Schichten:

- *bindegewebige Schicht:* Fascia endopelvina, Fascia pubocervicalis, Ligg. pubourethralia sind Ausdrücke, welche für diese bindegewebige Schicht oder Teile davon verwendet werden. Diese bindegewebige Schicht verbindet Harnröhre, Harnblase, Scheide und Uterus mit dem Becken und ist lateral am Arcus tendineus fasciae pelvis aufgehängt, welcher von der Symphyse zur Spina ischiadica zieht.
- *muskuläre Schicht:* M. levator ani mit seinen verschiedenen Anteilen
- *Diaphragma urogenitale*

Die Fascia endopelvina (= Fascia pubocervicalis) kann entweder medial oder seitlich defekt sein. Im ersten Fall entsteht eine sog. Pulsionszystozele, im zweiten Fall ist die Aufhängung am Arcus tendineus unterbrochen, und es kommt zu einer Traktionszystozele. Für die Pulsionszystozele ist die Kolporrhaphia anterior mit Raffung der Blasenfaszie die geeignete Operation, bei einer Traktionszystozele muß die laterale Aufhängung rekonstruiert werden. Dies geschieht durch die sog. paravaginale Rekonstruktion. Der vaginale Zugang zum Arcus tendineus ist schwierig und erfordert große operative Erfahrung, so daß die abdominale paravaginale Rekonstruktion bevorzugt wird.

Der Grund, warum die paravaginale Rekonstruktion unter den Operationen wegen Streßharninkontinenz angeführt wird, liegt in der Tatsache, daß ein paravaginaler Defekt mit einer Traktionszystozele sehr häufig mit einer Streßharninkontinenz vergesellschaftet ist. Wird nun der anatomische Defekt korrigiert, so wird auch die damit verbundene Inkontinenz geheilt. Voraussetzung allerdings ist, daß es sich tatsächlich um eine Traktionszystozele handelt und eben nicht um eine Pulsions- oder kombinierte Zystozele.

Die *Indikation* für eine paravaginale Rekonstruktion ist eine Traktionszystozele – mit oder ohne Harninkontinenz –, bei der die laterale Aufhängung der Fascia endopelvina defekt ist. Die Diagnose erfolgt durch Beobachten und Untersuchen der seitlichen Vaginalsulci.

Prinzip der Operation: Bei der Operation wird die Fascia endopelvina breit, d.h. fast von der Symphyse bis zur Spina ischiadica, an das Bindegewebe der Beckenwand (Arcus tendineus und Faszie des M. obturatorius) fixiert (Abb. 7-6).

Operationsgang: Als abdominaler Eingriff beginnt die Operation mit einem Pfannenstielschnitt und einer stumpfen Präparation des Spatium praevesicale Retzii. Die Scheidenfaszie wird aufgesucht, analog der Kolposuspension; die Blase wird nach medial geschoben und die Beckenwand breit dargestellt, bis der N. obturatorius und seine Begleitgefäße gut sichtbar sind. In der Tiefe kann die Spina ischiadica als hintere Leitstruktur getastet werden. Der Operateur geht mit der linken Hand in die Scheide ein und legt in Abständen von etwa 1 cm Nähte durch die paravaginale Faszie (= Fascia endopelvina oder Fascia pubocervicalis) einerseits und den Arcus tendi-

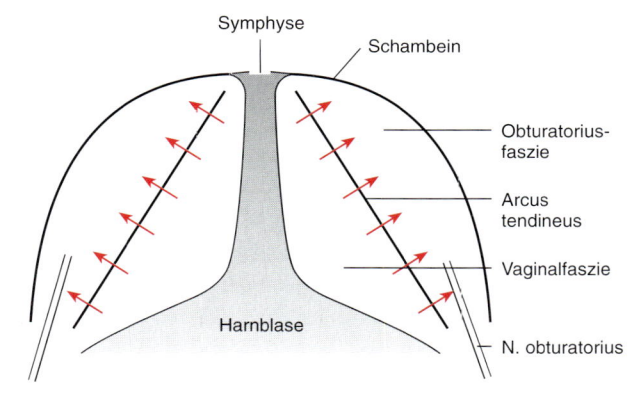

Abb. 7-6 Plazierung der Nähte bei der abdominalen paravaginalen Rekonstruktion.

Tabelle 7-8 Operatives Vorgehen bei der paravaginalen Rekonstruktion

- Darstellung des Spatium praevesicale Retzii
- Fortsetzung der Präparation nach lateral entlang der Beckenwand bis zur Spina ischiadica
- Darstellung des N. obturatorius und des Arcus tendineus fasciae pelvis
- Eingehen mit dem Finger der linken Hand in die Scheide und Vorlegen von Einzelknopfnähten entlang des Arcus tendineus fasciae pelvis
- analoges Vorgehen auf der anderen Seite
- Knüpfen der Nähte
- Verschluß der Laparotomie

neus bzw. die Faszie des M. obturatorius andererseits. Die hinterste Naht liegt etwa 1 bis 2 cm vor der Spina ischiadica, die vorderste Naht liegt möglichst nahe dem Schambeinast. Insgesamt werden fünf bis acht Nähte gelegt (Tab. 7-8).

Komplikationen und Heilungsraten: Bei unsachgemäßer Präparation und falscher Lage der Nähte können Nachbarorgane wie Harnblase oder Harnleiter in Mitleidenschaft gezogen werden. Postoperativ fällt auf, daß die Patientinnen sehr rasch restharnfrei miktionieren können und kaum Blasenentleerungsstörungen beobachtet werden.

Das Konzept der paravaginalen Rekonstruktion hat noch nicht ausreichend Verbreitung gefunden, so daß nur vereinzelte Berichte über *Resultate und Langzeitbeobachtungen* vorliegen. Die bisherigen Erfahrungen sind sehr ermutigend und sprechen von Heilungsraten in bezug auf die Zystozele und die Streßharninkontinenz von etwa 90 % [19]. Dabei darf nicht vergessen werden, daß die paravaginale Rekonstruktion primär keine Operation wegen Streßharninkontinenz ist. Sie dient zur Korrektur einer Zystozele – und hier wiederum nur der Traktionszystozele – und kann dabei eine gleichzeitig bestehende Streßharninkontinenz günstig beeinflussen bzw. heilen.

6.6 Spezielle Harninkontinenzoperationen

6.6.1 Vaginale Kolposuspension

Die vaginale Kolposuspension nach Eberhard soll die Vorteile der abdominalen Kolposuspension – feste Verankerung der Fäden an den Ligg. ileopectinea – mit jenen der Nadelsuspension vereinen. Die Operation ist eine *reine Harninkontinenzoperation* und ist gut als Zusatzeingriff bei Rekonstruktionen am Beckenboden geeignet. Sie erfordert deutlich weniger Aufwand an Präparation als eine Kolposuspension, soll aber durch die bessere Verankerung der Fäden in der Fascia endopelvina bessere Ergebnisse als eine reine Nadelsuspension bringen.

Die *Indikation* ist die Streßharninkontinenz verschiedensten Schweregrads. Die vaginale Kolposuspension wird insbesondere als Zusatzeingriff bei vaginalen Deszensusoperationen durchgeführt.

Prinzip der Operation: Durch die Fascia endopelvina werden nichtresorbierbare Fäden gelegt, im Spatium praevesicale nach oben geleitet und dort am Lig. ileopectineum fixiert.

Operationsgang: Als erster Schritt werden links und rechts zwei Hautschnitte über die Tubercula pubica gelegt. Dann erfolgt die stumpfe Präparation in die Tiefe bis zum Fasziengewebe an der Oberkante des vorderen Schambeinasts. Durch diese Faszie werden links und rechts je ein nichtresorbierbarer Faden gelegt. Nun beginnt der vaginale Teil mit einer queren Kolpotomie in Höhe des Blasenhalses und Darstellung der Fascia endopelvina. Diese wird mit nichtresorbierbarem Faden kräftig gefaßt, der Faden wird in einer Klemme durch das Spatium praevesicale retropubisch nach oben geschoben. Die Kolpotomie wird verschlossen, und die beiden Fäden werden oben mit den bereits vorgelegten Fäden verknüpft.

Als intraoperative *Komplikation* ist mit einer Blasenperforation oder mit Blutungen aus den retrosymphysären Venen zu rechnen. Postoperativ können Schmerzen an der Fixationsstelle am Pecten ossis pubis sowie Abstoßungsreaktionen auftreten, die eine Entfernung des Fadens erforderlich machen können. Wie bei anderen Suspensionsoperationen sind Miktionsstörungen und Reizblasensymptomatik möglich.

Die *Heilungsraten* entsprechen jenen bei anderen Suspensionsoperationen und liegen bei 80 bis 90 % nach einem Jahr. Langzeitergebnisse liegen noch nicht vor. Es ist damit zu rechnen, daß sie wesentlich besser als bei Nadelsuspensionen sein werden und an die Heilungsraten bei abdominaler Kolposuspension heranreichen.

6.6.2 Suburethrale Injektion

Die suburethrale Injektion ist eine endoskopische Technik, bei welcher in der proximalen Urethra ein submuköses Polster gebildet wird. Dieses Polster verschließt teilweise die Urethra und bringt dadurch Kontinenz. Im Gegensatz zu allen anderen Harninkontinenzoperationen wird bei der suburethralen Injektion die Lage des Blasenhalses nicht verändert. Die Operation kann mehrmals wiederholt werden, um einen Erfolg zu erzielen.

Die Injektion erfolgt über ein Zystoskop, als *Material* für die Injektion kommen Kollagen oder das synthetische Macroplast® in Frage.

Die *Indikationen* sind: Streßharninkontinenz bei Frauen, die nicht operiert werden können oder wollen, Streßharninkontinenz nach radikaler abdominaler Hysterektomie, Rezidiv-Streßharninkontinenz nach mehrmaligen Harninkontinenzoperationen.

Das *Prinzip der Operation* besteht in der Bildung eines submukösen Polsters in der proximalen Urethra, wodurch keine Veränderung der Topographie des Blasenhalses entsteht.

Operationsgang: Durch das Operationszystoskop oder transvaginal wird eine lange Nadel eingebracht. Unter endoskopischer Sicht wird mit der Nadelspitze die innerste Schleimhaut der Harnröhre unmittelbar distal vom Blasenhals durchstochen und ein suburethrales Depot gelegt. Dabei sieht man, wie sich das Lumen der proximalen Urethra bereits in Ruhe verengt.

Komplikationen und Heilungsraten: Die suburethrale Injektion ist eine komplikationsarme Methode, die sogar in Lokalanästhesie durchgeführt werden kann. Für die Patientin ist nicht mit Nachteilen zu rechnen. Anlaß zu Sorge kann die Reaktion des Organismus auf das injizierte Material geben. Bei verschiedenen Materialien sind Fremdkörperreaktionen, entzündliche Reaktionen und vereinzelt Migrationsphänomene beschrieben worden.

Die meisten Patientinnen können postoperativ problemlos miktionieren. Zur Erreichung eines ausreichenden Erfolgs in bezug auf die Harnkontinenz sind meist mehrere Instillationen, üblicherweise im Abstand von drei Monaten, erforderlich. Die Langzeitergebnisse sind vor allem von der Schwere der Inkontinenz und von der Situation der einzelnen Patientin abhängig und reichen nicht an die Erfolge nach Harninkontinenzoperationen heran.

Die suburethrale oder paraurethrale Injektion kann in Einzelfällen eine sinnvolle Möglichkeit zur *Linderung einer Inkontinenz* sein. Geeignete Patientinnen sind solche, die nicht operiert werden können, die bereit sind, mehrere Eingriffe über sich ergehen zu lassen, und für die bereits die vorübergehende Besserung einer Inkontinenz einen Erfolg bedeutet. Zu beachten sind bei der suburethralen Injektion die oft sehr hohen Kosten des injizierten Materials.

7 Reihenfolge von Inkontinenz- und Deszensusoperationen

Ein Problem stellt der hochgradige Descensus vaginae et uteri in Kombination mit einer mittelschweren oder schweren Streßharninkontinenz dar. Zumeist wird in diesen Fällen eine vaginale Hysterektomie mit einer Kolporrhaphia anterior und einer Kolpoperineoplastik durchgeführt. Gelegentlich wird eine vaginale Suspensionsoperation angeschlossen. Die *Langzeitergebnisse* sind nicht zufriedenstellend. Bessere Heilungsraten sind durch Kombination mit einer abdominalen Kolposuspension zu erzielen.

Dabei stellt sich die Frage, ob man nach der vaginalen Hysterektomie zuerst die Zystozelenversenkung oder die abdominale Kolposuspension macht. Es hat sich bewährt, *zuerst die abdominale Kolposuspension* durchzuführen. Bei kleinen Zystozelen ist in den meisten Fällen durch die Anhebung des Blasenhalses keine weitere Korrektur mehr erforderlich. Große Zystozelen können nach der abdominalen Kolposuspension problemlos von vaginal her versenkt werden.

8 Mechanismen bei erfolgreicher Harninkontinenzchirurgie

Warum können Harninkontinenzoperationen überhaupt eine Patientin erfolgreich von ihrer Harninkontinenz heilen? Betrachten wir noch einmal zusammenfassend die verschiedenen Elemente, welche für eine Kontinenz erforderlich sind (siehe auch Kap. 2), und überlegen wir, wie durch Operationen diese Faktoren günstig beinflußt werden können (Tab. 7-9):

– *Hypermotilität der Urethra:* Die übermäßige Beweglichkeit des Blasenhalses ist eine der wichtigsten Ursachen für eine Streßharninkontinenz. Bei der Ultraschalluntersuchung sieht man, daß der Blasenhals relativ weit vom Hinterrand der Symphyse entfernt ist und beim Kneifen deutlich in Richtung Symphyse wandert. Durch eine Kolposuspension kann diese pathologische Beweglichkeit des Blasen-

7 Operative Therapie der Streßharninkontinenz

Tabelle 7-9 Mechanismen für erfolgreiche Inkontinenzchirurgie

- Stabilisierung des Blasenhalses
- Erhöhung des Urethraverschlußdrucks durch Verbesserung der Drucktransmission
- Korrektur einer Trichterbildung in der proximalen Urethra
- Verbesserung der anatomischen Lage des Blasenhalses (Anheben und Annäherung an die Symphysenhinterwand)
- Anheben des Blasenbodens

halses korrigiert werden. Der Erfolg einer Operation korreliert direkt mit dem Ausmaß der Stabilisierung des Blasenhalses.

- *Verschlußdruck:* Der Druck in der proximalen Harnröhre ist ein weiterer wesentlicher Faktor in der Erhaltung der Kontinenz. Er setzt sich zusammen aus einer intrinsischen Komponente, bedingt durch die submukösen Gefäßplexus, und aus einer extrinsischen Komponente durch die glatte und quergestreifte Muskulatur. Die Füllung der Gefäßplexus kann durch Östrogene gefördert werden. Kolposuspensionen – im Gegensatz zu Schlingenoperationen – erhöhen den Verschlußdruck in Ruhe im allgemeinen nicht.
- *Urethralänge:* Die Länge der Urethra ist für die Kontinenz sowohl in anatomischer als auch in funktioneller Hinsicht von Bedeutung. Die Kolposuspension kann eine gewisse Trichterbildung der proximalen Urethra korrigieren. Abgesehen davon ist ihr Einfluß auf die Urethralänge vernachlässigbar.
- *Anatomische Lage des Blasenhalses:* Dies ist wahrscheinlich der wichtigste Faktor für die Kontinenz. Je höher und je näher an der Symphyse der Blasenhals liegt, desto besser erfolgt die Übertragung des intraabdominellen Druckes auf die intraabdominell gelegene proximale Urethra. Die Kolposuspension stabilisiert die Position des Blasenhalses und verbessert die Drucktransmission (Abb. 7-7) [13, 18].
- *Lage des Blasenbodens:* Es ist günstig, vor einer Operation den tiefsten Punkt der Harnblase zu identifizieren. Normalerweise liegt der Blasenboden hinter dem Blasenhals etwas tiefer. Wenn jedoch der Blasenhals der tiefste Punkt ist, so wird der gesamte intraabdominelle Druck auf diesen Bereich übertragen. Das Ziel jeder operativen Korrektur ist, den Blasenhals höher anzuheben als den dahinterliegenden Blasenboden. Damit wirkt der intraabdominelle Druck hinter den Blasenhals und nicht direkt auf den urethro-vesikalen Übergang.

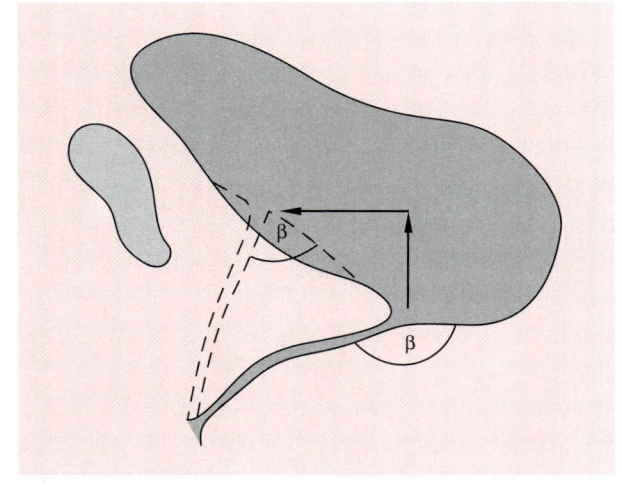

Abb. 7-7 Wirkung einer Inkontinenzoperation auf die Topographie des Blasenhalses: Der Blasenhals wird angehoben und nach vorne verlagert, gleichzeitig wird der retrovesikale Winkel beta verkleinert (aus Eberhard [5]).

Es ist bekannt, daß Harninkontinenzoperationen eine *Reizblase* verstärken können oder daß durch eine Harninkontinenzoperation eine Reizblase überhaupt erst entstehen kann. Man nimmt an, daß durch die Operation eine Obstruktion in der Urethra zustande kommt, die wiederum die Prädisposition zu unwillkürlichen Detrusorkontraktionen fördert. Andererseits gibt es Patientinnen, bei denen eine Drangkomponente durch eine Harninkontinenzoperation gebessert wird. Bergman et al. [3] fanden, daß es eine Gruppe von Frauen gibt, bei denen es vor der unwillkürlichen Detrusorkontraktion zu einer Erschlaffung der Urethra kommt. Die Stabilisierung der Harnröhre durch die Harninkontinenzoperation besserte in dieser Gruppe die Drangsymptomatik.

Der wichtigste Faktor für eine erfolgreiche Operation ist zweifellos die *anatomische Position des Blasenhalses*. Aus diesem Grund sind Inkontinenzoperationen besonders bei jenen Frauen erfolgreich, bei denen die Streßharninkontinenz durch eine hypermobile Urethra bedingt ist. Patientinnen mit Rezidiven und stark vernarbtem, unbeweglichem Blasenhals brauchen spezielle Operationen, die ein gewisses Element der Obstruktion bringen und ihre Wirkung über eine Verbesserung der Drucktransmission entfalten. Hier hat sicherlich die Schlingenoperation weiterhin ihre Berechtigung.

9 Ursachen für Operationsversager

Harninkontinenzoperationen führen nicht immer zum erwarteten Erfolg. Ein wichtiger Faktor ist die *Zeit:* Nach drei Monaten sind die Erfolgsraten bei allen Operationen am höchsten und liegen immer über 80%. Zahlreiche Untersuchungen haben gezeigt, daß die Heilungsraten nach einem Jahr und nach fünf Jahren stark abfallen und für einzelne Verfahren bei 50% liegen. Die Kolposuspension ist jene Operation, welche die besten und am längsten anhaltenden Heilungsraten bringt. Bei entsprechender Auswahl der Patientinnen und korrekt durchgeführter Operation sind vier von fünf Frauen auch noch fünf Jahre nach einer Kolposuspension kontinent [2, 20].

Welche *Faktoren* begünstigen ein schlechtes Operationsergebnis?

- *Patientenauswahl:* Bei Patientinnen mit niedrigem Urethradruck (hypotone Urethra) sind die Langzeitergebnisse schlechter. Eine präoperativ bestehende Dranginkontinenz muß soweit wie möglich vor einer Harninkontinenzoperation behandelt werden. Eine instabile Blase ist für eine Patientin sehr belastend und ist inakzeptabel, auch wenn das Symptom Harnverlust gebessert ist.
- *Falsche Operation:* Durch eine genaue präoperative Diagnostik kann jene Operation gefunden werden, welche für die Patientin unter den gegebenen Umständen die beste ist. Der Operateur ist verpflichtet, alle Faktoren zu berücksichtigen, welche für die Auswahl der Operation in Betracht kommen können. Besondere Sorgfalt ist bei Rezidiveingriffen erforderlich. Auch die Erfahrung des Operateurs spielt eine Rolle. Es ist keine Schande, bei unklaren Befunden und schwierigen Fällen den Rat von Kolleginnen oder Kollegen einzuholen und eine Harninkontinenzoperation im Zweifelsfall abzugeben.
- *Falsche Plazierung der Nähte:* Wenn bei einer Kolposuspension die Nähte zu nahe an die Harnblase gelegt werden, erfolgt keine ausreichende Anhebung des Blasenhalses. Werden die Nähte zu weit distal plaziert, kann es zu Obstruktionen kommen. Nähte dürfen auch nicht zu nahe an die Harnröhre gelegt werden, weil sonst Störungen der Innervation der Urethra auftreten können. Eine häufige Ursache für falsche Plazierung der Nähte ist ungenügende Präparation und Darstellung des Operationsgebiets.

Postoperative Miktionsstörungen sind bei Kolposuspensionen und Schlingenoperationen relativ häufig und können bis zu Wochen oder Monaten andauern. Im allgemeinen ist es ratsam, zuzuwarten und für eine ausreichende Blasenentleerung mittels suprapubischer Harnableitung oder intermittierender Selbstkatheterisierung zu sorgen. Wenn nach drei bis sechs Monaten noch immer keine ausreichende Spontanmiktion möglich ist, empfiehlt es sich, eine Blasendruck-Flußmessung durchzuführen, um eine Obstruktion zu objektivieren. In Einzelfällen kann es dann erforderlich sein, in einem Zweiteingriff – abdominal oder vaginal – Adhäsionen zu lösen und Nähte zu entfernen.

10 Auswahl des Operationsverfahrens

Mit der *abdominalen Kolposuspension* steht heute eine Harninkontinenzoperation zur Verfügung, welche gut fundiert und technisch nicht sehr schwierig ist und ausgezeichnete Langzeitergebnisse bringt [18]. Die *Kolporrhaphia anterior* dient in erster Linie der Rekonstruktion bei Beckenbodendefekten und ist gleichzeitig in der Lage, eine leichte Streßharninkontinenz zu heilen. Bei mittelschwerer und schwerer Streßharninkontinenz sind die Ergebnisse der Kolporrhaphia anterior unbefriedigend. Daraus folgt, daß bei gleichzeitigem Bestehen eines Beckenbodendefekts und einer schweren Streßharninkontinenz neben der Kolporrhaphia anterior ein zusätzlicher Eingriff zur Behebung der Inkontinenz erforderlich ist. Die *Nadelsuspension* ist zwar ebenfalls theoretisch gut fundiert und einfach durchzuführen, hat aber den großen Nachteil der unbefriedigenden Langzeitergebnisse. Sie ist deshalb nur in ausgewählten Fällen – etwa als Zusatzeingriff bei Beckenbodenrekonstruktionen oder bei alten Patientinnen in schlechtem Allgemeinzustand – angezeigt. Dabei darf nie vergessen werden, daß die Patientin mit Recht von einer Operation Heilung ihrer Streßharninkontinenz erwartet. Aus diesem Grund muß als erste Operation immer die beste Methode herangezogen werden.

Literatur

1. Alcalay, M., A. Monga, S. L. Stanton: Burch colposuspension: a 10–20 year follow-up. Brit. J. Obstet. Gynaec. 102 (1995) 740–745.
2. Bergman, A., G. Elia: Three surgical procedures for genuine stress incontinence: five-year follow-up of a prospective randomized study. Amer. J. Obstet. Gynec. 173 (1995) 66–71.
3. Bergman, A., P. P. Koonings, C. A. Balard: Detrusor instability: is the bladder the cause or effect? J. reprod. Med. 34 (1989) 834–838.
4. Colombo, M., G. Zanetta, D. Vitobello, R. Milani: The Burch colposuspension for women with and without detrusor overactivity. Brit. J. Obstet. Gynaec. 103 (1996) 255–260.
5. Eberhard, J.: Individuelle Konstellationen und Operationsmethoden. In: Beck, L., H. G. Bender (Hrsg.): Gutartige gynäkologische Erkrankungen II. Klinik der Frauenheilkunde und Geburtshilfe, Bd. 9, 2. Aufl., S. 56. Urban & Schwarzenberg, München–Wien–Baltimore 1990.
6. Fitzpatrick, C. C., T. E. Elkins, J. O. L. DeLancey: The surgical anatomy of needle bladder neck suspension. Obstet. and Gynec. 87 (1996) 44–49.
7. Harris, R. L., C. A. Yancey, W. L. Wiser, J. C. Morrison, G. R. Meeks: Comparison of anterior colporrhaphy and retropubic urethropexy for patients with genuine stress urinary incontinence. Amer. J. Obstet. Gynec. 173 (1995) 1671–1675.
8. Hilton, P., C. J. Mayne: The Stamey endoscopic bladder neck suspension: a clinical and urodynamic investigation, including actuarial follow-up over four years. Brit. J. Obstet. Gynaec. 98 (1991) 1141–1149.
9. Hirsch, H. A., O. Käser, F. A. Iklé: Atlas der gynäkologischen Operationen, 5. Aufl. Thieme, Stuttgart–New York 1995.
10. Holschneider, C. H., H. S. Sloh, T. B. Lebherz, F. J. Montz: The modified Pereyra procedure in recurrent stress urinary incontinence: a 15-year review. Obstet. and Gynec. 83 (1994) 573–578.
11. Jarvis, G. J.: Surgery for genuine stress incontinence. Brit. J. Obstet. Gynaec. 101 (1994) 371–374.
12. Karram, M. M., O. Angel, P. Koonings, P. Tabor, A. Bergman, N. Bhatia: The modified Pereyra procedure: a clinical and urodynamic review. Brit. J. Obstet. Gynaec. 99 (1992) 655–658.
13. Ralph, G.: Der Einfluß verschiedener Harninkontinenzoperationen auf die Dynamik und Topographie von Blase und Blasenhals. Wien. klin. Wschr. 103 (Suppl. 185) (1991) 1–14.
14. Ralph, G., P. Riss: Die operative Therapie der Streßharninkontinenz: die primäre Streßharninkontinenz. Gynäkologe 29 (1996) 624–631.
15. Ralph, G., K. Tamussino: Die endoskopische Blasenhalshebung: klinische, urodynamische und radiologische Ergebnisse. Geburtsh. u. Frauenheilk. 51 (1991) 830–833.
16. Raz, S., E. M. Sussman, D. B. Erickson, K. J. Bregg, V. W. Nitti: The Raz bladder neck suspension: results in 2026 patients. J. Urol. 148 (1992) 845–850.
17. Richter, K.: Lageanomalien. In: Käser, O., V. Friedberg, K. G. Ober, K. Thomsen, J. Zander (Hrsg.): Gynäkologie und Geburtshilfe, 2. Aufl., Bd. III/1, S. 4.41. Thieme, Stuttgart–New York 1985.
18. Riss, P., G. Ralph: Die abdominale Kolposuspension: der Goldstandard in der Inkontinenztherapie? Geburtsh. u. Frauenheilk. 54 (1994) 69–74.
19. Shull, B. L., W. F. Baden: A six-year experience with paravaginal defect repair for stress urinary incontinence. Amer. J. Obstet. Gynec. 160 (1989) 1432–1440.
20. Smith, D. J., C. R. Chapple, K. J. Kreder: The contemporary clinical treatment of female stress incontinence. Int. Urogynec. J. 5 (1994) 112–118.
21. Young, S. B., P. L. Rosenblatt, D. M. Pingeton, A. E. Howard, S. P. Baker: The mersilene mesh suburethral sling: a clinical and urodynamic evaluation. Amer. J. Obstet. Gynec. 173 (1995) 1719–1726.

8 Therapie der Urge-Inkontinenz

T. Schwenzer

Inhalt

1	Einleitung	92	2.7	Plazeboeffekt	95
2	Medikamentöse Behandlung	92	3	Blasentraining	95
2.1	Anticholinergika und muskulotrope Relaxanzien	92	4	Elektrostimulation der Harnblase	97
2.2	Beta-Adrenergika	93			
2.3	Calciumantagonisten	93	5	Andere Therapiemaßnahmen	97
2.4	Prostaglandininhibitoren	94	6	Empfehlungen zur Therapie aufgrund eigener Erfahrungen	98
2.5	Östrogene	94			
2.6	Andere Medikamente	94			

1 Einleitung

Die Therapie der Urge-Inkontinenz muß zunächst zum *Ziel* haben, die primären Ursachen für die Drangsymptomatik zu beseitigen. Bei keimbesiedeltem Harntrakt ist die Infektsanierung das vordringliche Therapieziel. Daneben kann ein Kausalzusammenhang mit entsprechenden Therapiemöglichkeiten bei Steinleiden, Tumoren, interstitieller Zystitis, Bestrahlung, Senkungsbeschwerden sowie mechanischen und funktionellen infravesikalen Obstruktionen hergestellt und eine entsprechende Therapie vorgenommen werden.

Sehr häufig bleibt die Ätiologie unklar. In diesen Fällen erfolgt die symptomatische Behandlung des Krankheitsbilds.

2 Medikamentöse Behandlung

Die medikamentöse Behandlung von Urgency und Urge-Inkontinenz (Tab. 8-1) erfolgt einmal bei idiopathischen Formen als Haupttherapieprinzip, zum anderen ist diese Therapieform auch als Begleitbehandlung zur raschen Beschwerdebesserung bei kausal behandelbaren Formen indiziert. Zum Verständnis der therapeutischen Möglichkeiten ist die Kenntnis der Innervation und Rezeptorverteilung am unteren Harntrakt notwendig (siehe auch Kap. 2, Abschnitt 2).

2.1 Anticholinergika und muskulotrope Relaxanzien

Anticholinergika bewirken eine atropinartige Blockierung des Acetylcholinrezeptors im Parasympathikus und führen über diesen Wirkungsmechanismus zu einer parasympatholytischen Wirkung am Detrusor vesicae. Zu dieser Medikamentengruppe gehören *Propanthelin* und *Glycopyrrolat,* die überwiegend in Amerika eingesetzt werden. Besonders Glycopyrrolat ist wegen seiner langen Wirksamkeit günstig einsetzbar [4, 31]. Das Präparat *Methanthelin* entfaltet neben einer anticholinergen Wirkung auch stärkere antimuskarinerge Eigenschaften, die zu einer Blockierung des Ganglions führen. Auch *Emeproniumbromid* vereint sowohl periphere anticholinerge als auch ganglionäre Effekte [18, 34]. Bei einer Einzeldosis von 100 mg konnte gegenüber Plazebo keine verbesserte Wirkung erzielt werden, diese trat erst bei 200 mg ein. Daher ist die orale Wirksamkeit umstritten, während die Substanz parenteral besser wirksam ist [42]. Auch mit *Butylscopolamin* sind atropinartige Wirkungen überwiegend bei der parenteralen Verabreichung zu erreichen; das Resorptionsverhalten bei oraler Anwendung ist relativ schlecht. Bei intravenöser Applikation konnten urodynamisch dokumentierte Erfolge bei Urge-Inkontinenz erzielt werden [10].

Flavoxat ist ein Präparat, das neben seiner anticholinergen Komponente direkt relaxierend auf die glatte Blasenmuskulatur wirken soll [3, 21]. Flavoxat wurde in mehreren Untersuchungen im Hinblick auf seine klinische Wirksamkeit geprüft [8, 20, 34]. Der kombinierte Einsatz von Flavoxat und Emeproniumbromid kann erwogen werden, um über einen Wirkungssynergismus eine bessere Effektivität der Therapie zu erreichen [1]. Im Vergleich zwischen Emeproniumbromid und Flavoxat war Flavoxat bei oraler Anwendung leicht überlegen.

Oxybutynin werden ebenfalls deutliche, direkt glattmuskulär wirksame Eigenschaften zugeschrieben bei nur relativ geringer anticholinerger Wirkung und einer gleichzeitigen lokalanästhetischen Wirkung [13, 15, 25]. Behandlungserfolge mit diesem Präparat sind dokumentiert [28]. Es gehört zu den relativ wenigen Substanzen, dessen Wirksamkeit in einer Doppelblindstudie sowohl gegenüber Plazebo als auch einem anderen Anticholinergikum (Propanthelin) überprüft wurde [36]. Oxybutynin ist offenbar bei oraler Anwendung die derzeit wirksamste anticholinerge Substanz. Allerdings kommt es auch zu typischen anticholinergen Nebenwirkungen wie Mundtrockenheit, Akkommodationsstörungen und verminderter Schweißsekretion.

Tabelle 8-1 Verbesserung der Reservoirfunktion durch Hemmung der Blasenmuskelaktivität als Therapie bei Urgency und Urge-Inkontinenz

Präparate mit zugelassener Indikation	Darreichungsform	Dosierung
Anticholinergika		
– Trospiumchlorid (z. B. Spasmex®)	1 Tbl. = 5/15 mg	3 × 5–15 mg
	1 Supp. = 1 mg	3–4 × 1 Supp.
	1 Amp. = 0,2 mg	3–5 × 1 Amp.
+ pflanzliches Extrakt (Spasmo-Urgenin®)	1 Drg. = 2 mg	3 × 2 Drg.
– N-Butylscopolamin (z. B. Buscopan®)	1 Drg. = 10 mg	3–5 × 1–2 Drg.
	1 Supp. = 10 mg	3–5 × 1 Supp.
	1 Amp. = 20 mg	bis 100 mg/die
– Dicycloverin (Spasmo-Rhoival-N®)	1 Drg. = 10 mg	3–4 × 1–2 Drg.
– Propiverin (Mictonorm®)	1 Drg. = 15 mg	2–3 × 1 Drg.
Direkt muskelwirksame Relaxanzien		
– Flavoxat (Spasuret 200®)	1 Drg. = 200 mg	3–4 × 1 Drg.
– Oxybutynin (Dridase®)	1 Tbl. = 5 mg	2–3 × 1 Tbl.
Polysynaptische Inhibitoren		
– Emepronium (Uro-Ripirin®)	1 Tbl. = 165 mg	3 × 1–2 Tbl.
Sonstige Medikamente		
– Phenazopyridin (Pyridium®)	1 Drg. = 100 mg	3 × 1–2 Drg.
– Imipramin (Tofranil®)	1 Drg. = 25/50 mg	25–100 mg/die
Präparate ohne Zulassung für die Anwendung bei Blasenfunktionsstörungen		
Anticholinergika		
– Glycopyrrolat (Robinul®)	1 Amp. = 0,2 mg	3–4 × 0,1–0,2 mg
Beta-Adrenergika		
– Terbutalin (Bricanyl®)	1 Tbl. = 2,5 mg	2–3 × 1–2 Tbl.
– Clenbuterol (Spiropent®)	1 Tbl. = 0,02 mg	2 × 1–2 Tbl.
Calciumantagonisten		
– Nifedipin (z. B. Adalat®)	1 Kps. = 5/10/20 mg	2–3 × 1 Kps.
Prostaglandinsynthesehemmer		
– Indometacin (Amuno®)	1 Kps. = 25/50 mg	2–3 × 1 Kps.
Wirkstoffe, die zur Zeit in Deutschland nicht konfektioniert werden		
– Propanthelin		
– Isopropamid		
– Methanthelin		

2.2 Beta-Adrenergika

Die Inhibition der Blasenmuskulatur mittels Beta-Adrenergika ergibt sich aus der Rezeptorverteilung am unteren Harntrakt. Mit *Clenbuterol* wurden bei Urgency und Urge-Inkontinenz gute klinische Effekte beschrieben. Grüneberger und Geier [17] geben eine objektive Erfolgsrate von 76% an, während Voigt et al. [39] eine Besserung in 65% der von ihnen behandelten Patienten fanden. Beide Ergebnisse liegen deutlich über den Erfolgsraten, wie sie für die Behandlung mit einem Plazebopräparat gefunden werden, so daß ein echter pharmakologischer Effekt erwartet werden kann. Insgesamt sind die vorliegenden Untersuchungen zu der Anwendung von Beta-Adrenergika bei diesem Krankheitsbild jedoch zu spärlich, um eine abschließende Beurteilung der Wirksamkeit vornehmen zu können. Auch andere Betamimetika, z.B. *Terbutalin*, können bei Urge-Inkontinenz eingesetzt werden. Es muß allerdings darauf hingewiesen werden, daß Betamimetika in Deutschland nicht für diese Indikation zugelassen sind.

2.3 Calciumantagonisten

Calciumantagonisten bewirken an der glatten Muskulatur eine Relaxation. Mit dem Präparat *Nifedipin* liegen bisher nur wenige Untersuchungen über die Wirksamkeit vor [14], größere klinische Untersuchungen fehlen. Auch dieses Präparat ist in Deutschland für die besprochene Indikation nicht zugelassen.

Terodilin entfaltet neben calciumantagonistischen Eigenschaften auch eine anticholinerge Wirkung. Dieses

Präparat war kurzzeitig zur Therapie der Dranginkontinenz zugelassen, wurde dann aber wegen möglicher kardialer Nebenwirkungen weltweit vom Markt genommen. Es ist unsicher, ob es erneut zugelassen wird, auch wenn seine Wirksamkeit bei Urgency und Urge-Inkontinenz nachgewiesenermaßen gut war.

Ein Therapieversuch mit Calciumantagonisten kann sich in Einzelfällen in Absprache mit den internistischen Fachkollegen bei Patientinnen anbieten, die wegen kardialer oder hypertensiver Krankheitsbilder einer Behandlung mit diesen Präparaten zugeführt werden müssen.

2.4 Prostaglandininhibitoren

Behandlungsergebnisse bei Urgency und Urge-Inkontinenz liegen mit dem Präparat *Indometacin* nur in einer Studie vor, die nicht zystometrisch kontrolliert wurde [5]. Auch mit dem Präparat *Flurbiprofen* konnten in einer Doppelblindstudie keine Änderungen der Blasenkapazität und Verminderung unwillkürlicher Detrusorkontraktionen registriert werden [6].

2.5 Östrogene

Für die Reizblase sowie bei Urgency und Urge-Inkontinenz konnten in mehreren Doppelblindstudien Therapieerfolge dokumentiert werden [9, 30, 40]. Dabei hatte es sich überwiegend um postmenopausale Frauen mit dem Bild einer atrophischen Urethritis und Zystitis gehandelt. Die Wirkung der Behandlung tritt hier relativ kurzfristig ein, so daß ein Behandlungsergebnis nach vier bis sechs Wochen beurteilt werden kann.

Die Auswahl des Östrogens richtet sich nach den individuellen Bedürfnissen der Patientin. Wird nur ein Effekt im Bereich des Beckenbodens und des Harntrakts angestrebt, ist *Estriol* in einer Tagesdosis zwischen 0,5 und 3 mg effektiv einsetzbar. Es gibt keine Hinweise, daß Estradiol für diese Indikationsbereiche überlegen wäre. Estriol führt zu einer Proliferation des Vaginalepithels und des Epithels in den distalen Abschnitten der Urethra, das in seinem Aufbau mit dem Vaginalepithel identisch ist. Bei lokaler Applikation mittels Vaginalovula oder -creme sind sieben- bis zehnfach höhere Wirkspiegel erreichbar als bei systemischer Verabreichung [24]. Für die Patientin ergibt sich bei vaginaler Anwendung zusätzlich die psychologische Wirkung, daß das Medikament begrenzt dort eingesetzt wird, wo es wirken soll. Der behandelnde Arzt muß sich allerdings im klaren sein, daß die Wirkung am Erfolgsorgan durchaus über die Resorption des Medikaments in den Blutkreislauf erzielt wird. Bei der Verabreichung von Estriol ist ein proliferativer Effekt am Endometrium nicht zu erwarten, so daß normalerweise keine Blutung auftritt. Wegen des fehlenden proliferativen Effekts am Endometrium ist eine zusätzliche Gestagenbehandlung nicht erforderlich.

Sollen nicht nur lokale Störungen der Harntraktfunktion behandelt werden, sondern ist z.B. eine Osteoporoseprophylaxe mit zu berücksichtigen, muß *Estradiol* verabreicht werden. In der Regel ist dann eine zyklische Kombination mit einem Gestagenpräparat erforderlich, und uterine Blutungen müssen in Kauf genommen werden. Als Östrogenpräparat kommt in erster Linie *Estradiolvalerat* in Betracht, das normalerweise in einer Tagesdosierung von 2 mg verabreicht wird. Am Endometrium kommt es zur Proliferation, so daß bei vorhandenem Uterus zyklisch ein Gestagen zusätzlich verabreicht werden muß.

2.6 Andere Medikamente

Das Präparat *Bromocriptin,* das als Dopaminagonist zum Abstillen post partum und bei Hyperprolactinämie eingesetzt wird, entwickelt an der Blasenmuskulatur einen anticholinergen Effekt, daneben blockiert es im Sympathikus die Alpharezeptoren. Als Folge dieser Wirkungskombination steigert das Präparat die Blasenkapazität und senkt die Miktionsfrequenz. Harndrangbeschwerden werden gemindert. Größere klinische Anwendungserfahrung für diese Indikation fehlt [31].

Das trizyklische Antidepressivum *Imipramin* wird ebenfalls erfolgreich bei Urge-Inkontinenz eingesetzt [7, 29]. Es vereinigt anticholinerge Effekte mit einer alphamimetischen Wirkung an der Urethra, so daß es gut bei kombinierten Inkontinenzformen verwendet werden kann, wenn gleichzeitig eine leichte Verschlußinsuffizienz über eine Erhöhung des Blasenauslaßwiderstands behandelt werden soll. Neben der Wirksamkeit am Harntrakt wirkt Imipramin stimmungsaufhellend, so daß in geeigneten Fällen eine gute Wirkung erreicht werden kann. Das Präparat ist zum Einsatz auch bei Beschwerden des Harntrakts zugelassen.

2.7 Plazeboeffekt

Bei Urgency und Urge-Inkontinenz spielen psychische Faktoren eine bedeutsame Rolle [26]. Daher ist es nicht verwunderlich, daß mit der Verabreichung von Plazebo eine ähnliche therapeutische Wirksamkeit erreicht werden kann wie mit Wirksubstanzen. Meyhoff et al. [27] haben Plazebo gegen Emeproniumbromid und Flavoxathydrochlorid in einer gekreuzten Doppelblindstudie bei motorischer Urge-Inkontinenz untersucht und stellten fest, daß 47 % der Untersuchten die beste Wirksamkeit für Plazebo angaben, während eine oder beide Wirksubstanzen nur von 42 % der Befragten als am besten wirksam angegeben wurden. In dieser Studie wurde allerdings nicht untersucht, ob es zu entsprechend signifikanten Änderungen urodynamischer Parameter kam. In einer anderen Studie wurde Plazebo gegen Emeproniumbromid getestet; dabei konnte ebenfalls kein Unterschied in der Wirksamkeit zwischen Plazebo und Emeproniumbromid gefunden werden. Urodynamische Parameter haben in beiden Gruppen dieser Untersuchung keine signifikanten Änderungen erfahren [41].

Für die zukünftige Beurteilung von Pharmaka auf ihre Wirksamkeit bei Urgency und Urge-Inkontinenz ist deshalb zu fordern, daß die Medikamente in *Doppelblindstudien gegen Plazebo* auf ihre Wirksamkeit untersucht werden. Nur wenn ein Medikament signifikant besser wirksam ist als das Plazebopräparat, ist ein auf pharmakologischen Wirkungen beruhender Effekt vorhanden, und nur dann ist es bei kritischer Beurteilung gerechtfertigt, ein Medikament einzusetzen, das in der Regel für die Patientin mit nicht unerheblichen Nebenwirkungen verbunden ist. Bei Urgency und Urge-Inkontinenz ist die Einhaltung dieser Überlegungen allerdings besonders schwierig, da bereits mit Plazebo in 50 bis 75 % der Fälle eine Besserung oder gar Heilung – auch urodynamisch objektiviert – zu erzielen ist und eine noch höhere Ansprechrate hohe Anforderungen an die Wirksamkeit eines Medikaments stellt.

3 Blasentraining

Dem Blasentraining kommt in der Behandlung der Drangbeschwerden eine zentrale Rolle zu [12]. Bei der in der Gynäkologie ganz überwiegenden Zahl idiopathischer Formen von Urgency und Urge-Inkontinenz mit häufigen, zumindest latenten psychogenen Faktoren soll durch eine Bewußtmachung des Miktionsablaufs eine *Rekonditionierung pathologisch veränderter Miktionsgewohnheiten* erreicht werden [12, 38].

Mit dem amerikanischen Wort „Bladder-Drill" werden die *Trainingsinhalte* gut charakterisiert. Die Patientin wird angehalten, ein Miktionsprotokoll mit Aufzeichnung der Trinkmengen, des unfreiwilligen Urinabgangs und von Toilettenbesuchen sorgfältig zu führen (Abb. 8-1). Schon durch diese Bewußtmachung des pathologisch veränderten Miktionsmusters werden bei vielen Patienten die Miktionsgewohnheiten günstig beeinflußt. Zusätzlich wird die Patientin instruiert, beim Auftreten von Harndrang die Miktion unter maximaler Konzentration und Anspannung für zunächst fünf bis zehn Minuten zu unterdrücken und erst dann eine Toilette aufzusuchen. Die Intervalle zwischen Auftreten von Harndrang und der Miktion werden zunehmend gesteigert, bis mühelos 15 bis 20 Minuten überbrückt werden können. Durch bewußte Anstrengung – also unter Einsatz übergeordneter kortikaler Kontrollmechanismen – soll die Kontrolle über die unbewußten sakralen Reflexe wiedererlangt werden (sog. *Biofeedback*; siehe auch Kap. 6, Abschnitt 3) [16, 26, 38]. Schließlich wird die Miktion in festen Intervallen angestrebt, die dann schrittweise verlängert werden. Bei sehr schweren Formen kann daher eine stationäre Aufnahme erforderlich sein, da die Patientin nur unter stationären Bedingungen bereit ist, die Miktion auf die Gefahr unfreiwilligen Urinabgangs hin zu unterdrücken. Durch Führen des Miktionsprotokolls werden der Patientin die Behandlungsfortschritte verdeutlicht, und sie wird angespornt, das Erreichte noch weiter zu verbessern.

Dieses Regime kann durch eine anticholinerg-spasmolytische *Begleitmedikation* oder andere auf den Detrusor dämpfend wirkende Medikamente intensiv unterstützt werden. In schweren Fällen und bei unzureichender Wirkung unter Monotherapie ist eine Kombinationsmedikation indiziert. Allerdings ist der zusätzliche Nutzen einer medikamentösen Begleittherapie zum Blasentraining umstritten; Fantl et al. [11] fanden keinen signifikanten Unterschied in den Erfolgsraten in zwei Vergleichsgruppen mit oder ohne *Spasmolytika*. Im Klimakterium und in der Postmenopause werden regelmäßig unter Beachtung der

Beginn der Eintragungen: ______ (Wochentag), den ______ Normales Wasserlassen O Art und Menge des unfreiwilligen Harnverlustes

Beginn der Einnahme: ______ (Wochentag), den ______ Unfreiwilliger Harnverlust X

Woche		Uhrzeit 1	2	3	4	5	6	7	8	9	10	11	12	13	14	15	16	17	18	19	20	21	22	23	24	wenige Tropfen	größere Menge
	Mo.																										
	Di.																										
	Mi.																										
1	Do.																										
	Fr.																										
	Sa.																										
	So.																										

Woche		Uhrzeit 1	2	3	4	5	6	7	8	9	10	11	12	13	14	15	16	17	18	19	20	21	22	23	24	wenige Tropfen	größere Menge
	Mo.																										
	Di.																										
	Mi.																										
2	Do.																										
	Fr.																										
	Sa.																										
	So.																										

Abb. 8-1 Miktionstagebuch zur Kontrolle der Miktionsfrequenz und von unwillkürlichem Urinabgang.

Kontraindikationen *Östrogene* verabreicht, die neben der Proliferation des Urethralepithels, einer Tonisierung des Gewebes und einer durchblutungsfördernden Wirkung auf die paraurethralen Venenplexus auch psychotrope stimmungsaufhellende Eigenschaften entfalten.

Weiterhin ist eine *psychologische Betreuung* zur Aufarbeitung eventuell vorhandener latenter oder manifester Probleme unter Umständen entscheidend für den Therapieerfolg. Durch eine *krankengymnastische Übungsbehandlung* lernt die Patientin ihre Körperfunktionen – speziell die Muskulatur des Beckenbodens – besser kennen, und die Kontrolle wird erleichtert. Daher ist auch bei Urge-Inkontinenz Krankengymnastik angezeigt (siehe auch Kap. 6, Abschnitt 2). Neben dem besseren Verständnis für die Körperfunktionen ergibt sich ein zusätzlicher positiver Effekt durch die Kräftigung der Beckenbodenmuskulatur; bei intaktem und gekräftigtem Beckenboden ist Harndrang (Urgency) sehr viel seltener mit Inkontinenz verbunden als bei einer gleichzeitig bestehenden Beckenbodenschwäche. In der Gruppe lernt die Patientin Frauen mit gleicher Problematik kennen. Dadurch wird die Konfliktbewältigung erleichtert. Daher bevorzugen wir gerade bei Urge-Inkontinenz die krankengymnastische Gruppentherapie.

Mit diesem Maßnahmenkatalog wird versucht, die Miktionsintervalle in einen drei- bis vierstündigen Tagesrhythmus zu bringen. Die Kombination aller Maßnahmen und Medikamente muß unter Umständen über sechs bis acht Wochen, in Einzelfällen noch länger, fortgesetzt werden, bevor die Beschwerden vollständig sistieren. Erst wenn längerfristig Beschwerdefreiheit angegeben wird, ist eine Reduktion der spasmolytisch-anticholinergen Medikation sinnvoll. Die Führung des Miktionsprotokolls sollte zunächst fortgesetzt werden, um Veränderungen nach Absetzen der Begleitmaßnahmen sofort zu erfassen.

4 Elektrostimulation der Harnblase

Erfolge werden bei Dranginkontinenz auch mittels Elektrostimulationstherapie berichtet. Über eine Beeinflussung des sakralen Reflexbogens soll der Detrusor unterdrückt werden [37].

Am wirksamsten wird dabei eine Therapieform angegeben, die in der Literatur als *AMFES* bezeichnet wird; dies steht für „akute maximale funktionelle Elektrostimulation" [22]. Über Vaginal- oder Analelektroden wird die Beckenbodenmuskulatur dabei mittels Rechteckimpulsen in einer Frequenz von 5 bis 20 Hertz stimuliert. Unterschiede in der Wirksamkeit in Abhängigkeit von der Frequenz werden nicht beschrieben. Die Impulsbreite beträgt 1 ms. Die Amplitude der Impulse wird mit 20 bis 70 Milliampere (mA), eventuell bis 100 mA angegeben. Bei niedriger Amplitude unter 35 mA kommt es nur zu einer Kontraktion der Beckenbodenmuskulatur, bei stärkerer Spannung (>65 mA vaginal, >40 mA rektal) wird die Blasenaktivität unterdrückt. Die Therapie wird fünf Tage lang täglich über 20 Minuten angewandt. Kralj [22] gibt für die Urge-Inkontinenz insgesamt eine Heilungsrate von 73% und für die isolierte motorische Urge-Inkontinenz von 55% an.

5 Andere Therapiemaßnahmen

Gelegentlich wird noch die *Überdehnung der Harnblase in Regional- oder Allgemeinanästhesie* geübt. Diese Therapie soll eine Dehnung der Detrusormuskulatur ebenso bewirken wie über eine Ischämie der Blasenmuskulatur eine Verminderung der nervalen Versorgung. Sie ist mit erheblichen Nebenwirkungen und Risiken verbunden; langfristig kann nicht abgesehen werden, ob dadurch die Blasenarchitektur gravierend geschädigt wird. Während der Behandlung kann es zur Ruptur der Harnblase kommen [32]. Das Verfahren findet keine breite Anwendung in der Dranginkontinenzbehandlung. Taub und Stein [35] haben einen Zehnjahresüberblick ihrer Ergebnisse gegeben und dabei festgestellt, daß die Blasendistension besonders bei neurogenen Blasenstörungen keine Erfolgsaussichten bietet und auch bei idiopathischen Formen nur in Einzelfällen hilfreich war.

Die *operative Behandlung der Urge-Inkontinenz* besteht in einer teilweisen Denervierung der Harnblase. Von Ingelman-Sundberg [19] wurde eine transvaginale partielle Blasendenervierung angegeben, die in ausgewogenem Verhältnis parasympathische und sympathische Nervenfasern erfassen soll. Bei diesem Verfahren werden die Begleitnerven der A. vesicalis inferior gemeinsam mit der Arterie ligiert und durchtrennt. Zunächst wird diese Operation einseitig ausgeführt; erst wenn der gewünschte Erfolg auch durch diese Operationsmaßnahme ausbleibt, kann eine Durchtrennung des Nervenbündels auf der kontralateralen Seite versucht werden, wenn die Restharnmengen nachweislich unter 150 ml bleiben. Eine ähnliche Technik wurde auch von Lahodny [23] angegeben.

In der Wirkung vergleichbar ist die *lokalanästhetische Blockierung der Innervation* von Blase und Urethra, z.B. durch die paraurethrale Injektion eines Lokalanästhetikums [33]. Gegenüber der definitiven Durchtrennung der Nervenbahnen auf chirurgischem Weg ist hier zu erwarten, daß die Beschwerden mit Abklingen der Anästhesie wieder auftreten. Die deutlich längere Wirksamkeit kann nur darauf beruhen, daß durch mehrmalige Anwendung die pathologisch gebahnten Reflexe so wirksam unterbrochen werden, daß ein normales Miktionsverhalten etabliert werden kann. Die Neuraltherapie wirkt somit letztlich unterstützend zu einem Blasentraining.

In schweren Fällen von Urge-Inkontinenz bei auch in Narkose gemessener kleiner Blasenkapazität (z.B. bei interstitieller Zystitis, radiogener Schrumpfblase) kann die *chirurgische Blasenaugmentation* in Betracht kommen. Viele Patienten mit Blasenaugmentation benötigen postoperativ allerdings einen intermittierenden Selbstkatheterismus zur Entleerung der Blase, so daß für diese Techniken nur ausgewählte Patienten geeignet sind [2]. Eine andere Alternative stellen *Harnableitungen* mit nassem oder kontinentem Stoma dar.

6 Empfehlungen zur Therapie aufgrund eigener Erfahrungen

Die Diagnose Urge-Inkontinenz soll primär aufgrund einer urodynamischen Untersuchung gestellt werden. Wird in Einzelfällen eine medikamentöse Therapie ohne vorhergehende Urodynamik begonnen, ist eine Überprüfung des Therapieerfolgs spätestens nach sechs bis acht Wochen erforderlich. Die Behandlung muß dann beendet oder darf nur nach einer apparativen Diagnostik fortgesetzt werden.

Normalerweise erfolgt bereits vor der Therapie die urodynamische Untersuchung, bei der gleichzeitig eine ausführliche Anamnese erhoben und die Patientin gynäkologisch untersucht wird. Wenn bei der weiteren diagnostischen Abklärung keine kausalbehandlungsbedürftigen Erkrankungen gefunden werden, nach deren Behandlung mit einem Sistieren der Beschwerden zu rechnen ist, beginnt das Blasentraining unter Führung eines Miktionsprotokolls, wie in Abschnitt 3 angegeben. Zusätzlich wird ein Spasmolytikum verordnet.

Wird es für sinnvoll erachtet, die Plazebowirkung der medikamentösen Therapie bewußt auszunutzen, sollte ein Medikament mit möglichst geringen Nebenwirkungen, z.B. ein Präparat auf pflanzlicher Basis, verordnet werden. Wird andererseits Wert auf die gesicherte Wirksamkeit gelegt, muß an das Präparat die Aufforderung gestellt werden, daß es sowohl gegenüber Plazebo als auch möglichst gegen andere Wirkstoffe getestet ist. Dadurch läßt sich feststellen, ob über die Plazebowirkung hinaus ein medikamentenspezifischer Effekt gegeben ist. Nur wenn ein Präparat signifikant besser als Plazebo wirksam ist, ist auch ein auf pharmakologischen Wirkungen beruhender Effekt nutzbar, und nur dann erscheint es bei kritischer Beurteilung gerechtfertigt, ein Medikament einzusetzen, das in der Regel auch mit deutlichen Nebenwirkungen verbunden ist. Zusätzlich muß bedacht werden, daß bei vielen Präparaten die orale Resorption schlecht ist, während intravenöse Darreichungsformen effektiv wirksam sind. Zur längerfristigen Therapie bleibt aber in der Regel nur die orale Verordnung. Nur für wenige der besprochenen Medikamente liegen gut dokumentierte Wirksamkeitsstudien vor. Wir bevorzugen aus diesen Gründen Flavoxat und Oxybutynin. Bei Frauen im Klimakterium und in der Postmenopause verordnet man zusätzlich Östrogene.

Bei schweren Formen von Urge-Inkontinenz, die auf diese Therapie nicht ausreichend ansprechen, kann man die spasmolytische Medikation mit einem Betamimetikum oder mit Nifedipin kombinieren. Es ist dann darauf hinzuweisen, daß Medikamente verabreicht werden, die für diese Indikation nicht zugelassen sind.

Selten ist man gezwungen, Patientinnen stationär aufzunehmen, weil auch unter einer Kombinationsbehandlung die Beschwerden persistieren. Bei konsequenter stationärer Fortführung der begonnenen Therapie ist die Behandlung meistens doch noch erfolgreich, weil die Zuwendung zur Patientin und deren Motivation größer ist als bei ambulanter Therapie.

Begleitend zu diesen Maßnahmen erfolgt ein Beckenbodentraining. Die psychische Betreuung kann durch psychosomatisch erfahrene Ärzte oder einen Psychiater erfolgen; viele Patientinnen weisen jedoch einen Zusammenhang zwischen ihrer Psyche und den organbezogenen Beschwerden weit von sich, so daß ein Kontakt nicht immer zustande kommt.

Mit einer Elektrostimulation der Harnblase bei Urge-Inkontinenz liegen keine eigenen Erfahrungen vor, ebensowenig wie mit der chirurgischen Denervierung oder einer Infiltration von Lokalanästhetika. Die Blasenaugmentation bzw. Harnableitung ist Einzelfällen vorbehalten, und die Durchführung ist Aufgabe des Urologen.

Literatur

1. Aagaard, J., K. Reuther, H. Stimpel: A comparison between the combination emepronium bromide/flavoxate and emepronium bromide in the treatment of detrusor instability. Urol. int. 38 (1983) 191.
2. Aboseif, S. R., E. A. Tanagho: Surgical therapy for detrusor instability. In: Ostergard, D. R., A. E. Bent (eds.): Urogynecology and Urodynamics, 4th ed. Williams & Wilkins, Baltimore 1996.
3. Bradley, D. V., R. J. Cazort: Relief of bladder spasm by flavoxate: a comparative study. J. clin. Pharmacol. 10 (1970) 65.
4. Caine, M.: The Pharmacology of the Urinary Tract. Springer, Berlin–Heidelberg–New York 1984.
5. Cardozo, L., S. L. Stanton: A comparison between bromocriptine and indomethacin in the treatment of detrusor instability. J. Urol. 123 (1980) 399.
6. Cardozo, L., S. L. Stanton, H. Robinson, D. Hole: Evaluation

of flurbiprofen in detrusor instability. Brit. med. J. 280 (1980) 281.
7. Castleden, C. M., C. F. George, A. G. Renwick, M. J. Asher: Imipramine: a possible alternative to current therapy for urinary in continence in the elderly. J. Urol. 125 (1981) 318.
8. Delaere, K. P. J., H. G. E. Michiels, F. M. J. Debruyne, W. A. Moonen: Flavoxate hydrochloride in the treatment of detrusor in stability. Urol. int. 32 (1977) 377.
9. Enzelsberger, H., C. Kurz, C. Schatten, J. Huber: Zur Wirksamkeit einer intravaginalen Östrioltablettenapplikation bei Frauen mit Urge-Inkontinenz. Geburtsh. u. Frauenheilk. 51 (1991) 834–838.
10. Faber, P., J. Heidenreich: Effect of intravenous butylscopolamine infusion on urge incontinence. Urol. int. 32 (1977) 218.
11. Fantl, J. A., W. G. Hurt, L. J. Dunn: Detrusor instability syndrome: the use of bladder retraining drills with and without anticholinergics. Amer. J. Obstet. Gynec. 140 (1981) 885–890.
12. Farrell, S. A.: Behavioral therapy for detrusor instability. In: Ostergard, D. R., A. E. Bent (eds.): Urogynecology and Urodynamics, 4th ed. Williams & Wilkins, Baltimore 1996.
13. Finkbeiner, A. E., L. T. Welch, N. K. Bissada: Uropharmacology. IX. Direct-acting smooth muscle stimulants and depressants. Urology 12 (1978) 231.
14. Forman, A., K.-E. Andersson, L. Henriksson, T. Rud, U. Ulmsten: Effects of nifedipine on the smooth muscle of the human urinary tract in vitro and in vivo. Acta pharmacol. toxicol. 43 (1978) 111.
15. Fredericks, C. M., R. L. Green, G. F. Anderson: Comparative in vitro effects of imipramine, oxybutynin, and flavoxate on rabbit detrusor. Urology 12 (1978) 487.
16. Frewen, W.: Role of bladder training in the treatment of the unstable bladder in the female. Symposium on clinical urodynamics. Urol. Clin. North Amer. 6 (1979) 273.
17. Grüneberger, A. D., G. Geier: Clenbuterol in der Behandlung pathologischer Harnblasenkontraktionen. Geburtsh. u. Frauenheilk. 42 (1982) 266.
18. Hebjorn, S., S. Walter: Treatment of female incontinence with emepronium bromide. Urol. int. 33 (1978) 120.
19. Ingelman-Sundberg, A.: Denervation of the bladder. In: Stanton, S. L., E. A. Tanagho (eds.): Surgery of Female Incontinence, 1st ed. Springer, Berlin–Heidelberg–New York 1980.
20. Jonas, U., E. Petri, J. Kissel: Effect of flavoxate on hyperactive detrusor muscle. Europ. Urol. 5 (1979) 106.
21. Kohler, F. P., P. A. Morales: Cystometric evaluation of flavoxate hydrochloride in normal and neurogenic bladders. J. Urol. 100 (1968) 729.
22. Kralj, B.: The Treatment of female urinary incontinence by functional electrical stimulation. In: Ostergard, D. R., A. E. Bent (eds.): Urogynecology and Urodynamics, 4th ed. Williams & Wilkins, Baltimore 1996.
23. Lahodny, J.: Corporofundale partielle periphere Blasendenervation als chirurgische Therapie der Dranginkontinenz. Geburtsh. u. Frauenheilk. 45 (1985) 386.
24. Lauritzen, C.: Die Behandlung der klimakterischen Beschwerden durch vaginale, rektale und transdermale Östrogensubstitution. Gynäkologe 19 (1986) 248.
25. Lish, P. M., J. A. Labudde, E. L. Peters, S. I. Robbins: Oxybutynin: a musculotropic antispasmodic drug with moderate anticholinergic action. Arch. int. Pharmacodyn. 156 (1965) 467.
26. Macaulay, A. J., R. S. Stern, D. M. Holmes, S. L. Stanton: Micturition and the mind: psychological factors in the aetiology and treatment of urinary symptoms in women. Brit. med. J. 294 (1987) 540.
27. Meyhoff, H. H., T. C. Gerstenberg, J. Nordling: Placebo: the drug of choice in female motor urge incontinence? Brit. J. Urol. 55 (1983) 34.
28. Moisey, C. U., T. P. Stephenson, C. B. Brendler: The urodynamic and subjective results of treatment of detrusor instability with oxybutynin chloride. Brit. J. Urol. 52 (1980) 472.
29. Petersen, K. E., O. O. Andersen, T. Hansen: Mode of action and relative value of imipramine and similiar drugs in the treatment of nocturnal enuresis. Europ. J. clin. Pharmacol. 7 (1974) 187.
30. Samsioe, G., I. Jannson, D. Mellström, A. Svanborg: Occurrence, nature and treatment of urinary incontinence in a 70-year-old female population. Maturitas 7 (1985) 335.
31. Schumacher, T., F. D. Peters: Möglichkeiten der medikamentösen Beeinflussung von Urethra und Harnblase. Geburtsh. u. Frauenheilk. 43 (1983) 773.
32. Smith, J. C., R. H. Higson: Cystodistension. In: Stanton, S. L., E. A. Tanagho (eds.): Surgery of Female Incontinence, 1st ed. Springer, Berlin–Heidelberg–New York 1980.
33. Spernol, R., P. Riss: Urodynamische Überprüfung der Neuraltherapie bei motorischer und sensorischer Reizblase. Geburtsh. u. Frauenheilk. 42 (1982) 527.
34. Stanton, S. L.: A comparison of emepronium bromide and flavoxate hydrochloride in the treatment of urinary incontinence. J. Urol. 110 (1973) 529.
35. Taub, H. C., M. Stein: Bladder distension therapy for symptomatic relief of frequency and urgency: a ten-year review. Urology 43 (1994) 36–39.
36. Thüroff, J. W., B. Bunke, A. Ebner et al.: Randomized, double-blind, multicenter trial on treatment of frequency, urgency and incontinence related to detrusor hyperactivity: oxybutynin versus propantheline versus placebo. J. Urol. 145 (1991) 813–817.
37. Vodusek, D. B., S. Plevnik, P. Vrtacmik, J. Janez: Detrusor inhibition on selective pudendal nerve stimulation in the perineum. Neurourol. Urodyn. 6 (1988) 389–393.
38. Vogt, H. P., F. Herkert, E. Hochuli: Die schwere Urgeinkontinenz: Therapiekonzept. Geburtsh. u. Frauenheilk. 46 (1986) 450.
39. Voigt, R., A. Martan, M. Halaska, M. Sindlar, P. Voigt: Die Behandlung des Harndrangsymptoms (Urgency) der Frau mit dem β2-Sympathomimetikum Clenbuterol. Geburtsh. u. Frauenheilk. 46 (1986) 115.
40. Walter, S., J. Hansen, L. Hansen, E. Maegaard, H. H. Meyhoff, J. Nordling: Urinary incontinence in old age: a controlled clinical trial of emepronium bromide. Brit. J. Urol. 54 (1982) 249.
41. Walter, S., H. Wolf, H. Barlebo, H. K. Jensen: Urinary incontinence in postmenopausal women treated with estrogens. Urol. int. 33 (1978) 135.
42. Weiner, N.: Atropine, scopolamine and related antimuscarinic drugs. In: Gilman, A. G., L. S. Goodman (eds.): The Pharmacological Basis of Therapeutics. Macmillan, New York 1980.

Sonderformen von Störungen des ableitenden Harntrakts bei der Frau

9 Therapiebedingte Verletzungen und Fisteln der harnableitenden Wege

T. Schwenzer

Inhalt

1	Einteilung, Häufigkeit und Vorkommen	104
2	Symptome und Diagnostik	106
3	Vermeidung von Fisteln, Behandlung intraoperativer Verletzungen	107
3.1	Vermeidung von Ureterverletzungen	107
3.2	Vermeidung von Blasenverletzungen	107
3.3	Therapie intraoperativ erkannter Harnleiter- und Blasenverletzungen	108
3.3.1	Trauma des periureteralen Gewebes	108
3.3.2	Partielle Läsion der Ureterwand	108
3.3.3	Ligatur- oder Klemmenverletzungen	108
3.3.4	Quetschung oder Durchtrennung des Harnleiters	109
3.3.5	Techniken bei Ureterverletzungen	109
3.4	Intraoperativ nicht erkannte Ureterverletzungen	112
3.5	Therapie der Fisteln	113
4	Forensische Aspekte von Blasen- und Harnleiterverletzungen	114
4.1	Aufklärung und Indikation	114
4.2	Präoperative Diagnostik	115
4.3	Bewertung von Blasenverletzungen	116
4.4	Bewertung von Harnleiterverletzungen	116
4.4.1	Beurteilung als Behandlungsfehler	116
4.4.2	Harnleiterverletzungen bei der abdominalen Hysterektomie	117
4.4.3	Harnleiterverletzungen bei der vaginalen Hysterektomie	117

1 Einteilung, Häufigkeit und Vorkommen

Verletzungen der ableitenden Harnwege gehören neben Darmverletzungen zu den häufigsten Komplikationen in der operativen Gynäkologie. Die Tabellen 9-1 und 9-2 geben einen Überblick über die Verletzungsfrequenz an Ureter, Blase und Darm in zwei deutschen Sammelstatistiken aus 85 bzw. 100 deutschen Frauenkliniken im Abstand von fünf Jahren. Man erkennt, daß die *Verletzungsfrequenz* weit unter 1% liegt, wenn man Operationen wegen gutartiger Erkrankungen zugrunde legt. Man sieht auch, daß im zeitlichen Verlauf kein nennenswerter Rückgang in der Verletzungsfrequenz eingetreten ist. Auch eine Schweizer Sammelstatistik kommt zu ganz ähnlichen Ergebnissen (Tab. 9-3).

Entsprechend dem operativen Aufkommen sind heute in allen Industrienationen operationsbedingte Fisteln sehr viel häufiger als geburtshilflich bedingte Fisteln, die in der Dritten Welt als häufigste Fistelform immer noch ein erhebliches soziales und medizinisches Problem darstellen. Auch Strahlfisteln sind selten. Häufigkeitsangaben zeigen, daß 70 bis 80% aller Fisteln gynäkologisch-operativen bzw. strahlenbedingten Ursprungs sind [1, 5, 15, 16, 17, 21].

Der Mayo-Klinik in Rochester, Minnesota/USA, wurden zwischen 1967 und 1983 303 Patientinnen mit postoperativen Fisteln zugewiesen. Dabei traten 162 vesikovaginale Fisteln nach Anwendung einer der verschiedenen Hysterektomietechniken auf [16]. In Übereinstimmung mit früheren Berichten aus dieser Institution traten 75% der Fisteln nach Operationen wegen benigner Erkrankun-

Tabelle 9-1 Komplikationen nach vaginaler und abdominaler Hysterektomie, Sectio und abdominaler Radikaloperation aus 85 geburtshilflich-gynäkologischen Abteilungen und Kliniken im Jahr 1979 (nach Stark [22])

	vaginale Hysterektomie mit u. ohne Adnexe n = 5308		vaginale Hysterektomie ± Adnexe u. Kolporrhaphie n = 893		abdominale Hysterektomie mit u. ohne Adnexe n = 7580		Sectio n = 4630		abdominale Radikaloperation mit u. ohne Lymphektomie n = 334	
Verletzung Darm	4	0,08%	2	0,22%	37	0,49%	–	–	4	1,20%
Verletzung Blase	44	0,83%	9	1,01%	53	0,70%	21	0,45%	4	1,20%
Verletzung Ureter	5	0,09%	3	0,34%	22	0,29%	1	0,02%	10	2,99%
Fistel	5	0,09%	3	0,34%	24	0,32%	2	0,04%	5	1,50%

Tabelle 9-2 Komplikationen nach vaginaler und abdominaler Hysterektomie, Sectio und Kolporrhaphie aus 100 geburtshilflich-gynäkologischen Abteilungen und Kliniken im Jahr 1984 (nach Stark [23])

Operative Eingriffe	Anzahl (n)	verstorben (n)	Verletzungen Blase	Darm	Ureter
– vaginale Hysterektomie	3 399	1	27	3	2
– vaginale Hysterektomie + Adnektomie (normal)	357		3	1	1
– vaginale Hysterektomie + Adnektomie (pathologisch)	319		6		
– vaginale Hysterektomie + Scheidenraffung	4 741	2	30	9	7
– vaginale Hysterektomie + Adnektomie (normal) + Scheidenraffung	444	2	1	4	1
– vaginale Hysterektomie + Adnektomie (pathologisch) + Scheidenraffung	261		6		1
– abdominale Hysterektomie	3 467	8	25	7	6
– abdominale Hysterektomie + Adnektomie (normal)	2 118	12	15	2	5
– abdominale Hysterektomie + Adnektomie (pathologisch)	2 584	15	21	19	17
– Adnektomie (normal)	274	1	2	1	1
– Adnektomie (pathologisch)	2 795	13	13	26	6
– Scheidenraffung	779	2	7	2	
– Sectio	8 329	3	26	6	3
– Ablatio mammae	1 976	5			
– verschiedene	322	4	6	2	1
Gesamt	32 165	68	188	82	51

Tabelle 9-3 Intra- und postoperative Komplikationen bei vaginalen und abdominalen Hysterektomien: Datenerhebung zur Qualitätskontrolle Schweizer geburtshilflich-gynäkologischer Abteilungen (nach Hochuli et al. [7])

	vaginale Hysterektomie ohne Scheidenplastik n = 3317		vaginale Hysterektomie + Scheidenplastik n = 5399		abdominale Hysterektomie ohne Adnexe n = 6555		abdominale Hysterektomie + Adnexe n = 5370	
Organverletzungen								
Läsion des Dünndarms	–		–		0,14%	(9)	0,24%	(13)
Läsion des Dickdarms	–		0,24%	(13)	0,05%	(3)	0,26%	(14)
Läsion der Blase	0,75%	(25)	0,39%	(21)	0,93%	(61)	0,86%	(46)
Läsion des Ureters	–		0,04%	(2)	0,06%	(4)	0,22%	(12)
Postoperative Komplikationen/Fisteln								
Uretero-Vaginal-Fistel	–		0,02%	(1)	0,02%	(1)	0,04%	(2)
Vesiko-Vaginal-Fistel	0,03%	(1)	0,02%	(1)	0,15%	(10)	0,13%	(7)
Rekto-Vaginal-Fistel	–		0,02%	(1)	0,02%	(1)	0,06%	(3)

Tabelle 9-4 Häufigkeit postoperativer Fisteln nach der Radikaloperation nach Wertheim-Meigs und Modifikationen (nach Schwenzer [19])

Autoren	Held (1974)	Webb u. Symmonds (1979)	Halaska et al. (1988)		Ralph et al. (1990)		Sotto (1990)
Zeitraum	1958–1972	1956–1975	1957–1966	1981–1986	1971–1985		1961–1989
Fallzahl	n = 335	n = 610	n = 125	n = 89	n = 175 nur Op	n = 145 Op + Radiatio	n = 554
Uretero-vaginale Fisteln	22 (10,6%)	14 (2,3%)	2 (1,6%)	–	3 (1,7%)	3 (2,1%)	7 (1,3%)
Vesiko-vaginale Fisteln	10 (3,0%)	15 (2,5%)	1 (0,8%)	–	5 (2,9%)	3 (2,1%)	3 (0,5%)

gen, 13% nach Operationen wegen eines Zervix-, Korpus- oder Ovarialkarzinoms und 12% nach geburtshilflicher Verletzung, Trauma oder Bestrahlung auf; sog. komplexe Fisteln – definiert als Darm- oder Ureterfisteln in Kombination mit einer vesikovaginalen Fistel – wurden in weniger als 10% aller Fälle beobachtet.

Topographisch können Ureter-Scheiden-Fisteln, Blasen-Scheiden-Fisteln, Urethra-Scheiden-Fisteln und seltene vesiko-uterine (vesiko-korporale und vesikozervikale) Fisteln unterschieden werden. Im ausgeprägtesten Fall – bei fortgeschrittener Karzinomerkrankung oder als Strahlenfolge – kann es zur Ausbildung einer Verbindung sowohl zwischen Blase und Scheide als auch zwischen Darm und Scheide (Kloake) kommen.

Operationsbedingte Fisteln können entweder als *unmittelbare Verletzungsfolge* (iatrogene Fisteln) oder als *Nekrosefisteln* entstehen, wenn es im Bereich von Blase oder Harnleiter präparationsbedingt zu Ernährungsstörungen kommt. Um Nekrosefisteln handelt es sich auch, wenn es infolge Bestrahlungen wegen bösartiger Genitalerkrankungen (Korpus- und Zervixkarzinom, Vaginalkarzinom) zu Blasen- und Ureternekrosen mit Fistelbildung kommt. Davon abzugrenzen ist der unmittelbare Tumoreinbruch in die ableitenden Harnwege.

Während Angaben zur operativen Verletzungsfrequenz am Harntrakt relativ verläßliche Daten liefern, fehlen vielfach Angaben darüber, wie häufig es *postoperativ* zur Ausbildung von Fisteln kommt. Die einfache Hysterektomie stellt heute zweifelsfrei die häufigste Ursache für Fisteln in den Industrienationen dar. Trotzdem kommt es bei der einfachen Hysterektomie wegen Senkungen, Uterus myomatosus oder anderer gutartiger Erkrankungen nur selten zu Ureter-Scheiden- oder Blasen-Scheiden-Fisteln. In der Schweizer Sammelstatistik wird die Häufigkeit zwischen 0,02 und 0,15% angegeben (Tab. 9-3). Bei Radikaloperation wegen Korpus- oder Zervixkarzinom ist häufiger mit Fisteln zu rechnen, weil Blase und Harnleiter dabei wesentlich stärker freipräpariert und damit von ihrer Gefäßversorgung abgetrennt werden; Harnleiterfisteln treten hier in den meisten Studien in ca. 1 bis 2% der Fälle auf (Tab. 9-4).

2 Symptome und Diagnostik

Je nach Lokalisation wird von der Patientin ständiger oder zeitweiliger *unwillkürlicher Urinabgang* bemerkt. Von der Größe der Fistel und ihrer anatomischen Lage ist es abhängig, ob neben dem Urinabgang über die Scheide noch eine normale Harnentleerung möglich ist. Bei kleinen Fisteln kann zeitweiliges Harnträufeln, besonders in der postoperativen Phase, zunächst unerkannt bleiben. Verletzungsbedingte Fisteln werden in der Regel innerhalb von 24 bis 48 Stunden postoperativ symptomatisch; Nekrosefisteln können manchmal erst im Intervall bis zu vier Wochen nach der Operation manifest werden, selten werden sie früher als acht bis zehn Tage nach der Operation festgestellt. Strahlenbedingte Fisteln treten häufig erst mehrere Monate bis Jahre nach der Behandlung auf; in den Fällen von Symmonds [21] kam es bei einem Viertel der strahlenbedingten Fisteln erst mehr als fünf Jahre nach Abschluß der Bestrahlung zur Fistel.

Die *Symptome* sind in der Regel so eindeutig, daß die Diagnose Harnfistel leicht gestellt werden kann. Doch gibt es davon *Ausnahmen*: Bei einer Urethra-Scheiden-Fistel, bei der der blasennahe Anteil der Urethra verschlußfähig geblieben ist, kann die Patientin den Harn aus der äußeren Harnröhrenmündung, aber auch aus der Fistel willkürlich entleeren. Die Folge ist, daß der Urin sich bei der Miktion hinter dem Introitus vaginae in der Scheide ansammelt und nach erfolgter Miktion in aufrechter Stellung dann aus der Scheide herausläuft. Eine andere Ausnahme besteht im Fall einer vesiko-zervikalen oder vesiko-uterinen Fistel, z.B. nach Kaiserschnittoperationen. In derartigen Fällen erfolgt zum Zeitpunkt der Menstruation eine Blutung in die Harnblase, Urinabgang erfolgt inkonstant in Abhängigkeit von der zyklusabhängigen Eng- oder Weitstellung des Muttermundes.

Die *Primärdiagnostik* hat zunächst nur das Ziel, den Urinabgang über eine Fistel zu objektivieren. Es muß vermieden werden, daß durch die initiale Diagnostik zusätzlich Gewebe zerstört und dadurch die Fistel vergrößert wird. Die differenzierte Diagnostik wird daher sinnvollerweise erst kurz vor dem geplanten Fistelverschluß vorgenommen [21]. Die Diagnose großer *Blasen-Scheiden-Fisteln* ist leicht, weil hier ständig Urin über die Scheide abgeht und die Blase ihre Speicherfunktion fast vollständig verloren hat. Kleine Fistelöffnungen sind dagegen mitunter schwer aufzufinden und erfordern differenziertere Untersuchungstechniken. Gegebenenfalls muß die Harnblase mit einem Blaufarbstoff (z.B. Methylenblau) aufgefüllt werden. In die Scheide sind mehrere Tupfer einzulegen, so daß die Scheide bis zum Introitus aufgefüllt ist. Nach einiger Zeit mit Lagewechsel und anderen intraabdominalen Druckerhöhungen ist dann der Urinabgang über die Scheide objektivierbar.

Ureter-Scheiden-Fisteln sind fast immer dann zu verifizieren, wenn Indigokarmin intravenös injiziert und der Austritt des Farbstoffs mit einem in die Vagina eingelegten Tupfer nachgewiesen wird. Eine Blasen-Scheiden-Fistel muß dann bereits ausgeschlossen sein (z.B. mittels Methylenblauinstillation). Da in der Bundesrepublik Deutschland Indigokarmin nicht mehr für die intravenöse Applikation zur Verfügung steht, muß die Diagnose radiologisch gestellt werden; mittels intravenösem Ausscheidungsurogramm und Zystogramm im lateralen und anteroposterioren Strahlengang kann die Art und der Ort der Fistel eingegrenzt werden. Ein Ausscheidungsurogramm ist auch erforderlich, um eine häufig bei Ureterverletzungen vorhandene Stauungssymptomatik feststellen zu können.

Initial ist eine Zystoskopie in der Regel nur von geringem Nutzen. Auch die Spekulumeinstellung der Scheide birgt nur zusätzliche Risiken der Traumatisierung von Gewebe. Für die Wahl des Therapieverfahrens ist später jedoch die *Lokalisation der Fistel* entscheidend, insbesondere muß differenziert werden, ob eine Ureter-Scheiden-Fistel, eine Blasen-Scheiden-Fistel oder, in seltenen Fällen, eine Kombination beider Fistelformen vorliegt. Die Blasen-Scheiden-Fistel muß zystoskopisch lokalisiert werden, um die topographische Lage der Fistelöffnung in Bezug zu den Ureterostien bestimmen zu können. Bei ausgedehntem Defekt ist zystoskopisch eine Füllung der Blase mit Inspektion erst dann möglich, wenn das Leck in der Scheide z.B. durch Einlage eines mit 40 bis 50 ml Flüssigkeit aufgefüllten Foley-Katheters komprimiert wird.

3 Vermeidung von Fisteln, Behandlung intraoperativer Verletzungen

3.1 Vermeidung von Ureterverletzungen

Ureterverletzungen können durch verschiedene Pathomechanismen eintreten:

- Trauma des periureteralen Gewebes mit Verletzung der längsverlaufenden ureteralen Wandgefäße und ausgedehnter Denudation des Ureters
- partielle Eröffnung des Ureters
- Durchtrennung des Ureters
- Quetschung des Ureters durch eine Klemme oder eine Ligatur

Der überwiegende Anteil von Harnfisteln entsteht bei gynäkologischen Standardoperationen. Bei diesen Operationen können Fisteln weitgehend vermieden werden, wenn folgende *Grundsätze* beachtet werden:

Bei der *abdominalen Hysterektomie* sollte der Ureter bereits außerhalb des kleinen Beckens, also noch vor Absetzen der Ligg. infundibulopelvica aufgesucht werden. Es gibt Fälle, in denen der Ureter im kleinen Becken durch das Peritoneum hindurch erkannt und identifiziert werden kann oder aber, daß man das Peritoneum nach Durchtrennung des Lig. rotundum eröffnet und den Ureter in seinem ganzen Verlauf im kleinen Becken bis zur Kreuzungsstelle mit der A. uterina leicht erkennen und auch palpieren kann. Bei erschwerten intraoperativen Bedingungen im kleinen Becken, wie z.B. Endometriose oder intraligamentäre Myome, muß der Operateur den Harnleiterverlauf darstellen. Dies kann im Einzelfall bedeuten, daß der Operateur den Harnleiter wie bei der Radikaloperation nach Wertheim bis zum Eintritt in die Blase freipräparieren und darstellen muß. Eine ausreichende Sichtbarmachung während der gesamten Operation ist notwendig. Dies ist jedoch nur dann möglich, wenn eine ausreichende Laparotomieöffnung vorhanden ist. Eine ungenügende Bauchdeckeninzision mit schlechter Übersicht führt bei Blutungen zu blindem Abklemmen, ungenauem Legen von Nähten und schlechter chirurgischer Technik.

Bei *ausgedehnten Befunden* (Tuboovarialabszessen, fortgeschrittenen Ovarialkarzinomen, Endometriose, großem Uterus myomatosus, das Becken ausfüllenden Tumoren), bei denen starke retroperitoneale Verwachsungen bestehen, kann es gelegentlich trotzdem noch in diesem Bereich zu Harnleiterverletzungen kommen. Dies ist zunächst nicht fehlerhaft. Solche *Verletzungen müssen* aber in der Regel *intraoperativ erkannt und versorgt* werden. Fehlerhaft und meist vermeidbar ist es, wenn diese Verletzung gerade bei erschwerten intraoperativen Bedingungen nicht primär erkannt, sondern erst im postoperativen Verlauf erkennbar wird. Je schwieriger und je komplexer der Operationsverlauf ist, desto wahrscheinlicher werden Verletzungen des Harnleiters und desto wirksamer muß sich aber der Operateur vor Abschluß der Operation von der Unversehrtheit des Harnleiters überzeugen [20]. Bei rechtzeitiger Erkennung und adäquater Versorgung intraoperativer Ureter- und Blasenverletzungen sind postoperative Fisteln ausgesprochen selten.

3.2 Vermeidung von Blasenverletzungen

Entscheidend für die Vermeidung von Blasen-Scheiden-Fisteln ist die *weite Mobilisation der Harnblase* von der Zervix und den oberen Scheidenanteilen. Diese Mobilisation muß auch seitlich im Bereich der Blasenpfeiler weit genug durchgeführt werden, so daß allseits der Scheidenrand weit freipräpariert ist. Die Präparation muß erfolgen *bevor* der Uterus entfernt wird [12, 14, 21], weil eine schichtengerechte, weitgehend atraumatische und blutarme Präparation nur durch Zug am Uterus und Gegenzug an der Blase (mittels Spekulum oder breiter anatomischer Pinzette) möglich ist.

Bei einer erschwerten Abpräparation der Harnblase vom Uterus (z.B. bei Zustand nach Sectio, zervikalen Myomen) ist es ratsam, zunächst die Präparation auf der Seite voranzutreiben, auf der die Präparation leichter vonstatten geht. Bei geöffneter Scheide kann dann die Präparation unter Darstellung des Ureters auch auf der anderen Seite leichter erfolgen. Bei sehr starker, narbiger Verbindung zwischen Blase und Zervix kann es sinnvoll sein, die Harnblase gezielt fundal zu eröffnen, um dann die Präparation unter bestmöglicher Schonung der Blasenmuskulatur fortführen zu können. Wanddefekte und direkte Perforationen werden so eindeutig erkannt und können entsprechend übernäht werden. Wurde die Harnblase nicht geöffnet, kann es bei unklaren Befunden sinnvoll sein, eine intraoperative Auffüllung vorzunehmen. Bei gefüllter Blase sind Wanddefekte leicht erkennbar.

3.3 Therapie intraoperativ erkannter Harnleiter- und Blasenverletzungen

Die Therapie intraoperativ erkannter Ureterläsionen richtet sich nach verschiedenen Kriterien:

- Art und Umfang der Läsion
- Möglichkeiten der operativen Versorgung, Erfahrung des Operateurs
- Allgemeinzustand der Patientin

3.3.1 Trauma des periureteralen Gewebes

Die in der Adventitia des Ureters längs verlaufenden Gefäße sind für die Blutversorgung des Ureters auch dann noch ausreichend, wenn kleinere Äste der A. iliaca interna, der A. uterina oder der A. vesicalis superior zum Harnleiter durchtrennt werden, sofern die *Ureterumhüllung* nicht zerstört ist. Infolge Endometriose oder Entzündung kann das periureterale Gewebe im Bereich des Lig. sacrouterinum oder der Adnexe (Lig. infundibulopelvicum) erheblich verändert sein, und trotz sorgfältiger Präparation kann es vorkommen, daß die Ureterumhüllung verletzt wird. Wenn ein größeres Uretersegment denudiert wird, ist es ratsam, den Ureter zu schienen und das periureterale Gebiet durch einen Kunststoffdrain, der extraperitoneal zur Bauchdecke ausgeleitet wird, ohne zu starken Sog zu drainieren. Die Schienung erfolgt vorzugsweise mit einem vielfach perforierten Doppel-J-Katheter, der in seiner Stärke dem Ureterkaliber angepaßt ist. Für die Drainage des periureteralen Gewebes wird der weiche, sogarme Jackson-Pratt-Drain bevorzugt. Nähte, die den Ureter knicken oder zu Strikturen führen, sind zu vermeiden.

3.3.2 Partielle Läsion der Ureterwand

Schlitzförmige Verletzungen mit vollständigem Erhalt der Ureterkontinuität können durch eine Ureternaht mit 4×0 oder 5×0 eines resorbierbaren Nahtmaterials versorgt werden. Die Naht erfolgt nach Einlage einer Ureterschiene (Doppel-J-Katheter), das periureterale Gebiet wird drainiert.

Bei einer *ausgedehnteren Läsion* ist im blasennahen Bereich die Implantation des Ureters mit Anlage eines Antirefluxmechanismus das sicherste und einfachste Verfahren. Die Durchführung der Neuimplantation ist in der Regel Aufgabe des Urologen. Ist kurzfristig kein Urologe verfügbar und hat der Operateur selbst keine ausreichenden Erfahrungen mit der Ureterneuimplantation, ist die Alternative der Schienung und Naht des Ureters gangbar; das Risiko einer sekundären Ureternekrose ist jedoch hoch, so daß in diesen Fällen auch der Zweiteingriff mit Ureter-Neuimplantation im engen zeitlichen Intervall überlegt werden muß. Ist die Kontinuität des Harnleiters so weit zerstört, daß die Verletzung einer vollständigen Durchtrennung entspricht, und ist nach Anfrischung der Wundränder eine spannungsfreie Anastomose nicht möglich, steht bei fehlender Möglichkeit der Neuimplantation auch die vorübergehende Versorgung mittels Ureterokutaneostomie offen.

3.3.3 Ligatur- oder Klemmenverletzungen

Die häufigste Ureterverletzung mit nachfolgender uretero-vaginaler Fistel oder stummer Niere ist die Unterbindung des Ureters oder das kurzzeitige Anlegen einer Klemme. Dafür gibt es drei *Prädilektionsstellen*:

- am Lig. infundibulopelvicum bei Absetzen der Adnexe von der Beckenwand
- im uterosakralen Bereich an der Kreuzungsstelle mit der A. uterina
- kurz vor der Einmündungsstelle in die Harnblase

Eine *Naht,* die in die Nähe des Ureters oder durch den Ureter für kurze Zeit gelegt wird, führt in der Regel zu keinem Schaden, wenn sie rasch entfernt wird. Wenn der Ureter in eine *Klemme oder Ligatur* geraten ist, sollte diese so schnell wie möglich wieder entfernt werden. Dabei setzt die quer über den Ureter gelegte Klemme, auch wenn es nur für kurze Zeit ist, erhebliche Gewebsverletzungen. Viele Urologen halten in diesen Fällen die Ureter-Neuimplantation für den sichersten Weg, weil sie das sekundäre Nekroserisiko für zu hoch ansehen [8]. Andere Operateure [24] halten eine End-zu-End-Anastomose des Ureters für ein gangbares Verfahren, wenn nach Resektion des geschädigten Uretersegments eine spannungsfreie Adaptation möglich ist. Da bei Klemmen- oder Ligaturverletzungen das geschädigte Segment selten breiter als 1 bis 2 cm ist, kann hier oft eine Ureteranastomose über einem Uretersplint vorgenommen werden, wenn die Blase einseitig mobilisiert wird.

Bei den häufigsten Formen der Ureterläsion, nämlich bei den Verletzungen im Kreuzungsbereich der A. uterina und vor allem bei den Verletzungen des juxtavesikalen Ureters, sind die Verfahren der *Ureter-Neuimplantation* immer alternativ zu diskutieren (siehe auch Abschnitt 3.3.5). Bei den höheren Ureterverletzungen sind Reimplantationsverfahren sehr viel schwieriger, so daß hier die *Ureter-Reanastomosierung* bei frischen Wundverhältnissen und spannungsfreier Adaptation ein bevorzugtes Verfahren darstellt. Die Ureterschienung sollte vier bis sechs Wochen belassen werden, vor Entfernung des Splints kann eine Ausscheidungsurographie erfolgen.

3.3.4 Quetschung oder Durchtrennung des Harnleiters

Für die *glatte Durchtrennung* des Harnleiters gelten dieselben Voraussetzungen wie für die Ligatur- oder Klemmenverletzung. Bei glatten Wundrändern und spannungsfreier Annäherung kann über eingelegtem Uretersplint eine Reanastomosierung erfolgen. Bei ausgedehnter Quetschung oder Durchtrennung mit größerer Verletzung des periureteralen Bindegewebes muß die Reanastomosierung Notfallsituationen vorbehalten bleiben und ist mit einer hohen Rate an sekundären Nekrosefisteln verbunden.

Bei *tiefsitzenden Harnleiterverletzungen* (1–3 cm oberhalb der Blase), normaler Blasenkapazität und gutem Allgemeinzustand der Patientin ist die Harnleiter-Neuimplantation bei eröffneter Blase mit Anlage eines Antirefluxmechanismus die Methode der Wahl. Sie ist nicht nur bei Ureterdurchtrennungen, sondern auch bei längerdauernder Harnleiterquetschung oder fraglicher Ernährungsstörung angezeigt, um eine eventuell notwendige Sekundäroperation zu umgehen oder auch nur die Gefahr einer postoperativen Harnleiternekrosefistel mit Sicherheit zu vermeiden. Wichtig ist, daß eine spannungslose Vereinigung von Harnleiter und Blase erfolgt und gleichzeitig ein genügend langer submuköser Tunnel als Refluxschutz für den Harnleiter geschaffen wird.

Bei *höherliegenden Blasenverletzungen* ermöglicht die Fixation der Blase am M. psoas, die Ureterimplantation auch noch in dieser Höhe spannungsfrei durchzuführen (sog. Psoas-Hitch). Eine andere Alternative stellt die Ureterersatzplastik nach Boari dar (siehe auch Abschnitt 3.3.5).

3.3.5 Techniken bei Ureterverletzungen

Die *End-zu-End-Anastomose* des Harnleiters wird immer nach Einbringung einer Ureterschiene oder eines Doppel-J-Katheters vorgenommen. Erfolgt die Anastomosierung über einem einfachen Uretersplint, ist eine Fixierung des Splints am kranialen Uretersegment mit 4 × 0-Plain-Catgut oder einem ähnlich schnell resorbierbaren Nahtmaterial vorzunehmen. Bei Einlage eines Doppel-J-Katheters ist der Splint in der Regel selbstfixierend, so daß hier eine Naht oft verzichtbar ist. Die Wundränder müssen ausreichend angefrischt werden, um eine gute Durchblutung zu gewährleisten. Voraussetzung für das Gelingen ist die spannungsfreie Annäherung der Harnleiterenden. Der Ureter wird anterior bzw. posterior inzidiert, um den Umfang der Anastomose zu vergrößern, und es folgt eine Spatulierung der Stumpfenden an gegenüberliegender Stelle [26]. Die Nähte werden im Abstand von 1 bis 2 mm mit 4 × 0- oder 5 × 0-Nahtmaterial gelegt. Bei normal weitem Ureter sind vier bis sechs Nähte notwendig (Abb. 9-1). Das periureterale Wundgebiet wird mit einem Jackson-Pratt-Drain versorgt. Nach vier bis sechs Wochen wird die Harnleiterschiene zystoskopisch entfernt.

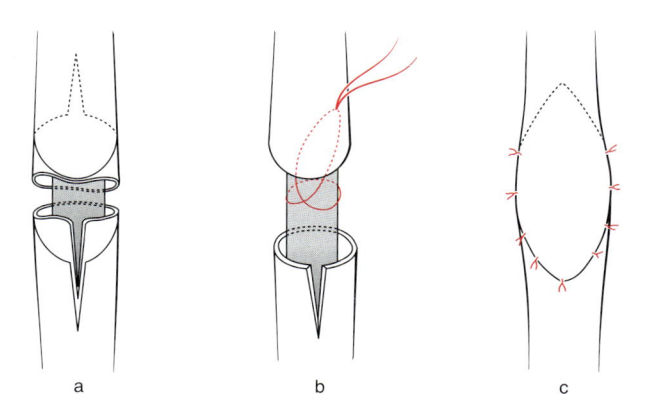

Abb. 9-1 End-zu-End-Anastomose des Harnleiters: Inzision und Spatulierung des Harnleiters an opponierenden Seiten über einer Schiene. Fixieren der Schiene mit feinem, rasch resorbierbarem Nahtmaterial. Anastomosierung mit atraumatischen Einzelknopfnähten 4 × 0 oder 5 × 0 (in Anlehnung an Strohmeyer und Ackermann [24]).

Die *Psoas-Hitch-Technik* ermöglicht eine spannungsfreie Ureter-Neuimplantation mit Antirefluxmechanismus (Abb. 9-2).

Die Blase wird ausreichend mobilisiert und der Blasenfundus mit zwei resorbierbaren Haltefäden im Bereich des Blasenfundus so weit nach oben gezogen, daß der Ureter spannungsfrei die vorgesehene Implantationsstelle um 1,5 bis 2 cm überragt, um eine *Antirefluxplastik* durchzuführen. Eine ausgedehnte Mobilisierung der Blase, eventuell mit Durchtrennung der Plica umbilicalis lateralis der Gegenseite, ist erforderlich. Die Blase wird in ihrem Scheitel zwischen zwei Haltefäden längs eröffnet. Der Harnleiter wird durch einen submukösen Kanal gezogen, am distalen Ende auf einer Strecke von wenigstens 0,5 cm geschlitzt und mittels atraumatischer, resorbierbarer Einzelknopfnähte der

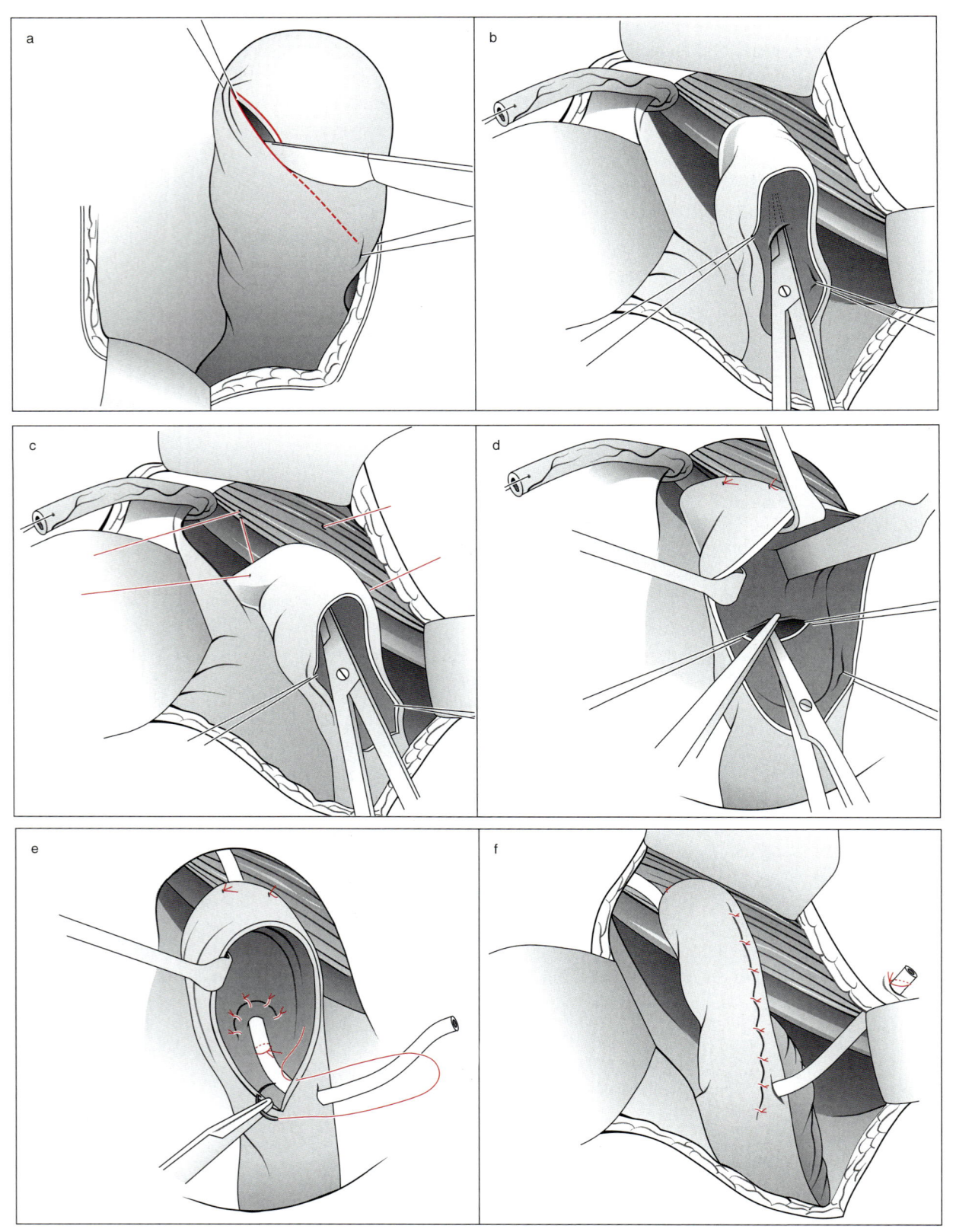

9 Therapiebedingte Verletzungen und Fisteln der harnableitenden Wege

Abb. 9-2 Psoas-Hitch zur spannungsfreien antirefluxiven Ureterneuimplantation: Ablösen der Harnblase vom Peritoneum und Mobilisieren nach kranial, Längsinzision und Neuimplantation des Harnleiters über einen submukösen Tunnel (in Anlehnung an Strohmeyer und Ackermann [24]).

Stärke 4 × 0 mit der Blasenmukosa vereint. Ein Uretersplint wird bis in das Nierenbecken vorgeschoben und aus der Blase suprapubisch herausgeleitet. An der Austrittsstelle des Splints aus dem submukösen Tunnel wird die Schiene mit dünnem, rasch resorbierbarem Nahtmaterial fixiert.

Das offene Implantationsverfahren mit Bildung eines submukösen Tunnels ist hinsichtlich der Spätergebnisse allen anderen Operationsverfahren überlegen. Entscheidend ist, daß die Blase dem Harnleiter durch ausgiebige Mobilisation und Fixierung am M. psoas entgegengebracht und nicht umgekehrt versucht wird, den Harnleiter nach unten zu ziehen und ihn unter Spannung in der Blase zu fixieren. Das Peritoneum an der Implantationsstelle wird zuvor von der Blase abpräpariert und zur Deckung und Extraperitonealisierung der Implantation benutzt.

Eine andere Alternative stellt die *Ureterersatzplastik nach Boari* dar (Abb. 9-3). Bei langstreckigen Ureterdefekten besteht hier das Prinzip darin, einen Teil der Harnblase als Harnleiterersatzrohr aus einem Blasenlappen zu bilden. Voraussetzung hierfür ist eine normale Blasenkapazität und eine normale Blasendehnungsfähigkeit. Die Harnblase darf nicht radiogen, entzündlich oder operativ vorgeschädigt sein.

Nach Auffüllung der Harnblase wird der herauszupräparierende Lappen mit 3 × 0-Fäden markiert und entsprechend der notwendigen Länge des Ureterersatzes herausgelöst. Der Blasenlappen wird nach kranial herausgeklappt und am M. psoas mit zwei Einzelknopfnähten fixiert. Nach Bildung eines etwa 2 cm langen submukösen Tunnels an der Spitze des Lappens erfolgt die antirefluxive Implantation des Ureterstumpfs in den Blasenlappen. Der fixierte Lappen wird

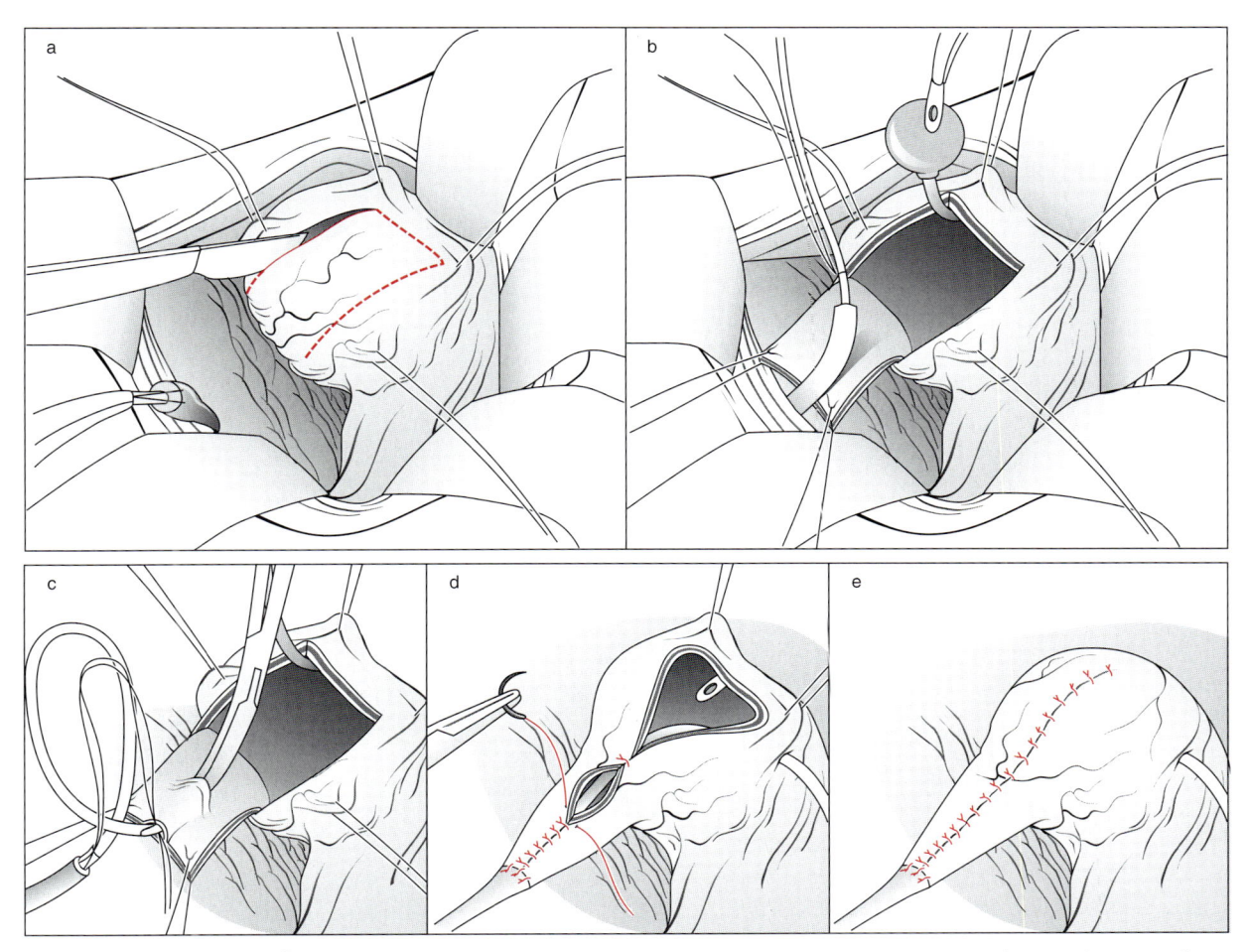

Abb. 9-3 Boari-Plastik zur Überbrückung eines distalen Harnleitersegments: Herauspräparieren eines Harnblasenstreifens, antirefluxive Ureterneuimplantation und Verschluß des Blasenstreifens unter Bildung eines Rohrs (in Anlehnung an Strohmeyer und Ackermann [24]).

sodann mit Nähten der Stärke 2 × 0 zu einem Rohr verschlossen, nachdem vorher eine fixierte Ureterschiene separat herausgeleitet wurde.

Sehr langstreckige Ureterdefekte sind teilweise selbst mit der Boari-Plastik nicht zu überbrücken. Hier kann eventuell noch eine *Transuretero-Ureterostomie* mit Anastomosierung des verbleibenden Harnleiterstumpfs retroperitoneal zum intakten Harnleiter der kontralateralen Seite erfolgen. Die Entscheidung für dieses Verfahren gefährdet potentiell den kontralateralen intakten Harntrakt, so daß sie wohl abgewogen getroffen werden muß und nur dann in Betracht kommt, wenn andere, weniger eingreifende Verfahren nicht mehr zur Verfügung stehen.

Die *Harnleiter-Haut-Fistel (Ureterokutaneostomie)* stellt heute kein dauerhaftes Harnableitungsverfahren mehr dar. Bei Notfallsituationen kann sie aber zeitsparend auch durch den weniger erfahrenen Operator angelegt werden, wenn Alternativen wegen des Zustands der Patientin oder aus organisatorischen Gründen nicht zur Verfügung stehen.

Der Ureter muß so weit isoliert werden, daß er in seinem gesamten Verlauf spannungsfrei bis in das Hautniveau geführt werden kann und zunächst das Hautniveau um 1 bis 2 cm überragt. Die Herausführung durch die Haut muß an geeigneter Stelle erfolgen, d.h., an der Austrittsstelle sollte sich keine Narbe und keine Hautfalte befinden. Der Ureter wird an der Austrittsstelle längs inzidiert und mittels Einzelknopfnähten an der Haut fixiert; ein Uretersplint sorgt für die Harnableitung über ein geschlossenes Urinsystem. Nach Stabilisierung des Zustands der Patientin bzw. nach Herbeiführung der personellen Ressourcen sollte bald eine definitive Rekonstruktion der Harnableitung erfolgen (Abb. 9-4).

Blasenverletzungen sollten durch spannungsfreie zwei- oder dreischichtige Gewebeadaption mit feinem resorbierbarem Nahtmaterial (3 × 0 oder 4 × 0) versorgt werden [25]. Nähte, die die Durchblutung zusätzlich herabsetzen, wie Matratzen-, Achter- oder Tabaksbeutelnähte, sollen vermieden werden. Die Blase wird für mindestens sieben Tage drainiert.

3.4 Intraoperativ nicht erkannte Ureterverletzungen

Die postoperative Symptomatik einer *Harnleiterligatur* führt in der Regel zu Druckschmerz in der Nierengegend und Fieber. Bei jedem Verdacht ist eine Ultraschalluntersuchung angezeigt. Eine Weitstellung des Nierenbeckenkelchsystems ist die Regel. Nur bei vollständiger Harnleiterdurchtrennung und rascher Drainage, z.B. in die freie Bauchhöhle, kommt es nicht zum Harnstau.

In Abhängigkeit von der Befundsituation wird bei der urologischen Konsultation entweder eine *Schienung* des Harnleiters retrograd oder antegrad über ein perkutanes Nephrostoma möglich. Ist eine Schienung nicht durchführbar, muß zur Vermeidung von Nierenspätschäden eine *perkutane Nephrostomie* erfolgen. Die operative Rekonstruktion erfolgt zu einem späteren günstigen Zeitpunkt. Dabei wird heute von vielen Urologen die Sofortrekonstruktion bevorzugt. Sie erspart der Patientin die längerfristig notwendige Harnableitung über eine perkutane Nephrostomie; es ist bei dieser Vorgehensweise jedoch unvermeidlich, daß auch in Fällen reoperiert wird, in denen es unter konsequenter Harnableitung zu einer Wiederherstellung der Urinpassage ohne Operation gekommen wäre.

Bei obliterierenden Nähten werden heute in entsprechend ausgestatteten Zentren auch *endoskopische Desobliterationsverfahren* durchgeführt. Diese setzen jedoch eine große Erfahrung des Operateurs mit der Methode voraus. Bei einer nicht erkannten offenen Ureterverletzung stellt sich am ersten oder zweiten Tag nach der Operation Urinabgang aus der Scheide ein. Zur Klärung der Situation werden die notwendigen diagnostischen Schritte eingeleitet (siehe Abschnitt 2).

Bei der *doppelseitigen Harnleiterligatur* kommt es rasch zur Anurie. Eine differentialdiagnostische Abgrenzung muß gegenüber dem akuten Nierenversagen vorgenommen werden. Eine sonographische Untersuchung

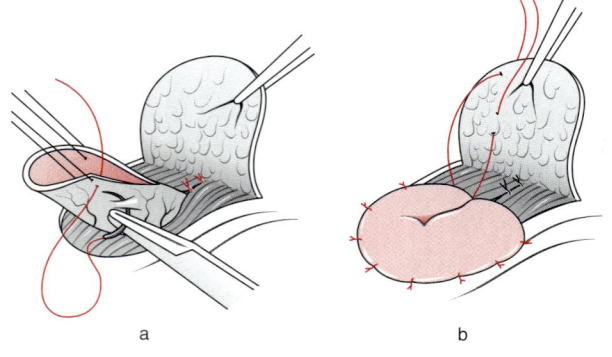

Abb. 9-4 Ureterokutaneostomie: Schlitzen des distalen Harnleiters und evertierendes Einnähen in die Haut (in Anlehnung an Strohmeyer und Ackermann [24]).

bringt hier meist eine Klärung, da beide Nierenbecken in der Regel deutlich weitgestellt sind. Die beidseitige temporäre Nierenfistelung unter sonographischer Kontrolle ist vorzunehmen.

3.5 Therapie der Fisteln

Die Therapie der Fisteln ist von der Ätiologie der Fistel, dem individuellen Befund und der Lokalisation sehr stark abhängig. Bei der heute relativen Seltenheit von Harnfisteln gehört die primäre Versorgung in die Hände Erfahrener. Operativ bedingte Fisteln werden verschlossen, wenn der Fistelbereich entzündungsfrei ist; dies ist meist erst nach zwei bis vier Monaten der Fall. Der *Hauptgrund für Fistelrezidive* ist die zu früh durchgeführte Fisteloperation! Der behandelnde Arzt darf sich nicht durch die Patientin oder Angehörige in Zugzwang setzen lassen, auch wenn dies unter dem Eindruck ständigen Naßseins gelegentlich schwerfällt [21].

Bei *Ureter-Scheiden-Fisteln* sollte entsprechend lange eine Harnableitung über eine perkutane Nephrostomie erfolgen, weil sich in etwa 30% der Fälle allein durch diese Urinumleitung die Fistel selbständig verschließt. Dieser Technik ist der Vorzug vor einer Sondierung des verletzten Harnleiters zu geben, weil dadurch aufsteigende Infektionen nur begünstigt, ohne daß die Aussichten auf eine primäre Abheilung der Fistel wesentlich verbessert werden. Durch die Anlage der Nephrostomie kommt es in der Regel rasch zu einer Entfieberung und Beschwerdefreiheit der Patientin, so daß sie mit dem Nephrostoma zunächst aus der stationären Behandlung entlassen werden kann.

Harnleiterfisteln werden mit denselben technischen Verfahren operiert, wie sie bereits für intraoperativ erkannte Verletzungen angegeben wurden (siehe Abschnitt 3.3). Bei blasennahen Harnleiterfisteln kommt in der Regel die Neuimplantation des Harnleiters in die Blase mit antirefluxiver Technik in Betracht. Bei höhergelegenen Harnleiterfisteln erfolgt entweder eine End-zu-End-Anastomose oder eine Neuimplantation in einen Psoas-Hitch oder mittels Boari-Plastik (siehe Abschnitt 3.3.5).

Bei *vesiko-vaginalen Fisteln* wird gewöhnlich zunächst versucht, durch die Einlage eines Blasenkatheters die Kontinenz zu verbessern. Da eine längerfristige Harnableitung notwendig wird, ist der suprapubischen Ableitung der Vorzug vor dem transurethralen Weg zu geben. Tritt die Blasen-Scheiden-Fistel frühzeitig postoperativ auf, genügt zur Harnableitung der häufig unmittelbar postoperativ eingelegte suprapubische Katheter. Wenn durch die Kathetereinlage keine befriedigende Kontinenz erreicht werden kann, ist zu überlegen, ob überhaupt eine Harnableitung notwendig ist, da durch den Katheter eher negative Einflüsse auf die Ernährung der Blasenwand zu befürchten sind und damit die Heilungschancen unter Umständen reduziert werden [4].

Blasen-Scheiden-Fisteln werden je nach Lokalisation und Größe der Fistel entweder vaginal oder abdominal operiert. Kein Verfahren ist primär dem anderen überlegen, so daß sich die Auswahl immer nach individuellen Gegebenheiten richtet [6, 13, 14].

Der vaginale Zugangsweg bietet sich dann an, wenn die *Fistel nicht in der Nähe der Ostien gelegen ist*. Dabei müssen die einzelnen Schichten zwischen Urothel und Vaginalepithel sorgfältig dargestellt werden. Nekrotisches und schlecht durchblutetes Gewebe wird vollständig entfernt, auch wenn dadurch die Fistelöffnung zunächst vergrößert wird. Das Urothel wird mit feinen Einzelknopfnähten (3 × 0 oder 4 × 0) invertierend genäht. Mit einer zweiten Nahtreihe wird das Gewebe so adaptiert, daß Hohlräume geschlossen werden. Der verschlossene Blasendefekt wird nach Möglichkeit mit Peritonealstreifen abgedeckt, der aus Douglas-Peritoneum normalerweise leicht gewonnen werden kann. Steht kein Peritoneum zur Verfügung, kann die Abdeckung auch mit Teilen des Omentum majus oder mit einem Areal der Appendix epiploica des Darmes erfolgen.

Bei *weiter kaudal liegenden Defekten* eignet sich dafür auch eine Bulbokavernosus-Fettlappenplastik in der Technik nach Martius. Die Vaginalhaut wird nach Möglichkeit quer zu den Blasennähten verschlossen, so daß die beiden Nahtreihen nicht in ihrem gesamten Verlauf übereinanderliegen. Entscheidend für den Erfolg ist auch hier die spannungsfreie Adaptation der Wundränder, die nur durch eine weite Mobilisation des Gewebes erreicht werden kann.

Bei *sehr weit kranial in der Scheide lokalisierten Fisteln*, wie sie für unkomplizierte Posthysterektomiefisteln typisch sind, kann auch die hintere Vaginalwand zur Deckung der Fistel verwendet werden. Bei dieser Technik wird das Vaginalepithel im kranialen Anteil abpräpariert und dann vordere und hintere Vaginalwand unter geringgradiger Verkürzung der Scheide vereinigt.

Bei *ureternaher Lokalisation* von Blasen-Scheiden-Fisteln wird in der Regel der abdominale Weg mit

Darstellung der Harnleiter bevorzugt. Auch hier werden die Schichten von Blase und Scheide einzeln dargestellt und durch vorsichtig adaptierende Nähte verschlossen. Zusätzlich wird wiederum gesundes Gewebe zwischen die Strukturen eingebracht. Dafür eignet sich z.B. ein Peritonealstreifen oder ein gestielter Lappen vom Omentum majus.

Radiogen bedingte Fisteln sind therapeutisch immer problematisch, weil hier oft erhebliche ernährungsgestörte Areale vorliegen. Als Regel kann gelten, daß eine Therapie frühestens ein Jahr nach Auftreten der Fistel in Betracht kommt [21]. Die erfolgversprechende Fisteltherapie ist nur möglich, wenn gesundes, gut durchblutetes Gewebe zwischen die Wandschichten gebracht werden kann. Eine alleinige Adaptation der Fistelränder führt in der Regel nicht zum Erfolg. Bei vaginaler Operation steht mit ein- oder beidseitigen Bulbokavernosus-Fettlappen, gestielten Haut-Fettlappen oder Muskel-Fettlappen (M. gracilis) meistens unbestrahltes Gewebe zur Verfügung. Bei abdominalem Fistelverschluß muß nach Möglichkeit das große Netz so weit mobilisiert werden, daß es interponiert werden kann. Peritoneum steht hier gewöhnlich nicht zur Verfügung, weil es durch die vorangegangene Bestrahlung nicht mehr ausreichend mobilisierbar und vital ist. Auch wenn der Fistelverschluß gelingt, kann damit nicht in jedem Fall eine ausreichende Blasenfunktion erreicht werden, weil die Harnblase manchmal so weit fibrotisch verändert und geschrumpft ist, daß die Speicherfunktion nicht mehr erfüllt ist. In diesen Fällen muß sorgfältig die Indikation zur terminalen Harnableitung (Conduit oder kontinenter Pouch) erwogen werden.

Ebenfalls problematisch sind *tumorbedingte Fisteln*. Wenn es nicht gelingt, durch erweitert-radikale Eingriffe den Tumor mit den Nachbarorganen zu entfernen (vordere Exenteration), bleibt in der Regel nur die palliative Harnableitung, die meist über eine perkutane ultraschallgesteuerte Nephrostomie vorgenommen wird.

4 Forensische Aspekte von Blasen- und Harnleiterverletzungen

Verletzungen der ableitenden Harnwege gehören zu den häufigen forensischen Auseinandersetzungen sowohl vor den bei den Ärztekammern eingerichteten Gutachterkommissionen als auch im Rahmen der öffentlichen Gerichtsbarkeit. Um so problematischer erscheint es, daß die Bewertung dieses Komplexes durch Gutachter und Gerichte bisher völlig uneinheitlich ist. Im Interesse einer Rechtssicherheit und der relativ großen Zahl der anstehenden Fälle ist eine einheitlichere Beurteilung durch die gynäkologischen Fachgutachter dringend wünschenswert (siehe auch Kap. 18).

4.1 Aufklärung und Indikation

Verletzungen von Blase und Harnleiter sind zwar sehr seltene, jedoch typische Komplikationen sowohl der vaginalen als auch der abdominalen Hysterektomie. Nach gefestigter Rechtsprechung ist deshalb im *präoperativen Patientengespräch aufzuklären*[1]. Dieser Aufklärungsbedarf ist auch dann gegeben, wenn bei bestimmten Operationskonstellationen z.B. bei einer geplanten einfachen vaginalen Hysterektomie ohne erkennbare zusätzliche Risiken – das Risiko der Harnleiterverletzung nur 1 oder 2 auf 1000 solcher Operationen beträgt.

Gelegentlich steht der Gutachter vor dem Problem, daß über die Möglichkeit von Komplikationen an den ableitenden Harnwegen präoperativ nicht oder nicht ausreichend aufgeklärt wurde. Führt die Patientin die Rechtswidrigkeit eines Eingriffs unter Hinweis auf eine *mangelhafte Aufklärung* an, muß sie darlegen, daß sie unter der Voraussetzung einer sachgerechten und vollständigen Aufklärung tatsächlich von dem Eingriff Abstand genommen hätte[2]. Im Falle einer fehlenden Aufklärung über die Verletzungsmöglichkeiten der ableitenden Harnwege muß man aus der Sicht des Gutachters aber regelmäßig davon ausgehen, daß auch nach vollständiger Aufklärung über die Risiken des Eingriffs eine Einwilligung erfolgt wäre. Es ist jedenfalls aus der eigenen Erfahrung keine Patientin be-

---

[1] BGH, VI ZR 70/82 v. 28.2.1984

[2] BGH v. 7.2.1984, NJW 1984 1397f.

kannt, die nach entsprechender Aufklärung über die Komplikationsmöglichkeiten von dem Eingriff selbst Abstand genommen hätte.

Schlund [18] berichtete jedoch über eine besondere Aufklärungssituation, bei der eine Hysterektomie zunächst durch die Krankenhausärzte nicht für indiziert erachtet und erst auf ausdrücklichen Wunsch der Patientin und nach telefonischer Rücksprache mit dem einweisenden Arzt durchgeführt wurde. Dabei erfolgte keine entsprechende Aufklärung über die Risiken der Operation. Als es zur Ausbildung einer Blasen-Scheiden-Fistel kam, erkannte das Gericht auf einen rechtswidrig durchgeführten Eingriff[3], da gerade bei einer offenbar nur relativen und durch den Operateur zunächst nicht für gegeben erachteten Operationsindikation eine Risikoaufklärung besonders sorgfältig hätte erfolgen müssen. Es erschien dem Gericht zumindest nicht abwegig, daß die Patientin bei vollständiger Aufklärung über die Risiken des Eingriffs in dieser besonderen Situation von der Durchführung der Operation Abstand genommen hätte.

Häufig wird der Gutachter mit der Frage konfrontiert, ob nicht wegen eines eventuell geringeren Komplikationsrisikos ein anderer *Zugangsweg* hätte gewählt werden müssen. Häufig wird diese Frage mit einem Hinweis auf die vorliegenden Zahlen zur Komplikationsfrequenz der verschiedenen Eingriffe verbunden. Im allgemeinen wird man diese Frage verneinen können, da der operative Zugang zur Hysterektomie nicht primär im Hinblick auf die Komplikationsfrequenz gewählt wird, sondern vaginale oder abdominale Operationsverfahren unterschiedliche Indikationen haben. Daher ist eine Vergleichbarkeit der Techniken nicht gegeben; sie stellen normalerweise keine gleichwertigen Alternativen dar. Deshalb muß der Arzt präoperativ auch nicht über die Alternativen – vaginal oder abdominal – aufklären, denn er ist nicht verpflichtet, Methoden anzusprechen, die im konkreten Einzelfall nach seiner Erfahrung weniger geeignet sind [27].

4.2 Präoperative Diagnostik

Empfohlene Maßnahmen

Vor jeder abdominalen oder vaginalen Hysterektomie ist eine *präoperative Basisdiagnostik der ableitenden Harnwege* empfehlenswert. Diese Basisdiagnostik kann mittels Sonographie des Nierenbeckenkelchsystems vorgenommen werden. Ergibt sich kein Hinweis auf eine Stauungssymptomatik, ist keine weitere bildgebende Diagnostik erforderlich, bei gestautem Nierenbeckenkelchsystem schließt sich ein intravenöses Ausscheidungsurogramm an.

Eine präoperative Untersuchung der ableitenden Harnwege mit *bildgebenden Verfahren* hat primär keinen Einfluß auf die Frequenz von Komplikationen am Harnsystem. Das Untersuchungsergebnis kann kaum dazu beitragen, eine Durchtrennung, Unterbindung oder Quetschung des Harnleiters während der Operation zu verhindern. Die Unterlassung der präoperativen Diagnostik ist daher im juristischen Sinn nicht fahrlässig und kann einen eigenständigen Schadenersatzanspruch nicht begründen. Die präoperative Diagnostik ist jedoch dann hilfreich, wenn postoperativ Beschwerden auftreten und eine Sonographie oder ein intravenöses Pyelogramm zur Abklärung indiziert ist. Der Vergleich mit dem präoperativen Befund gibt wertvolle diagnostische Hinweise. Weiterhin muß berücksichtigt werden, daß typische Krankheitsbilder, die eine Indikation zur Hysterektomie darstellen, wie der Uterus myomatosus oder ein ausgeprägter Descensus genitalis, häufiger mit einer chronischen, symptomlosen Harnstauungssymptomatik einhergehen [10]. Aus diesen Gründen wird von vielen Seiten die präoperative bildgebende Diagnostik empfohlen [2, 3, 9, 11].

Neben der bildgebenden Diagnostik sollte zur Objektivierung einer ungestörten Nierenfunktion *Harnstoff und Creatinin im Serum* bestimmt werden. Diese Parameter gehören auch zu den Befunden, die normalerweise von seiten der Anästhesie für einen mittelgroßen chirurgischen Eingriff verlangt werden.

Schließlich gibt ein *Urinstatus* Aufschluß über die Keimfreiheit der ableitenden Harnwege. Bei Keimbefall schließt sich eine weiterführende bakteriologische Diagnostik an. Ein Harnwegsinfekt sollte präoperativ behandelt werden.

Mit dieser präoperativen Basisdiagnostik lassen sich asymptomatische Erkrankungen der ableitenden Harnwege sicher erfassen, und es kann vermieden werden, daß schon präoperativ existente Erkrankungen später ungerechtfertigt in einen Kausalzusammenhang mit der gynäkologischen Operation gebracht werden.

Andere Maßnahmen

Eine routinemäßige Durchführung eines *präoperativen intravenösen Pyelogramms* ist vor der einfachen abdominalen oder vaginalen Hysterektomie nicht erforderlich. Das intravenöse Pyelogramm ist nicht geeignet, dem Operateur eindeutige Hinweise auf Abweichungen des Ureterverlaufs im Operationsgebiet zu geben. Bei intraoperativen Unsicherheiten und schwierigen Operationsverhältnissen muß der Harnleiter in seinem

---
[3] OLG Hamm, 3 U 421/88 v. 26.3.1990

Verlauf dargestellt werden (siehe Abschnitt 3.1). Ein Ausscheidungsurogramm gibt aber Aufschluß über Doppelbildungen der oberen Harnwege, so daß eine Untersuchung in den Fällen sinnvoll ist, in denen Hinweise auf ein vermehrtes Auftreten von Fehlbildungen der harnableitenden Wege bestehen, also z.B. bei Doppelbildungen des Uterus oder beim Mayer-Küster-von-Rokitanski-Syndrom.

Auch eine *präoperative Schienung der Harnleiter,* die eine bessere Identifizierung während des Eingriffs ermöglichen soll, vermag die Verletzungsgefahr des Harnleiters nicht sicher zu vermindern, so daß sie weder von Gynäkologen noch von Urologen empfohlen wird.

4.3 Bewertung von Blasenverletzungen

Obwohl Verletzungen der Harnblase signifikant häufiger auftreten als Ureterverletzungen, sind sie nur selten Gegenstand forensischer Auseinandersetzungen. Sie werden normalerweise sofort intraoperativ erkannt, und die technische Versorgung macht in der Regel keine Schwierigkeiten. Daher heilen sie meist komplikationslos aus, ohne daß der stationäre Aufenthalt der Patientin verlängert wird. Lediglich die Liegedauer des Blasenkatheters ist je nach Ausdehnung der Verletzung mit sechs bis zwölf Tagen länger als bei komplikationslosem Eingriff.

Nur wenn es infolge der Blasenverletzung trotz intraoperativer Versorgung oder aber ohne erkennbare Verletzung zu einer *Fistel* kommt, stellen sich forensische Fragen. Der Gutachter muß dann beurteilen, ob der Eingriff selbst oder die Versorgung einer eventuellen Verletzung adäquat vorgenommen wurde. Er stützt sich auf die *Aufzeichnungen im Operationsbericht.* Entspricht die Versorgung den Bedingungen, wie sie in den einschlägigen Operationsatlanten und Lehrbüchern angegeben werden, ist auch bei Auftreten einer Fistel ein Behandlungsfehler in der Regel zu verneinen. Es ist dabei auch ohne Belang, ob eine intraoperativ erkannte Verletzung durch den gynäkologischen Operateur selbst oder durch einen Urologen behoben wurde. Ist im Operationsbericht aber nicht hinreichend dargestellt, wie die Verletzung versorgt wurde, geht dieser Dokumentationsmangel zu Lasten des Operateurs; die Gerichte erkennen regelmäßig auf beweiserleichternde Maßnahmen oder eine Beweislastumkehr.

Das *zeitliche Intervall* zwischen der Operation und dem Auftreten einer Fistel kann gelegentlich Rückschlüsse auf die Ätiologie der Fistel erlauben. Verletzungsbedingte Fisteln treten typischerweise in der unmittelbar postoperativen Phase bis höchstens zwei Tage postoperativ auf; Nekrosefisteln werden erst sehr viel später, d.h. nach 10 bis 14 Tagen symptomatisch. Bei Nekrosefisteln ist ein schicksalhafter Verlauf naheliegender als bei unmittelbar postoperativ symptomatischen Fisteln, die eher an eine übersehene Blasenverletzung denken lassen.

4.4 Bewertung von Harnleiterverletzungen

4.4.1 Beurteilung als Behandlungsfehler

Bei Harnleiterverletzungen ist die Zahl forensischer Auseinandersetzungen hoch, obwohl diese Verletzungskomplikation wesentlich seltener eintritt. Die Harnleiterverletzung wird häufig erst postoperativ festgestellt; sie hat zur Folge, daß normalerweise vorübergehend eine perkutane Nephrostomie angelegt werden muß, daß eventuell in einem Zweiteingriff der Harnleiter präparativ versorgt werden muß und daß sich schließlich der stationäre Aufenthalt wesentlich verlängert bzw. ein stationärer Zweitaufenthalt erforderlich ist.

Weiterhin sind in regelmäßigen Abständen Nachuntersuchungen erforderlich, um regelrechte Harnabflußverhältnisse zu sichern. Gelegentlich findet sich bei diesen Nachkontrollen noch eine geringe Reststauung von Harnleiter und Pyelon, die sich manchmal erst ein bis eineinhalb Jahre nach der Primäroperation normalisiert.

Die forensische Beurteilung von Harnleiterverletzungen durch die *Zivilgerichtsbarkeit* ist – bedingt durch unterschiedliche gutachterliche Stellungnahmen – bisher uneinheitlich. In einem Teil der Fälle wurde ein Behandlungsfehler bejaht, weil nach Ansicht des hinzugezogenen Gutachters allein aus der Tatsache, daß eine Harnleiterverletzung intraoperativ eingetreten ist, auf einen Behandlungsfehler während der Operation zu schließen sei[4] (Prima-facie-Beweis). In anderen Fällen wurde eine solche Beweisführung prima facie nicht zugelassen. Die zuständigen Gerichte haben hier – sachverständig beraten durch die entsprechenden Gutachter – festgestellt, daß ein Behandlungsfehler nur dann anzuerkennen sei, wenn bestimmte konkretisierende Anhaltspunkte dafür gegeben seien, daß ein

---
[4] OLG Düsseldorf, 8 U 125/83 v. 19.9.1985

Behandlungsfehler vorliege. Dieser letztgenannten Auffassung ist auch der Bundesgerichtshof in einer Entscheidung aus dem Jahre 1984 gefolgt, ohne daß bisher diese Rechtsprechung des Bundesgerichtshofs eine allgemein verbreitete Anwendung durch die nachgeordnete Gerichtsbarkeit erlangt hätte.

In einzelnen Fällen wurde der Arzt gerade deshalb exkulpiert, weil aus dem Sachverhalt erkennbar war, daß besondere intraoperative Schwierigkeiten (z.B. Blutungen, Verwachsungen, großer Uterus myomatosus usw.) vorgelegen haben[5]. Im Umkehrschluß wird ein vorwerfbarer Behandlungsfehler dann angenommen, wenn die intraoperativen Verhältnisse gerade keine Hinweise auf besondere technische Schwierigkeiten geboten haben[6].

Im Gegensatz zu vielen anderen Gutachtensituationen besteht bei *postoperativ aufgetretenen Harnleiterkomplikationen* keinerlei Zweifel an der Kausalität des Schadens mit der vorangegangenen Operation. Die gutachterliche Bewertung muß sich auf die Fragestellung konzentrieren, ob konkretisierende Tatbestandsmerkmale für einen Behandlungsfehler erkennbar werden oder nicht. Die Anwendung der Prima-facie-Beweisführung beim Vorwurf eines Behandlungsfehlers bei Harnleiterverletzungen ist aus medizinischer Sicht nicht statthaft, da wegen der Nähe des Ureters zum Präparationsgebiet auch bei sorgfältigster Technik durch den erfahrensten Operateur eine Verletzung nicht immer vermeidbar ist und die juristische Bewertung sich am konkreten Einzelfall unter Zugrundelegung bestimmter grundsätzlicher Gesichtspunkte orientieren muß.

4.4.2 Harnleiterverletzungen bei der abdominalen Hysterektomie

Bei der abdominalen Hysterektomie sind Ureterverletzungen außerhalb des kleinen Beckens, also bei Absetzen der Ligg. infundibulopelvica, meistens vermeidbar und daher fehlerhaft. Hier kann der Ureter ohne Ausweitung der Operation jederzeit vor Absetzen der Band- und Gefäßstrukturen dargestellt werden, so daß eine Verletzung normalerweise vermieden wird. Nur bei besonderen Befunden (siehe Abschnitt 4.4.1) kann es gelegentlich zu Harnleiterverletzungen kommen. Solche Verletzungen müssen aber in der Regel intraoperativ erkannt und versorgt werden.

---

[5] OLG Karlsruhe, 14 U 25/85 v. 26.9.1986
[6] OLG Düsseldorf, 8 U 222/84 v. 12.7.1985

Auch in den operativen Schulen, in denen eine regelmäßige Darstellung des Ureters empfohlen wird, wird der Ureter normalerweise nur bis zur Eintrittsstelle in das Lig. cardinale verfolgt. Dies bedeutet, daß eine Harnleiterverletzung in seltenen Fällen auch bei unkomplizierten intraoperativen Verhältnissen entstehen kann, ohne daß sie erkannt wird. Der Harnleiter verläuft bei Absetzen der parazervikalen Strukturen meist nur knapp 1 cm vom Uterus entfernt, so daß er gefährdet ist, bei Umstechungen direkt gefaßt oder indirekt von außen komprimiert oder abgeknickt zu werden.

Besonders schwierige intraoperative Verhältnisse bedingen nicht primär eine weitgehende Haftungsbefreiung für den Operateur. Gerade bei erschwerten intraoperativen Bedingungen, wie z.B. Endometriose oder intraligamentären Myomen, ist der Operateur *verpflichtet, den Harnleiterverlauf entsprechend darzustellen* (siehe Abschnitt 3.1). Wenn bei erschwerten Bedingungen eine Ureterverletzung eintritt, ist dies zunächst nicht fehlerhaft. Es erscheint aber vermeidbar fehlerhaft, wenn diese Verletzung gerade bei erschwerten intraoperativen Bedingungen nicht primär erkannt wird, sondern erst im postoperativen Verlauf erkennbar wird. Je schwieriger und je komplexer der Operationsverlauf ist, desto wahrscheinlicher werden Verletzungen des Harnleiters und desto wirksamer muß sich der Operateur vor Abschluß der Operation von der Unversehrtheit des Harnleiters überzeugen. Wird diese Vorgehensweise aus dem Operationsbericht nicht ersichtlich, sondern muß geschlossen werden, daß bei erschwerten Operationsbedingungen ohne besondere Darstellung des Harnleiters präpariert wurde, geht dies zu Lasten des Operateurs.

4.4.3 Harnleiterverletzungen bei der vaginalen Hysterektomie

Bei der vaginalen Entfernung der Gebärmutter verläuft der Ureter im Operationsgebiet und wird in der Regel nicht dargestellt. Der Operateur präpariert die Harnblase vom Uterus ab und bringt damit auch den Ureter aus dem Gefahrenbereich. Eine direkte Darstellung der Harnleiter ist nicht einfach und würde den operativen Eingriff unnötig erweitern und zusätzliche Komplikationsquellen schaffen, so daß darauf bei der vaginalen Gebärmutterentfernung verzichtet wird. Die geringe Frequenz von Ureterkomplikationen zeigt auch, daß dies in der Regel gefahrlos möglich ist.

Der erfahrene Operateur weiß um die Gefahr der Blasen- und Ureterkomplikationen bei der vaginalen

Hysterektomie und ist daher gerade bei der Abpräparation der Harnblase und dem Abdrängen des Ureterknies aus dem Operationsgebiet besonders aufmerksam. Kommt es unerwartet postoperativ doch zu einer Harnleiterkomplikation, muß zunächst unterstellt werden, daß der Operateur in derselben Weise wie üblich präpariert und die Absetzung des Uterus in dem sicheren Glauben vorgenommen hat, daß Blase und Ureteren ausreichend aus dem Operationsgebiet abgedrängt worden seien. Eine Unaufmerksamkeit ist eher als unwahrscheinlich anzusehen, weil jeder Operateur in dieser Phase der Operation der Präparation besondere Aufmerksamkeit widmet. Eine Beweisführung prima facie ist daher auch bei der vaginalen Hysterektomie nicht statthaft und würde auch durch die in Jahrzehnten gefestigte Rechtsprechung zu den Grenzen ärztlicher Haftung nicht gedeckt. Auf einen Behandlungsfehler kann nur dann erkannt werden, wenn sich aus den Umständen des Einzelfalls eine Verletzung anerkannter Regeln ärztlicher Sorgfaltspflicht ergibt.

Literatur

1. Anselmino, K. J., H. G. Oppelt, H. Stockhammer: Ergebnisse der operativen Behandlung von 108 Blasen- und Harnröhren-Scheiden-Fisteln. Geburtsh. u. Frauenheilk. 27 (1967) 15.
2. Beck, L.: Komplikationen an den harnableitenden Wegen bei gynäkologischen Operationen. Arch. Gynec. 238 (1985) 461.
3. Beck, L., H. G. Bender: Interdisziplinäre Zusammenarbeit mit der Urologie. Ureter- und Blasenkomplikationen. Gynäkologe 18 (1985) 24–25.
4. Beck, L., H. G. Bender, C. R. Stanhope, R. E. Symmonds, R. A. Lee: Therapiebedingte Verletzungen und Fisteln der harnableitenden Wege aus gynäkologischer Sicht. In: Beck, L., H. G. Bender (Hrsg.): Gutartige gynäkologische Erkrankungen II. Klinik der Frauenheilkunde und Geburtshilfe, Bd. 9, 2. Aufl., S. 141. Urban & Schwarzenberg, München–Wien–Baltimore 1990.
5. Counsellor, V. S., F. H. Haigler: Management of urinary vaginal fistula in 253 cases. Amer. J. Obstet. Gynec. 72 (1956) 367.
6. Hochuli, E.: Perioperative Gynäkologie. Prävention und Therapie perioperativer Komplikationen. Springer, Berlin–Heidelberg–New York 1993.
7. Hochuli, E., J. Benz, M. Litschgi, W. K. Marti: Geburtshilflich-gynäkologische Datenerhebung zur Qualitätskontrolle und Beantwortung gesundheitspolitischer Fragen. Geburtsh. u. Frauenheilk. 47 (1987) 829.
8. Hohenfellner, R., M. Fisch, M. Stöckle: Versorgung iatrogener Schäden des oberen und des unteren Harntraktes. Urologe B 36 (1996) 16–21.
9. Kremling, H., C. Goecke, G. Solbach: Forensische Gynäkologie. Thieme, Stuttgart–New York 1991.
10. Kremling, H., W. Lutzeyer, R. Heintz: Gynäkologische Urologie und Nephrologie, 2. Aufl. Urban & Schwarzenberg, München–Wien–Baltimore 1982.
11. Krieglsteiner, P., H. Graeff, R. von Hugo, R. Strigl, J. Zander: Typische Operationstechniken bei abdominalen Eingriffen an Uterus, Tuben und Ovarien. In: Zander, J., H. Graeff (Hrsg.): Gynäkologische Operationen, 3. Aufl. Kirschnersche Operationslehre, Bd. IX. Springer, Berlin–Heidelberg–New York 1991.
12. Kursh, E. C., R. M. Morse, M. I. Resnick, L. Persky: Prevention of the development of a vesicovaginal fistula. Surg. Gynec. Obstet. 166 (1988) 409.
13. Labasky, R. F., G. E. Leach: Prevention and management of urovaginal fistulas. Clin. Obstet. Gynec. 33 (1990) 382–391.
14. Lee, R. A.: Atlas of Gynecologic Surgery. Saunders, Philadelphia 1992.
15. Lee, R. A., R. E. Symmonds: Ureterovaginal fistula. Amer. J. Obstet. Gynec. 109 (1971) 1032.
16. Lee, R. A., R. E. Symmonds: Genitourinary fistula: Mayo Clinic experience (1967–1983). Obstet. and Gynec. 72 (1988) 313–319.
17. Moir, J. C.: Personal experience in treatment of vesico-vaginal fistulas. Amer. J. Obstet. Gynec. 71 (1956) 471.
18. Schlund, G. H.: Zum Zusammenwirken des Krankenhausarztes mit dem Hausarzt bei der Frage der Aufklärungsverpflichtung dem Patienten gegenüber. Frauenarzt 32 (1991) 1043–1044.
19. Schwenzer, T.: Störungen der Harntraktfunktion nach gynäkologisch-onkologischer Therapie. Gynäkologe 25 (1992) 59–70.
20. Schwenzer, T., L. Beck: Forensische Aspekte von Blasen- und Harnleiterverletzungen bei gynäkologischen Standardoperationen. Geburtsh. u. Frauenheilk. 52 (1992) 632–637.
21. Symmonds, R. E.: Incontinence: vesical and urethral fistulas. Clin. Obstet. Gynec. 27 (1984) 499–514.
22. Stark, G. (Hrsg.): Nürnberger Symposion. Demeter, Gräfelfing 1980.
23. Stark, G.: Qualitätssicherung in der operativen Gynäkologie. Arch. Gynec. 242 (1987) 42.
24. Strohmeyer, T., R. Ackermann: Intra- und postoperative Komplikationen: diagnostisches und therapeutisches Vorgehen, spezielle Wiederherstellungsoperationen. In: Beck, L., H. G. Bender (Hrsg.): Intra- und postoperative Komplikationen in der Gynäkologie und Geburtshilfe, 2. Aufl. Thieme, Stuttgart–New York 1996.
25. Tauber, R., W. Sturm: Nahtmaterialien und Nahttechniken bei Ureter- und Blasenläsionen sowie beim Fistelverschluß. In: Hepp, H., P. Scheidel (Hrsg.): Nahtmaterialien und Nahttechniken in der operativen Gynäkologie. Urban & Schwarzenberg, München–Wien–Baltimore 1985.
26. Turner-Warwick, R.: Urinary fistulae in the female. In: Walsh, P. C., R. F. Gittes, A. D. Perlmutter, T. A. Stamey (eds.): Campbell's Urology. Saunders, Philadelphia 1986.
27. Ulsenheimer, K., U. Schlüter, M. H. Böcker, M. Bayer: Rechtliche Probleme in Geburtshilfe und Gynäkologie. Enke, Stuttgart 1990.

10 Psychosomatische Aspekte von Beschwerden und Störungen des ableitenden Harntrakts bei der Frau

R. Bodden-Heidrich, I. Rechenberger

Inhalt

1	Einleitung	120	3.3	Harninkontinenz	121
2	Propädeutik zur Psychosomatik der Urogynäkologie	120	4	Interdependenz von Psychosomatik und somato-psychischen Implikationen	122
3	Überblick zum gegenwärtigen Stand der Forschung	121	5	Psychosomatisch orientiertes Vorgehen bei urogynäkologischen Krankheitsbildern	123
3.1	Reizblase	121			
3.2	Chronisch-rezidivierende Zystitis	121			

1 Einleitung

In Lehrbüchern der Urologie und der Gynäkologie werden psychosomatische Aspekte der Miktionsstörungen nur in geringem Maße berücksichtigt. Der Grund dafür ist vielleicht die Angst vor der Frage nach einem psychosomatischen Ursache-Wirkungs-Zusammenhang. Einen derartigen Zusammenhang (entweder psychische Ursache mit somatischen Auswirkungen oder somatische Erkrankung mit psychischen Folgen) wird man auch kaum nachweisen können. Die psychosomatische Fragestellung sollte vielmehr von einem interdependenten Zusammenhang ausgehen. Für die Arzt-Patientinnen-Beziehung bedeutet dies: Man begegnet einer Patientin mit einer gegebenen *Einheit* von körperlichem Leiden und psychischer Verfassung. Die Erkrankung erscheint in einem komplexen Gefüge psychosomatischer Wechselwirkungen. In diesem Sinne werden wir zu den urogynäkologischen Krankheitsbildern Stellung nehmen: Reizblase, rezidivierende Zystitis, Inkontinenz, Folgeerkrankungen und Symptome bei Behandlung.

2 Propädeutik zur Psychosomatik der Urogynäkologie

Beschwerden und Funktionsstörungen des ableitenden Harntrakts stehen in einem intentionalen Verhältnis zur Psyche der Patientin, d.h., die konkrete somatische Erkrankung hat Auswirkungen auf die psychische Befindlichkeit. Das körperliche Symptom bzw. die Erkrankung trifft dabei auf eine bei der Patientin vorgegebene individuelle psychische Verfassung, wodurch sich die verschiedenen Akzeptanz- und Coping-Verhalten erklären lassen. So ergibt sich bereits eine individuell verursachte und geprägte Variabilität im Hinblick auf das psychische Erleben ein und desselben Symptoms. Darüber hinaus muß sich der Blick darauf richten, ob und in welcher Weise die psychische Vor-Befindlichkeit eingeht in die Pathogenese und das klinische Bild der Erkrankung.

Der ableitende Harntrakt bei der Frau entspricht nicht einer anatomischen Zuordnung allein. Es sind Organe und Funktionen gemeint, die wesentliche Dimensionen körperlichen und psychischen Wohlbefindens meinen. Der Urin *muß* nach Produktion ausgeschieden werden (Laien meinen als Entschlackung und Entgiftung) und er *darf* nur in bestimmten Situationen eliminiert werden, was eine körperliche und darüber hinaus eine erwachsen-menschliche Kompetenz erfordert.

Die *Kontrolle über die Urinelimination* hat in der Entwicklung des Menschen vom Säuglingsalter an eine große Bedeutung. Die Sauberkeitserziehung im Kleinkindalter vermittelt dahingehend einen Selbstbezug (Kontrolle über sich selbst) und gleichsam auch eine interpersonale Bezugnahme von Selbstbestimmung, Macht, Ohnmacht im entwicklungs-psychologischen Sinne. Ältere Menschen und manche Frauen mit Inkontinenz versuchen den Kontrollverlust über die Urinelimination mit der Kontrolle der Urinproduktion (wenig trinken) zu kompensieren, weil es so ungemein bedrohlich und zutiefst kränkend ist, die Kontrolle über die Ausscheidungen zu verlieren. Noch schlimmer ist es, wenn zwischenmenschliche Beziehungen reduziert werden, wenn alle Kompensationsversuche scheitern und der Rückzug aus dem sozialen und gesellschaftlichen Leben, aus der Partnerschaft und der Sexualität angetreten wird. Insofern stehen den Beschwerden und Funktionsstörungen des ableitenden Harntrakts zwischenmenschliche und intime Bedeutungszusammenhänge zu.

Im Hinblick auf die Metabedeutung urogynäkologischer Erkrankungen und Symptome legen wir die psychoanalytische Persönlichkeitstheorie zugrunde. Die Psychoanalyse kennt einerseits die *libido-theoretische Position zum Urethralen* und kann spezifizierend ergänzt werden durch das sog. *urethrale Antriebserleben* nach Schultz-Hencke [27]. Dabei hat die Psychoanalyse früh auf die Bedeutung des peripheren Harnapparats als Lust- und Triebzone hingewiesen. Daß die Funktion des Urinierens im Dienste der infantilen Sexualität stehen kann, führt Freud [12] in den „Drei Abhandlungen zur Sexualtheorie" aus. Sadger [26] führt in Analogie zur Analerotik den Begriff der *Urethralerotik* ein. Später kommen die Aspekte der aggressiven Seite des Urinierens hinzu. 1927 entwickelt Schultz-Hencke das Konzept eines urethralen

Antriebserlebens. In diesem spiegelt sich die libidinöse Erfahrung des kleinen Kindes wider, sich im Miktionsakt verströmen zu lassen. Die aggressive Seite des Urethralen leitet sich ab aus der erfahrenen Willküreinschränkung durch die Sauberkeitserziehung. Über die intrapsychischen Prozesse hinaus ist die Bedeutung des *Interpersonalen* bzw. der *Partnerbeziehung* bei der Manifestation der urogynäkologischen Symptome bedeutsam. Die Einbeziehung von über die Triebtheorie Freuds hinausgehenden Aspekten der Objekt-Beziehungs-Psychologie ist dazu unabdingbar.

3 Überblick zum gegenwärtigen Stand der Forschung

Zu folgenden Erkrankungen finden sich in der Forschung Studien: Reizblase, rezidivierende Zystitis, Streßinkontinenz, Urge-Inkontinenz.

3.1 Reizblase

In der Literatur wird das Krankheitsbild der sog. Reizblase nach Ausschluß somatischer Genese mit allgemeinen Hinweisen sexueller Schwierigkeiten oder chronischer emotionaler Spannungen belegt [6]. Im Rahmen von Falldarstellungen beschreibt Platz [24] das psychosomatische Krankheitsbild der Reizblase und benennt aus psychoanalytischer Sicht an diesen Fällen: mangelndes Durchsetzungsvermögen, Sexualverdrängung und Störung der Geschlechtsidentität als psychisches Korrelat. Er fordert neben der kategorialen eine „persönliche" Diagnose, die die persönliche Bedeutung des Symptoms für die Patientin beinhaltet, an der dann therapeutisch gearbeitet werden kann. Da die psychogene Reizblase nicht selten einer larvierten Depression entspricht, können unter Umständen auch Antidepressiva sinnvoll sein.

3.2 Chronisch-rezidivierende Zystitis

Auch die chronisch-rezidivierende Zystitis wurde im Hinblick auf ihre psychosomatische Komponente untersucht. Dreißig solche Patientinnen wurden mit halbstrukturierten Interviews und psychologischen Tests exploriert [29]. Als Vergleichsgruppe dienten 15 Frauen ohne Miktionsstörungen.

Wie schon bei Diederichs [6] und bei Chertok [4], zeigte sich die metapherreiche Sprache der Patientinnen zur Symptombeschreibung nachdrücklich. Die Formulierungen zeigten urethral-aggressive Elemente und auch Elemente des „Nicht-Loslassens". Die kausale Beziehung zwischen Geschlechtsverkehr und Blasenentzündung, vielfach benannt bei Hirsch [13] und Brandhauer [1], konnte in dieser Studie 1993 [29] nicht bestätigt werden. Therapieempfehlungen wie postkoitale Antibiotikagabe, Empfehlung postkoitaler Miktion oder gar Koitusverbot sind daher nicht sinnvoll. Ebenfalls konnte Diederichs nicht bestätigen, daß bei Frauen mit Miktionsbeschwerden ausgeprägte Sexualstörungen (Anorgasmie, Vaginismus) vorliegen. Seine Ergebnisse ergaben keine tiefreichenden Störungen der sexuellen Erlebnisfähigkeit, wohl aber eine partnerbezogene Abhängigkeit der sexuellen Erlebnisfähigkeit der Frauen mit rezidivierenden Blasenentzündungen.

Die Miktionsstörung ist nicht Ausdruck einer Sexualstörung, sondern vielmehr – wenn überhaupt – eines larvierten Beziehungskonflikts. Das veränderte sexuelle Verhalten und die eingeschränkte Erlebnisfähigkeit ist *sekundäre Folge der Miktionsstörung* und reduziert die unbewußte Hingabe- und Verschmelzungsangst miktionsgestörter Frauen [10]. Weber [31] stellt in seiner Studie sogar fest, daß sich Frauen mit Deszensus und Inkontinenz im Hinblick auf ihr Sexualleben nicht unterscheiden von kontinenten Frauen. Das Alter zeigte sich als der wichtigste Faktor für die sexuelle Funktion. Frauen mit Zystitiden neigen nach Diederichs [8, 9] dazu, den zwischenmenschlichen und sexuellen Bereich zu spalten. Insgesamt betrachtet Diederichs mit seinen Ergebnissen die bisherigen Theorien über die Bedeutung der sexuellen Aktivität für die Ätiologie der rezidivierenden Zystitis als überholt und stellt fest, daß weitere Untersuchungen dazu notwendig sind [10].

3.3 Harninkontinenz

Die Inkontinenz wird in zahlreichen Studien im Hinblick auf die psychischen Implikationen untersucht. Diese Studien arbeiten leider oft mit zu geringen Fallzahlen bzw. ohne eine geeignet gewählte Kontrollgruppe. Ungeachtet dieser methodenkritischen Gesichtspunkte sind die Ergebnisse im Hinblick auf eine spezielle psychosomatische Dimension bestimmter Arten von Inkontinenz nicht eindeutig. Keine spezifischen oder den Tests nach signifikanten Unterschiede zwischen Frauen mit Urge-Inkontinenz versus Frauen mit Streßinkontinenz zeigen die Studien von Lagro-Jansen [15] und Walters [30]. Es bestehen Unterschiede zwischen den beiden Inkontinenzgruppen auf der einen Seite und der Normalbevölkerung auf der anderen Seite im Hinblick auf Angst und Depression. Es bestehen aber keine solchen Unterschiede zwischen den beiden Inkontinenzgruppen. Norton [22] verneint ebenfalls Unterschiede im Hinblick auf den psychiatrischen Status zwischen Frauen mit Detrusorinstabilität und anderen Formen der Inkontinenz. Morrison [21] beschreibt höhere Neurotizismuswerte für Frauen mit Inkontinenz, nicht aber eine spezifische Erhöhung der Werte für die Detrusorinstabilität. Berglund [2] ermittelt höhere Werte für körperliche Angst, psychische Angst und Mißtrauen bei streßinkontinenten Frauen. Rosenzweig [25] untersucht in seiner Studie psychische Befindlichkeit vor und nach operativer Therapie. Dabei sollte nicht nur die postoperativ auffällige Depression bei ausbleibendem Therapieerfolg behandelt werden, sondern bereits die Diagnostik sollte psychische Faktoren miteinschließen. Freeman [11] und Macaulay [16] hingegen ermittelten erhöhte Werte für Angst, Neurotizismus und Depression bei der Urge-Inkontinenz; keine signifikanten Unterschiede bestanden hinsichtlich situationsbedingtem Streß und sexueller Störung. Die ebenfalls bestehenden testpsychologisch höheren Werte in anderen Studien, die Urge-Inkontinenz korreliere positiv mit hysterischen Persönlichkeitseigenschaften und sexuellen Störungen, konnte bei Freeman [11] nicht bestätigt werden. Zipprich [32] fand keinen spezifischen Zusammenhang zwischen testpsychologischem Untersuchungsbefund und Inkontinenzdauer, wobei er bei Frauen mit Urge-Inkontinenz höhere Werte für vegetative Labilität und neurotischer Persönlichkeit eruiert hat. Maspfuhl [17, 18] hat ebenfalls erhöhte, d.h. pathologische Werte bei der Persönlichkeitscharakteristik bei der urge-inkontinenten Frau gefunden.

Zusammenfassend zeigen die Studien Widersprüche in den Ergebnissen dahingehend, ob es signifikante Differenzen gibt im Hinblick auf psychometrische Variablen bei Streß- versus Urge-Inkontinenz. Patientinnenzahlen und Vergleichsgruppenauswahl müssen in zukünftigen Studien verbessert werden. Zudem müssen die quantitativen testpsychologischen Untersuchungsmethoden ergänzt werden durch qualitative Forschungsmethoden.

Die der Triebtheorie bzw. Libidotheorie angelehnten Erklärungsversuche zum klinischen Erscheinungsbild – *urethralerotisches Syndrom* nach Molinski [19, 20] – oder die Einbeziehung des Erklärungsversuchs in die Objektbeziehungspsychologie [6, 7, 10] bedürfen weiterer klinischer Überprüfung. Bislang scheinen sich tendenziell folgende Befunde zu bestätigen: Die Bedeutung der Aggression für die Symptomgenese scheint hoch, sie kristallisiert sich bei urologischen Symptomen der Frau auf Enttäuschungswut und narzißtische Kränkung. Es besteht keine einfache Kausalität zwischen Sexualität und Miktionsstörung. Die gestörte Sexualität steht, wenn überhaupt, im Kontext von Beziehungsstörung im allgemeinen, in der die Miktionsstörung eine körperliche Ausdrucksform ist.

4 Interdependenz von Psychosomatik und somato-psychischen Implikationen

Wie in der Studienübersicht in Abschnitt 3 erläutert, scheint es psychosomatische Implikationen zu geben für die Krankheitsbilder Reizblase, rezidivierende Zystitis und Inkontinenz, differenziert nach Urge- und Streßinkontinenz. Diese sind nie monokausal und zeigen Überschneidungen, so daß sie sich nicht einem spezifischen Krankheitsbild zuordnen lassen. Larvierte Depressivität, Affektstörung im Hinblick auf Wut und Aggression, verminderte Hingabefähigkeit, Sexualstörung, Beziehungsstörung stehen für die psychischen Determinanten.

Eine *psychosomatische Differentialdiagnostik* muß die verschiedenen psychischen Erkrankungen miterfassen. Symptome wie häufiger Harndrang, Dranginkontinenz, Blasenentleerungsstörung können Teile eines umfangreichen psychosozialen Beschwerdebilds sein, die von einfachen Anpassungsstörungen über Angststörungen zu somatoformen und Somatisierungsstörungen, ja affektiven und Persönlichkeitsstörungen reichen können [3]. Davon unabhängig muß auch die somatische Erkrankung urogynäkologischer Genese betrachtet werden, die die Patientin sekundär psychisch belastet. Dahingehend müssen psychische Prädispositionen in Erwägung gezogen werden, die das somatopsychische Krankheitserleben prägen.

Die *psychosozialen Konsequenzen der Inkontinenz* jedweder Form sind zum Teil erheblich und finden oft erst spät Eingang in die Behandlung bzw. das ärztliche Gespräch. Es ist erstaunlich, wie viele Frauen über Jahre schweigen und auch dann nur zögernd über die Folgen und die Beeinträchtigung ihrer Erkrankung sprechen. Pseudo-Lösungsversuche mit restriktivem Trinken, nicht mehr ausgehen, Vermeiden von langen Einkäufen und kulturellen Veranstaltungen werden lange praktiziert [5]. Erst recht gilt dies für urogynäkologische Symptome nach ausgedehnten Operationen im Kontext von Karzinomerkrankungen.

Die Psychosomatik urogynäkologischer Probleme und Erkrankungen muß betrachtet werden in der Interdependenz von psychosomatischen Implikationen im engeren Sinne und somatopsychischen Dimensionen aufgrund individueller psychischer Prädisposition. Nicht der Streit um: was ist psychisch und was rein somatisch, sondern die *integrierte Sicht und Vorgehensweise* wird der Gesamtproblematik am ehesten gerecht. Für eine differenzierte Klärung der Probleme sind weitere wissenschaftliche Studien notwendig.

5 Psychosomatisch orientiertes Vorgehen bei urogynäkologischen Krankheitsbildern

Grundlage jeder Behandlung von Beschwerden und Erkrankungen ist die *sorgfältige somatische Diagnostik*. Basis dieser Diagnostik sind bei urogynäkologischen Symptomen die körperliche Untersuchung des inneren Genitales und der ableitenden Harnwege, mikrobiologische Untersuchungen zum Ausschluß von Infektionen und gegebenenfalls eine urodynamische Messung [28].

Der wesentlichste Anteil des psychosomatisch orientierten Vorgehens liegt im *Gespräch mit der Patientin*. Bei den Krankheitsbildern: Reizblase, rezidivierende Zystitis, Inkontinenz, gleich welcher Art und Folgen großer Operationen oder Bestrahlung ist es notwendig, zunächst ausführlich und sehr detailliert die Symptome und deren Bezug zu Situationen, Tageszeit, Stimmung zu erfragen. Wie die Symptome erlebt werden und welche Auswirkungen sie auf das alltägliche Leben der Patientin haben, sollte sodann besprochen werden. Lebensbereiche der Partnerschaft, Familie, des Berufs und der Arbeitsstelle sind miteinzubeziehen. Die Behandlung der sensorischen und idiopathischen Urge-Inkontinenz oder Reizblasensymptomatik erweist sich als schwierig, verbergen sich oftmals dahinter chronifizierte Verläufe. Von den betroffenen Frauen wird im Gespräch implizit über Störungen des Selbstwertgefühls, Beziehungs- und Partnerschaftsprobleme sowie Probleme am Arbeitsplatz berichtet [14]. Eine ausführliche *Medikamentenanamnese* gehört selbstverständlich dazu.

Bei der Behandlung der Patientin kommt es dann wesentlich auf die integrierte Sicht von Diagnostik und Therapie an, die eine adäquate somatische Behandlung voraussetzt [24] und darüber hinaus Erfahrung und Kompetenz im Hinblick auf die Einordnung der Beschwerden in den Gesamtzusammenhang bietet. Eine Patientin wird gegenüber einer ganzheitlichen Auseinandersetzung mit der Erkrankung offen sein, wenn sie spürt, nicht festgelegt und eingeordnet zu werden in eine nur somatisch oder nur psychisch erklärte Erkrankung.

Im Einzelfall ist dann zu prüfen, ob eine *psychotherapeutisch ausgerichtete Behandlung* zu ergänzen ist. Wenn dies geschieht, ist die richtige Wahl der spezifischen Therapieform von großer Bedeutung. Bei der Reizblase wären das Autogene Training und Gespräche zu nennen, bei der Inkontinenz bzw. Streßinkontinenz das fachgerechte Beckenbodentraining und immer auch das Gespräch über die Folgen des Symptoms: Rückzug aus dem sozialen Leben, sexuelle Probleme. Stehen gar Sexualstörungen der Patientin bewußt, weil sie selbst darüber klagt, oder unbewußt im Vordergrund, so raten wir zur psychotherapeutischen Klärung und Behandlung im Hinblick auf Beziehungsprobleme und -störungen. Dies kann sich zunächst durchaus im Rahmen psychosomatischer Grundversorgung vollziehen. Erst wenn sich tiefergehende klärungsbedürftige Konstellationen ergeben und die Patientin die Einsicht gewonnen hat, daß eine Psychotherapie (ebenfalls zunächst Aufgabe des behandelnden Arztes als primärem Ansprechpartner der Patientin) sinnvoll ist und bei ihr die Motivation dazu besteht, kann eine Überweisung zum Psychotherapeuten indiziert sein.

Literatur

1. Bandhauer, K.: Die postkoitale Urethritis der Frau. Verhandlungsbericht der Deutschen Gesellschaft für Urologie, Kongreß 1984, S. 321. Springer, Berlin–Heidelberg–New York 1984.
2. Berglund, A., M. Eisemann, O. Lalos: Personality characteristics of stress incontinent women: a pilot study. J. psychosom. Obstet. Gynaec. 15 (1994) 165–170.
3. Bitzer, J.: Zur Therapie psychosomatischer Miktionsstörungen. In: Kentenich, H., M. Rauchfuß, P. Diederichs (Hrsg.): Psychosomatische Gynäkologie und Geburtshilfe 1993/94, S. 73–80. Springer, Berlin–Heidelberg–New York 1993.
4. Chertok, L., O. Bourguignon, F. und A. Guillon, P. Boukler: Urethral syndrome in the female. Psychosom. Med. 39 (1977) 1–10.
5. Debus-Thiede, G., T. Dimpfl: Die psychische Situation der harninkontinenten Frau. Zbl. Gynäk. 115 (1993) 332–335.
6. Diederichs, P.: Zur Psychosomatik der Miktionsstörungen: psychometrische, psychopathologische und psychodynamische Untersuchungen an Patienten mit psychosomatischen Störungen des Urogenitaltrakts. Habilitationsschrift, Berlin 1983.
7. Diederichs, P.: Psychosomatische Miktionsstörungen bei der Frau. In: Jürgensen, O., D. Richter (Hrsg.): Psychosomatische Probleme in der Gynäkologie und Geburtshilfe 1984, S. 74–83. Springer, Berlin–Heidelberg–New York 1985.
8. Diederichs, P.: Sexualität und Miktionsstörung. Gynäkologe 19 (1986) 37–41.
9. Diederichs, P.: Recurrent cystitis: new psychosomatic aspects. In: Nijs, P., B. Leysen, D. Richter (eds.): Advanced Research in Psychosomatic Obstetrics and Gynaecology. Uitgrverij Peeters, Leuven 1991.
10. Diederichs, P.: Zur Psychosomatik der Miktion. In: Kentenich, H., M. Rauchfuß, P. Diederichs (Hrsg.): Psychosomatische Gynäkologie und Geburtshilfe 1993/94, S. 49–58. Springer, Berlin–Heidelberg–New York 1993.
11. Freeman, R. M., F. M. McPherson, K. Baxby: Psychological features of women with ideopathic detrusor instability. Urol. Int. 40 (1985) 257–259.
12. Freud, S.: Drei Abhandlungen zur Sexualtheorie. Sexualleben. Studienausgabe, Band V. Fischer, Frankfurt/M. 1972.
13. Hirsch, H. A.: Bakterielle und mykotische Erkrankungen der ableitenden Harnwege bei der Frau. Verhandlungsbericht der Deutschen Gesellschaft für Urologie, Kongreß 1975, S. 310. Springer, Berlin–Heidelberg–New York 1976.
14. Kauffels, W.: Unfreiwilliger Harnverlust der Frau: Herausforderung für eine psychosomatisch orientierte Sprechstunde. Frick-Bruder, V., H. Kentenich, M. Scheele (Hrsg.): Psychosomatische Gynäkologie und Geburtshilfe, S.161–167. Psychosozial-Verlag Gießen 1995.
15. Lagro-Jansen, A. M. L., J. W. Debruyne, C. van Weel: Psychological aspects of female urinary incontinence in general practice. Brit. J. Urol. 70 (1992) 499–502.
16. Macaulay, A. L., R. S. Stern, S. L. Stanton: Psychological aspects of 211 female patients attending a urodynamic unit. J. psychosom. Res. 35 (1991) 1–10.
17. Maspfuhl, B., D. Lamm, R. Woitkuhn: Psychodiagnostische Untersuchungen an Patientinnen mit funktioneller Harninkontinenz. Zbl. Gynäk. 101 (1979) 1463–1471.
18. Maspfuhl, B., R. Woitkuhn: Konfigurationsfrequenzanalysen psychischer Symptome bei der funktionellen Harninkontinenz der Frau. Zbl. Gynäk. 102 (1980) 845–849.
19. Molinski, H.: Das urethral-erotische Syndrom. In: Jürgensen, O., D. Richter (Hrsg.): Psychosomatische Probleme in der Gynäkologie und Geburtshilfe 1984, S. 84–93. Springer, Berlin–Heidelberg–New York 1985.
20. Molinski, H.: Das urethral-erotische Syndrom: eine Auswertung von 135 Krankenblättern mit unklaren Beschwerden im Bereich der gynäkologischen Urologie. In: Kentenich, H., M. Rauchfuß, P. Diederichs: Psychosomatische Gynäkologie und Geburtshilfe 1993/94, S. 236–245. Springer, Berlin–Heidelberg–New York 1993.
21. Morrison, L. M., A. S. Eadie, A. McAlister, E. S. Glen, J. Taylor, D. Rowan: Personality testing in 226 patients with urinary incontinence. Brit. J. Urol. 58 (1986) 387–389.
22. Norton, K. R., A. V. Bhat, S. L. Stanton: Psychiatric aspects of urinary incontinence in women attending an outpatient urodynamic clinic. Brit. med. J. 301 (1990) 271–272.
23. Petri, E.: Inkontinenz bei Frauen nicht tatenlos hinnehmen. Sexualmedizin 4 (1991) 178–186.
24. Platz, P.: Die „Reizblase" aus der Sicht der psychosomatisch orientierten gynäkologischen Praxis. In: Jürgensen, O., D. Richter (Hrsg.): Psychosomatische Probleme in der Gynäkologie und Geburtshilfe 1984, S. 99–105. Springer, Berlin–Heidelberg–New York 1985.
25. Rosenzweig, B. A., D. Hischke, S. Thomas, A. L. Nelson, N. N. Bhatia: Stress incontinence in women: psychological status before and after treatment. J. reprod. Med. 36 (1991) 835–838.
26. Sadger, J.: Über Urethralerotik. Jahrb. psychoanal. psychopatholog. Forsch. 2 (1910) 409–450.
27. Schultz-Hencke, H.: Einführung in die Psychoanalyse. Thieme, Jena 1927.
28. Schwenzer, T., L. Beck: Behandlung von Frauen mit Harninkontinenz. Sexualmedizin 2 (1992) 90–96.
29. Veltkamp, V., P. Diederichs: „Wie ein Fluch": empirische Untersuchung zu rezidivierenden Blasenentzündungen bei Frauen aus psychosomatischer Sicht. In: Kentenich, H., M. Rauchfuß, P. Diederichs (Hrsg.): Psychosomatische Gynäkologie und Geburtshilfe 1993/94, S. 225–229. Springer, Berlin–Heidelberg–New York 1993.
30. Walters, M. D., S. Taylor, L. S. Schoenfeld: Psychosexual study of women with detrusor instability. Obstet. and Gynec. 75 (1990) 22–26.
31. Weber, A. M., M. D. Walters, L. R. Schover, A. Mitchinson: Sexual function in women with uterovaginal prolapse and urinary incontinence. Obstet. and Gynec. 85 (1995) 483–487.
32. Zipprich, K. W., P. Franke, G. Hasslbaur: Zur Häufigkeit psychischer Auffälligkeiten bei Frauen mit Harninkontinenz. Zbl. Gynäk. 107 (1985) 1378–1383.

11 Infektionen der ableitenden Harnwege

T. Schwenzer, H. Rosin

Inhalt

1	Begriffsdefinitionen		126
2	Epidemiologie		127
3	Ätiologie		128
3.1	Infektionen der unteren Harnwege		128
3.1.1	Unspezifische Harnwegsinfektionen		128
3.1.2	Rezidivierende Infektionen der unteren Harnwege (Reinfektionen)		129
3.2	Infektionen der oberen Harnwege		129
3.3	Nosokomiale Infektionen		130
3.4	Harnwegsinfektionen in der Schwangerschaft		131
3.5	Spezifische Harnwegsinfektionen		132
3.5.1	Tuberkulose		132
3.5.2	Bilharziose		133
3.5.3	Echinokokkose		134
4	Erregerspektrum und Resistenzverhalten		135
4.1	Keimspektrum bei Harnwegsinfektionen		135
4.2	Resistenzverhalten gegenüber Antibiotika		135
5	Klinik der Harnwegsinfektionen		137
5.1	Symptomatik		137
5.1.1	Urethritis		137
5.1.2	Akute, unspezifische Zystitis		137
5.1.3	Akute Pyelonephritis		137
5.1.4	Chronische Pyelonephritis		137
5.2	Differentialdiagnostik		138
6	Diagnostik		138
6.1	Anamnese und Probengewinnung		138
6.2	Teststreifendiagnostik		139
6.3	Sedimentuntersuchung		139
6.4	Keimzahlbestimmung		140
6.5	Bakteriologische Diagnostik		140
7	Therapie		141
7.1	Allgemeines		141
7.2	Kurzzeittherapie der Zystitis		141
7.3	Chemotherapie der Pyelonephritis		143
7.4	Suppressionstherapie und Rezidivprophylaxe		143
7.5	Urosepsis		143
7.6	Begleitbehandlung bei Harnwegsinfektionen		144
8	Prophylaxe nosokomialer Harnwegsinfektionen		144

1 Begriffsdefinitionen

Harnwegsinfektionen stellen eine der häufigsten entzündlichen Erkrankungsursachen unseres Fachgebiets dar. Insbesondere gehören sie zu den am weitesten verbreiteten Komplikationen gynäkologisch-operativer Eingriffe (Tab. 11-1).

Unter dem Sammelbegriff *Harnwegsinfektionen* werden sehr unterschiedliche Krankheitsbilder zusammengefaßt. Allen ist eine pathologische Besiedelung der Harnwege gemeinsam. Ihre Symptomatik, ihr Schweregrad und damit auch die Anforderungen an die Therapie können jedoch sehr verschiedenartig sein. In Anlehnung an das Research Council Committee of Great Britain [6] wird vorgeschlagen, im deutschen Sprachraum die folgenden *Begriffe* sinngemäß zu verwenden, um eine einheitliche Terminologie zu gewährleisten [60]:

Tabelle 11-1 Harnwegsinfektionen als Komplikation klinischer Maßnahmen (nach Schwenzer und Rosin [56])

Art des Eingriffs	Häufigkeit (%)	Autor
Sectio caesarea	2	Albrecht (1975)
"	26	Käser (1975)
vaginale Hysterektomie	31	Copenhaver (1962)
"	36	Crisp (1965)
"	8	Hochuli (1974)
"	5	Burmucic (1975)
abdominale Hysterektomie	21	Crisp (1965)
	4	Hochuli (1974)
Radikaloperation nach Wertheim	46	Castaño-Almendral (1969)
Strahlentherapie	≈ 50	Kümper (1971)
"	42	Widholm (1972)

Tabelle 11-2 Interpretation der Keimzahlbestimmung in Abhängigkeit der Uringewinnungsmethode

	Verunreinigung (Keime/ml)	verdächtig (Keime/ml)	signifikante Bakteriurie (Keime/ml)
Mittelstrahlurin	< 10000	10000–100000	> 100000
Katheterurin	< 1000	1000–10000	> 10000
Blasenpunktaturin			> 10

Voraussetzung: keine nachweisbaren antibakteriellen Hemmstoffe, typische Harnwegsinfekterreger, Monoflora

Unter einer *Harnwegsinfektion* versteht man die pathogene Haftung und Vermehrung von Mikroorganismen im Harntrakt.

Bei der *Urethritis* erstreckt sich die Entzündung in der Regel nur auf die vordere Harnröhre. Nach Aszension von z.B. Escherichia coli in die posteriore Urethra und die dort mündenden periurethralen Drüsen geht das sog. Urethralsyndrom, die Reizblase der Frau, häufig in eine akute *Zystitis* über.

Der Begriff *Bakteriurie* kennzeichnet das Vorhandensein von Bakterien im Blasenurin. Die *signifikante Bakteriurie* ist eine Hilfsgröße zur Differenzierung zwischen Erregerbefund und Kontaminationsflora. Bei Mittelstrahl-Spontanurin wird eine Keimzahl von mehr als 10^5 Bakterien desselben Bakterienstamms pro Milliliter frisch gewonnenen Urins als signifikant angesehen, bei Katheterurin gilt ein Grenzwert von 10^4/ml (Tab. 11-2). Nach einmaliger Untersuchung schließt eine so hohe Keimzahl mit 80%iger Wahrscheinlichkeit eine bloße Kontamination der Urinprobe aus. Wird in zwei Urinproben eine signifikante Keimzahl gefunden, so kann mit einer 91%igen Sicherheit eine Verunreinigung ausgeschlossen werden, bei drei Proben steigt dieser Wert auf 96%. Verdächtig sind bereits Keimzahlen, die jeweils eine Zehnerpotenz niedriger liegen. Bei einem solchen Ergebnis ist eine Befundkontrolle angezeigt. Liegt die ermittelte Keimzahl noch niedriger, so ist mit hoher Wahrscheinlichkeit eine *Verunreinigung der Probe* gegeben. Wird die Urinprobe durch sterile Punktion der Harnblase gewonnen, so sind mehr als zehn Keime/ml Urin schon als signifikant für einen Harnwegsinfekt anzusehen. Diese orientierenden Richtwerte resultieren aus umfangreichen statistischen Erhebungen. Sie gelten nur unter der Voraussetzung, daß es sich bei den nachgewiesenen Bakterien um typische Harnwegsinfektionserreger handelt und daß in zeitlichem Zusammenhang mit der Keimzahlbestimmung keine Antibiotikatherapie verabreicht wurde.

Eine *asymptomatische signifikante Bakteriurie* liegt vor, wenn die angegebenen Grenzwerte bei einer Urinprobe gefunden werden, ohne daß irgendein klinisches Hinweiszeichen auf eine Entzündung zu finden ist. Eine Befundkontrolle wird vorgeschlagen.

Die *bakterielle Zystitis* ist gekennzeichnet durch eine klinische Symptomatik mit Dysurie, zum Teil mit Makrohämaturie und/oder Pyurie bei gleichzeitiger signifikanter Bakteriurie.

Eine *akute Pyelonephritis* ist gegeben, wenn bei einer signifikanten Bakteriurie neben Dysurie und eventuell Hämaturie und/oder Pyurie ein Symptomenkomplex mit Fieber, mitunter Schüttelfrost, klopfschmerzhaftem Nierenlager sowie Rücken- und Flankenschmerz mit Ausstrahlung in die Leiste besteht. Laboruntersuchungen erlauben eine sichere Differenzierung zwischen Zystitis und Pyelonephritis nicht immer.

Die *chronische interstitielle Nephritis,* von der die *chronische Pyelonephritis* eine Sonderform ist, zeigt das Bild einer interstitiellen Fibrose bei gleichzeitiger Erkrankung des Nierenbecken-Kelchsystems. Sie kann schließlich zum Nierenversagen führen. Im Endstadium der Erkrankung ist eine Abgrenzung der primär bakteriell bedingten Formen der interstitiellen Nephritis von denen anderer Genese mit sekundärem Erregerbefall kaum noch möglich. Die primär und ausschließlich bakterielle Genese dieser Erkrankung gilt heute als selten [60].

Das *Harnwegsinfekt-Rezidiv* ist gegeben, wenn – meist innerhalb von sechs Wochen – nach Beendigung einer Antibiose wieder eine signifikante Bakteriurie mit demselben Erregerstamm vorliegt wie bei der Erstinfektion.

Das Rezidiv muß von der *Reinfektion* unterschieden werden. Bei ihr folgt der vorangegangenen Behandlung in einem Abstand von zwei bis zwölf Wochen eine erneute signifikante Bakteriurie mit einem anderen Erregerstamm.

Diese Einteilung orientiert sich weitgehend an bakteriologischen sowie an pathologisch-anatomischen Befunden. Sie berücksichtigt zunächst nicht die Entstehungsursache der Infektion. Nach ätiologischen und topographischen Gesichtspunkten ergeben sich *andere Einteilungsmöglichkeiten* [60]:

- untere/obere Harnwegsinfektionen (HWI)
- spontane/iatrogene HWI
- HWI bei Obstruktion der ableitenden Harnwege
- HWI in der Schwangerschaft
- HWI als Begleiterkrankung (z.B. beim Kollumkarzinom)
- unspezifische/spezifische HWI

Von den erregerbedingten Infektionen der ableitenden Harnwege müssen entzündliche Erkrankungen anderer Genese unterschieden werden. Im Vordergrund dieser Gruppe steht die *abakterielle Zystitis und/oder Urethritis,* bei der die klinische Symptomatik eines Harnwegsinfekts besteht, ohne daß trotz intensiver Suche ein Erregernachweis gelingt. Im angloamerikanischen Sprachraum wird ein entsprechender Beschwerdekomplex oft unabhängig von der Ätiologie als *Urethralsyndrom* bezeichnet [57].

2 Epidemiologie

Harnwegsinfektionen sind beim weiblichen Geschlecht in fast allen Lebensaltern häufiger als beim Mann. Nur in der Neugeborenenperiode überwiegen sie beim männlichen Geschlecht, bedingt durch angeborene Fehlbildungen der ableitenden Harnwege. Im ersten Lebensjahr beträgt die Verteilung zwischen Jungen und Mädchen etwa 1 zu 5. Im Schulalter weisen 1,7 % der Mädchen und nur 0,03 % der Jungen eine Harnwegsinfektion auf [27]. Mit Eintritt in die Geschlechtsreife kommt es – wahrscheinlich infolge der sexuellen Aktivität – zu einem deutlichen Anstieg der Inzidenz. Die Zusammenhänge mit der Vita sexualis werden z.B. daraus abgeleitet, daß in der Geschlechtsreife bei verheirateten, nichtschwangeren Frauen Harnwegsinfektionen fast dreimal häufiger auftreten als bei unverheirateten. Nonnen hatten in einer Untersuchung, die die Altersgruppe bis 54 Jahre umfaßte, nur in 0,4 bis 1,6 % eine Bakteriurie gegenüber 4 bis 6 % in einer Kontrollgruppe [40]. Mit zunehmendem Lebensalter wächst die Rate an Harnwegsinfektionen stark an: In der Altersgruppe 45 bis 64 Jahre hatten in einer Untersuchung 3 % der Frauen gegenüber 10 % in der Altersgruppe über 64 Jahre eine Infektion [8].

Zahlreiche *prädisponierende Faktoren* erhöhen das Harnwegsinfektrisiko: z.B. urologische Erkrankungen wie Steinleiden, vesikoureteraler Reflux, Fistelbildungen oder anlagebedingte Störungen, weiter internistische Erkrankungen wie Diabetes mellitus, Malignome.

Im Rahmen eines *Screenings* bei stationärer Aufnahme betrug die Harnwegsinfektrate bei Patientinnen im gynäkologischen Bereich 12,8 %, bei geburtshilflichen Patientinnen 12,0 % [17]. Dabei wird ein Harnwegsinfekt gehäuft in Verbindung mit Deszensus, Inkontinenz, Malignomen und Fisteln gesehen [17]. Bei Zervixkarzinomen werden die fortgeschrittenen

Stadien nahezu immer von Harnwegsinfektionen begleitet [54].

Ein erhöhtes Infektionsrisiko entsteht im Zusammenhang mit operativen Eingriffen: Jede Anwendung von *Blasenkathetern* birgt das Risiko der Keimeinschleppung und damit einer Harnwegsinfektion. Liegt ein Dauerkatheter über längere Zeit, ist die Harnwegsinfektion nahezu unvermeidlich. Während schon ohne Dauerkatheter nach gynäkologischen Operationen in bis zu 30% eine Harnwegsinfektion gefunden wird, steigt bei liegendem Dauerkatheter die bakterielle Besiedelung der Harnwege besonders ab dem 3. postoperativen Tag steil an [54]. Bei liegendem suprapubischem Blasenkatheter sind die Verhältnisse wesentlich günstiger, dennoch muß auch hier mit einer Rate an Infektionen von etwa 20 bis 60% gerechnet werden [21, 24].

Für verschiedene gynäkologische Eingriffe sind die Morbiditätsraten an einer Harnwegsinfektion in Tabelle 11-1 zusammengestellt. Dabei müssen die stark divergierenden Ergebnisse auf jeweils unterschiedliche Behandlungen und Bewertungen zurückgeführt werden, ohne daß jedoch im Einzelfall klar erkennbar wird, durch welche Maßnahmen günstige oder weniger günstige Zahlen resultieren.

3 Ätiologie

3.1 Infektionen der unteren Harnwege

3.1.1 Unspezifische Harnwegsinfektionen

Das Erregerspektrum der *unspezifischen Urethritis* umfaßt Mykoplasmen, Chlamydien, Viren, Trichomonaden und Pilze sowie (oft als Begleitflora) Bakterienarten aus der transienten Standortflora, z.B. Escherichia coli, Proteusstämme, Enterokokken oder Staphylococcus saprophyticus. Obwohl die Untersuchungsbefunde oft wechseln, dominieren die sexuell übertragbaren Mykoplasmen (Ureaplasma urealyticum und Mycoplasma hominis) und Chlamydien (Chlamydia trachomatis, Serotyp D–K; meistens vergesellschaftet mit Zervizitis) als Erreger der akuten, nichtgonorrhoischen oder der postgonorrhoischen Urethritis [62]. In jeweils etwa 10% der Fälle verursachen Trichomonaden, Herpesviren oder die übrigen Erregerarten urethritische Beschwerden.

Die *akute Zystitis* entsteht in der Regel als aufsteigende Infektion nach einer zunächst asymptomatischen Besiedelung der Urethra. Durch Unsauberkeit und Fehler bei der Körperpflege (übertriebene Anwendung chemischer Mittel) werden aufsteigende Infektionen begünstigt [54]. Dabei stellen der Intestinaltrakt sowie die Genital- und Hautflora das Erregerreservoir, wobei die Keime des Intestinaltrakts über eine Besiedelung des Introitus vaginae schließlich in die Harnröhre gelangen [7]. Auch Epithelläsionen der Urethra (z.B. nach Katheterisierung, nach Geschlechtsverkehr) erleichtern die Haftung von Erregern und die Harnwegsinfektion. Urin ist für die typischen Infektionserreger ein ausgezeichneter Nährboden: Escherichia coli z.B. vermehrt sich in Urin so gut wie in einer peptonhaltigen Nährbouillon [60]. In stehendem Urin verdoppelt sich die Keimzahl in geometrischer Reihe etwa alle 30 Minuten. Daher sind Patientinnen im Restharn besonders gefährdet.

Gerade bei der kurzen, funktionell nur 3 bis 4 cm langen Harnröhre der Frau ist eine kurzfristige Bakteriurie ein häufiges Ereignis, das aber meist ohne Krankheitswert bleibt. Durch regelmäßige Miktionen kommt es zur Ausspülung aszendierter Bakterien, ehe sie sich zu einer infektionstüchtigen Keimzahl entwickeln können (sog. washout effect). Erreger, die am Epithel der ableitenden Harnwege adhärent sind und Mikrokolonien bilden, werden meist durch Epithelabschilferung und Phagozytose eliminiert. Eine Bestätigung für die Selbstheilungskraft des Harntrakts lieferten Experimente, bei denen innerhalb von drei Tagen nach Inokulation von Bakterien in die sterile Harnblase der Urin wieder steril wurde [15].

Für die Ätiologie der *chronischen Zystitis* sind neben akzidentellen Epithelläsionen der Urethra und ihrer mikrobiellen Besiedelung besondere anatomische und/oder funktionelle prädisponierende Faktoren bedeutsam, z.B. infravesikale Abflußbehinderungen mit oder ohne Restharnbildung (Meatusstenose, Sphinktersklerose, Harnröhrenstriktur, Urethraldivertikel) oder Restharnbildungen durch Blasendivertikel bzw. neurogene Blasenentleerungsstörungen. Auch persistierende Infektionen der paraurethralen Drüsen können zur chronischen Zystitis führen. Fünf bis zwanzig Prozent der älteren Patienten (> 70jährige) haben eine chronische Zystitis mit signifikanter Bakteriurie und geringer bis mäßig hoher Leukozyturie, aber ohne Beschwerden; diese wird klinisch in der Regel wie eine asymptomatische Bakteriurie bewertet [43].

3.1.2 Rezidivierende Infektionen der unteren Harnwege (Reinfektionen)

Nach Ansicht vieler Autoren [64] begünstigt eine *Enge des Meatus urethrae internus* die Anfälligkeit für wiederkehrende Harnwegsinfekte. Entsprechend wird die Urethrotomie als operative Therapie durchgeführt. Andere Autoren [14] halten diesen Eingriff nicht für gerechtfertigt. Von Lyon [39] wurde eine angebliche distale Urethrastenose – später als Lyon-Ring bezeichnet – für die Entstehung rezidivierender Harnwegsinfektionen verantwortlich gemacht. Nach seinen Überlegungen kommt es durch die von ihm beschriebene Stenose bei der Miktion zu Verwirbelungen des Urins mit entsprechendem Reflux in die Harnblase. Auch diese ätiologischen Gesichtspunkte werden in der Literatur sehr kritisch beurteilt [29]. Seltene Ursachen rezidivierender Harnwegsinfektionen sind in Tabelle 11-3 zusammengefaßt.

Heute setzt sich immer mehr die Auffassung durch, daß die Anfälligkeit für rezidivierende unkomplizierte Harnwegsinfektionen weniger aus anatomischen, urodynamischen, mechanischen – also operativ korrigierbaren – Ursachen resultiert, als vielmehr aus speziellen *biologisch-immunologischen Beziehungen zwischen Keim und Wirt*. Bei Frauen mit rezidivierenden Harnwegsinfektionen sind gramnegative Keime signifikant häufiger auch im infektfreien Intervall in der distalen Harnröhre zu finden [58]. Im Vergleich zu Frauen ohne Infektanfälligkeit waren die festgestellten Keimzahlen deutlich höher. Als Erregerreservoir konnte aufgrund von Serotypisierungen stets der Vaginalintroitus ausgemacht werden. Deshalb hat man verschiedene Parameter des Vaginalmilieus, wie Vaginalflora, Östrogenaktivität, pH-Wert usw., untersucht [58], ohne jedoch einen signifikanten Unterschied zwischen Frauen mit und ohne Infektanfälligkeit zu finden. Der einzige wesentliche Unterschied besteht in der Adhärenz gramnegativer Bakterien an das Vaginalepithel, der in vitro und in vivo bestätigt werden konnte [53, 61]. Diese unterschiedliche Affinität zu Epithelien ist nicht nur am Vaginalepithel, sondern auch an anderen Schleimhautoberflächen, z.B. Mundhöhle, nachweisbar [53].

Die *Mechanismen der bakteriellen Adhärenz* am Urothel wurden vor allem an Escherichia-coli-Stämmen untersucht [20, 31, 32, 36, 63]. Als besonders effektiv erwiesen sich die pilus- bzw. fimbrienvermittelten Adhäsionsmechanismen. Pili (auch Fimbrien genannt) bilden einen besenreiserartigen Besatz der Bakterienoberfläche aus sehr feinen, kurzen Eiweißfäden. An ihrer Spitze besitzen die Fimbrien Lektine, d.h. Eiweißmoleküle, die spezielle Zuckermoleküle auf menschlichen Zelloberflächen „auslesen" und mit ihnen Bindungen eingehen können. Uropathogene E.-coli-Stämme verfügen über Pili mit charakteristischer Spezifität zu bestimmten Rezeptoren des Uroepithels, z.B. über mannosespezifische Typ-1-Fimbrien oder über die mit dem Kohlenhydrat der Blutgruppe P reagierenden P-Fimbrien oder weitere Adhäsine.

Die *Adhärenz der weniger virulenten Bakterienstämme* kann mit den körpereigenen Abwehrmechanismen (z.B. Miktion, Immunfaktoren) im Gleichgewicht stehen, so daß eine asymptomatische Bakteriurie resultiert. Bei E.-coli-Stämmen bestimmter Serogruppen (früher pyelopathogene Kolibakterien [45] genannt) ist die Fähigkeit zur Ausbildung pathogenetisch bedeutsamer Fimbrien besonders gut ausgeprägt. Trotzdem ist die Expression der Fimbrien stets auch stark milieuabhängig (Phasenvarianz). Mit Hilfe der Phasenvarianz, dieser Fähigkeit der Bakterien, ihre Oberfläche sehr flexibel zu variieren, versuchen die Mikroorganismen, den Kräften der spezifischen Immunabwehr des Makroorganismus zu entgehen. Die Neigung mancher Frauen zu häufig wiederkehrenden Harnwegsinfektionen (Reinfektionen) kann somit – auch ohne prädisponierende Grundkrankheit – resultieren, wenn die Erreger in ihrer Beziehung zum Wirt besonders effektive Adhäsine ausbilden können.

Tabelle 11-3 Seltene Ursachen rezidivierender Harnwegsinfektionen

- vesiko- bzw. ureterovaginale Fisteln
- vesiko- bzw. ureterointestinale Fisteln
- Urethraldivertikel
- infizierte Harnwegssteine
- Fremdkörper
- ektoper Ureter
- Bartholinitis
- paravesikaler Abszeß mit Blasenfistel
- abakterielle interstitielle Nephritis
- Nierenzysten
- infizierte Urachuszyste
- infizierter Ureterstumpf nach Nephrektomie

3.2 Infektionen der oberen Harnwege

Über eine weiterführende *Aszension* kann aus einem Infekt der unteren ableitenden Harnwege eine Erkrankung werden, die sich auch auf das Nierenbecken und schließlich das Nierenparenchym ausbreitet. Diese Infektionen der oberen Harnwege werden durch *Störungen des Harnabflusses und der Nierenperfusion*, z.B. bei diabetischer Mikroangiopathie, begünstigt. Tierexperimentelle Untersuchungen konnten zeigen, daß sowohl eine arterielle Minderperfusion als auch eine Behinderung des venösen Abflusses als prädisponierende Faktoren einer bakteriellen Infektion angesehen werden müssen. Dies gilt ebenso für Harnabflußbehinderungen wie Steine, anatomische Anomalien, z.B. Stenosen des Ureters im Abgangs- oder Mündungsbereich, oder Tumoren. Ebenso begünstigt der *vesikoureterorenale Reflux* die Entstehung einer Pyelonephritis. Es gilt heute als gesichert, daß schwere chronische Pyelonephritiden, die beim Erwachsenen dann schließlich zu einer terminalen Niereninsuffizienz führen, schon durch entzündliche Narbenbildungen des Nierenparenchyms im Säuglings- und Kleinkindesalter vorbereitet werden. Pyelonephritiden ohne diese langfristig bestehenden Vorschädigungen und Störungen des Harnabflusses führen in aller Regel nicht zu einer dialysepflichtigen Niereninsuffizienz [37].

Zur Adhäsion an das Nierenkelchsystem sind insbesondere *E.-coli-Stämme mit P-Fimbrien* befähigt (siehe auch Abschnitt 3.1.2). Diese Stämme dominieren daher weit vor allen anderen als Erreger der akuten und chronischen Pyelonephritis bei Patienten ohne anderweitige prädisponierende Grundkrankheiten. Zusätzliche Kennzeichen dieser „pyelopathogenen E. coli" sind Hämolysine als Virulenzfaktoren und eine relativ gute Antibiotikaempfindlichkeit.

Weiterhin werden rezidivierende obere Harnwegsinfektionen gehäuft bei Patientinnen mit einer *Nephropathie durch Analgetika* (Pyrazolone) gesehen. Auch Saluretika und Laxanzien können über eine Hypokaliämie und Hyperurikämie eine interstitielle Nephropathie verursachen, die dann wieder Leitschiene für eine Pyelonephritis ist.

Bei Patienten mit *kompromittierenden* urologischen oder internen *Grundkrankheiten*, z.B. der gesteigerten bakteriellen Adhärenz ans Urothel bei Diabetes [35a] werden – im Gegensatz zur primären Pyelonephritis – häufig auch E.-coli-Stämme ohne P-Fimbrien, aber mit Multiresistenz gegen Antibiotika, oder andere resistente Bakterienarten isoliert.

Hämatogene Infektionen der Harnwege sind selten. Durch septische Streuungen aus Entzündungsherden anderer Organe (Endokarditis, Osteomyelitis, Kathetersepsis bei zentralem Venenkatheter) können sekundäre Abszesse der Nieren entstehen. Das klassische Beispiel ist die Urogenitaltuberkulose, die immer Folge einer Lungen- oder ganz selten Gastrointestinaltuberkulose ist (siehe auch Abschnitt 3.5.1).

Lymphogene Infektionen im Sinne einer Keimdurchwanderung aus dem Darmtrakt werden heute als ätiologischer Faktor einer Harnwegsinfektion abgelehnt [60].

3.3 Nosokomiale Infektionen

Fast die Hälfte aller während eines Krankenhausaufenthalts erworbenen Infektionen (nosokomiale Infektionen) betreffen die ableitenden Harnwege. In etwa 70 % wird der Harnwegsinfekt dabei durch transurethralen *Dauerkatheterismus* ausgelöst [9, 46]. Diese Problematik wird neuerdings durch die nosokomiale Ausbreitung multiresistenter Stämme obligat pathogener Spezies, z.B. multiresistente Staphylococcus-aureus-Stämme (MRSA), aber auch hochresistente Enterokokken und Pseudomonas aeruginosa, verschärft [34, 68]. Die hohe Inzidenz von Harnwegsinfektionen im Rahmen einer gynäkologisch-stationären Therapie ist ein *multifaktorielles Geschehen,* wobei die Gewichtung der einzelnen Faktoren sehr schwer erfaßbar bleibt.

Im Rahmen eines *operativen Eingriffs* kommt es zu einer Alteration des Immunsystems, so daß eine bereits präexistente asymptomatische Bakteriurie (Prävalenz 5–9 %) exazerbieren kann und klinisch manifest wird.

Die *Nachbarschaft von Genitale und unterem Harntrakt* kann eine Irritation der Blasenfunktion schon bei Eingriffen bedingen, die nicht direkt die ableitenden Harnwege in das operative Konzept einbeziehen. Es kann so z.B. schon bei einfachen Hysterektomien eine kurzfristige postoperative Restharnbildung die Entstehung einer Harnwegsinfektion begünstigen.

In der Gynäkologie werden *Blase und Urethra in viele Operationsverfahren direkt einbezogen* (Kolporrhaphia anterior, abdominale Kolposuspensionsverfahren), so daß hier eine vorübergehende Beeinträchtigung der Blasenfunktion nahezu obligat ist und die unmittelbar postoperative Phase durch eine Harnableitung überbrückt werden muß. Ähnliche Überlegungen gelten für die Geburtshilfe (siehe auch Abschnitt 3.4).

In der postoperativen Phase ist die Pflege des Vaginalintroitus erheblich erschwert und führt zu einer erhöhten Keimbesiedelung. Bei vaginalen Eingriffen wird die Situation durch den stets vorhandenen Fluor noch erschwert. Sehr oft ist die Patientin in dieser Phase mit der eigenen Durchführung der Intimhygiene überfordert. Es ist die Aufgabe des Pflegepersonals, hier unterstützend und vorbeugend tätig zu sein.

Bei Trägerinnen eines *transurethralen Dauerkatheters* ist eine Harnwegsinfektion trotz optimaler Pflege kaum zu vermeiden. Der liegende Dauerkatheter dient dabei als Gleitschiene für die Bakterien, vorwiegend im kapillaren Spalt zwischen dem Katheter und der Harnröhre, wo sich sehr rasch ein bakterienreicher Biofilm bildet. Zusätzlich wird eine Infektion noch durch Ableitungssysteme gefördert, bei denen ein Reflux stehenden Urins oder von Luftblasen durch den Katheter in die Harnwege möglich ist. Mit einer suprapubischen Harnableitung läßt sich die postoperative Infektionsrate zwar deutlich senken, ein 20- bis 30%iges Infektionsrisiko bleibt trotzdem bestehen.

Hämodialysepatientinnen neigen zu Harnwegsinfektionen durch mangelhaften Washout-Effekt, urämiebedingte Immundefizienz, Eisenüberladung (Serum-Ferritinspiegel > 500 µg/l) und Residuen früher abgelaufener Harnwegsinfekte [26].

Nach *Nierentransplantation* sind Harnwegsinfekte in den ersten drei Monaten eine häufige und gefährliche Komplikation, da sie oft symptomarm verlaufen, wegen der Immunsuppression rasch zur Urosepsis führen und so den Transplantationserfolg akut gefährden [35].

3.4 Harnwegsinfektionen in der Schwangerschaft

Es sei hinsichtlich dieser Thematik auf Band 5, Kapitel 6, verwiesen.

Auch die Harnwegsinfektion in der Schwangerschaft beruht in der überwiegenden Zahl der Fälle auf einer aszendierenden Infektion, der hämatogene Infektionsweg bildet die seltene Ausnahme. Neben den Faktoren, die auch außerhalb der Gravidität zu einer Harnwegsinfektion prädisponieren, gewinnen andere *Risikofaktoren in der Schwangerschaft* an Bedeutung:

Bakteriurie: Bei 5 bis 9% der Schwangeren wird – meist schon im I. Trimenon – eine asymptomatische oder zunächst symptomarme Bakteriurie nachgewiesen [25, 33]. Infolge der physiologischen Veränderungen – insbesondere der Verschiebung der Abwehrlage – entwickelt sich daraus während der Schwangerschaft in bis zu 40% eine akute Pyelonephritis, wenn die Bakteriurie unerkannt bleibt und nicht rechtzeitig behandelt wird.

Weitstellung: Am Nierenbecken und den Ureteren kommt es in der Gravidität zu einer deutlichen Weitstellung, die bei 90% der Schwangeren nachweisbar ist und noch bis drei Monate nach der Entbindung beobachtet werden kann. Infolge dieser Weitstellung steigt das Harnvolumen im Pyelon und den Ureteren auf mehr als 150 ml an, während dieses Volumen außerhalb der Gravidität mit 20 bis 50 ml angegeben wird [18, 19]. Dabei ist die physiologische Weitstellung wahrscheinlich sowohl Folge einer hormonalen Umstellung, vorwiegend bedingt durch den Anstieg des Progesterons, als auch Folge mechanischer Abflußbehinderungen. Welche Faktoren dabei überwiegen, wird kontrovers diskutiert [18, 19]. Die rechte Seite ist doppelt so häufig betroffen wie die linke [5, 18, 19]. Folge dieser Weitstellung ist ein verminderter Spüleffekt, da die Harnflußrate nicht entsprechend ansteigt, um die drei- bis sechsfache Zunahme des Hohlraumvolumens zu kompensieren. Über die Keimvermehrung im Totraum wird besonders die Entwicklung einer oberen Harnwegsinfektion prädisponiert, so daß in der Schwangerschaft eine Harnwegsinfektion in 30% bis zur Pyelonephritis fortschreitet [25].

Physiologische Schwangerschaftsglukosurie: Als weiterer Faktor, der die Entstehung eines Harnwegsinfekts in der Schwangerschaft begünstigt, muß die physiologische Schwangerschaftsglukosurie angesehen werden, die Folge sowohl einer vermehrten glomerulären Filtrationsrate als auch einer verminderten tubulären Rückresorption ist. Schon außerhalb der Schwangerschaft können mit genauen Analysemethoden 70 bis 100 mg Glukose pro Liter Urin nachgewiesen werden, ohne daß diesem Befund immer ein Krankheitswert zukommt. In der Schwangerschaft wird dieser Wert bei 70 bis 80% der Graviden zumindest zeitweise überschritten [18, 19]. Während schon der Harn Nichtschwangerer einen nahezu idealen Nährboden für Bakterien darstellt (siehe Abschnitt 3.1.1), wird das Bakterienwachstum durch die Glukosurie noch weiter gefördert.

Verminderte Selbstheilung: Die Selbstheilungsrate einer bestehenden Harnwegsinfektion ist deutlich niedriger. Während es bei Nichtschwangeren in 15 bis 25% ohne Therapie zum Abklingen der Beschwerden und Sterilwerden des Urins kommt, wird diese Rate in der Schwangerschaft mit nur 8% angegeben [33]. Dadurch kommt es besonders in der Folge diagnostischer Eingriffe, insbesondere Katheterismus, vermehrt zu Infektionen. Ein protrahierter Geburtsverlauf mit häufig notwendig werdender Entleerung der Blase durch Katheter stellt somit ein entsprechendes Infektionsrisiko dar.

Harninkontinenz: Eine Harninkontinenz, die in der Schwangerschaft in 10 bis 15% gesehen wird, erhöht das Risiko einer Aszension.

Operative Entbindungen: Nach operativen Entbindungen kann der physiologische Miktionsablauf zunächst erheblich gestört sein; besonders die restharnfreie Entleerung der Blase ist in vielen Fällen während der ersten Wochenbettage kaum möglich. Wird in Zusammenhang mit einer Sectio caesarea ein postoperativer Dauerkatheter notwendig, so ist das Risiko eines Harnwegsinfekts noch höher als bei der Nichtgraviden.

Diabetes: Ein besonderes Risiko für eine Harnwegsinfektion ergibt sich bei graviden Diabetikerinnen, die in geburtshilflichen Zentren heute einen beachtlichen Stellenwert in der Überwachung Risikoschwangerer gewonnen haben (siehe auch Bd. 5, Kap. 4, Abschnitt 3). Bei diesen Patientinnen ist trotz optimierter Einstellung des Diabetes nicht immer zu vermeiden, daß die Glukosurie das Physiologische übersteigt. Entsprechend wird das Bakterienwachstum weiter begünstigt. Daneben ist die Abwehrlage von Diabetikerinnen ungünstiger als bei gesunden Schwangeren zu beurteilen. Sind bei der Schwangeren schon Zeichen einer Nephropathie als Ausdruck einer diabetischen Folgeerkrankung zu finden (Gruppe F in der Einteilung nach White [67]), so ist die Gefahr einer bakteriellen Pyelonephritis auf dem Boden der morphologisch gegebenen Vorschädigung besonders groß.

3.5 Spezifische Harnwegsinfektionen

3.5.1 Tuberkulose

Häufigkeit, Pathogenese

Die Urotuberkulose ist stets eine *sekundäre Manifestation der systemischen Erkrankung*. Sie stellt mit 30 bis 40% die häufigste extrapulmonale Manifestation der Tuberkulose dar. Die Prävalenz ist rückläufig. Sie wird 1967 mit 4,8, 1974 mit 3,4 und 1977 mit 3,0 pro 100 000 Einwohner angegeben [38, 49]. Seit Mitte der 80er Jahre hat sich die Abnahmetendenz jedoch abgeflacht. Die Zuwanderung von Bevölkerungsgruppen aus Endemiegebieten oder die Tuberkuloseerkrankungen bei AIDS-Patienten haben zwar nicht zur statistischen Trendwende geführt, aber die Gefahr der Ausbreitung multiresistenter Erregerstämme eingeleitet [47]. Nur etwa ein Drittel der Erkrankten sind Frauen.

Ausgangspunkt der Erkrankung ist heute in Mitteleuropa fast ausschließlich ein Primärherd in der Lunge, nachdem eine primäre Manifestation der Erkrankung im Gastrointestinaltrakt durch die Tuberkulosefreiheit der Milch zur Rarität geworden ist. Je nach Abwehrlage kann es rasch nach der Primärinfektion zur Streuung in die ableitenden Harnwege kommen, oder es kommt bei Änderung der Resistenzlage Jahre nach dem Primäraffekt zum Wiederausbrechen der Erkrankung mit entsprechender Streuung. Das Manifestationsalter liegt heute in der Regel im 5. bis 6. Lebensjahrzehnt [10].

Klinik

Die Manifestation der Tuberkulose im ableitenden Harnsystem kann man in verschiedene *Stadien* einteilen. Im Stadium I, das sehr symptomarm verläuft, kommt es ausschließlich zu einem Befall des Nierenparenchyms (parenchymatöses oder Initialstadium). Im Stadium II, das als ulzerokavernöses Stadium bezeichnet wird, gewinnt die Erkrankung Anschluß an das Hohlsystem, indem es zum Aufbrechen einer tuberkulösen Kaverne kommt. In diesem Stadium gelingt in der Regel der Nachweis von Tuberkelbazillen im Urin. Das Stadium III umfaßt das Endstadium der Erkrankung, das durch die irreversible Destruktion des Organs gekennzeichnet ist. Dabei kann der Abfluß noch erhalten sein oder schließlich die Niere quasi als Selbstheilung durch Verschluß des Harnleiters funktionslos werden (Kittniere).

Bezüglich der radiologischen Befunde der einzelnen Stadien muß auf einschlägige urologische und internistische Lehr- und Handbücher verwiesen werden [38, 49].

Diagnosestellung

Die *Symptomatologie* der Urotuberkulose ist wenig charakteristisch. Neben allgemeinen Symptomen, wie Appetitlosigkeit, eventuell Gewichtsabnahme und ähnlichem, sind es folgende Merkmale, die an eine Urotuberkulose denken lassen müssen und daher auch für die Gynäkologie von Bedeutung sind [38]:

- therapieresistente chronische Zystitis
- abakterielle Pyurie, d.h. Pyurie bei sauer reagierendem Urin und Fehlen unspezifischer Keime
- ungeklärte Mikro- oder Makrohämaturie
- ungeklärte Nieren- und Ureterkoliken
- tuberkulöse Anamnese mit Nieren- oder Blasenbeschwerden

Wenn diese Befundkonstellation gegeben ist, so ist eine weiterführende Diagnostik auf Tuberkulose indiziert (siehe Abschnitt 6.5).

Therapie

Auch die Therapie der Urotuberkulose kann hier nur kurz gestreift werden.

Die *medikamentöse Behandlung* unterscheidet sich nicht von der Behandlung einer Lungentuberkulose. Nach Möglichkeit wird mit einer Kombination von drei oder vier Antituberkulotika begonnen. Zu den Medikamenten der ersten Wahl gehören: Isoniazid, Rifampicin, Pyrazinamid und Ethambutol. Da Streptomycin zu hohen Wirkstoffkonzentrationen in der Blase angereichert wird, ist es für die Initialtherapie bei spezifischer Blasenbeteiligung zu erwägen [10]. Diese Therapie erstreckt sich über einen Zeitraum von drei bis sechs Monaten, d.h. bis zur bakteriologischen Konversion (dreimal negative Urinkultur). Bevorzugt soll diese Initialtherapie auch heute noch in einem Krankenhaus oder einer speziellen Heilstätte für Tuberkuloseerkrankungen durchgeführt werden [49], eine primär ambulante Therapie ist allerdings vertretbar [23]. In der sog. Stabilisierungsphase, die sich an die Initialphase anschließt, wird eine medikamentöse Therapie als Zweifachkombination für weitere sechs Monate durchgeführt. Die Sicherungstherapie als Monotherapie über ein weiteres Jahr, wie sie noch vielfach angegeben wird, kann heute verlassen werden [60]. Eine begleitende Cortisontherapie im Initialstadium ist erforderlich, wenn der Röntgenbefund Hinweise auf Stenosierungen im Pyelon- und Harnleiterbereich oder auf eine Blasenstarre liefert [49]. Gegen multiresistente Tuberkuloseerreger hilft zum Teil selbst der Rückgriff auf Antituberkulotika zweiter Wahl, z.B. Cycloserin, oder auch ihre Kombination mit Fluorchinolonen, z.B. Ciprofloxacin oder Ofloxacin, nicht.

Eine *operative Therapie* bei Urotuberkulose kann dann oder aus verschiedenen anderen Perspektiven indiziert sein: Bei Stenosierungen im Harnleiter- und Pyelonbereich oder einer Schrumpfblase können operative Maßnahmen die zumindest partielle Wiederherstellung des Organsystems zum Ziel haben. Im Endstadium der Tuberkulose wird sich die operative Behandlung auf die Entfernung definitiv funktionsloser Organe beschränken müssen.

3.5.2 Bilharziose

Die Blasenbilharziose wird durch Schistosoma haematobium verursacht. Diese Erkrankung der Tropen muß im Rahmen der Harnwegsinfektionen deshalb berücksichtigt werden, weil durch den zunehmenden Tourismus- und Geschäftsreiseverkehr mit dem Auftreten von Erkrankungen auch in Mitteleuropa zu rechnen ist [49].

Erreger und Pathogenese

Die zur Familie der Trematoden (Saugwürmer) gehörenden Helminthen haben eine Wasserschnecke als Zwischenwirt (bei Schistosoma haematobium Bulinus truncatus). Im Falle von Schistosoma haematobium ist der Mensch einziger Endwirt. Die Wasserschnecke scheidet sog. Zerkarien aus. Diese können aktiv und in sehr kurzer Zeit die unversehrte Haut von in verseuchten Gewässern Badenden durchdringen. Beim Eindringen durch die Haut kommt es in etwa 50% zu einem allergischen Primäraffekt mit Quaddelbildung. Der weitere Weg der Parasiten führt beim Harnblasen-Pärchenegel während eines symptomfreien Intervalls von mehreren Wochen über Blutbahn, Herz, Lunge und Leber, wo die zur Geschlechtsreife entwickelten Schistosomen sich paaren, in das Venengeflecht der Blase. Die weiblichen Tiere sind äußerst fruchtbar. Sie legen täglich etwa 400 Eier, von denen der größere Teil in der Blasenwand und den Ureteren bleibt, ein Teil die Innenwand der Blase durchbricht und mit dem Urin ins Freie gelangt.

Pathogenese und Klinik

Aggressive Sekrete der Eier verursachen in der Harnblase Granulome, chronische Geschwüre und Blutungen. Auf der Blasenschleimhaut erkennt man diese Ulzera als sog. Bilharziome neben sandkornähnlichen Strukturen (Sandkornzystitis). Die Patienten leiden an Dysurie, Harndrang oder akuten Harnverhaltungen und an Hämaturie. Später kommt es zu einer Schrumpfung der Blasenmuskulatur mit narbigem Umbau, die zu einer beträchtlichen Minderung der Blasenkapazität führen kann. Häufig sind die blasennahen Abschnitte des Ureters mit in die Erkrankung einbezogen, so daß eine Stauungssymptomatik auftreten kann. Superinfektionen mit unspezifischen Harnwegsinfekt-Erregern sind häufig. Daneben kann es zur Bildung von Blasensteinen kommen.

Bei weiterem unbehandeltem Verlauf der Erkrankung entwickeln sich häufig *Blasenkarzinome*. In Endemiegebieten sind 40 bis 97% aller Blasenkarzinome in Zusammenhang mit einer Blasenbilharziose zu bringen [49].

Diagnosestellung

Die Diagnostik erfolgt in der Regel über den direkten Nachweis der typischen Eier von Schistosoma haematobium im Urin, eventuell unter Zuhilfenahme des Mirazidium-Schlüpfverfahrens. Im Blut imponiert eine Alphafetoproteinerhöhung, fast immer auch eine deutliche Erhöhung des IgE-Spiegels.

Therapie

Für die Therapie der Blasenbilharziose steht heute mit Praziquantel (Biltrizide®) ein weitgehend nebenwirkungsfreies Medikament zur Verfügung, bei dem eine einmalige orale Applikation ausreichend ist [16].

3.5.3 Echinokokkose

Epidemiologie, Erreger

Echinococcus granulosus (sive cysticus) und Echinococcus multilocularis (sive alveolaris) können bei direktem oder indirektem (Beerensammler!) Kontakt mit infizierten Hunden und wildlebenden Kaniden (Rotfuchs) eine Infektion beim Menschen auslösen. Im Erregerkreislauf stellt der Mensch jeweils den Zwischenwirt dar. Beide Erreger sind auch in Mitteleuropa anzutreffen. Mit größeren Erregerreservoirs ist auf dem Balkan und in Vorderasien zu rechnen, so daß Touristen und Gastarbeiter zu den besonders gefährdeten Personengruppen zählen.

Pathogenese und Klinik

Die Infektion erfolgt auf oralem Wege durch Aufnahme von Eiern, aus denen im Magen-Darm-Trakt des Menschen die sog. Onkosphären frei werden, die die Darmwand durchbohren und über das Pfortadersystem zunächst in die Leber gelangen. Der Befall anderer Organe wie Lunge oder Urogenitaltrakt folgt dann in der Regel sekundär. Die Nieren sind in 4,2 % aller Erkrankungen betroffen [2]. Im Laufe von mehreren Monaten entwickelt sich aus den Onkosphären das Finnenstadium der Erkrankung, das im Falle von Echinococcus granulosus aus einer ein- oder mehrkammrigen Zyste besteht, die bis zu Kindskopfgröße heranwachsen kann. Beim gefährlicheren Echinococcus multilocularis kommt es zu einer diffusen Durchsetzung des Organs mit zahlreichen kleinen Zysten.

Kommt es zum Nierenbefall, so ist eine kolikartige Symptomatik typisch, die dann auftritt, wenn die Zyste Anschluß an das Nierenhohlsystem gewinnt und Tochterzysten in das Lumen abgegeben werden, die zu Stauungserscheinungen führen. Es besteht eine Mikro- oder Makrohämaturie. Sekundär kann es im Verlauf von Jahren zu Zysten in der Blasenwand und im retrovesikalen Raum kommen. Wie bei einer unspezifischen Harnwegsinfektion kommt es dann zu Dysurie, Pollakisurie und Hämaturie.

Diagnosestellung

Die Diagnostik stützt sich zunächst auf die Anamneseerhebung, die nach Endemiegebieten und dem Umgang mit Kaniden fragt. Im Blutbild zeigt sich die für Parasitenerkrankungen typische Eosinophilie. Bei Leberbefall der Erkrankung findet man eine Transaminasenerhöhung. Die Ultraschalluntersuchung der betroffenen Organe zeigt eine zunächst unspezifische Zystenbildung, die unter Umständen auch szintigraphisch nachgewiesen werden kann. Ein Ausscheidungsurogramm zeigt zunächst meist nur eine Raumforderung mit Verengung des Kelchsystems, so daß differentialdiagnostisch auch an ein Malignom zu denken ist.

Es werden verschiedene serologische Nachweisverfahren angegeben (indirekte Hämagglutination, Radioimmunoassay, Komplementbindungsreaktion). Die Diagnose bereitet in der Regel keine Schwierigkeiten, wenn die Echinokokkose nur in die differentialdiagnostischen Überlegungen einbezogen wird.

Therapie

Die Therapie der Echinokokkose sollte kombiniert operativ und konservativ erfolgen [49]. Bei Echinococcus granulosus, der bei Nierenbeteiligung überwiegend angetroffen wird, kann die Operation der solitären Zysten mit gutem Erfolg angewandt werden, wenn eine Vorbehandlung des Patienten mit Mebendazol (Vermox®) in einer Dosierung bis zu 50 mg/kg Körpergewicht und Tag etwa vier Wochen lang vor der Operation erfolgt. Zur Therapie der Infektionen durch Echinococcus multilocularis ist keine optimale Empfehlung bekannt. Wegen der ungünstigen Prognose bei operativem Vorgehen werden auch hier Versuche einer medikamentösen Therapie unternommen. Neben einer langfristigen Behandlung mit Mebendazol könnte in Zukunft auch der Einsatz von Praziquantel (Biltrizide®) für diese Indikation in Frage kommen [2, 41, 42]. Die Nebenwirkungen einer langfristigen Behandlung können auch hier beachtlich sein, so daß es sich empfiehlt, die Behandlung durch eine entsprechend erfahrene Institution vornehmen zu lassen.

4 Erregerspektrum und Resistenzverhalten

4.1 Keimspektrum bei Harnwegsinfektionen

Der von der Bakterienflora des Perineums und von der Periurethralflora ausgehende, aszendierende Infektionsweg bedingt, daß in der überwiegenden Zahl unspezifischer Harnwegsinfekte die Erreger aus der Darmflora stammen. Escherichia coli verursacht 70 bis 90 % dieser Infektionen, wenn weder Katheterismus oder urologische Eingriffe noch eine antibiotische Behandlung vorausgegangen sind [60].

Einen Überblick über das Erregerspektrum dieser akuten, unspezifischen Harnwegsinfekte gibt Tabelle 11-4.

Bei stationären Patientinnen kommt es eher zu Infektionen durch resistente Erregerstämme aus der Hospitalflora oder aus der eigenen, durch Vorbehandlungen mit Antibiotika selektionierten resistenten Darmflora, während Escherichia coli prozentual entsprechend weniger häufig angetroffen wird (Abb. 11-1).

Tabelle 11-4 Typische und seltene Erreger von Harnwegsinfektionen; sp. = spezies (in Anlehnung an Stille [60])

Typische Erreger aszendierender Infektionen

Enterobakterien
- Escherichia coli
- Klebsiella pneumoniae
- Enterobacter cloacae
- Enterobacter aerogenes
- Serratia marcescens
- Proteus mirabilis
- Proteus vulgaris
- Morganella morgani (früher Proteus morgani)
- Providencia rettgeri (früher Proteus rettgeri)
- Providencia stuartii

Pseudomonas aeruginosa

Acinetobacter

Staphylococcus saprophyticus

Streptococcus faecalis (Enterokokken)

Seltene Erreger aszendierender Infektionen

Enterobakterien
- Salmonella sp.
- Citrobacter sp.

Pseudomonas sp. (außer Pseudomonas aeruginosa)

andere Streptokokken, insbes. B-Streptokokken

Staphylococcus aureus

Gardnerella vaginalis

Anaerobier
- Bacteroides sp.
- Peptostreptokokken

Chlamydia sp.

Mycoplasma sp.

Pilze
- Candida sp.
- Torulopsis glabrata

Erreger hämatogener Harnwegsinfektionen

Enterobakterien
- Salmonella sp.

Staphylococcus aureus

Streptokokken sp.

Leptospiren

Mykobakterien
- Mycobacterium tuberculosis

Pilze
- Candida albicans

4.2 Resistenzverhalten gegenüber Antibiotika

Spontan entstandene unspezifische Harnwegsinfektionen lassen sich erfahrungsgemäß effektiv mit Aminopenicillinen (z.B. Amoxicillin) oder Co-trimoxazol (Sulfamethoxazol/Trimethoprim) behandeln, da die häufigsten Erreger, *Escherichia coli* und *Proteus mirabilis*, gegen diese Präparate noch sehr oft sensibel sind, wenn sie nicht aus dem Hospitalmilieu stammen. Auch orale Zephalosporine, wie Cefalexin oder Cefadroxil, die wenig metabolisiert werden, sind zur ambulanten Therapie akuter Harnwegsinfektionen geeignet. Bei Resistenz gegen diese Standardpräparate sind die modernen Fluorchinolone (Ofloxacin, Norfloxacin, Ciprofloxacin oder Fleroxacin) gegen Escherichia coli oder Proteus mirabilis praktisch immer wirksam. Einen Überblick über das Resistenzverhalten gegenüber Standardtherapeutika liefert Abbildung 11-2.

Liegen *andere Enterobakterien* als Erreger der Harnwegsinfektion vor, muß das Resistenzverhalten individuell ermittelt werden:

Im Gegensatz zu Proteus mirabilis, der in der Regel gut gegen Amoxicillin bzw. Co-trimoxazol empfindlich und selten resistent ist, muß bei den indolpositiven Proteusarten (z.B. *Proteus vulgaris, Morganella morgani, Providencia rettgeri*), die fast ausschließlich im Zusammenhang mit komplizierten Harnwegsinfekten angetroffen werden, mit einer Resistenz gegenüber den

11 Infektionen der ableitenden Harnwege

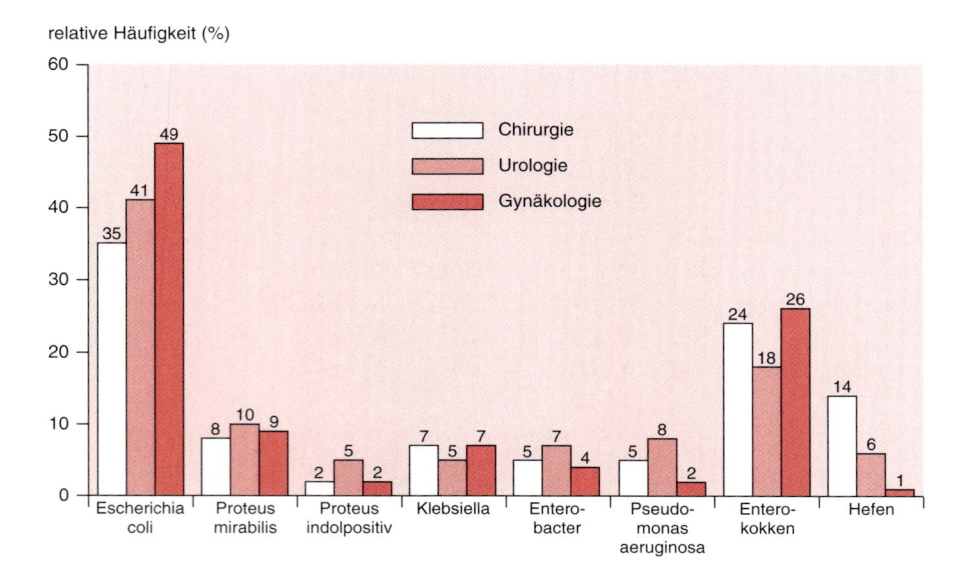

Abb. 11-1 Erregerisolate aus dem Harntrakt bei stationären Patienten der Chirurgie, Urologie und Gynäkologie in Dortmunder Kliniken 1996.

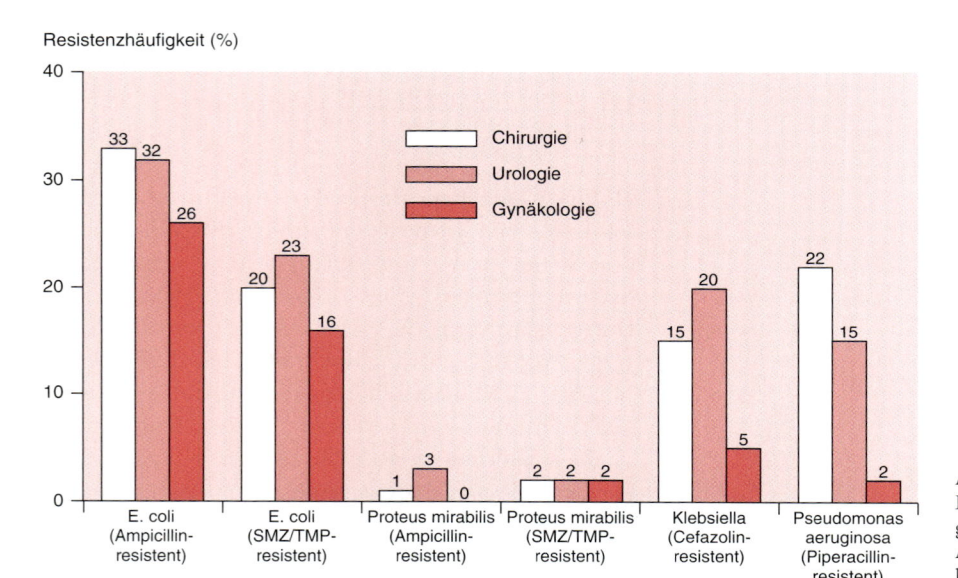

Abb. 11-2 Resistenzlage häufiger Erreger von Harnwegsinfektionen gegen therapeutisch gebräuchliche Antibiotika in Dortmunder Kliniken 1996.

beiden Standardtherapeutika gerechnet werden. Das jeweils optimale Medikament läßt sich hier nur auf der Grundlage eines Antibiogramms ermitteln.

Die Stämme der *Klebsiella-Gruppe* sind gegen Aminopenizilline praktisch immer resistent, während Zephalosporine oft eine gute Aktivität aufweisen. Für die perorale Behandlung können die Fluorchinolone in Frage kommen.

Die *Enterobacter-Stämme* besitzen neben einer Resistenz gegenüber Aminopenizillinen auch noch in vielen Fällen eine Resistenz gegen Co-trimoxazol sowie Zephalosporine (außer gegen Zephalosporine der 3. Generation). Die nur parenteral verabreichbaren Breitspektrumpenizilline (z.B. Mezlocillin, Piperacillin, eventuell in Kombination mit Aminoglykosidantibiotika) sind in der Regel die Mittel der Wahl.

Auch bei *Serratia marcescens* kann eine optimale Behandlung nur aufgrund eines Antibiogramms gewählt werden. Für eine orale Therapie sind eventuell noch Co-trimoxazol oder Fluorchinolone geeignet. Parenteral können moderne Zephalosporine der 3. Generation (z.B. Cefotaxim, Ceftizoxim, Cefmenoxin) eingesetzt werden.

Die seltenen *Pseudomonas-Infektionen* des Urogenitaltrakts – meist Folge eines Dauerkatheterismus – müssen gezielt mit einem gegen Pseudomonas wirksamen

Penizillin (etwa Azlocillin oder Piperacillin) behandelt werden. Auch gegen diese Medikamente bestehen bereits teilweise Resistenzen. Daher sollten diese Antibiotika möglichst erst nach Entfernung des Dauerkatheters und möglichst in Kombination mit Aminoglykosidantibiotika eingesetzt werden. Auf die vorbeugenden Maßnahmen bei Anwendung von Aminoglykosidantibiotika ist dabei sorgfältig zu achten.

Die Behandlung von *Enterokokkeninfektionen* ist mit den Aminopenizillinen bei Patienten ohne Penizillinallergie leicht möglich. Bei Patienten mit Penizillinallergie sind gegen Enterokokken nur wenig Alternativen gegeben. Zur Not muß eine Behandlung mit Vancomycin erwogen werden.

Die sehr seltenen *Staphylokokkeninfektionen* des Urogenitaltrakts werden in der Regel mit einem gegen Staphylokokken wirksamen Penizillin (Oxacillin intravenös, Dicloxacillin oder Flucloxacillin oral) behandelt. Mit der Existenz oxacillinresistenter Staphylokokkenstämme, insbesondere aus der Gruppe der koagulasenegativen Staphylokokken (St. epidermidis, St. saprophyticus), neuerdings aber auch bei Staphylococcus-aureus-Stämmen (MRSA), muß gerechnet werden.

5 Klinik der Harnwegsinfektionen

5.1 Symptomatik

5.1.1 Urethritis

Im Vordergrund der Beschwerden steht die Dysurie mit Schmerzen zu Beginn und gegen Ende der Miktion. Häufig wird dieser Schmerz in die Vulva und den Bereich des Vaginalintroitus projiziert. Gelegentlich kommt es auch bei der Frau zu purulentem Ausfluß aus der Urethra. Meistens wird eine Pollakisurie angegeben, wobei jeweils nur kleine Harnmengen gefördert werden.

5.1.2 Akute, unspezifische Zystitis

Auch hier stehen die Dysurie und die Pollakisurie ganz im Vordergrund der Beschwerden. Als besonders störend wird von den Patientinnen der imperative Harndrang angegeben. Während die jüngere Frau die Drangsymptomatik meist noch gut durch Anspannung der Beckenbodenmuskulatur kompensieren kann und so den unfreiwilligen Urinabgang verhindert, kommt es bei der älteren durch die nachlassende Funktion des Blasenverschlußmechanismus häufig zu einer Dranginkontinenz. Erregerbedingte Zystitiden gehören zu den häufigsten Ursachen einer Urge-Inkontinenz (siehe dazu Kap. 5).

Bei der Untersuchung findet sich ein suprasymphysärer Druckschmerz, der bei Palpation von vaginal in der Regel gut der Blase zugeordnet werden kann und sich damit schon klinisch von anderen Schmerzursachen im Unterbauch abgrenzen läßt.

Relativ häufig kommt es auch zu einer Makrohämaturie (hämorrhagische Zystitis).

In der Schwangerschaft muß auch eine asymptomatische Bakteriurie — eine Besiedelung des Urethral- und Blasenepithels ohne klinische Entzündungsreaktion — ernstgenommen werden. Eine entsprechende Abklärung auch ohne Hinweissymptome ist schon in der Frühschwangerschaft angezeigt (siehe auch Abschnitt 3.4).

5.1.3 Akute Pyelonephritis

Neben den Symptomen einer unteren Harnwegsinfektion findet man ein ein- oder beidseitig klopfschmerzhaftes Nierenlager. Es besteht ein allgemeines Krankheitsempfinden, in der Regel findet sich eine Temperaturerhöhung auf über 38 °C. In vielen Fällen kann allein durch die klinische Symptomatik keine sichere Trennung zwischen einer isolierten unteren Harnwegsinfektion und einer Mitbeteiligung des Nierenbeckensystems getroffen werden.

5.1.4 Chronische Pyelonephritis

Die Symptome der chronischen Pyelonephritis sind meist ausgesprochen uncharakteristisch. Sie werden wesentlich dadurch mitbestimmt, wie weit die Erkrankung bereits zu einer Funktionseinschränkung des Organs geführt hat. Die Patienten klagen über allgemeine Abgeschlagenheit, Müdigkeit, Blässe sowie intermittierend auftretenden Flankenschmerz. Relativ häufig ist der Krankheitsverlauf so symptomarm, daß die Patienten erst im Stadium der terminalen Niereninsuffizienz klinisch auffällig werden. Insbesondere in der Schwangerschaft verlaufen zwei Drittel der Pyelonephritiden symptomarm und afebril!

5.2 Differentialdiagnostik

Infektionen der ableitenden Harnwege imponieren klinisch mit den Symptomen:

- Algurie
- Pollakisurie
- Hämaturie
- Pyurie
- Flankenschmerz

Daneben findet man in unregelmäßiger Häufigkeit unspezifische Zeichen der Erkrankung, wie z.B. Fieber, Abgeschlagenheit.

Die Infektion der ableitenden Harnwege ist bei der Frau die mit Abstand häufigste Erkrankung mit diesem Symptomenkomplex. Trotzdem ergeben sich verschiedene Differentialdiagnosen [44, 55, 69], die zumindest dann in die Überlegungen einzubeziehen sind, wenn sich bei der Harnwegsinfektdiagnostik keine Keime oder erregerspezifische Veränderungen im Urin nachweisen lassen. Tabelle 11-5 soll einen Überblick über diese möglichen Differentialdiagnosen bieten und gegebenenfalls zu weiterer Diagnostik veranlassen.

Tabelle 11-5 Differentialdiagnosen bei Verdacht auf Harnwegsinfekt (modifiziert nach Schüßler und Schmidt-Gollwitzer [55])

Algurie	bakterielle Zystitis
	vermeintlich abakterielle Zystitis bei seltenen Erregern:
	– Chlamydien
	– Ureaplasmen
	– Mykoplasmen
	– Tuberkulose
	interstitielle Zystitis
	allergische Zystitis
	Urethritis
	Cystitis atrophicans
	Vulvovaginitis
	Adnexitis
	Appendizitis
Pollakisurie	Polyurie bei:
	– Diabetes mellitus
	– Herzinsuffizienz
	– Diabetes insipidus
	– nephritischer Polyurie
Hämaturie	bakterielle Zystitis/Pyelonephritis
	Urolithiasis
	Tumoren der ableitenden Harnwege
	Blasenendometriose
	radiogene Blasenläsionen
	Pseudohämaturie (z.B. Medikamente)
Pyurie	bakterielle Entzündung
	abakterielle Entzündung bei:
	– Blasensteinen
	– Tumoren
	– Fremdkörpern
	Tuberkulose
	genitaler Fluor
Flankenschmerz	Pyelonephritis
	Urolithiasis
	Cholelithiasis
	Pankreatitis
	Appendizitis

6 Diagnostik

6.1 Anamnese und Probengewinnung

Zunächst wird das *Miktionsverhalten* (Häufigkeit, Urinmenge, Dysurie) erfragt. Weiterhin ist wichtig, ob die Beschwerden in Zusammenhang mit Urethramanipulationen (vorwiegend Katheterismus) aufgetreten sind. Zahlreich vorangegangene Harnwegsinfektionen in der *Anamnese* fordern zu einer Diagnostik von Fehlbildungen der ableitenden Harnwege auf. Rezidivierende Steinleiden mit Harnwegsinfekten lassen an Infektsteine denken.

Die *allgemeine körperliche Untersuchung* prüft auf einen suprasymphysären Druckschmerz als Hinweis auf eine Entzündung der Blase, das klopfschmerzhafte Nierenlager weist auf die Beteiligung des Nierenbeckens hin. Stets sollte auch eine *gynäkologische Untersuchung* vorgenommen werden, bei der ein besonderes Augenmerk auf die Vaginalflora zu richten ist, die als ein Haupterregerreservoir für Harnwegsinfektionen angesehen wird. Von vaginal wird versucht, Sekret aus der Urethra zu exprimieren. Druckschmerz in der Blasenregion grenzt bei freiem Genitale die Beschwerden von entzündlichen Genitalerkrankungen ab. Besteht ein erheblicher Deszensus des inneren Genitales mit entsprechender Zystozele, so kann ein ständig vorhandener Restharn ein Erregerreservoir darstellen. Die postmiktionelle Ultraschalluntersuchung gibt Aufschluß über das Vorhandensein und die Menge von Restharn.

Entscheidend für die Diagnostik der Harnwegsinfektionen ist die *Urinuntersuchung.* Dabei gibt schon die Betrachtung des Urins erste Hinweise auf eine Infektion. Sehr oft findet man eine deutliche Trübung. Eine pH-Verschiebung zum alkalischen Bereich führt zu einer Geruchsbildung nach Ammoniak. Eine Makrohämaturie weist auf eine Zystitis hin, sie kann auch Ausdruck eines gleichzeitig bestehenden Steinleidens sein. Auf der Grundlage von Anamneseerhebung und Untersuchungsbefund ergeben sich gelegentlich differentialdiagnostische Überlegungen, die in Tabelle 11-5 aufgeführt sind. Bei der kooperationsfähigen Patientin sollte zunächst eine Mittelstrahlurinprobe gewonnen werden, zu der die Patientin entsprechend angeleitet werden muß.

Bei *bettlägerigen Patientinnen* oder älteren Frauen sollte die Uringewinnung stets durch Katheterisierung erfolgen, da sonst zu häufig mit einer Kontamination gerechnet werden muß. Die suprapubische Punktion der Blase bleibt Einzelfällen vorbehalten, wenn z.B. auch durch Katheterismus eine keimarme Probengewinnung ausgeschlossen erscheint (etwa beim Vulvakarzinom).

6.2 Teststreifendiagnostik

Der erste Schritt in der Diagnostik von Harnwegsinfektionen kann heute stets eine Urinuntersuchung mittels Teststreifenmethode sein. Durch die moderne Teststreifentechnik, bei der auf einem Teststreifen mehrere klinisch relevante Veränderungen des Harns dargestellt werden können, werden etwa 95 % aller verdächtigten Harnproben erfaßt [4, 66]. Empfehlenswert ist, daß auf dem Teststreifen gleichzeitig die Parameter Leukozyten, Erythrozyten/Hämoglobin, Protein sowie Nitrit angezeigt werden. Der Einsatz von Teststreifen bietet in der Praxis gegenüber der primären Sedimentuntersuchung den Vorteil eines geringeren Zeitaufwands bei im allgemeinen ausreichender Sensitivität. Die Bakteriurie kann mit der Teststreifenmethode indirekt über den Nachweis von Leukozyten und Nitrit mit einer – in Abhängigkeit vom Fabrikat – 85%igen Sicherheit erfaßt werden [4, 66].

Die *Produktion von Nitrit aus Nitrat* ist eine spezifische Leistung der meisten Enterobakterien. Eine Bakteriurie kann jedoch auch durchaus ohne Nitritnachweis bestehen, da die spezifische Stoffwechselleistung der Nitratreduktion nur von einem Teil der Erreger von Harnwegsinfektionen geleistet werden kann. Außerdem wird der Test um so eher positiv, je länger die untersuchte Urinprobe seit der vorangegangenen Miktion in der Blase verweilte und je höher die Keimzahl ist. Unspezifische Interferenzen können im Einzelfall etwa durch Phenazopyridin, Ascorbinsäure, Urobilinogen oder Bilirubin entstehen.

6.3 Sedimentuntersuchung

Die *Indikation* zur Weiterführung der Urindiagnostik ist dann gegeben, wenn einer der angegebenen Teststreifenparameter positiv ist. Dann ist mit hoher Wahrscheinlichkeit damit zu rechnen, daß die mikroskopische Beurteilung einen pathologischen Befund erhebt.

Auch die Sedimentuntersuchung ist mit zahlreichen Fehlermöglichkeiten behaftet. Die *Bedingungen*, unter denen sie vorgenommen wird, sollten grob normiert sein, da sonst bei ein und derselben Urinprobe erhebliche Abweichungen möglich sind. Vergleiche zwischen den Befunden verschiedener Laboratorien sind nur in begrenztem Maße möglich.

Der Urin sollte nach Zentrifugierung über drei bis fünf Minuten bei 1500 bis 4000 U/min mit 300- bis 400facher Vergrößerung *mikroskopiert* werden. Normalerweise wird steriler Urin Harnwegsgesunder nicht mehr als drei Leukozyten pro Gesichtsfeld bzw. maximal 30 Leukozyten pro zehn Gesichtsfelder sowie zwei Erythrozyten pro Gesichtsfeld aufweisen. Gelegentlich sind auch im normalen Urin vereinzelt hyaline Zylinder nachweisbar. Leukozyten-, Erythrozyten-, Fettkörperchen- und Epithelzylinder sind stets pathologisch und werden als pathognomonisch für eine renalparenchymatöse Genese angesehen [27]. Wird das Zentrifugat nach Gram gefärbt, erlaubt der mikroskopisch-bakterioskopische Aspekt einen sehr wertvollen direkten Einblick in das vorliegende Entzündungsgeschehen und erleichtert die Differenzierung zwischen Infektion und Kontamination.

Unter Verwendung *spezieller Systeme* läßt sich die Sedimentuntersuchung des Harns quantitativ verfeinern. Dazu dienen aufeinander abgestimmte Hilfsmittel, wie spezielle Zentrifugenröhrchen, Pipetten und Einmalobjektträger mit Zählkammern. Unter Verwendung solcher Systeme lassen sich quantitative Aussagen machen, die für eine Verlaufskontrolle vorteilhaft sind [4].

Eine exakt quantitative Analyse der Urinprobe läßt sich nur unter Beurteilung unzentrifugierten Urins in einer *Zählkammer* durchführen. Der Zeitaufwand für diese Methode ist erheblich, da z.B. für eine Zellkonzentration von 20 Leukozyten/μl eine Fuchs-Rosenthal-Kammer zweimal vollständig ausgezählt werden muß. Daher kommt diese Methode für Routineanwendungen nicht in Betracht.

6.4 Keimzahlbestimmung

Neben den Teststreifen und der mikroskopischen Sedimentuntersuchung hat die semiquantitative Keimzahlbestimmung mittels *Objektträgerkulturverfahren* (z.B. Uricult®) in der modernen Harnwegsdiagnostik weite Verbreitung gefunden. Korrekt nach Herstellerempfehlung eingesetzt, zeigt sie eine vorliegende signifikante Bakteriurie in frischen Urinproben recht zuverlässig an. Auch dieses Verfahren dient nur der Vorauslese, etwa bei Verdacht auf eine asymptomatische Bakteriurie in der Schwangerschaft.

Auf die *Interpretation* des Keimzahlergebnisses in Abhängigkeit von der Gewinnung der Urinprobe wurde bereits bei der Definition des Begriffs „signifikante Bakteriurie" hingewiesen (siehe auch Abschnitt 1). Diese Zahlen sind in Tabelle 11-2 zusammengestellt. Die Keimzahlangaben gelten jedoch nur unter der Voraussetzung, daß in zeitlichem Zusammenhang mit der Probenentnahme keine Antibiotikatherapie erfolgte und daß es sich um einen typischen Erreger von Harnwegsinfektionen handelt. So ist z.B. bei einem Nierenabszeß, dessen Haupterreger, Staphylococcus aureus, kaum in den Urin abgegeben wird, auch eine sehr geringe, im Urin nachgewiesene Keimzahl dieses Erregers als Hinweis auf eine entsprechende Erkrankung zu interpretieren.

Die Keimzahlbestimmung mittels Eintauch-Objektträger sollte um eine *Prüfung auf antibakterielle Stoffe* im Urin (Anbehandlung des Patienten) ergänzt werden. Der Hemmstofftest steht auch schon auf der Basis einer Teststreifenmethode zur Verfügung [4]. Diese kombinierte Prüfung wird von der Deutschen Gesellschaft für Hygiene und Mikrobiologie empfohlen [13]. Sowohl bei der herkömmlichen Hemmstoffmethode in Gußplatten als auch bei der Teststreifenmethode dient als Testkeim der gegen die meisten Antibiotika sehr empfindliche Bacillus subtilis. Bei der Teststreifenmethode wird der Streifen nach dem Eintauchen in die Urinprobe über 16 bis 20 Stunden bei 37 °C bebrütet. Wenn keine Hemmstoffe vorhanden sind, so färbt sich der Teststreifen rot, beim Vorhandensein von antibakteriellen Hemmstoffen unterbleibt diese Rotfärbung, und es findet sich die Teststreifen- bzw. Urineigenfärbung. Sensitivität und Spezifität dieses Tests werden mit jeweils etwa 95 % angegeben [4].

6.5 Bakteriologische Diagnostik

Die bakteriologische Zusatzdiagnostik dient im wesentlichen der Erregeridentifizierung und der Resistenzbestimmung.

Verdacht auf Mycoplasmen- bzw. Chlamydienurethritis

Nachweis von Ureaplasma urealyticum und Mycoplasma hominis: Urinprobensediment und/oder Harnröhrenabstrich in spezielle Transportmedien geben. Diese werden auf hochwertige Spezialmedien verimpft und nach fünftägiger Inkubation quantitativ ausgewertet.

Nachweis von Chlamydia trachomatis: Aus der Harnröhre – ergänzend auch aus Zervixkanal – mit speziellen Abstrichtupfern drehend möglichst viele Epithelzellen abschilfern, in speziellem Transportmedium versenden zum Direktnachweis mittels Immunfluoreszenz oder Enzymimmunoassay oder zur Anreicherung der charakteristischen Einschlußkörperchen in der Zellkultur.

Verdacht auf Harnwegsinfekt durch allgemeine Erreger

Der Nachweis von Bakterien allein ist nicht automatisch mit dem Nachweis der verantwortlichen Erreger gleichzusetzen. Mit Hilfe einer mikroskopischen Analyse der Untersuchungsproben und einer Beurteilung der Zahl und der pathogenetischen Eigenschaften der angezüchteten Bakterien kann und sollte der Bakteriologe die ätiologische Bedeutung seiner Befunde beurteilen, sie kritisch interpretieren und damit einen Beitrag zur Differentialdiagnostik leisten. Eine zuverlässige und exakte Erregeridentifizierung ist für die Befundinterpretation, das Verständnis der Genese der Erkrankung und die Therapiewahl unerläßlich. Grundlage einer Antibiotikatherapie insbesondere der Pyelonephritis sollte das lege artis erstellte *Antibiogramm* des Erregers sein. Die bakteriologische Resistenzbestimmung stellt – auch wenn sie als Agardiffusionstest einfach aussieht – Anforderungen, die in ihrer Gesamtheit nur bei einer fachärztlichen Ausbildung erworben werden. Die theoretischen Voraussetzungen für eine korrekte Resistenzbestimmung sind gerade durch die Vielfalt der heute angebotenen Antibiotika besonders kompliziert geworden.

Die Bemühungen, mit Hilfe bakteriologisch-immunologischer Verfahren eine zuverlässige Differenzierung zwischen oberflächlichen Schleimhautinfektionen (Infektionen des unteren Harntrakts) und Nierenparenchyminfektionen (Infektionen des oberen Harntrakts) zu erreichen, sind bis heute auf der

Ebene wissenschaftlicher Diskussion geblieben. Weder Antikörperbestimmungen im Blut noch die Auswaschverfahren noch der Nachweis antikörperbeladener Erreger im Urin (antibody coating) sind eine so eindeutige Hilfe, daß sie einen festen Platz in der bakteriologischen Diagnostik bei Harnwegsinfektionen erhalten konnten [50].

Verdacht auf Urotuberkulose

Zur bakteriologischen Diagnostik bei *Verdacht auf Tuberkulose* der Harnwege (Bakterioskopie und Tuberkulosekulturen) hat sich die Einsendung von 24-Stunden-Sammelurinen wegen der meist hochgradigen bakteriellen Sekundärflora als nicht zweckmäßig erwiesen. Statt dessen wird empfohlen, einen physiologisch konzentrierten, d.h. hochgestellten Morgenurin (Gesamtmenge!) zur Untersuchung zu geben. Der komplette Morgenurin, den die vom Mittag des Vortags an durstende Patientin produziert, wird in einer sterilen oder zumindest gründlich gereinigten Flasche aufgefangen und zur Untersuchungsstelle geschickt.

Das langwierige, vier- bis achtwöchige Koloniewachstum in den konventionellen Kulturen und der klassische Tierversuch werden heute durch *teilautomatisierte Testverfahren* ersetzt. Spezielle Indikatorsysteme (Radioisotope oder Fluoreszenz) zeigen positives Wachstum in charakteristischer Weise schon nach zwei bis drei Wochen an. Noch schneller und empfindlicher, einem bei Nierentuberkulose wichtigen Kriterium, verspricht die Diagnostik mit der Polymerasekettenreaktion (PCR) oder der DNA-Sondentechnik zu sein.

7 Therapie

7.1 Allgemeines

Ziel der Therapie ist es, die Infektionserreger zu eliminieren, die Entzündungsbeschwerden zu beheben und Nierenschäden vorzubeugen. Dabei entspricht ein stark schematisiertes Behandlungskonzept nicht mehr dem aktuellen Kenntnisstand über Pathogenese und Verlauf der Harnwegsinfektion. Insbesondere die Vorstellung, daß ein Harnwegsinfekt *in der Regel* über 10 bis 14 Tage mit Antibiotika in Dosierungen zu behandeln sei, die wirksame Medikamentenspiegel im Gewebe und im Urin herbeiführen, wurde durch differenziertere Behandlungsprinzipien zunehmend ersetzt [60]. Das geänderte ärztliche Vorgehen gründet sich darauf, daß mit einer schematisierten Therapie über einen solchen Zeitraum eine Vielzahl unkomplizierter Harnwegsinfekte überbehandelt wird, während komplizierte Infektionen manchmal nicht ausreichend therapiert werden und einer deutlich längeren Behandlungsdauer bedürfen.

Vor dem Einsetzen irgendeiner antibiotischen Behandlung sollte bei dem Verdacht auf Harnwegsinfekt eine *Urinprobe asserviert* und kühl gelagert werden, von der im Bedarfsfall eine mikrobiologische Untersuchung auf Erreger und eine Resistenzbestimmung veranlaßt werden kann. Diese Forderung ist gerade bei Harnwegsinfektionen, bei denen die Probengewinnung problemlos ist, in der überwiegenden Zahl der Fälle realisierbar. Unmittelbar nach der Probengewinnung kann dann die Behandlung schon beginnen. Der Behandlungserfolg wird in der Regel sehr rasch deutlich, wenn das klinische Beschwerdebild zurückgeht, d.h. die Pollakisurie und Dysurie abnehmen und ein eventuell vorhandenes Fieber verschwindet. Wenn die Beschwerdesymptomatik persistiert, wird nach Vorliegen der Erreger- und Resistenzbestimmung die richtige Auswahl des Antibiotikums oder der Antibiotikakombination getroffen.

Keine Indikation zur Anwendung von Antibiotika ist die sog. Screening-Bakteriurie, die asymptomatische Bakteriurie (der noch nicht geschlechtsreifen Mädchen). Auch der Antibiotikaeinsatz gegen die beschwerdefreie chronische Zystitis der alten Patientin, gegen ihre quasi asymptomatische Bakteriurie, kann – solange Beschwerdefreiheit besteht – zurückhaltend beurteilt werden [43].

7.2 Kurzzeittherapie der Zystitis

Inzwischen hat eine Anzahl von Untersuchungen gezeigt, daß der unkomplizierte Harnwegsinfekt mit einer *Kurzzeittherapie* über drei Tage [11, 30] oder häufig gar mit einer *Eindosistherapie* [1, 3, 12, 52] ebenso erfolgreich zu behandeln ist wie mit der früher üblichen Standardtherapie über zehn bis 14 Tage. Die

Tabelle 11-6 Kontraindikationen zur Durchführung einer Eindosistherapie bei Harnwegsinfekten

Anomalien der ableitenden Harnwege:
– Zystennieren
– Hufeisennieren
– Doppelnieren, -ureteren
Nierenbecken- und Blasensteine
vesikoureteraler Reflux
Restharnbildung
Patientinnen mit Dauerkatheter
Creatinin > 2 mg/dl
Rezidivharnwegsinfekt
klinische Pyelonephritis mit Temperaturerhöhung > 38 °C
Schwangerschaft

dreitägige Kurzzeittherapie wird bevorzugt, weil die therapeutische Sicherheit im Vergleich zur Einmaldosis höher liegt und weil die klinischen Symptome, die in der Regel drei Tage lang anhalten, dann gleichzeitig mit dem Absetzen des Antibiotikums abklingen [11]. Bei dieser Eindosistherapie sind Kontraindikationen einzuhalten, die in Tabelle 11-6 aufgeführt sind.

Wenn die einzeitige Therapie akuter unkomplizierter Harnwegsinfekte gleich gute Ergebnisse liefert wie eine konventionelle Therapie über viele Tage, wird immer wieder gefragt, ob nicht alleine durch *Begleitmaßnahmen* wie Förderung der Diurese durch vermehrte Flüssigkeitszufuhr, Wärmeanwendung oder ähnliches ebenfalls mit gleichem Erfolg eine Sanierung des Harnwegsinfekts zu erzielen sei (siehe auch Abschnitt 7.6). Entsprechende Untersuchungen weisen jedoch eindeutig darauf hin, daß die Gabe von Antibiotika anderen Behandlungsformen ohne Antibiose deutlich überlegen ist [51, 59]. Es konnte aber gezeigt werden, daß in Verbindung mit den beschriebenen Begleitmaßnahmen Dosierungen ausreichend sein können, die weit unterhalb üblicher Dosierungsschemata liegen [48]. Die Erklärung dafür ist aus der Interferenz der Antibiotika mit den in Abschnitt 3.1.2 beschriebenen Adhärenzmechanismen der Erreger ableitbar.

Die *Auswahl des optimalen Antibiotikums* gegen akute, unkomplizierte Harnwegsinfekte berücksichtigt folgende Kriterien: hohe empirische Wahrscheinlichkeit der Erregerempfindlichkeit, möglichst vollständige Resorption im oberen Dünndarm, dadurch möglichst wenig Störeffekt auf die physiologische Darmflora, insbesondere die Anaerobierflora des Darms und der Vagina (reduziert die Diarrhöquote, die Resistenzentwicklung und das Risiko einer Reinfektion mit einem resistenten Stamm), analog dazu auch geringe biliäre Ausscheidung, hohe Ausscheidung in aktiver Form

über die Nieren, potentiell bakterizider Wirkungsmechanismus bei den hohen Konzentrationen in der Blase, preiswürdige orale Darreichungsform. Co-trimoxazol, Amoxicillin oder Nitrofurantoin haben sich in der Kurzzeittherapie bewährt (Erfolgsquote etwa 75%). Partielle Einsatzbeschränkungen während der Schwangerschaft sind zu beachten. Versehentliche Verordnungen entgegen einer Kontraindikation in der Schwangerschaft haben bei Kurzzeittherapie bisher keine erkennbaren negativen Folgen gehabt [11]. Bei Resistenz gegen diese Wirkstoffe sind neuere Fluorchinolone (sog. Gyrasehemmer) meistens noch effektiv.

Das *zeitliche Vorgehen* bei der Eindosistherapie ist in Abbildung 11-3 schematisch dargestellt.

Die Kurzzeittherapie kann gleichzeitig auch als diagnostische *Hilfe zur Differenzierung* einer unkomplizierten, unteren Harnwegsinfektion von einer oberen Harnwegsinfektion herangezogen werden. Spricht die Behandlung auf eine Einzeldosis an (Responder), so kann mit hoher Wahrscheinlichkeit von einer unteren Harnwegsinfektion ausgegangen werden. Liefert die etwa drei Tage nach der Einzeitbehandlung obligat vorzunehmende Urinkontrolle Zeichen einer persistierenden Infektion und sind die klinischen Be-

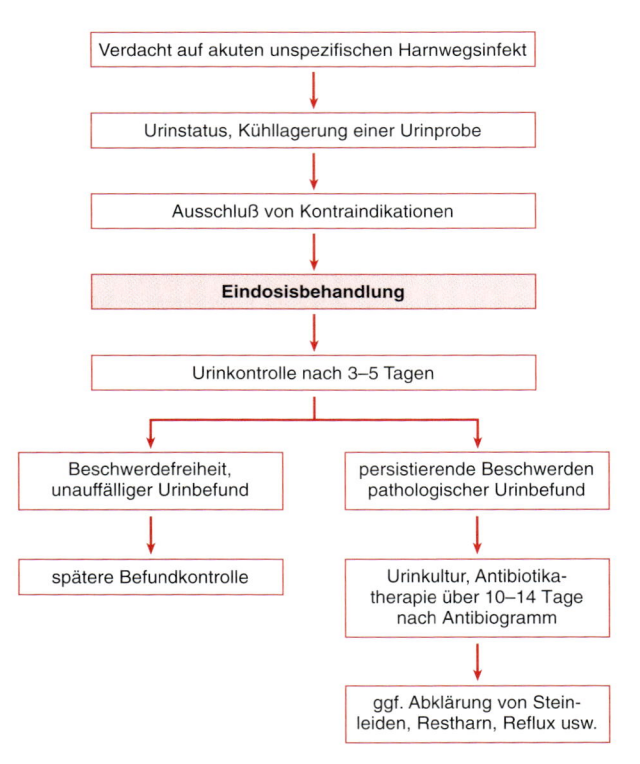

Abb. 11-3 Zeitliches Vorgehen bei Verdacht auf akuten, unkomplizierten Harnwegsinfekt und geplanter Eindosistherapie.

schwerden nicht zurückgegangen (Nonresponder), so ist mit hoher Wahrscheinlichkeit von einer komplizierten, d.h. in der Regel oberen Harnwegsinfektion auszugehen. In diesem Fall schließt sich eine Langzeitbehandlung an [60].

7.3 Chemotherapie der Pyelonephritis

Die Chemotherapie der akuten Pyelonephritis erfordert mindestens eine Therapiedauer von 10 bis 14 Tagen und Dosierungen, die zu ausreichenden Wirkstoffkonzentrationen im Nierenparenchym führen. In bestimmten Situationen ist sogar eine Behandlungsdauer über zehn bis 14 Tage zu kurz: Bei Pyelonephritis in der Schwangerschaft und bei chronifizierter Pyelonephritis kann durchaus eine Behandlungsdauer von vier bis sechs Wochen indiziert sein. In diesen Fällen gilt es, pharmakokinetisch schwer erreichbare Erregerreservoirs in Mikroabszessen sicher zu sanieren, um ein Rezidiv nach Absetzen der Therapie möglichst zu verhindern.

Der klinisch anzunehmende Grad der entzündlich-destruktiven, thrombotisch-fibrotischen Gewebeveränderungen bei Pyelonephritis bestimmt auch die Auswahl des jeweils optimalen Antibiotikums und die Dosierungshöhe. Aus den gemäß Antibiogramm in Frage kommenden Präparaten wird das mit den günstigsten pharmakokinetischen Eigenschaften ermittelt, um die Diffusionshindernisse am Entzündungsort so gut wie möglich überwinden zu können. Sehr sorgfältige differentialtherapeutische Überlegungen sind vor allem bei Schwangeren geboten.

7.4 Suppressionstherapie und Rezidivprophylaxe

Bei konservativ nicht sanierbaren Harnwegsinfektionen, wie etwa bei chronisch obstruierenden Harnwegsinfekten durch infizierte Nierensteine, ist die sog. *Suppressionstherapie* angezeigt. In dieser Situation dient die Applikation des Antibiotikums – eventuell in reduzierter Dosis – zur Verhinderung einer Exazerbation der Entzündung, die sonst bis zur Urosepsis führen kann. Unter der Suppressionstherapie ist die Sanierung der Destruktionen auf operativem Weg oder etwa durch perkutane Stoßwellentherapie anzustreben.

Eine längerfristige antibiotische *Rezidivprophylaxe* ist bei Mädchen oder Frauen zu erwägen, deren Harnwegsinfektionen immer wiederkehren, ohne daß bei diesen Patientinnen eine spezielle Kausa gefunden werden kann (siehe auch Abschnitt 3.1.2). Für die Rezidivprophylaxe genügen ebenfalls niedrige Langzeitdosierungen von z.B. Co-trimoxazol oder Nitrofurantoin [28] oder jeweils eine Eindosis- bzw. Eintagesbehandlung sofort bei Beschwerdebeginn.

Die Medikation sollte *stets abends* erfolgen. Während der Nacht reichern sich auch bei Niedrigdosierung wirksame Konzentrationen im Blasenurin an. Die Co-trimoxazoldosis, die dafür empfohlen wird, beträgt 80 mg Trimethoprim + 400 mg Sulfamethoxazol (z.B. eine Tablette Bactrim®). Bei Nitrofurantoin genügt oft eine Dosierung von 50 mg (z.B. eine Kapsel Furadantin®).

Wenn Harnwegsinfekte immer wieder in Zusammenhang mit *bestimmten Ereignissen* (z.B. Koitus) auftreten, kommt eine Rezidivprophylaxe quasi als „Pille danach" oder als Wochenendbehandlung in Betracht [65].

Bei invasiven diagnostischen Eingriffen am Genitaltrakt ist eine *Infektionsprävention* mit Einzelgaben eines Antibiotikums zu erwägen. Sie kommt bei Zystoskopien, urodynamischen Messungen, Blasenpunktionen usw. in Betracht, insbesondere wenn es sich um Risikopatientinnen handelt, bei denen eine Resistenzschwäche zu erwarten ist. Bei Trägerinnen von Dauerkathetern ist eine sichere Infektionsprophylaxe weder durch Chemotherapeutika noch durch lokale Instillationen von Antibiotika möglich; im Einzelfall können jedoch regelmäßige Blasenspülungen zur Keimzahlreduktion im Harntrakt nützlich sein, z.B. Spülungen mit Nystatin zur Suppression einer Besiedelung und Infektion der Blase mit Sproßpilzen.

7.5 Urosepsis

Die Urosepsis verlangt als schwerste, akut lebensbedrohliche Krankheit, die von einer Harnwegsinfektion ausgeht, eine rasch einsetzende, bakterizid wirksame Antibiotikatherapie. Schon vor Kenntnis der verursachenden Erreger wird die Therapiewahl empirisch getroffen. Die Initialbehandlung wird in der Regel auf eine *Antibiotikakombination* gestützt. Trotz ihrer potentiellen Nephrotoxizität und vor allem Ototoxizität sind Aminoglykosidantibiotika notfallmäßig zur Steigerung des Bakterizidieeffekts von Zephalosporinen, Breitspektrumpenizillinen oder Carbapenemen (Imipenem, Meropenem) angezeigt.

Die moderne parenterale Einmalgabe der gesamten, individuell angepaßten Tagesdosis der *Aminoglykoside* und die zeitliche Begrenzung ihrer Anwendung auf die Akutphase der Sepsis (ca. 3–5 Behandlungstage) senkt das Risiko nephrotoxischer und ototoxischer Komplikationen. Die vom jeweiligen Hersteller empfohlenen Blutspiegel- und Nierenfunktionskontrollen sind in jedem Fall strikt zu beachten.

Insbesondere bei antibiotisch vorbehandelten leukopenischen Patienten ist die Gefahr der *Urosepsis durch Candida albicans* groß. Urinkontrollen in kurzen Intervallen und eventuell prophylaktische Gaben von Fluconazol reduzieren dieses Risiko.

Die *Allgemeinbehandlung der schweren Symptome* umfaßt eine Kreislaufstabilisierung durch die Verabreichung von Glykosiden und Katecholaminen (Dopamin). Eine Diuresebehandlung sollte mit Osmodiuretika erfolgen, da Furosemid wegen seiner potentiellen Nephrotoxizität zurückhaltend eingesetzt wird. Eine Heparinisierung beugt einer Verbrauchskoagulopathie vor; in vielen Fällen sind Kortikoide in einer Dosierung bis 2 g täglich indiziert. Neben diesen Maßnahmen ist es für die Prognose entscheidend, die Harnstauung zu beseitigen und einen Abfluß zu schaffen. Dazu kommt heute besonders die ultraschallgesteuerte perkutane Nephrostomie in Betracht. Notfalls muß der Entschluß zur Operation frühzeitig gefaßt werden.

7.6 Begleitbehandlung bei Harnwegsinfektionen

Als unterstützende Begleitbehandlung bei Harnwegsinfektionen ist *reichliche Flüssigkeitszufuhr* zu empfehlen, die tägliche Trinkmenge sollte nicht unter zwei Litern liegen. Dabei ist es für die Effektivität der Behandlung ohne Bedeutung, welche Art von Getränken für diesen Zweck Verwendung findet. Es sollte allgemein wenig belastend und für den Patienten leicht einnehmbar sein. Unter diesen Prämissen kann zu Tee ebenso wie zur Anwendung von Fruchtsaft, Mineralwasser und ähnlichem geraten werden. Die Verwendung eines speziellen Blasentees kann darüber hinaus durchaus psychologische Bedeutung erlangen.

Besteht ein komplizierter oberer Harnwegsinfekt mit den klinischen Zeichen einer Pyelonephritis, so ist zur Schonung des Organismus *Bettruhe* einzuhalten. Die Anwendung feuchter Wärme schafft Linderung und eventuell über eine reflektorische Steigerung der Durchblutung eine Stärkung der Resistenz der Patientin.

Die früher viel geübte *Ansäuerung des Harns* hat sich nicht als ausreichend effektiv erwiesen. Durch die Ansäuerung kann sogar ein gegenteiliger Effekt bewirkt werden, da das Nierenmark bei stark saurem Milieu zusätzlich belastet und die Einnistung von Bakterien gefördert wird.

Eine begleitende *analgetische und spasmolytische Medikation* vermag meist rasch die Beschwerden der Patientin zu lindern. Dazu kommen aus der Spasmolytikareihe Anticholinergika in Betracht. Bei den Analgetika sollte vorrangig Acetylsalicylsäure oder Paracetamol angewandt werden. Metamizol ist heute nur noch bei hochfieberhaften Verläufen angezeigt, wenn eine starke antipyretische Wirkung erforderlich wird.

Gerade bei der akuten Zystitis sind Präparate mit lokalanästhetischen Eigenschaften (z.B. Pyridium®) sehr gut wirksam.

8 Prophylaxe nosokomialer Harnwegsinfektionen

Wesentliche Bedeutung kommt der Vorbeugung nosokomialer Infektionen zu. Dazu werden der Blasenkatheterismus und andere Eingriffe am Harntrakt auf das absolut notwendige Maß beschränkt. „Bequemlichkeitskatheterismus" ist zu vermeiden. Die Anwendung eines suprapubischen Blasenkatheters bietet besonders in der postoperativen Phase Vorteile gegenüber einem transurethralen Katheter, da hierdurch der Zeitpunkt bis zum Auftreten einer Infektion deutlich hinausgezögert werden kann. Oft kann der Katheter bereits entfernt werden, bevor ein Harnwegsinfekt den Verlauf kompliziert. Die Ableitung sollte in geschlossene Beutelsysteme erfolgen.

Vor der transurethralen Katheterisierung und diagnostischen Eingriffen ist eine sorgfältige Desinfektion des Vaginalintroitus und der Urethralmündung geboten. Dauerkatheter erfordern eine tägliche sorgfältige Reinigung und Desinfektion des Orificium urethrae. Die frühzeitige Anwendung von Sitzbädern vermag nach gynäkologischen Vaginaleingriffen das lokale Bakterienreservoir zu minimieren.

Literatur

1. Abbas, A. M. A., P. K. Goel, A. P. Smaling et al.: A comparative trial of amoxycillin 3G bd and conventional amoxycillin therapy in the treatment of urinary tract infection in a general practice population. J. antimicrob. Chemother. 11 (1983) 593.
2. Ammann, R. W.: Diagnose und Therapie der Echinokokkose. Schweiz. Rundschau Med. 72 (1983) 1568–1572.
3. Asbach, H. W., G. Poggendorf, J. Stryer, M. Melekos: Orale Ultrakurzbehandlung bakterieller Harnwegsinfektionen mit Amoxicillin. Therapiewoche 31 (1981) 7917.
4. Bauer, H. W.: Moderne Schnelltests zur Diagnose von Harnwegsinfektionen. In: Bichler, K.-H., J. E. Altwein (Hrsg.): Der Harnwegsinfekt. Springer, Berlin–Heidelberg–New York 1985.
5. Bernaschek, G., A. Kratochwil: Graviditätsbedingte Erweiterungen am Nierenhohlsystem. Sonographische Diagnose und Verlaufskontrollen. Geburtsh. u. Frauenheilk. 41 (1981) 208.
6. Blowers, R., A. W. Asscher, W. Brumfitt et al.: A report by the members of the Medical Research Council Bacteriuria Committee: Recommended terminology of urinary tract infection. Brit. med. J. 2 (1979) 717.
7. Bran, J. L., M. E. Levison, D. Kaye: Entrance of bacteria into the female urinary bladder. New Engl. J. Med. 286 (1972) 626.
8. Brocklehurst, J. C., J. Fry, L. L. Griffiths, G. Kalton: Urinary infection and symptoms of dysuria in women aged 45–64 years: their relevance to similiar findings in the elderly. Age Ageing I (1972) 41.
9. Brühl, P.: Nosokomiale Infektionen. In: Hohenfellner, R., E. J. Zingg (Hrsg.): Urologie in Klinik und Praxis. Thieme, Stuttgart–New York 1982.
10. Brühl, P., J. Walpert: Aktuelle Epidemiologie, Diagnostik und Therapie der Urogenitaltuberkulose. Dtsch. med. Wschr. 119 (1994) 1121.
11. Brumfitt, W., J. M. T. Hamilton-Miller: Consensus viewpoint on management of urinary infections. J. Antimicrob. Chemother. 33, Suppl. A (1994) 147.
12. Brumfitt, W., J. M. T. Hamilton-Miller, I. N. S. Franklin et al.: Conventional and two-dose amoxycillin treatment of bacteriuria in pregnancy and recurrent bacteriuria: a comparative study. J. antimicrob. Chemother. 10 (1982) 239.
13. Burkhardt, F. (Hrsg. im Auftrag der Deutschen Gesellschaft für Hygiene und Mikrobiologie): Verfahrensrichtlinien für die mikrobiologische Diagnostik. G. Fischer, Stuttgart–New York 1980.
14. Busch, R., H. Huland, M. W. Köllermann, H. Scherf: Does internal urethrotomy influence susceptibility to recurrent urinary tract infection? Urology 20 (1982) 134.
15. Cox, C. E., F. Hinman jr.: Experiments with induced bacteriuria, vesical emptying and bacterial growth on the mechanism of bladder defense to infection. J. Urol. 86 (1961) 739.
16. Davis, A.: Available chemotherapeutic tools for the control of schistosomiasis. Behring Inst. Mitt. 71 (1982) 90.
17. Fischer, W., K. Precht: Harnwegsinfektionen in Gynäkologie und Geburtshilfe. Zbl. Gynäkol. 102 (1980) 818.
18. Friedberg, V.: Nierenfunktion. In: Friedberg, V., G. H. Rathgen (Hrsg.): Physiologie der Schwangerschaft. Thieme, Stuttgart–New York 1980.
19. Friedberg, V.: Physiologische Veränderungen des Gesamtorganismus. In: Käser, O., V. Friedberg et al. (Hrsg.): Gynäkologie und Geburtshilfe, 2. Aufl., Bd. II/1. Thieme, Stuttgart–New York 1981.
20. Harding, G. K. M., A. R. Ronald: The management of urinary infections: what have we learned in the past decade? Int. J. Antimicrob. Agents 4 (1994) 83.
21. Harms, E., U. Christmann, F.-K. Klöck: Die suprapubische Harnableitung nach gynäkologischen Operationen. Geburtsh. u. Frauenheilk. 45 (1985) 254.
22. Heintz, R., H. Brass: Laboratoriumsuntersuchungen. In: Kremling, H., W. Lutzeyer, R. Heintz (Hrsg.): Gynäkologische Urologie und Nephrologie. Urban & Schwarzenberg, München–Wien 1982.
23. Heising, J., J. Seiferth: Therapie der Urogenitaltuberkulose. Dtsch. med. Wschr. 103 (1978) 767.
24. Hirsch, H. A.: Die suprapubische Blasendrainage nach gynäkologischen Operationen. Geburtsh. u. Frauenheilk. 32 (1972) 104.
25. Hirsch, H. A.: Pyelonephritis und Schwangerschaftsnephropathie. Fortschr. Med. 91 (1973) 1341.
26. Hoen, B., M. Kessler, D. Hestin et al.: Risk factor for bacterial infections in chronic hemodialysis adult patients: a multicentre prospective survey. Nephrol. Dial. Transplant. 10 (1995) 377.
27. Hubmann, R.: Unspezifische Entzündungen der Nieren und der ableitenden Harnwege. In: Hohenfellner, R., E. J. Zingg (Hrsg.): Urologie in Klinik und Praxis. Thieme, Stuttgart–New York 1982.
28. Hubmann, R.: Unspezifische Entzündungen der Blase. In: Hohenfellner, R., E. J. Zingg (Hrsg.): Urologie in Klinik und Praxis. Thieme, Stuttgart–New York 1982.
29. Huland, H., R. Busch: Ätiologie von Harnwegsinfektionen. In: Bichler, K.-H., J. E. Altwein (Hrsg.): Der Harnwegsinfekt. Springer, Berlin–Heidelberg–New York 1985.
30. Iravani, A., N. D. Pryor, G. A. Richard: Treatment of urinary tract infections with varying regimens of sulfisoxazole. J. Urol. 130 (1983) 484.
31. Johnson, J. R., P. L. Roberts, W. E. Stamm: P-fimbriae and other virulence factors in Escherichia coli urosepsis: association with patients' characteristics. J. infect. Dis. 156 (1987) 225.
32. Källenius, G., R. Möllby, S. B. Svenson et al.: Occurrence of P-fimbriated Escherichia coli in urinary tract infections. Lancet I (1981) 1369.
33. Kass, E. H., S. H. Zinner: Bacteriuria and renal disease. J. Infect. Dis. 120 (1969) 27.
34. Korzeniowski, O. M.: Host defense mechanism in the pathogenesis of UTI and UTI in immunocompromised patients. Int. J. Antimicrob. Agents 4 (1994) 101.
35. Kresken, M., D. Hafner: Prävalenz der Antibiotikaresistenz bei klinisch wichtigen Infektionserregern in Mitteleuropa. Chemother. J. 5 (1996) 225.
36. Latham, R. H., W. E. Stamm: Role of fimbriated Escherichia coli in urinary tract infections in adult women: correlation with localization studies. J. infect. Dis. 149 (1984) 835.
37. Lison, A. E., H. Losse: Pyelonephritis. Urologe A 20 (1981) 19.
38. Lutzeyer, W.: Uro-Tuberkulose. In: Kremling, H., W. Lutzeyer, R. Heintz (Hrsg.): Gynäkologische Urologie und Nephrologie. Urban & Schwarzenberg, München–Wien–Baltimore 1982.
39. Lyon, R. P., S. Marshall: Urinary tract infections and difficult urination in girls: long-term follow-up. J. Urol. 105 (1971) 314.
40. Mulholland, S. G.: Urinary tract infections. In: Devine, C. J., J. F. Stecker (eds.): Urology in Practice. Little, Brown, Boston 1978.
41. Morris, D. L., K. S. Richards, J. B. Chinnery: Protoscolicidal effect of praziquantel: in-vitro and electron microscopical studies on Echinococcus granulosus. J. Antimicrob. Chemother. 18 (1986) 687.
42. Nash, T. E.: Diagnosis and treatment of cysticercosis. In: Remington, J. S., M. N. Swartz (eds.): Current Clinical Topics in Infectious Diseases. McGraw-Hill, New York 1986.
43. Nicolle, L. E.: Urinary tract infection in the elderly. J. Antimicrob. Chemother. 33, Suppl. A (1994) 99.

44. Parivar, F., R. A. Bradbrook: Interstitial cystitis. Brit. J. Urol. 58 (1986) 239.
45. Pere, A., B. Nowicki, H. Saxén et al.: Expression of P, Type 1, and Type 1 C fimbriae of Escherichia coli in the urine of patients with acute urinary tract infection. J. infect. Dis. 156 (1987) 567.
46. Platt, R., B. F. Polk, B. Murdock, B. Rosner: Mortality associated with nosocomial urinary-tract infection. New Engl. J. Med. 307 (1982) 637.
47. Rasch, G.: Tuberkulose in Deutschland, Bundesgesundhbl. (1996) 346.
48. Redjeb, S. B., A. Slim, A. Horchani et al.: Effects of ten milligrams of ampicillin per day on urinary tract infections. Antimicrob. Agents Chemother. 22 (1982) 1084.
49. Rodeck, G.: Spezifische Erkrankungen des Urogenitaltraktes (einschließlich Parasitologie). In: Hohenfellner, R., E. J. Zingg (Hrsg.): Urologie in Klinik und Praxis. Thieme, Stuttgart 1982.
50. Rosin, H., T. Königshausen: Diagnostik und aktuelle Antibiotikatherapie der Harnwegsinfektionen. Urologe A 20 (1981) 14.
51. Rugendorff, E. W., K. Naber, A. Späth et al.: Antibakterielle Behandlung von unkomplizierten Harnwegsinfektionen mit einem neuen Cephalosporin, Cefroxadin (CGP 9000). Therapiewoche 34 (1984) 5101.
52. Savard-Fenton, M., B. W. Fenton, L. B. Reller et al.: Single-dose amoxicillin therapy with follow-up urine culture: effective initial management for acute uncomplicated urinary tract infections. Amer. J. Med. 73 (1982) 808.
53. Schaeffer, A. J., J. M. Jones, J. K. Dunn: Association of in vitro Escherichia coli adherence to vaginal and buccal epithelial cells with susceptibility of women to recurrent urinary tract infections. New Engl. J. Med. 304 (1981) 1062.
54. Schnell, J. D.: Infektionen der harnableitenden Wege. In: Käser, O., V. Friedberg, K. G. Ober, K. Thomsen, J. Zander (Hrsg.): Gynäkologie und Geburtshilfe, Bd. III/1, S. 7.49. Thieme, Stuttgart–New York 1985.
55. Schüßler, B., M. Schmidt-Gollwitzer: Störungen der Harnblasenfunktion. In: Martius, G., M. Schmidt-Gollwitzer (Hrsg.): Differentialdiagnose in Geburtshilfe und Gynäkologie. Thieme, Stuttgart–New York 1984.
56. Schwenzer, T., H. Rosin: Infektionen der ableitenden Harnwege. In: Gutartige gynäkologische Erkrankungen II. Klinik der Frauenheilkunde und Geburtshilfe, 2. Aufl., Bd. 9. Urban & Schwarzenberg, München–Wien–Baltimore 1990.
57. Scotti, R. J., D. R. Ostergard: The urethral syndrome. Clin. Obstet. Gynec. 27 (1984) 515.
58. Stamey, T. A.: Pathogenesis and Treatment of Urinary Tract Infections. Williams & Wilkins, Baltimore 1980.
59. Stamm, W. E., K. Running, M. McKevitt et al.: Treatment of the acute urethral syndrome. New Engl. J: Med. 304 (1981) 956.
60. Stille, W., A. Schilling: Infektionen des Harntraktes. Zuckschwerdt, München–Bern–Wien 1985.
61. Svanborg-Edén, C., G. L. Janson, U. Lindberg: Adhesiveness to urinary tract epithelial cells of fecal and urinary Escherichia coli isolates from patients with symptomatic urinary tract infections or asymptomatic bacteriuria of varying duration. J. Urol. 122 (1979) 185.
62. Taylor-Robinson, D.: The role of mycoplasmas in non-gonococcal urethritis: a review. Yale Biol. Med. 56 (1983) 537.
63. Väisänen, V., J. Elo, L. Tallgren et al.: Mannose resistant haemagglutination and P antigen recognition are characteristic of Escherichia coli causing primary pyelonephritis. Lancet I (1981) 1366.
64. Vermillion, C. D., D. B. Halverstadt, G. W. Leadbetter: Internal urethrotomy and recurrent urinary tract infection in female children. II. Long-term results in the management of infection. J. Urol. 106 (1971) 154.
65. Vosti, K.: Recurrent urinary tract infections: prevention by prophylactic antibiotics after sexual intercourse. J. Amer. med. Ass. 231 (1975) 934.
66. Wenk, R. E., D. Dutta, J. Rudert, Y. Kim, C. Steinhagen: Sediment, microscopy, nitrituria, and leukocyte esterasuria as predictors of significant bacteriuria. J. Clin. Lab. Aut. 2 (1982) 117.
67. White, P., P. Koshy, J. Duckers: The management of pregnancy complicating diabetes and of children of diabetic mothers. Med. Clin. N. Amer. 37 (1953) 1481.
68. Witte, W., C. Braulke, D. Heuck et al.: Aktuelle Aspekte der Epidemiologie von Krankenhausinfektionen mit Staphylococcus aureus. Bundesgesundhbl. (1993) 321.
69. Wong, E. S., W. E. Stamm: Urethral infections in men and women. Ann. Rev. Med. 34 (1983) 337–358.

12 Funktionsstörungen des Harntrakts nach gynäkologischer Therapie

T. Schwenzer

Inhalt

1	Funktionsstörungen des Harntrakts nach Hysterektomie	148	2.3 Prophylaxe und Therapie	155
1.1	Funktionsstörungen nach Hysterektomie wegen gutartiger Erkrankungen	148	3 Radiogene Veränderungen an den ableitenden Harnwegen	156
1.2	Funktionsstörungen nach gynäkologischen Radikaloperationen	148	3.1 Morphologische und urodynamische Befunde	156
1.2.1	Unterer Harntrakt	148	3.2 Klinisches Bild	157
1.2.2	Oberer Harntrakt	151	3.3 Therapie	157
1.2.3	Prophylaxe und Therapie	152	3.4 Entwicklung von Zweitmalignomen infolge der Strahlentherapie	157
2	Funktionsstörungen nach Inkontinenzoperationen	154	4 Funktionsstörungen durch Medikamente	158
2.1	Funktionsstörungen nach speziellen Eingriffen	154	4.1 Medikamente, die das vegetative Nervensystem beeinflussen	158
2.2	Ätiologie	155	4.2 Zytotoxische Medikamente	159

1 Funktionsstörungen des Harntrakts nach Hysterektomie

1.1 Funktionsstörungen nach Hysterektomie wegen gutartiger Erkrankungen

Die *Indikationsstellung zur Hysterektomie* wurde in den 60er und 70er Jahren deutlich ausgeweitet [66, 75], und erst in der letzten Zeit wird – unter anderem auch ausgelöst durch Diskussionen in den Medien – die Hysterektomie wieder enger indiziert. Die Zunahme der Eingriffshäufigkeit erklärte sich unter anderem durch die Erweiterung um relative Indikationen, wie kleine Myome, klimakterische Beschwerden, Karzinomprophylaxe oder als Mittel der Familienplanung. Den Befürwortern einer großzügigen Indikation zur Hysterektomie treten zunehmend auch kritische Stimmen von Fachkollegen gegenüber, die auf nicht zu vernachlässigende somatische und psychische Folgebeschwerden des Eingriffs hinweisen [8, 9, 75]. Der operativ tätige Gynäkologe ging bisher davon aus, daß Funktionsstörungen des Harntrakts nach der einfachen Hysterektomie wegen nichtmaligner Erkrankungen keine Rolle spielen. Andererseits zeigt die klinische Erfahrung, daß Patientinnen Funktionsstörungen des Harntrakts in zeitliche Verbindung mit einer vorausgegangenen Hysterektomie bringen (Tab. 12-1).

Parys et al. [52] haben 117 Frauen nachuntersucht, die *Blasenfunktionsstörungen in Bezug zu einer vorausgegangenen Hysterektomie gesetzt haben*. Dabei hatten 109 Patientinnen eine abdominale Hysterektomie und acht Patientinnen eine vaginale Hysterektomie in der Vorgeschichte. Das mittlere Intervall zwischen Untersuchung und vorangegangener Hysterektomie lag bei 10,2 Jahren. Die Autoren haben die Ergebnisse mit einer Kontrollgruppe von 20 Frauen verglichen, die vor Hysterektomie untersucht wurden. Dabei fanden sie die Inzidenz von Detrusorinstabilität, Urethraobstruktion und Streßharninkontinenz im Beschwerdekollektiv signifikant erhöht. Bei 25 Frauen aus der Beschwerdegruppe führten die Autoren auch gleichzeitig Messungen der Sakralreflex-Leitungsgeschwindigkeit durch; sie konnten zeigen, daß in der Beschwerdegruppe die Nervenleitungsgeschwindigkeit gegenüber der Kontrollgruppe deutlich vermindert bzw. teilweise sogar ganz aufgehoben war. In einer anderen Untersuchung haben Parys et al. [51] 36 Frauen vor und nach Hysterektomie untersucht. Sie konnten zeigen, daß vor Hysterektomie 61% normal miktionierten, nach dem Eingriff jedoch nur noch 42%.

Frühere Untersuchungen zu der Ausbildung von Blasenfunktionsstörungen nach Hysterektomie liegen z.B. von Hanley [24] und von Smith et al. [69] vor.

Bemerkenswert sind die Untersuchungen von Kilkku et al. [31], die aufzeigen konnten, daß Blasenfunktionsstörungen nach Hysterektomie wesentlich seltener gefunden werden, wenn an Stelle einer totalen Hysterektomie nur die *supravaginale Uterusamputation* erfolgt. In jüngster Zeit werden die möglichen negativen Folgen der klassischen Hysterektomie z.B. auch als Argument für Hysterektomietechniken unter teilweisem Erhalt der Zervix (CISH) genutzt, weil damit die negativen Folgen des Eingriffs angeblich weitgehend vermieden werden können [48]. Differenzierte Untersuchungsergebnisse dazu stehen jedoch aus.

Auch für Störungen des *kolorektalen Kontinenzorgans* nach Hysterektomie gibt es in der Literatur einzelne Hinweise:

Smith et al. [68] haben 14 Frauen untersucht, bei denen es infolge einer Hysterektomie zu Obstipationsbeschwerden gekommen ist. Zwölf dieser Patientinnen litten gleichzeitig auch unter Harntraktbeschwerden. Die Untersuchungsergebnisse wurden einer Kontrollgruppe von 14 Frauen gegenübergestellt, die keine Obstipationsbeschwerden hatten. Bei der Posthysterektomiegruppe zeigte sich eine signifikante Störung der kolosigmoidalen Motilität mit Verlust des Motilitätsgradienten, der normalerweise vom proximalen Sigma zum distalen Rektum erkennbar ist und bei den Posthysterektomiepatienten aufgehoben war. Die Rektalvolumina und die Compliance waren in der Posthysterektomiegruppe signifikant größer, demgegenüber bestand ein Defizit an rektaler sensorischer Empfindung.

Auch Taylor et al. [73] berichten über Funktionsstörungen der Darmmotilität. Sie haben 96 Frauen nach Hysterektomie und 95 Kontrollpatientinnen untersucht und fanden in der hysterektomierten Gruppe signifikant seltenere Defäkationen und einen deutlich höheren Verbrauch an Laxanzien. Auch die Stuhlkonsistenz wurde in der Hysterektomiegruppe signifikant häufiger als fest beschrieben gegenüber der Kontrollgruppe.

1.2 Funktionsstörungen nach gynäkologischen Radikaloperationen

1.2.1 Unterer Harntrakt

Störungen der Reservoir- und Entleerungsfunktion von Harnblase und Urethra gehören zu den häufigen Komplikationen nach gynäkologischen Radikaloperationen. Dabei korreliert der Schweregrad der Beschwerden eng mit der *Radikalität des Vorgehens*. Wird

Tabelle 12-1 Blasenfunktionsstörungen nach einfacher Hysterektomie (nach Parys et al. [51])

	vor Hysterektomie	nach Hysterektomie
Detrusorinstabilität	17%	22%
Urethralobstruktion	3%	14%
Streßharninkontinenz	25%	36%
Normale Miktion	61%	42%

Tabelle 12-2 Häufigkeit funktioneller Störungen des unteren Harntrakts in Abhängigkeit von der Größe der Scheidenmanschette (nach Ralph et al. 1990 [59])

	Größe der Scheidenmanschette	
	< 2 cm (n = 22)	> 2 cm (n = 44)
Blasenfüllungsgefühl gestört	5 (23%)	39 (89%)
Bakteriurie	1 (4,5%)	14 (32%)
Restharn	–	8 (18%)
maximale Blasenkapazität [ml]	396	399
maximaler Uroflow [ml/s]	24	23,3
mittlerer Uroflow [ml/s]	12,3	8,5
Miktionsdauer [s]	20,9	55,0
Blasendehnungsfähigkeit		
– unauffällig [%]	62	30
– pathologisch [%]	38	70

unabhängig vom Stadium stets größtmögliche Radikalität angestrebt [57], sind Störungen viel häufiger (Tab. 12-2) als bei einer weniger radikalen Vorgehensweise, die dem Ausbreitungsgrad der Erkrankung angepaßt ist [12, 13]. Die Störungen beruhen unter anderem auf der operationstaktisch notwendigen und meist unvermeidbaren *Irritation der peripheren Nerven im kleinen Becken*. In wechselndem Schweregrad sind dabei die parasympathische Innervation des Detrusors, die sympathische des Blasenhalses und der Urethra sowie die motorische Innervation der quergestreiften Beckenbodenmuskulatur betroffen. Abhängig davon ist die Form der Störung im Einzelfall eine komplexe Funktion verschiedener Läsionen. Daher vermag auch eine schematische Einteilung der Läsionen in drei Typen [26] das aktuelle Beschwerdebild nur unzureichend einzuordnen. Unterschiedliche operative Technik, verschiedene Nachuntersuchungsintervalle und -methoden und andere Einflüsse lassen die Ergebnisse verschiedener Autoren über die Art und den Umfang auftretender Störungen kaum vergleichen. Christ et al. [13] schlagen vor, möglichst *gleichartige Bedingungen für Untersuchungen* zu schaffen. Dabei sollten:
– annähernd gleiche Operationstechnik, perioperative Betreuung und histologische Aufarbeitung des Operationspräparats gewährleistet sein
– eine genormte Anamnese durchgeführt werden
– die Meßapparatur genügend empfindlich sein, um Druck- und Flußmessungen in Blase und Urethra zu gewährleisten
– die Untersuchungszeitpunkte prä- und postoperativ einheitlich vorgenommen werden
– nachbestrahlte Patientinnen gesondert beurteilt werden

Funktionsstörungen nach Radikaloperation

Auf der Grundlage dieser Forderungen beschreiben Christ et al. [11–14] die folgenden urodynamischen Parameter nach radikal-abdominaler Hysterektomie in der Technik nach Wertheim-Meigs:
Die *maximale Blasenkapazität* zwei Wochen nach dem Eingriff ist im Mittel 25% geringer als der präoperative Ausgangswert, während sie acht Wochen postoperativ etwa 25% über dem Ausgangswert liegt und sich 20 Wochen nach dem Eingriff wieder dem Ausgangswert annähert, wobei jedoch in 90% der Fälle der Wert über dem präoperativen bleibt (Abb. 12-1).
Der *Blaseninnendruck* bei 100 ml Blasenfüllung ist bei postoperativen Nachuntersuchungen gegenüber dem Ausgangsbefund nahezu unverändert; mit zunehmender Blasenfüllung steigt jedoch zwei Wochen postoperativ der infravesikale Druck rasch an und liegt bei maximaler Füllung doppelt so hoch wie präoperativ (Abb. 12-2); die *Blasendehnungsfähigkeit (Compliance)* ist also zunächst erheblich vermindert. Bei einem Viertel

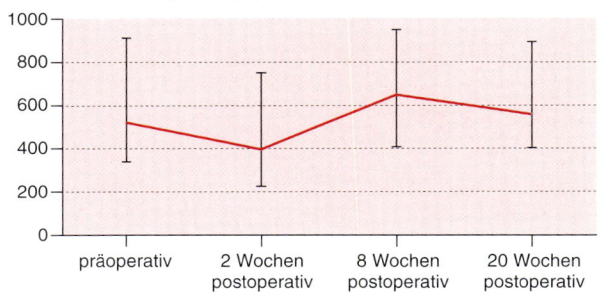

Abb. 12-1 Maximale Blasenkapazität im postoperativen Verlauf nach Radikaloperation nach Wertheim-Meigs. Mittelwerte, größte und kleinste Werte der Untersuchung (nach Christ et al. [13]).

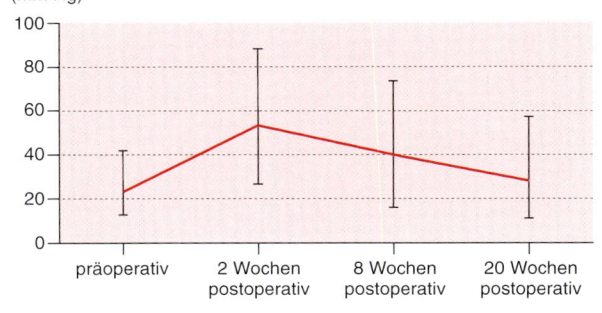

Abb. 12-2 Blaseninnendruck bei maximaler Blasenfüllung im postoperativen Verlauf nach Radikaloperation nach Wertheim-Meigs. Mittelwerte, größte und kleinste Werte der Untersuchung (nach Christ et al. [13]).

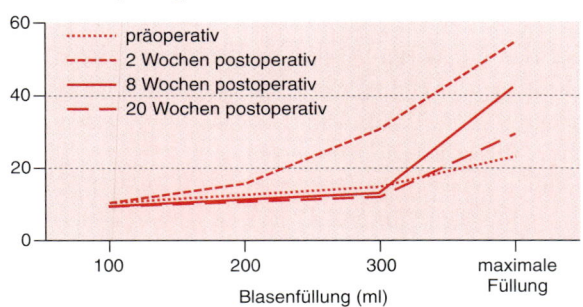

Abb. 12-3 Blasendruck in Abhängigkeit von der Blasenfüllung im postoperativen Verlauf nach Radikaloperation nach Wertheim-Meigs. Mittelwerte, größte und kleinste Werte der Untersuchung (nach Christ et al. [13]).

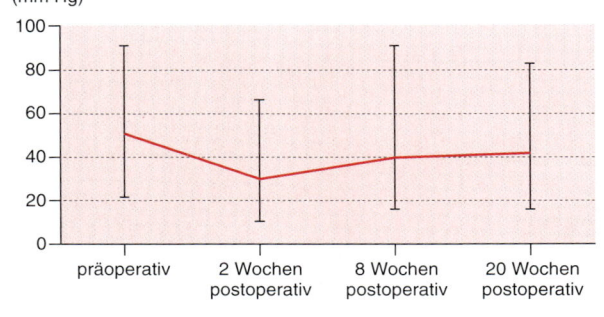

Abb. 12-4 Maximaler Urethraverschlußdruck im postoperativen Verlauf nach Radikaloperation nach Wertheim-Meigs. Mittelwerte, größte und kleinste Werte der Untersuchung (nach Christ et al. [13]).

der Patientinnen fehlt jedoch diese frühe „hypertone" Blasenreaktion. Diese Patientinnen reagieren bei der Zystometrie unauffällig, wobei zwischen beiden Gruppen keine klare Korrelation mit dem Schweregrad der Miktionsstörung festgestellt werden kann. Schon nach acht Wochen normalisiert sich die Blasendehnungsfähigkeit bis zu einer Füllung von 300 ml, während bei maximaler Füllung der Druck noch fast doppelt so hoch ist als bei den präoperativen Untersuchungen. Nach 20 Wochen ist auch die Blasendehnungsfähigkeit bei maximaler Füllung weiter verbessert, liegt aber noch signifikant unter dem präoperativen Wert (Abb. 12-3).

Der *Harnröhrenverschlußdruck* sinkt postoperativ auf ca. 60 % des Ausgangswerts ab und steigt bei den späteren Kontrolluntersuchungen wieder deutlich an. In keinem Fall erreicht aber der Verschlußdruck den präoperativen Ausgangswert (Abb. 12-4).

Eine urodynamisch nachweisbare *Urethraverschlußinsuffizienz* ist bei abdominaler Vorgehensweise in 10 bis 60 % zu erwarten [12, 16, 47, 57]. Mit Zunahme der Radikalität wächst die Rate streßinkontinenter Patientinnen. Durch Erhalt der kaudalen Anteile der Ligg. cardinalia kann die Rate einer postoperativen Streßinkontinenz nach Ansicht einiger Autoren reduziert werden [17, 61]; weder das operationstaktische Vorgehen noch der Schweregrad der Inkontinenz wird von diesen Autoren jedoch angegeben.

Elektromyographische Untersuchungen des Blasenverschlusses während der Füllungs- und Entleerungsphase erbrachten keine pathologischen Befunde gegenüber EMG-Befunden gesunder Frauen [65].

Untersuchungen zum Verhalten der Harnwege nach *vaginaler Radikaloperation* (Schauta-Amreich) liegen in geringem Umfang vor.

Barclay und Roman-Lopez [6, 60] haben das Verhalten der unteren Harnwege nach vaginaler Radikaloperation in der Technik nach Schauta untersucht. Dabei nimmt die maximale Blasenkapazität gegenüber dem präoperativen Befund in den ersten 14 Tagen nach der Operation um ein Drittel ab. Nach Entfernung des Dauerkatheters ist die Blasenkapazität nur geringfügig höher. Bei Nachkontrollen mehr als ein Jahr nach Operation hat sich die Blasenkapazität wieder auf den Ausgangswert normalisiert. Der Blaseninnendruck bei maximaler Blasenkapazität ist unmittelbar postoperativ zweieinhalbmal so hoch wie vor der Operation. Auch spätere Nachuntersuchungen ergeben ähnliche Befunde wie nach abdominaler Operation. Signifikante Restharnmengen (>70–80 ml) konnten die Autoren bei der ersten postoperativen Nachuntersuchung feststellen, während die Restharnmengen einen Monat bzw. ein Jahr nach der Operation bedeutungslos waren. Ralph et al. [57] fanden bei 30 Patientinnen mit vaginaler Radikaloperation in 80 % eine Streßharninkontinenz, während in der gleichen Klinik 91 abdominal operierte Patientinnen in 59 % postoperativ streßinkontinent waren.

Insgesamt ist die aktuelle Bedeutung dieser Ergebnisse gering, da die vaginale Radikaloperation nach Schauta-Amreich immer seltener durchgeführt wird.

Die Ergebnisse anderer Arbeitsgruppen fügen sich in diese urodynamischen Befunde ein [4, 18, 21, 43, 46, 47, 55–59, 62].

Subjektive Beschwerden nach Radikaloperationen

Im Vordergrund der subjektiven Beschwerden steht bei allen Untersuchungen der verminderte Harndrang, der in bis zu 60 % beschrieben wird, und damit verbunden die erschwerte Spontanmiktion, über die bis zu 80 % der Patientinnen klagen (Tab. 12-3). Eine Harninkontinenz ist häufig und wird je nach Radikalität des Eingriffs, des Durchschnittsalters der untersuchten Patientinnen und des präoperativen Befunds in 10 bis 60 % gesehen. Dabei handelt es sich häufig um eine Urethraverschlußinsuffizienz (Streßinkontinenz), die Folge des verminderten Urethraverschlußdrucks ist. Dranginkontinenzen findet man in der postoperativen Nachuntersuchungsphase seltener; die Angaben liegen

Tabelle 12-3 Postoperative Störungen des Harntrakts nach Radikaloperation

	Christ et al. [13]		Manzl et al. [47]	Farquharson et al. [16]	Ralph et al. [57]	
	n = 45 prospektiv	n = 119 retrospektiv	n = 19	n = 21	n = 91 abdominal	n = 30 vaginal
Verminderter Harndrang	6 (13%)	1 (1%)	5 (26%)	13 (62%)	24 (47%)	4 (13%)
Erschwerte Spontanmiktion	13 (29%)	13 (11%)	4 (21%)	15 (71%)	40 (78%)	5 (17%)
Restharn	5 (11%)	2 (2%)	0		12 (24%)	8 (24%)
Streßinkontinenz	11 (24%)	30 (25%)	7 (37%)	2 (10%)	30 (59%)	24 (80%)

zwischen 3 und 12 % [12, 47, 57]. Gelegentlich sind der verminderte Harndrang und die erschwerte Spontanmiktion so ausgeprägt, daß es bei zunehmender Blasenfüllung mit Anstieg des intravesikalen Druckes zu einer Überlaufinkontinenz dann kommt, wenn der Blaseninnendruck den Urethradruck erreicht.

Die *Ätiologie der Störungen nach Radikaloperationen* ergibt sich aus den urodynamischen Befunden und kann wie folgt zusammengefaßt werden:

Die operativ bedingte Innervationsstörung von Harnblase und Urethra ist in der Regel nur partiell [22]. Die vollständig denervierte Blase würde auf Stimulation mit einem direkten Parasympathomimetikum (Carbachol) durch Überaktivität reagieren (Carbacholtest). Neben der *nerval bedingten Störungskomponente* ist noch eine zweite Ursache für die postoperativen Störungen verantwortlich, da eine postoperativ hypertone Blase auch noch nach vollständiger medikamentöser Blockade des Detrusor vesicae gefunden wurde [13, 65]. Die Reaktion der glatten Blasenmuskulatur auf zunehmende Dehnung bei der Blasenfüllung ist unabhängig von ihrer Innervation, da weder auf zentraler noch auf peripherer Ebene eine nervöse Hemmung das Dehnungsverhalten der Blase beeinflußt. Das postoperative Bild der hypertonen Harnblase ist also nicht nur Folge einer partiellen Denervierung, sondern wird durch das direkte und indirekte *Operationstrauma* ausgelöst, das die neurogen gestörte, eher atone Blase zunächst verdeckt [13, 63].

Der postoperative Abfall des urethralen Verschlußdrucks erfolgt unabhängig davon, ob ein transurethraler oder ein suprapubischer Verweilkatheter liegt. Daher muß man annehmen, daß es sich in erster Linie um eine Folge *partieller Denervierung des Sympathikus* handelt [17, 61].

Nach hinterer Exenteration sind ebenso wie nach radikaler Entfernung des Rektums wegen chirurgischer Tumoren postoperative Blasenentleerungsstörungen fast immer vorhanden. Die Radikalität des Eingriffs mit nahezu vollständiger *Denervierung der Harnblase* bedingt, daß es zu einer atonen, insensiblen Blase kommt. Wenn überhaupt eine Spontanmiktion in Gang kommt, bleiben große Restharnmengen in der Blase zurück. Neben der Denervierung spielen die *anatomischen Veränderungen* eine wesentliche Rolle; der Blasenboden findet in dem entleerten kleinen Becken kein Widerlager, die Blase senkt sich nach dorsal, was durch Erhöhung des Auslaßwiderstands zusätzlich die Miktion erschwert.

Weiterhin wird die Situation häufig durch eine *Urethraverschlußinsuffizienz* erschwert; die Patientin kann zwar nicht spontan miktionieren, bei Belastungen kommt es aber zu gelegentlichem oder regelmäßigem Urinabgang.

Friedberg und Petri [19] empfehlen, unabhängig vom Tumorausbreitungsgrad wegen der Blasenfunktionsstörungen immer eine totale Evizeration mit Harnableitung vorzunehmen. Trotz insgesamt ungünstiger Verhältnisse gelingt es aber nach eigenen Beobachtungen manchen Frauen unter Zuhilfenahme der Bauchpresse oder eines Credé-Manövers, die Blase restharnfrei zu entleeren. Bei anhaltendem Unvermögen der Blasenentleerung ist auch der intermittierende Selbstkatheterismus möglich. Erst wenn zusätzlich durch Inkontinenz die Versorgung der Patientin unbefriedigend bleibt, erscheint eine Harnableitung angezeigt.

Bei 56 Exenterationen, die an der Universitätsfrauenklinik Düsseldorf zwischen 1977 und 1988 vorgenommen wurden, waren 15 Eingriffe (26,8 %) isolierte hintere Exenterationen. Von sieben rezidivfreien Patientinnen konnten fünf die Blase spontan entleeren; zwei Patientinnen katheterisierten sich intermittierend selbst.

1.2.2 Oberer Harntrakt

Funktionsstörungen des oberen Harntrakts bereiten den Patientinnen erst dann Beschwerden, wenn es zu *Fistelbildung* mit Austritt von Urin aus der Scheide oder zur Stauungssymptomatik infolge partieller oder vollständiger Verlegung des Harnleiters kommt. Fistelprobleme werden in Kapitel 9 besprochen. Mechanische Strikturen des Harnleiters als unmittelbare Folge der Radikaloperation sind selten; Larson et al. [41] fanden bei 233 Patientinnen nur eine Striktur. Diese geringe Komplikationsrate ändert sich jedoch, wenn postoperativ eine Strahlenbehandlung vorgenommen oder die Patientin nach Vorbestrahlung operiert wird (siehe auch Abschnitt 3).

Die Häufigkeit *tumorbedingter Ureterstrikturen* ist direkt abhängig von der Rezidivrate der jeweils untersuchten Patientengruppe und damit auch abhängig, wie die präoperative Selektionierung zur Operation erfolgt, so daß entsprechende Zahlen nicht miteinander vergleichbar sind. Bei beschwerdefreien Patientinnen findet man in den ersten zwei Wochen nach der Radikaloperation in 25 % eine leichte und in 18 % eine schwerwiegende Dilatation der Ureteren, mehr als drei Monate nach Operation werden nur noch jeweils 2 % leichte und schwere Ureterdilatationen gefunden [41]. Mit nuklearmedizinischen Methoden können neben der urographisch nachweisbaren Dilatation der Ureteren auch funktionelle Motilitätsstörungen (Dyskinesien) nachgewiesen werden [54].

1.2.3 Prophylaxe und Therapie

Vermeidung und Frühtherapie

Zur weitgehenden Vermeidung und frühzeitigen Behandlung von Harnwegskomplikationen nach Radikaloperation empfiehlt sich folgendes Vorgehen.

Mit Beendigung der Operation wird ein *suprapubischer Blasenkatheter* gelegt (z.B. Cystofix®). Nach Ingangkommen der Miktion kann über den Katheter die Restharnmenge bestimmt werden. Liegt die Restharnmenge an zwei aufeinanderfolgenden Tagen bei 50 ml oder weniger, wird der suprapubische Katheter entfernt. Neben dieser Kontrollmöglichkeit bietet der suprapubische Katheter den Vorteil, daß eine Keimbesiedelung der Harnwege signifikant seltener erfolgt als bei transurethralem Katheter. Eine generelle *Antibiose* ist wegen des liegenden Katheters nicht indiziert, da sie nur eine Keimselektionierung bewirkt, ohne daß eine effektive Infektionsprophylaxe möglich ist. Intraoperativ erfolgt eine Antibiotikaprophylaxe als kurzzeitige Anwendung.

Kommt es durch diese Maßnahmen allein innerhalb von zwei bis drei Wochen nicht zur restharnfreien Spontanmiktion, führen wir eine *urodynamische Kon-trolluntersuchung* durch, danach kann das weitere Vorgehen festgelegt werden.

Bei *hypotoner Harnblase* mit großem Blasenvolumen und verminderter Blasensensibilität ist zunächst ein Parasympathomimetikum indiziert. Wegen der operativ bedingten, partiellen Denervierung ist ein direkt wirksames Mimetikum vorzuziehen (z.B. Carbachol = Doryl® 2mal 1 Tbl./die). Vergleichsuntersuchungen zwischen Carbachol und der ebenfalls parasympathomimetisch wirksamen Substanz Bethanecholchlorid (z.B. Myocholine-Glenwood®) konnten zeigen, daß Bethanecholchlorid eine deutlich geringere nikotinartige Wirkung hat als Carbachol. Eine gleichzeitig auftretende, unerwünschte alpha-adrenerge Stimulation mit entsprechender Erhöhung des Blasenauslaßwiderstands im Bereich des Blasenhalses ist bei Bethanecholchlorid daher in geringerem Umfang zu erwarten als bei Carbachol. Entsprechende klinische Anwendungen sind seit Jahrzehnten in der Literatur mit Erfolg beschrieben. Die Dosierung für Bethanecholchlorid beträgt viermal 5 bis 10 mg s.c. oder viermal 50 mg oral [64].

Eine *Senkung des Blasenauslaßwiderstands* mit Alphasympatholytika (Phenoxybenzamin, z.B. Dibenzyran®, 3mal 5 bis maximal 3mal 20 mg/die) ist trotz des operationstraumatisch erniedrigten Urethraverschlußdrucks teilweise erfolgversprechend, da der Miktionsablauf häufig in Form einer Detrusor-Sphinkter-Dyssynergie gestört ist. Es fehlt in diesen Fällen die physiologischerweise mit der Detrusorkontraktion einsetzende Erschlaffung der glatten und quergestreiften Sphinkter- und Beckenbodenmuskulatur. Auch mit Prazosin (z.B. Minipress®) können Alpharezeptoren blockiert werden. Diese Substanz kann in ähnlicher Weise wie Phenoxybenzamin eingesetzt werden. In einer Dosierung zwischen 1 und 4 mg/Tag oral sind für dieses Medikament wirksame Anwendungsmöglichkeiten bei Blasenentleerungsstörungen nach Radikaloperation gegeben. Die quergestreifte Muskulatur kann mit einem Muskelrelaxans wie Baclofen (z.B. Lioresal®) beeinflußt werden.

Persistierende Miktionsstörungen

Durch die geschilderten Maßnahmen wird in den meisten Fällen innerhalb von drei bis sechs Monaten eine restharnfreie Spontanmiktion möglich sein. Einzelfälle mit persistierender Miktionsstörung erfordern frühestens nach einem halben Jahr die Planung des weiteren Vorgehens: Ist die Patientin geistig und körperlich mobil, wird sie in der Lage sein – gegebenenfalls unter

Zuhilfenahme spezieller Metallkatheter mit Spiegel – den *intermittierenden Selbstkatheterismus* durchzuführen.

Auch *operative Maßnahmen* zur Verbesserung der Blasenentleerungsfunktion können in Betracht gezogen werden, z.B. die *transurethrale Blasenhalsinzision*.

Wang [74] hat über 24 Fälle berichtet, bei denen nach radikaler Hysterektomie mit nachfolgender Blasenentleerungsstörung eine transurethrale Inzision des Blasenhalses vorgenommen wurde. Alle Patientinnen hatten vor dem Eingriff hohe Restharnmengen von mehr als 20% des möglichen Miktionsvolumens. Bei sieben Patientinnen konnte die Situation deutlich verbessert werden, zehn Patientinnen waren teilweise gebessert und weitere sieben Patientinnen blieben unverändert. Bei diesen unveränderten Patientinnen hatte es sich allesamt um Frauen gehandelt, die vor dem Eingriff einen sehr niedrigen Miktionsdruck aufwiesen. Daher wird von dem Autor ein ausreichender Miktionsdruck (>30 cm H$_2$O) als Voraussetzung für die erfolgreiche Durchführung einer Blasenhalsinzision angesehen.

Auf der anderen Seite muß auch das *Risiko einer postoperativen Inkontinenz* berücksichtigt werden. In der vorliegenden Untersuchung von Wang waren zwei Patientinnen bereits vor der Blasenhalsinzision verschlußinsuffizient, bei einer weiteren Patientin ist es bedingt durch den Eingriff zum Auftreten einer Harninkontinenz gekommen. Auch Jonas et al. [30] sehen die Blasenhalsinzision in Einzelfällen als mögliche Behandlungsform der Blasenentleerungsstörung nach Radikaloperation an. Andere Autoren warnen und empfehlen ausschließlich den intermittierenden Selbstkatheterismus [15]. Man sollte einen derartigen Eingriff daher erst dann in Aussicht nehmen, wenn die objektiven Beschwerden der Patientin klar abgegrenzt sind und die urodynamischen Parameter aufzeigen, daß eine ausreichende Restfunktion des Detrusors vorhanden ist, um einen ausreichenden Blaseninnendruck aufbauen zu können. Die Patientinnen sollten vor dem Eingriff kontinent sein, da sonst zu befürchten ist, daß sich eine Urethraverschlußinsuffizienz postoperativ verstärkt. Konservative Behandlungsversuche wie die Blasenentleerung mittels Bauchpresse sollten ausgeschöpft sein. Weniger eingreifende Alternativen wie der intermittierende Selbstkatheterismus sollten individuell mit der Patientin ausführlich diskutiert werden.

Spezielle Aspekte nach Wertheim-Operation

Ein besonderes, bis heute noch ungelöstes Problem stellt die Harninkontinenz nach Wertheim-Radikaloperation dar. Die Problematik besteht in der häufigen Komplexität der Erkrankung. Im Vordergrund steht zwar die Urethraverschlußinsuffizienz, andererseits vermag die Patientin aber nur erschwert mit Hilfe der Bauchpresse zu miktionieren, da der Detrusordruck pathologisch erniedrigt ist. Alle effektiven Inkontinenzoperationen führen zu einer Erhöhung des Auslaßwiderstands mit der Notwendigkeit, die Blase durch eine Verstärkung des Miktionsdrucks zu entleeren. Wenn dieser erhöhte Miktionsdruck nicht aufgebracht werden kann, weil die Innervation gestört ist, resultieren große Restharnmengen und im Extremfall das vollständige Unvermögen der Blasenentleerung. Neben den Gefahren des uretero-vesikalen Refluxes mit Gefährdung des oberen Harntrakts kommt es zu rezidivierenden Harnwegsinfekten und zur Ausbildung eines Harnträufelns bei Überlaufinkontinenz.

Hasegawa et al. [25] berichteten über 13 Patientinnen, die wegen einer Streßharninkontinenz bei Zustand nach radikaler Hysterektomie mit einer Inkontinenzoperation behandelt wurden. Sieben dieser Patientinnen waren zusätzlich noch nachbestrahlt worden. Die Karzinomtherapie lag zum Zeitpunkt der Inkontinenzoperation durchschnittlich 15 Jahre (1–28 Jahre) zurück. Sieben Patientinnen wurden mit einer Nadelsuspensionstechnik nach Stamey operiert, zwei einer Schlingenoperation unterzogen und zwei weitere Patientinnen mit einer Pubokokzygeusplastik operiert. Hinsichtlich der Streßharninkontinenz konnten alle sechs nicht nachbestrahlten Patientinnen durch die Inkontinenzoperation geheilt werden; von den sieben nachbestrahlten Patientinnen konnten fünf geheilt werden, in einem Fall kam es zur Verbesserung der Situation, in einem Fall zu einem vollständigen Operationsversager. Alle Patientinnen wurden vor dem Eingriff darüber aufgeklärt, daß postoperativ langfristig eine Harnableitung notwendig sei und daß sie damit rechnen müßten, kontinuierlich den intermittierenden Selbstkatheterismus durchzuführen. Sechs Monate nach der Inkontinenzoperation miktionierte eine Patientin mit Hilfe eines kontraktilen Detrusors, sieben Patientinnen entleerten die Blase restharnfrei mittels Bauchpresse, und fünf Patientinnen mußten die Blase durch intermittierenden Selbstkatheterismus entleeren.

Auch in Einzelfallberichten wird auf die Gefahr der vollständigen Blasenentleerungsstörung nach Inkontinenzoperation bei Zustand nach operativer und/oder strahlentherapeutischer Behandlung des Uteruskarzinoms gewarnt [35]. Es muß allerdings berücksichtigt werden, daß der unwillkürliche Urinabgang – häufig verbunden mit dem gleichzeitigen Unvermögen der vollständigen Blasenentleerung – für die Patientinnen gelegentlich eine außerordentlich unbefriedigende Situation darstellt, die den Arzt zum Handeln zwingen kann. Daher erscheint es in ausgewählten Fällen durchaus vertretbar, nach sorgfältiger Aufklärung und vollständiger körperlicher und urodynamischer Untersuchung eine Inkontinenzoperation durchzuführen. Für aufgeklärte, mobile Patientinnen ist eine kontinente Situation mit der Notwendigkeit des intermittierenden Selbstkatheterismus in der Regel wesentlich leichter zu beherrschen, als der ständige unwillkürliche Urinverlust.

2 Funktionsstörungen nach Inkontinenzoperationen

Inkontinenzoperationen führen regelmäßig zu einer Änderung des Miktionsablaufs. Dabei geht die Wiederherstellung von Kontinenz gelegentlich mit Störungen der Blasensensibilität und Blasenentleerung einher. Allen Inkontinenzoperationsverfahren ist gemeinsam, daß sie den Verschlußdruck der Harnröhre in Ruhe nicht erhöhen, sondern zum Teil sogar erniedrigen. Die Operation kann immer nur eine Verbesserung der Drucktransmission auf die Harnröhre bei intraabdominalen Drucksteigerungen (Streß) erreichen.

2.1 Funktionsstörungen nach speziellen Eingriffen

Nach *vaginaler Hysterektomie mit Kolporrhaphia anterior* kommt es nur selten zu schweren Blasenentleerungsstörungen [23]. Typischerweise kommt die Spontanmiktion rasch in Gang, wenn bei transurethralem Dauerkatheterismus drei bis sieben Tage nach der Operation der Katheter entfernt wird. Nach Entfernung des Katheters bedarf es für ein bis zwei Tage der Überwachung, ob eine restharnfreie Miktion möglich ist. Diese Überwachung kann mittels Ultrasonographie erfolgen. Bedingt durch das Operationstrauma ist die Blase in der Regel hypästhetisch, so daß auch größere Harnmengen nicht immer mit Schmerzen einhergehen und der Befund erst auffällig wird, wenn es infolge zunehmender passiver Überdehnung der Harnblase zu einer Überlaufinkontinenz kommt.

Bei den *abdominalen Kolposuspensionsverfahren* ist die Gefahr von postoperativen Blasenentleerungsstörungen und Drangsymptomen deutlich höher als bei der vorderen Scheidenplastik. Besonders bei Rezidiveingriffen kommt die Miktion gelegentlich nur schwer in Gang [28]. Je höher und je intensiver die Elevation vorgenommen wird, desto größer ist dieses Risiko. Besonders gefährdet sind Patientinnen mit präoperativ bereits existenten Schwierigkeiten der Blasenentleerung und Restharn infolge niedrigen Detrusordrucks [42]. Daher ist bei allen Kolposuspensionsverfahren eine präoperative urodynamische Untersuchung anzuraten.

Schlingenoperationen können am stärksten den Auslaßwiderstand der Harnröhre beeinflussen, so daß hier häufiger als bei den anderen Verfahren mit postoperativen Miktionsstörungen gerechnet werden muß [29]. Daher muß hier immer eine urodynamische Abklärung erfolgen, um präoperativ existente Kontraindikationen zu erfassen: Eine bestehende Urge-Inkontinenz gilt als Kontraindikation, und die Blase sollte bei der Zystometrie auch bei stärkeren Provokationen vollständig stabil sein und nicht mit Detrusorkontraktionen reagieren. Aus gynäkologischer Sicht ist es ein Fehler, Schlingenoperationen ohne gleichzeitige plastische Korrektur des Beckenbodens in Form einer Diaphragmaplastik isoliert durchzuführen.

Summitt et al. berichteten 1992 über 48 Patientinnen mit Streßharninkontinenz, bei denen wegen hypotoner Urethra eine Schlingenoperation mittels Gore-Tex® durchgeführt wurde [72]. Drei Monate später konnten 45 Patientinnen nachuntersucht und die postoperativen Komplikationen vollständig erfaßt werden. Zehn Patientinnen benötigten im postoperativen Verlauf intermittierenden Selbstkatheterismus, bei sechs Patientinnen war noch drei Monate nach der Operation infolge obstruierter Miktion und Blasendysfunktion der intermittierende Selbstkatheterismus notwendig. Sechs Schlingen mußten wegen Entzündungen und/oder wegen Erosion der Vaginalschleimhaut exstirpiert werden. Dabei war zu beobachten, daß alle Patientinnen, die vor der Exstirpation der Schlinge kontinent waren, offenbar infolge bindegewebigen Ersatzes der Schlinge auch postoperativ kontinent blieben. Zwei Schlingen mußten wegen einer mechanischen Obstruktion gelockert werden, dabei konnte bei einer Patientin die Miktion verbessert werden, eine andere benötigte weiterhin intermittierenden Selbstkatheterismus. 28 der 45 Patientinnen entwickelten mindestens eine nachgewiesene Harnwegsinfektion. Zehn Patientinnen wiesen urodynamisch eine Blaseninstabilität auf; von ihnen hatten fünf bereits präoperativ eine Detrusorinstabilität, bei den fünf anderen war sie nach der Operation neu aufgetreten. Sechs dieser Patientinnen konnten mittels Medikamenten und Blasentraining deutlich gebessert oder geheilt werden. Von 34 auch urodynamisch nachuntersuchten Patientinnen waren 28 (82%) sowohl meßtechnisch als auch anamnestisch von ihrer Streßharninkontinenz geheilt.

Diese Ergebnisse verdeutlichen, daß sich bei ungünstiger Ausgangssituation mit Schlingenoperationen zwar in einem hohen Prozentsatz gute Ergebnisse hinsichtlich Kontinenz erreichen lassen, daß diese Kontinenz aber häufig nur unter Inkaufnahme von Komplikationen erreicht werden kann. Im Einzelfall ist durch die präoperative Voruntersuchung nicht abzuschätzen, welche Patientin postoperativ komplikationsfrei und kontinent sein wird. Daher ist besonders bei Patientinnen mit hohem Risiko (z.B. solchen mit Voroperationen, hypotoner Urethra) die präoperative Aufklärung über alle Risiken und Komplikationsmöglichkeiten von entscheidender Bedeutung.

2.2 Ätiologie

Die Ätiologie der postoperativen Blasenentleerungsstörungen kann in infravesikale Obstruktionen und eine Detrusorschwäche unterteilt werden.

Bei der *infravesikalen Obstruktion* wird die mechanische Obstruktion infolge einer operativen Einengung des Urethralumens von funktionellen Störungen unterschieden. Bei den häufigeren funktionellen Störungen ist die nervale Koordination zwischen Detrusorkontraktion und synerger Relaxation der glatten Urethra- und quergestreiften Beckenbodenmuskulatur gestört (sog. Detrusor-Sphinkter-Dyssynergie). Die Detrusorschwäche kann primär und sekundär sein. Bei der *primären Detrusorschwäche* ist präoperativ trotz verminderter Detrusorkraft eine restharnfreie Miktion möglich. Durch die Irritation des operativen Eingriffs mit Erhöhung des Blasenauslaßwiderstands wird das Gleichgewicht gestört und die vorhandene Detrusorkraft reicht nicht mehr, die Blase restharnfrei zu entleeren. Bei der *sekundären Detrusorschwäche* reagiert der Detrusor zunächst infolge einer infravesikalen Obstruktion hyperaktiv, ohne daß dies wegen der postoperativ gestörten Sensorik wahrgenommen wird; zystoskopisch findet man das Bild einer Balkenblase. Kommt es zur Bildung größerer Restharnmengen mit Überdehnung der Blasenwand, dekompensiert die Muskulatur und es resultiert eine sekundäre Detrusorschwäche.

2.3 Prophylaxe und Therapie

Zur *Vermeidung* postoperativer Blasenentleerungsstörungen empfiehlt sich folgende Vorgehensweise:

- *Vor jeder Inkontinenzoperation* sollte eine präoperative urodynamische Untersuchung erfolgen, um eine Urge-Inkontinenz und kombinierte Formen auszuschließen. Die Kontrolle einer restharnfreien Miktion ist obligat.
- *Im unmittelbaren Anschluß an die Operation* bevorzugen wir eine suprapubische Harnableitung. Mit Miktionsversuchen kann vier bis sieben Tage nach der Operation begonnen werden.
- Erst wenn nach zwei bis drei Wochen keine restharnfreie Miktion möglich ist, erfolgt die *weitergehende Abklärung*, bei der mittels Kalibrierung der Harnröhre mit Bougie-à-boule eine mechanische infravesikale Obstruktion nachzuweisen oder auszuschließen ist.

In den meisten Fällen handelt es sich um eine *funktionelle infravesikale Obstruktion*, d.h. die Harnröhre ist bei der Kalibrierung unauffällig. Das gestörte Zusammenspiel zwischen Detrusorkontraktion und Relaxation der Urethra- und Beckenbodenmuskulatur kann am urodynamischen Meßplatz mit gleichzeitiger Ableitung des Beckenboden-EMG oder durch eine Miktions-Videourographie objektiviert werden.

Mit den Patientinnen können in diesen Fällen *miktionserleichternde Maßnahmen* (Miktionsversuch im Stehen oder in der halbstehenden Position, Miktionsversuche im warmen Sitzbad) versucht, und medikamentös kann der Urethratonus mittels Phenoxybenzamin (z.B. Dibenzyran®, 3mal 5 bis maximal 3mal 20 mg/Tag) vermindert werden [1, 49]. Wenn darunter die Miktion nicht spontan in Gang kommt, kann man zusätzlich den Detrusor durch Cholinergika (z.B. Carbachol = Doryl® 2mal 1 Tbl.) tonisieren [45]. Im Gegensatz zu der Situation nach Radikaleingriffen findet man selten eine Detrusorschwäche, so daß die zusätzliche Tonisierung meist keinen Erfolg bringt. Wenn nach abgeschlossener Diagnostik der Blasenentleerungsstörung und Ausschöpfung der Behandlungsmaßnahmen die Beschwerden persistieren, wird die Patientin mit einer suprapubischen Ableitung nach Hause entlassen und in wöchentlichen Abständen zur Kontrolluntersuchung einbestellt. Bei diesen Patientinnen spielt sich die Miktion in aller Regel in den nächsten Wochen ein [44, 53].

Drangbeschwerden sind in der akuten postoperativen Phase relativ häufig durch den lokalen Reiz bedingt und klingen vielfach spontan ab. Bei persistierenden Beschwerden ist der Einsatz von Medikamenten indiziert, die den Blasentonus herabsetzen. Allerdings ist immer darauf zu achten, daß keine signifikante Restharnbildung einsetzt, weil alle Anticholinergika und muskulotropen Relaxanzien den Blasentonus vermindern. Daher ist gerade in der Phase der Wiederaufnahme der Spontanmiktion mit der Verabreichung solcher Medikamente Zurückhaltung geboten. Werden postoperativ Anticholinergika oder ähnliche Medikamente eingesetzt, muß regelmäßig auf Restharnfreiheit kontrolliert werden, um eine Gefährdung des oberen Harntrakts und rezidivierende Harnwegsinfektionen auszuschließen. Bei der Auswahl der Medikamente sollte auf Präparate zurückgegriffen werden, deren Wirksamkeit in Doppelblindstudien geprüft ist.

Häufig kommt es nach Inkontinenzoperationen zu *Harnwegsinfekten*, die eine Irritation der Harnblase mit Drangsymptomatik auslösen. Daher ist eine Urinkontrolle erforderlich. Routinemäßig wird der Urin bei der Entfernung der Blasendrainage auf Keimfreiheit überprüft. Besteht ein postoperativer Harnwegsinfekt, richtet sich die Therapie nach der jeweiligen Situation: Bei Restharnbildung und noch vorhandener Blasendrainage ist über drei Tage ein in der Regel wirksames Medikament zu verabreichen (z.B. ein orales Zephalosporin oder Co-trimoxazol). Bei restharnfreier Miktion ohne Blasendrainage kann der unkomplizierte Harnwegsinfekt auch mit gleicher Effektivität durch eine Eindosistherapie behandelt werden (siehe auch Kap. 11).

Wird eine – sehr seltene – *mechanische Abflußbehinderung* deutlich, kann versucht werden, in Kurznarkose mittels Hegar-Stiften die Urethra gegen die Haltefäden oder die Schlinge anzuspannen, so daß das suspendierende Material nachgibt und die Obstruktion beseitigt wird. Bei Erfolglosigkeit dieses Vorgehens muß die Obstruktion operativ korrigiert werden. In jedem Fall ist zu vermeiden, daß die Blase infolge der erschwerten oder unmöglichen Entleerung überdehnt wird. Postoperativ besteht häufig eine Hypästhesie der Harnblase, so daß eine übermäßige Füllung nicht immer schmerzhaft wahrgenommen wird. Bei Überdehnungen der Harnblase, die Volumina bis 1,5 l und mehr annehmen können, kommt es zu einer Zerstörung von elastischen Faserstrukturen mit dem Ergebnis, daß dann erst recht über die verminderte Kontraktionskraft der Harnblase eine Blasenentleerungsstörung resultiert.

3 Radiogene Veränderungen an den ableitenden Harnwegen

3.1 Morphologische und urodynamische Befunde

Kirchhoff hat bereits 1939 auf den Einfluß der Strahlentherapie auf die oberen Harnwege aufmerksam gemacht [32]. In mehreren Arbeiten aus den 50er und 60er Jahren [2, 33, 34] wurde festgestellt, daß nach dem Obduktionsbefund mehr als 10% der verstorbenen Frauen an einer Urämie infolge einer Narbenstenose der Harnleiter verstorben waren, ohne daß es Hinweise auf eine Progredienz der Tumorerkrankung gegeben hätte. Besonders betroffen waren Patientinnen nach Strahlentherapie.

Das *morphologische Bild* der Strahlenreaktion besteht in einer endothelialen und histiozytären Zellschädigung. Dadurch kommt es zu Störungen der Mikrozirkulation, im schwersten Verlauf zu Zellnekrosen. Es können Strahlenfrühreaktionen von Strahlenspätreaktionen abgegrenzt werden [50]. Das Bild der *Strahlenfrühreaktion* reicht von leichtesten Reizerscheinungen mit geringer Bedeutung über die leichte Zystitis mit Strahlenfrühödem und einer seltenen Ulkusbildung bis hin zur ausgeprägten Zystitis mit Nekrosen und Ulzera. Bei der *Strahlenspätreaktion* findet man eine atrophische Schleimhaut und Schleimhautulzera. Als schwerste Form sieht man Schrumpfblase und Fistelbildung. Eine Gradeinteilung wird von Kottmeier und Gray [36] angegeben (Tab. 12-4). Bei einer Serie mit 500 bestrahlten Patientinnen hatten 14,6% eine erstgradige Blasenveränderung und 5,6% mittelschwere Blasenläsionen; nur 0,6% entwickelten Blasenveränderungen III. Grades, also insbesondere Fisteln. Auch andere Arbeiten zur Strahlentherapie des Uteruskarzinoms belegen, daß die Fistelproblematik nach Strahlentherapie nicht im Vordergrund steht, sondern die *Ureterstenose die gefährlichste,* weil häufig symptomlose Komplikation darstellt [34, 70].

Die *Zeichen der Blasenläsionen* gehen fließend ineinander über, und in verschiedenen Wandabschnitten der Harnblase können in Abhängigkeit von der eingestrahlten Dosis unterschiedliche Reaktionen gefunden werden.

Bei der *Zystourethroskopie* fällt die stark vermehrte Gefäßinjektion auf, die besonders im Trigonumbereich stark ausgeprägt ist. Man erkennt Teleangiektasien,

Tabelle 12-4 Häufigkeit von Komplikationen der Bestrahlung des Zervixkarzinoms bei 500 Patientinnen (nach Kottmeier und Gray [36])

Gradeinteilung	Definition	Häufigkeit Blase	Rektum
Komplikationen Grad I	Leichte subjektive Symptome mit minimalen objektiven Veränderungen an der Mukosa	14,6%	14,1%
Komplikationen Grad II	Mittelschwere Veränderungen, z.B. Nekrosen, Ulzerationen, leichte Stenosen, Blutungen, Schmerzen	5,6%	6,8%
Komplikationen Grad III	Fisteln, schwere Darmstenosen	0,6%	1,0%

gelegentlich findet man ein bullöses Ödem der Blasenschleimhaut. Die teleangiektatisch veränderten Gefäße sind vulnerabel, so daß es bei geringer Berührung bluten kann. Häufig genügt schon die intravesikale Drucksteigerung bei der zystoskopischen Blasenfüllung, um Blutungen aus veränderten Gefäßen auszulösen. Das bullöse Ödem ist Folge einer hypoxischen Zellschädigung bei verminderter Blutzirkulation.

Ausdruck einer schwerwiegenden Schädigung der Blase ist die *hämorrhagische Zystitis,* bei der Anteile der Mukosa und der Muskularis abgestoßen werden; die Folge ist eine Makrohämaturie, die zu einer Blasentamponade durch Blutkoagel führen kann. Weiterhin kann eine ulzerierende Zystitis abgegrenzt werden, bei der eine Sekundärinfektion teils großflächige, teils kleinere, scharf abgegrenzte Ulzerationen der Schleimhaut hervorruft. Bei Abheilung der Ulzerationen bleibt in der Regel eine Narbe zurück, die noch nach Jahren als Einziehung bestehenbleibt [10, 70].

Endstadium der Veränderungen ist eine hochgradige Schrumpfung der Harnblase mit entsprechender Verminderung der Blasenkapazität und Verlust der Blasendehnungsfähigkeit. (Zur Therapie der Fistelbildungen als schwerwiegende Komplikation der Radiatio siehe auch Kapitel 9.)

Der *zystotonometrische Befund* ist Ausdruck der beschriebenen Veränderungen der Blasenwand. Der intravesikale Druck ist unmittelbar post radiationem auf das Doppelte gegenüber dem Ausgangswert erhöht, um in den folgenden Jahren wieder langsam zu sinken, ohne jedoch Werte vor der Bestrahlung zu erreichen. Die Blasendehnungsfähigkeit (Compliance) ist ebenso vermindert wie die Blasenkapazität, der erste Harndrang verfrüht. Bei Spätuntersuchungen mindestens ein Jahr nach der Radiatio haben sich die Befunde weitgehend normalisiert [37–40].

Die radiogen bedingten Veränderungen an der Harnblase können am *oberen Harntrakt* zu Stauungssymptomen mit Weitstellung der Ureteren und des Nierenbeckenkelchsystems führen. Im unteren Verlauf ist der *Ureter* darüber hinaus einer direkten Strahlenbelastung ausgesetzt, die zu Wandstarre, Schrumpfung und schließlich zur Fistelbildung führen kann.

3.2 Klinisches Bild

Während der Strahlentherapie wird relativ häufig ein Beschwerdebild angegeben, das einem Harnwegsinfekt entspricht. Die Patientinnen klagen über Brennen beim Wasserlassen und Harndrang. Dabei muß durch die Urindiagnostik differenziert werden, ob ein sekundärer Harnwegsinfekt hinzugetreten ist, der die Beschwerden verstärkt, oder ob der Urin steril ist. Als langfristige Symptome geben die Patientinnen häufig Harndrang an, der zumindest bei stärker gefüllter Harnblase zu sofortiger Miktion zwingt.

3.3 Therapie

Hauptziel der Therapie muß darin bestehen, gravierende Folgezustände der Strahlenreaktion an der Harnblase zu *vermeiden*. Im Vordergrund steht daher die sorgfältige Planung der Bestrahlung mit strikter Einhaltung der Toleranzgrenzen an der Blase und regelmäßiger Dosimetrie.

Jeder *Harnwegsinfekt* sollte unverzüglich behandelt werden. Die Drangbeschwerden werden mit einem blasenspezifischen Spasmolytikum (z.B. Emepronium-bromid = Spasuret® oder Oxybutynin = Dridase®) behandelt. Stauungssymptome der Harnleiter bzw. des Nierenbeckenkelchsystems werden durch perkutane Nephrostomie entlastet und erst nach weiterer Diagnostik die Behandlung der Abflußbehinderung durchgeführt.

Besondere Probleme ergeben sich bei den Patientinnen, die zunächst nach *Wertheim-Meigs* radikal operiert wurden und in der Folge entsprechende Miktionsstörungen haben und bei denen aufgrund der Histologie eine Nachbestrahlung erforderlich ist. Hier beobachtet man immer wieder, daß die zuvor noch geregelte Steuerung der Blasenfüllung und -entleerung durch die zusätzliche Strahlentherapie gestört wird. Oft sind große Restharnmengen vorhanden, eine Inkontinenz kann sich erheblich verstärken. Es wird daher empfohlen [27], mit der postoperativen Bestrahlung erst dann zu beginnen, wenn die Restharnbildung weniger als 50 ml beträgt. In schweren Fällen ist in Konsultation mit urologischen Fachkollegen zu überlegen, ob während der Bestrahlung eine kontinuierliche Harnableitung über suprapubischen Blasenkatheter oder eine perkutane Nephrostomie angezeigt ist.

3.4 Entwicklung von Zweitmalignomen infolge der Strahlentherapie

Bei der Besprechung von Nebenwirkungen und Komplikationen der Strahlenbehandlung gynäkologischer Tumoren darf die Entwicklung von Zweitkarzinomen nicht unerwähnt bleiben. Bailar [5] berichtete als erster über die Entwicklung von Blasentumoren nach Strahlentherapie des Zervixkarzinoms.

Gatzen et al. [20] geben an, daß bisher in der englischsprachigen Literatur über insgesamt 86 Fälle von Blasenkarzinomen nach Strahlentherapie eines Zervixkarzinoms berichtet wurde. Dabei lag das zeitliche Intervall zwischen der Strahlentherapie und dem Auftreten des Zweitkarzinoms zwischen 11 und 37 Jahren. Sie berichten selbst über einen Fall, bei dem eine 67 Jahre alte Frau fünf Jahre nach Strahlentherapie eines Zervixkarzinoms gleichzeitig an zwei unabhängigen und histologisch unterschiedlichen Blasenmalignomen und an einem Rektumkarzinom erkrankt ist. Slaughter und Southwick berichteten schon 1957 über zwei Fälle eines Adenokarzinoms des Kolons, die sich nach Strahlentherapie im kleinen Becken entwickelt haben [67]. Gatzen et al. [20] berichten, daß bisher über weitere 257 Fälle kolorektaler Karzinome im Anschluß an die gynäkologische Strahlentherapie mit einer Latenzzeit zwischen drei und 45 Jahren berichtet wurde.

In einer großangelegten Studie des dänischen Krebsregisters mit fast 25 000 an einem Zervixkarzinom erkrankten Frauen berichten Storm [71] in einem Follow-Up von fünf bis 39 Jahren, daß das relative Risiko, nach Strahlenbehandlung eines Zervixkarzinoms zusätzlich an einem Blasenkarzinom zu erkranken, 30 Jahre nach der Primärtherapie bis auf 5,5 ansteigt. Das relative Risiko eines Kolonkarzinoms betrug 30 Jahre nach der Primärtherapie 2,5. In dieser Untersuchung fanden sich allerdings keine statistisch signifikanten Unterschiede zwischen Patientinnen, die strahlentherapiert waren, und solchen, die operativ primär behandelt worden waren. Karzinompatientinnen haben primär ein erhöhtes Zweitmalignomrisiko.

Insgesamt weisen die vorliegenden Daten jedoch darauf hin, daß Patientinnen nach Strahlentherapie eines Genitalkarzinoms auch langfristig der Tumornachsorge bedürfen, um rechtzeitig die Entwicklung eines Zweitkarzinoms erfassen zu können. Besonderes Augenmerk muß dabei auf die Nachbarorgane Blase und Rektum gerichtet werden, die typischerweise im Hochdosisbereich der Primärtherapie liegen.

4 Funktionsstörungen durch Medikamente

4.1 Medikamente, die das vegetative Nervensystem beeinflussen

Der untere Harntrakt stellt ein pharmakologisch aktives Zielorgan dar. Parasympathikus und Sympathikus steuern die Funktion von Blasenfüllung und -entleerung (siehe auch Kap. 2, Abschnitt 4). Dabei ist der Detrusor vesicae vorwiegend parasympathisch innerviert und bewirkt die Blasenentleerung. *Cholinergika* und *Medikamente mit cholinerger Nebenwirkung* tonisieren also die Harnblase, eine Wirkung, die therapeutisch nutzbar ist. Gelegentlich führen sie andererseits als unerwünschte Nebenwirkung zu einer Drangsymptomatik, d.h. Urgency, Pollakisurie bis hin zur Urge-Inkontinenz.

Anticholinergika und Präparate mit entsprechender Nebenwirkung (z.B. trizyklische Antidepressiva) vermindern den Tonus der Blasenmuskulatur und können gelegentlich dazu beitragen, daß Blasenentleerungsstörungen auftreten.

Die Blasenfüllungsphase ist vorwiegend sympathisch gesteuert. Im Bereich des Trigonum vesicae und der Urethra sind Alpharezeptoren lokalisiert, deren medikamentöse Stimulation eine Tonuserhöhung bewirkt. Über Betarezeptoren, die überwiegend im Detrusorbereich angeordnet sind, wird die Kontraktilität der Blase vermindert. *Sympathomimetika* sind weitverbreitete Medikamente für unterschiedliche Indikationen. Normalerweise sind Nebenwirkungen am Harntrakt nicht zu beobachten. Dennoch können bei ungünstigen Medikamentenkombinationen potenzierende Nebenwirkungen in Form erschwerter Miktion und Restharnbildung auftreten. Umgekehrt wird durch *Sympatholytika* der Urethratonus gelegentlich so stark herabgesetzt, daß sich eine Urethraverschlußinsuffizienz einstellt oder im Schweregrad verstärkt.

Bei allen Beschwerdebildern der unteren ableitenden Harnwege (Entleerungsstörung, Inkontinenz, Urgency, Pollakisurie) ist daher eine gründliche *Medikamentenanamnese* zu erheben und im Einzelfall zu prüfen, ob verabreichte Medikamente Einfluß auf den Harntrakt haben. Dabei wird die gesunde Blasenfunktion normalerweise in den für die einzelnen Medikamente angegebenen Dosierungen nur gering gestört. Bei *präexistenten Blasenfunktionsstörungen, nach Inkontinenzoperationen oder Tumoroperationen* im kleinen Becken (z.B. Radikaloperationen bei Uteruskarzinom) können sich aber schwerwiegende Einflüsse der Harntraktfunktion auch durch Medikamente ergeben, die nicht unmittelbar durch den verordnenden Arzt in Verbindung mit den Harnwegen gebracht werden. Auch bei einer urodynamischen Untersuchung muß

Tabelle 12-5 Medikamente mit potentieller Nebenwirkung der Harnretention (modifiziert und ergänzt nach Ammon [3])

Neuroleptika
Promethazin +
Bromperidol +
Fluphenazin +
Haloperidol (+)
Reserpin +

Antidepressiva
Clomipramin ++
Desipramin (+)
Imipramin ++
Lofepramin ++
Melitracen (+)
Trimipramin +
Amitriptylin +
Nortriptylin (+)
Noxiptilin +
Protriptylin (+)
Dibenzepin (+)
Dimetacrin (+)
Maprotilin (+)
Tranylcypromin (+)

Analgetika mit morphinartiger Wirkung
Morphin +
Hydromorphon +
Methadon +
Oxycodon +
Pentazocin (+)
Pethidin +

Migränemittel
Methysergid (+)
Cyproheptadin (+)

Antiparkinsonmittel
Amantadin +

Antiepileptika
Phenobarbital (+)
Primidon (+)
Carbamazepin (+)

Bronchospasmolytika
Ephedrin ++
Etafedrin +
Phenylephedrin ++
Atropin ++
Ipratropiumbromid +

Gewebshormone und Antagonisten
Chlorphenoxamin +
Medrylamin +
Bamipin +
Brompheniramin +
Alimemazin +
Azatadin (+)
Oxomemazin +
Piprinhydrinat +
Promethazin +
Cyproheptadin +
Methysergid +
Bromocriptin +

Stoffe zur Behandlung maligner Tumoren
Vincristin +

Antitussiva
Nor-Methadon +

Antihypertensiva
Clonidin +
Guanethidin +
Methyldopa +
Reserpin +
Prazosin +

+++ sehr häufig, im therapeutischen Dosisbereich
++ häufig, vor allem in höheren Dosen
+ Vorkommen und Häufigkeit unbestimmt
(+) sehr selten, meist aber schwer verlaufend

Tabelle 12-6 Medikamente mit potentieller polyurisch/pollakisurischer Nebenwirkung (modifiziert und ergänzt nach Ammon [3])

Neuroleptika
Chlorpromazin +

Bronchospasmolytika
Theophyllin +

Psychostimulanzien und Appetitzügler
Fencamfamin +
Fenfluramin +
Phenmetrazin +

Nichtsteroidale Antirheumatika
Mofebutazon +
Bienengiftpräparate +

Antiparkinsonmittel
Levodopa (+)

Antihypertensiva
Captopril +

+++ sehr häufig, im therapeutischen Dosisbereich
++ häufig, vor allem in höheren Dosen
+ Vorkommen und Häufigkeit unbestimmt
(+) sehr selten, meist aber schwer verlaufend

Tabelle 12-7 Medikamente mit potentieller dysurischer Nebenwirkung (modifiziert und ergänzt nach Ammon [3])

Antiparkinsonmittel
Atropin ++
Belladonna-Gesamtextrakt ++
Scopolamin +
Benzatropin +
Biperiden +
Bornaprin +
Metixen +
Pridinol +
Procyclidin +
Trihexyphenidyl +
Orphenadrin +

Hormone des Hypothalamus und der Hypophyse
Protirelin +++

Antiöstrogene
Clomifen +

Antibakteriell wirksame Stoffe
Nalidixinsäure +
Nitroxolin +
Oxolinsäure +
Pipemidsäure +
Piromidsäure +
Rosoxacin +
Mandelate +
Methenamin +

+++ sehr häufig, im therapeutischen Dosisbereich
++ häufig, vor allem in höheren Dosen
+ Vorkommen und Häufigkeit unbestimmt

berücksichtigt werden, daß der Befund durch Medikamente ungewollt beeinflußt wird. Dies kann Anlaß für Fehlinterpretationen sein.

Bei allen Störungen der Harntraktfunktion ist daher eine sorgfältige Medikamentenanamnese erforderlich, die sich nicht nur auf Präparate erstrecken darf, die für die Behandlung von Blasenstörungen primär bestimmt sind. Die Tabellen 12-5, 12-6 und 12-7 geben einen Überblick über Medikamente mit potentiellen Nebenwirkungen am unteren Harntrakt. Dabei kann kein Anspruch auf Vollständigkeit erhoben werden. In Zweifelsfällen sollte der Hersteller oder ein Pharmakologe befragt werden.

4.2 Zytotoxische Medikamente

Neben Medikamenten, die in die Physiologie des unteren Harntrakts eingreifen, können direkt schädigende medikamentöse Noxen bedeutsam werden. Bei der zytostatischen Therapie maligner Tumoren ist die Niere potentiell sowohl durch direkte toxische Einflüsse bestimmter Zytostatika als auch durch Zerfallsprodukte des Tumors gefährdet. Bei guter Wirksamkeit des Zytostatikums mit raschem Tumorzerfall können erhöhte Elektrolytspiegel, insbesondere von Kalium, ein erhöhter Harnsäure- und Phosphatspiegel sowie ein erniedrigter Calciumspiegel gemessen werden. In Verbindung mit einer nephrotoxischen Chemotherapie kann im Extremfall ein urämisches Nierenversagen ausgelöst werden. Direkt nephrotoxische Wirkung haben insbesondere Cisplatin, Cyclophosphamid, Methotrexat und Vincristin.

Besonders die Nephrotoxizität von *Cisplatin* ist hoch und führt histologisch zu ausgedehnten Tubulusnekrosen. Dabei ist die Nephrotoxizität klinisch zunächst uncharakteristisch und kann auch laborchemisch nur unzureichend durch die Bestimmung von Einzelparametern erfaßt werden. Eine relativ sichere Aussage über die Nierenfunktion erlaubt nur die funktionelle Prüfung mittels Creatinin-Clearance im 24-Stunden-Urin. Normalerweise liegt die Clearance über 120 ml/min; wird eine Creatinin-Clearance von weniger als 60 ml/min gemessen, ist eine Dosisreduktion zwingend. Bei den in der Gynäkologie in verschiedenen Zytostatikaschemata angegebenen Dosierungen für Cisplatin (60 bis maximal 80 mg/m^2 Körperoberfläche) sind toxische Einflüsse auf die Nieren potentiell gegeben. Zur Verminderung des Risikos muß die Applikation von Cisplatin von einer entsprechenden Diurese begleitet werden, um die Nierenkonzentration des Zytostatikums so gering wie möglich zu halten. Vor jedem Zyklus der Chemotherapie ist eine erneute Nierenfunktionsprüfung mittels Creatinin-Clearance erforderlich. Selten beobachtet wird unter einer Therapie mit Cisplatin neben der direkt toxischen Nierenschädigung auch noch eine Störung der Magnesiumrückresorption mit unter Umständen lebensbedrohlich erniedrigtem Magnesium-Plasmaspiegel.

Wegen der erheblichen Nephrotoxizität des Cisplatins wird dieses Medikament oft durch die Substanz *Carboplatin* ersetzt. Die Nephrotoxizität von Carboplatin ist wesentlich geringer, so daß auch auf die Hyperhydratation während der Therapie verzichtet werden kann. Nephrotoxische Nebenwirkungen sind jedoch nicht vollständig auszuschließen, daher ist auch unter diesem Präparat eine regelmäßige Nierenfunktionsprüfung indiziert.

Cyclophosphamid (z.B. Endoxan®) hat ebenfalls eine potentiell nephrotoxische Wirkung auf das Nierentubulussystem. Bei Dosierungen über 50 mg/kg Körpergewicht kann es zu Elektrolytverschiebungen mit Abfall des Serum-Natriums kommen. Diese Funktionsstörungen treten relativ kurzfristig nach der Applikation des Chemotherapeutikums auf und bilden sich innerhalb von 24 Stunden zurück. Die Gefahr des erniedrigten Natriumspiegels liegt in einer Hypervolämie, so daß eine sorgfältige Bilanzierung durchgeführt werden muß.

Methotrexat ist ebenfalls potentiell nephrotoxisch, wahrscheinlich führt es zu einer Auskristallisierung der Substanz in den Nierentubuli. Die durch Methotrexat verursachten Funktionsstörungen sind allerdings normalerweise reversibel und bilden sich in den nächsten Wochen nach der Therapie zurück.

Besonders bei einer *Polychemotherapie* mit Einsatz mehrerer potentiell nephrotoxischer Substanzen ist eine sorgfältige Überwachung der Nierenfunktion sicherzustellen, da es in seltenen Fällen zu einem rasch progredienten Nierenversagen mit Urämie kommen kann.

Für die Gynäkologie hat die *hämorrhagische Zystitis* als Folge einer Chemotherapie mit Cyclophosphamid Bedeutung. Die Substanz wird über die ableitenden Harnwege ausgeschieden und führt am Urothel zu einer direkten Schädigung. Auch andere Zytostatika aus der Gruppe der Oxazaphosphorine (Holoxan®, Ixoten®) sind mit gleichen Nebenwirkungen behaftet. Als Prophylaxe dieser möglichen schweren Komplikation steht das Präparat Mesna (Uromitexan®) zur Verfügung, das über eine Metabolisierung der Oxazaphosphorine im ableitenden Harntrakt zu nichttoxischen Stoffwechselprodukten wirksam wird. Die Dosis beträgt 20% der Dosis des Zytostatikums, jeweils null, vier und acht Stunden nach der Chemotherapie i.v. verabreicht. Die Dosierungsvorschrift für Mesna mit 20% der verabreichten Cyclophosphamiddosis zu den jeweils angegebenen Zeitpunkten sollte nicht überschritten werden, um so möglichen seltenen allergischen Nebenwirkungen vorzubeugen.

Literatur

1. Abrams, P., P. J. R. Shah, R. Stone, R. G. Choa: Bladder outflow obstruction treated with phenoxybenzamine. Brit. J. Urol. 54 (1982) 527.
2. Altvater, G., G. Imholz: Die Ureterstenosen beim Kollumkarzinom. Geburtsh. u. Frauenheilk. 20 (1960) 1214.
3. Ammon, H. P. T.: Arzneimittelneben- und -wechselwirkungen, 2. Aufl. Wissenschaftliche Verlagsgesellschaft, Stuttgart 1986.
4. Articus, M., F. Staufer, H. Lochmüller: Ergebnisse urodynamischer Untersuchungen nach abdominaler operativer Beseitigung des Zervixkarzinoms. Geburtsh. u. Frauenheilk. 40 (1980) 237.
5. Bailar, J. C.: The incidence of independent tumors among uterine cancer patients. Cancer 16 (1963) 842.
6. Barclay, D. L., J. J. Roman-Lopez: Bladder dysfunction after Schauta hysterectomy: one-year follow-up. Amer. J. Obstet. Gynec. 123 (1975) 519.
7. Barrie, M. S.: Prospektive und retrospektive Untersuchung zur Urodynamik von Harnblase und Harnröhre nach Strahlentherapie des Cervixcarcinoms. Inauguraldissertation, Universität Erlangen 1987.
8. Bernoth, E., M. Link, W. Weise: Gynäkologie. Differentialdiagnose und Klinik. Karger, Basel–München–Paris 1984.
9. Bodden-Heidrich, R.: Psychosomatische und somatopsychische Komplikationen nach Hysterektomie. In: Beck, L., H. G. Bender (Hrsg.): Intra- und postoperative Komplikationen in der Gynäkologie und Geburtshilfe, 2. Aufl. Thieme, Stuttgart–New York 1996.
10. Castaño-Almendral, A.: Komplikationen der gynäkologischen Strahlentherapie. Gynäkologe 8 (1975) 111.
11. Christ, F., G. Debus-Thiede, U. Wagner: Changes in urethral closure pressure after radical hysterectomy for cervical cancer. Arch. Gynec. 237 (1985) 93.
12. Christ, F., W. Gunselmann: Untersuchungen zur Urodynamik von Harnblase und Harnröhre nach Zervixkrebsoperationen. Geburtsh. u. Frauenheilk. 40 (1980) 610.
13. Christ, F., U. Wagner, J. Behr: Harnblasenfunktionsstörungen nach Wertheim-Operationen: Vorschläge zur kontrollierten Verlaufsbeobachtung unter vergleichbaren Bedingungen. Geburtsh. u. Frauenheilk. 41 (1981) 754.
14. Christ, F., U. Wagner, G. Debus: Frühe Harnblasenfunktionsstörungen nach Wertheim-Operationen. Geburtsh. u. Frauenheilk. 43 (1983) 380.
15. Delaere, K. P. J., F. M. J. Debruyne, W. A. Moonen: Bladder neck incision in the female: a hazardous procedure? Brit. J. Urol. 55 (1983) 283.
16. Farquharson, D. I. M., H. M. Shingleton, J. W. Orr, K. D. Hatch, S. Hester, S.-J. Soong: The short-term effect of radical hysterectomy on urethral and bladder function. Brit. J. Obstet. Gynaec. 94 (1987) 351.
17. Forney, J. P.: The effect of radical hysterectomy on bladder physiology. Amer. J. Obstet. Gynec. 138 (1980) 374.
18. Fraser, A. C.: Cystometry after Wertheim's Hysterectomy. J. Obstet. Gynaec. Brit. Cwlth. 74 (1967) 746.
19. Friedberg, V., E. Petri: Möglichkeiten und Grenzen der Exenterationschirurgie. In: Petri, E. (Hrsg.): Gynäkologische Urologie, 2. Aufl. Thieme, Stuttgart–New York 1996.
20. Gatzen, C., M. N. Vipond, D. E. Fish, M. E. Snell: Three new primary pelvic carcinomas in a patient following radiotherapy for carcinoma of the cervix. Acta chir. scand. 156 (1990) 183.
21. Gaudenz, R.: Spätstörungen der Blasenfunktion nach erweiterter Hysterektomie, ohne Nachbestrahlung, wegen eines Kollumkarzinoms: eine urodynamische Nachuntersuchung. Geburtsh. u. Frauenheilk. 37 (1977) 19.
22. Glahn, B. E.: The neurogenic factor in vesical dysfunction following radical hysterectomy for carcinoma of the cervix. Scand. J. Urol. Nephrol. 4 (1970) 107.
23. Green, T. H. jr.: Vaginal repair. In: Stanton, S. L., E. A. Tanagho (eds.): Surgery of Female Incontinence, 1st ed. Springer, Berlin–Heidelberg–New York 1980.
24. Hanley, H. G.: The late urological complications of total hysterectomy. Brit. J. Urol. 41 (1969) 682–684.
25. Hasegawa, S., A. Kondo, K. Kato, M. Saito, K. Miyake: Stress urinary incontinence following radical hysterectomy with and without radiation therapy: surgical results in 13 patients. Int. urogynec. J. 2 (1991) 127–131.
26. Heidler, H., U. Jonas, R. Hohenfellner: Neuere Erkenntnisse in der Urodynamik. Arch. Gynec. 228 (1979) 296.
27. Held, E.: Die urologischen Komplikationen nach abdominal erweiterter Hysterektomie. Arch. Gynec. 217 (1974) 37.
28. Hodgkinson, C. P., S. L. Stanton: Retropubic urethropexy or colposuspension. In: Stanton S. L., E. A. Tanagho (eds.): Surgery of Female Incontinence, 1st ed. Springer, Berlin–Heidelberg–New York 1980.
29. Hohenfellner, R., E. Petri: Sling Procedures. In: Stanton, S. L., E. A. Tanagho, A. Emil (eds.): Surgery of Female Incontinence, 2nd ed. Springer, Berlin–Heidelberg–New York 1986.
30. Jonas, U., E. Petri, R. Hohenfellner: Indication and value of bladder neck incision. Urol. int. 34 (1979) 260.
31. Kilkku, P., T. Hirvonen, M. Gronroos: Supravaginal uterine amputation vs. abdominal hysterectomy: the effects on urinary symptoms with special reference to pollakisuria, nocturia and dysuria. Maturitas 3 (1981) 197–204.
32. Kirchhoff, H.: Die fraktionierte Röntgenbestrahlung fortgeschrittener Kollumkarzinome bei Mitbeteiligung der abführenden Harnwege: akute Gefahren und primäre Heilungen. Strahlentherapie 65 (1939) 579.
33. Kirchhoff, H.: Die Behandlung der Harnwegskomplikationen als Folge der Therapie des Kollumkarzinoms. Strahlentherapie 113 (1960) 356.
34. Kirchhoff, H.: Komplikationsreiche Veränderungen am Harnsystem nach Strahlentherapie des Kollumkarzinoms. Geburtsh. u. Frauenheilk. 20 (1960) 34.
35. Kölbl, H., P. Riss: Schwere Miktionsstörung nach Schlingenoperation bei Zustand nach radikaler Hysterektomie. Zbl. Gynäk. 108 (1986) 582.
36. Kottmeier, H.-L., M. J. Gray: Rectal and bladder injuries in relation to radiation dosage in carcinoma of the cervix. Amer. J. Obstet. Gynec. 81 (1961) 74.
37. Kümper, H. J.: Reaktionen der Harnblase auf die Strahlentherapie des gynäkologischen Genitalcarcinoms. Gynäkologe 4 (1971) 93.
38. Kümper, H. J.: Die Harnblasenfunktion bei bestrahltem Uteruskarzinom: zum funktionellen Verhalten der Harnblase bei der Therapie des Uteruskarzinoms mit ionisierenden Strahlen. Fortschr. Med. 91 (1973) 627.
39. Kümper, H. J.: Postaktinische Reaktion des Harntraktes. In: Petri, E. (Hrsg.): Gynäkologische Urologie, 1. Aufl. Stuttgart–New York 1983.
40. Kümper, H. J., M. C. Michailov, W. Penning, A. Götz: Zur späten Harnblasenreaktion nach Bestrahlung des Kollumkarzinoms. Strahlentherapie 149 (1975) 602.
41. Larson, D. M., J. M. Malone, L. J. Copeland, D. M. Gershenson, R. C. Kline, C. A. Stringer: Ureteral assessment after radical hysterectomy. Obstet. and Gynec. 69 (1987) 612.
42. Lose, G., L. Jorgensen, S. O. Mortensen, L. Molsted-Pedersen, J. K. Kristensen: Voiding difficulties after colposuspension. Obstet. and Gynec. 69 (1987) 33–38.
43. Low, J. A., G. M. Mauger, J. A. Carmichael: The effect of Wertheim hysterectomy upon bladder and urethral function. Amer. J. Obstet. Gynec. 139 (1981) 826.

44. Lupton, E. W.: Management of urinary outflow obstruction after pelvic surgery: a review. J. roy. Soc. Med. 79 (1986) 734.
45. Machan, V.: Medikamentöse Therapie des nicht-kontraktilen Detrusors. KrankenhausArzt 59 (1986) 158.
46. Manzl, J., F. Marberger, H. Hetzel, J. Klammer, W. Geir, O. Dapunt: Funktionelle Störungen des unteren Harntraktes nach Radikaloperation des Kollumkarzinoms. Geburtsh. u. Frauenheilk. 41 (1981) 145.
47. Manzl, J., W. Pauer, A. Hetzenauer, H. Hetzel, R. Märk, O. Dapunt: Zur Kinetik des unteren Harntraktes nach Radikaloperation und Strahlentherapie des Kollumkarzinoms. Geburtsh. u. Frauenheilk. 43 (1983) 116.
48. Mettler, L., K. Semm: Vaginale suprazervikale vs. laparoskopische suprazervikale Hysterektomie, mit Resektion der transzervikalen und transuterinen Mukosa. Zbl. Gynäk. 117 (1995) 633–640.
49. Müller, S. C., D. Frohneberg, J. W. Thüroff: Die medikamentöse Therapie funktioneller Blasenauslaßobstruktionen. KrankenhausArzt 59 (1986) 162.
50. Oehlert, G., M. Buss: Über die Veränderungen an Blase und Darm nach der Bestrahlungsbehandlung von Gebärmutterhalskarzinomen. Geburtsh. u. Frauenheilk. 15 (1955) 462.
51. Parys, B. T., B. T. Haylen, J. L. Hutton, K. F. Parsons: Neurophysiological reflex arc abnormality after total hysterectomy. Int. urogynec. J. 1 (1990) 200–205.
52. Parys, B. T., K. A. Woolfenden, K. F. Parsons: Bladder dysfunction after simple hysterectomy: urodynamic and neurological evaluation. Europ. Urol. 17 (1990) 129–133.
53. Petri, E., D. Frohneberg: Peritherapeutisches Blasenmanagement. In: Petri, E. (Hrsg.): Gynäkologische Urologie, 2. Aufl. Thieme, Stuttgart–New York 1996.
54. Phillipp, K.: Die Erfassung der Ureterenfunktion vor und nach gynäkologischen Radikaloperationen mittels Urokinetogramms. Geburtsh. u. Frauenheilk. 42 (1982) 174.
55. Ralph, G., R. Burmucic: Zur Frage der funktionellen Störungen des unteren Harntraktes nach der abdominalen Radikaloperation des Zervixkrebses. Geburtsh. u. Frauenheilk. 45 (1985) 625.
56. Ralph, G., W. Lichtenegger: Blasenentleerungsstörungen nach der abdominalen Radikaloperation des Zervixkrebses. Zbl. Gynäk. 110 (1988) 1124.
57. Ralph, G., W. Lichtenegger, F. Kainer, M. Langer: Funktionelle Störungen des unteren Harntraktes nach der abdominalen und vaginalen Radikaloperation des Zervixkrebses. Geburtsh. u. Frauenheilk. 47 (1987) 551.
58. Ralph, G., K. Tamussino, W. Lichtenegger: Urological complications after radical hysterectomy with or without radiotherapy for cervical cancer. Arch. Gynec. 248 (1990) 61.
59. Ralph, G., R. Winter, L. Michelitsch: Der Einfluß der Radikalität in der operativen Therapie des Zervixkrebses auf die Dynamik des unteren Harntraktes. Gynäk. Rdsch. (Suppl. 1) 30 (1990) 99.
60. Roman-Lopez, J. J., D. L. Barclay: Bladder dysfunction following Schauta hysterectomy. Amer. J. Obstet. Gynec. 115 (1973) 81.
61. Sasaki, H., T. Yoshida, K. Noda, S. Yachiku, K. Minami, S. Kaneko: Urethral pressure profiles following radical hysterectomy. Obstet. and Gynec. 59 (1982) 101.
62. Schmid, I., U. Baumann: Blasenkomplikationen nach abdominaler erweiterter Hysterektomie mit Lymphonodektomie und Nachbestrahlung. Geburtsh. u. Frauenheilk. 27 (1967) 954.
63. Schmidt, A.-W., A. Klussmann, R. Ay: Stufenzystographische und tonometrische Funktionsdiagnostik der Harnblase bei Patientinnen mit radikaloperiertem Kollumkarzinom. Geburtsh. u. Frauenheilk. 33 (1973) 385.
64. Schüßler, B.: Die postoperative Blasenentleerungsstörung in der Gynäkologie: Pathophysiologie und Behandlungsmöglichkeiten. Geburtsh. u. Frauenheilk. 48 (1988) 551.
65. Seski, J. C., A. C. Diokno: Bladder dysfunction after radical abdominal hysterectomy. Amer. J. Obstet. Gynec. 128 (1977) 643.
66. Sievers, S.: Die Uterusexstirpation bei der Frau im geschlechtsreifen Alter. Bericht über 1049 Uterusexstirpationen an der Frauenklinik Mannheim. Geburtsh. u. Frauenheilk. 35 (1975) 258–262.
67. Slaughter, D. P., H. W. Southwick: Mucosal carcinomas as a result of irradiation. Arch. Surg. 74 (1957) 420–429.
68. Smith, A. N., J. S. Varma, N. R. Binnie, M. Papachrysostomou: Disordered colorectal motility in intractable constipation following hysterectomy. Brit. J. Surg. 77 (1990) 1361–1366.
69. Smith, P., M. Roberts, N. Slade: Urinary symptoms following hysterectomy. Brit. J. Urol. 42 (1970) 3–9.
70. Staehler, G., A. Leonhardt, A. Knapp, W. Wieland: Urologische Komplikationen nach Strahlentherapie von Karzinomen des Corpus uteri. Geburtsh. u. Frauenheilk. 45 (1985) 631.
71. Storm, H. H.: Second primary cancer after treatment for cervical cancer: late effects after radiotherapy. Cancer 61 (1988) 679–688.
72. Summitt, R. L., jr., A. E. Bent, D. R. Ostergard, T. A. Harris: Suburethral sling procedures for genuine stress incontinence and low urethral closure pressure: a continued experience. Int. urogynec. J. 3 (1992) 18–21.
73. Taylor, T., A. N. Smith, P. M. Fulton: Effect of hysterectomy on bowel function. Brit. med. J. 299 (1989) 300–301.
74. Wang, A. C.: Transurethral incision of bladder neck for voiding dysfunction after radical hysterectomy: a report of 24 cases. Int. urogynec. J. 2 (1991) 136.
75. Wittich, A., G. Lucius-Hoene: Psychische Störungen nach Hysterektomie: eine Literaturanalyse. Psychother. med. Psychol. 38 (1988) 191–198.

13 Supravesikale Harnableitung im Rahmen gynäkologisch-urologischer Eingriffe

B. J. Schmitz-Dräger, R. Ackermann

Inhalt

1	Einleitung	164
2	Klassifikation supravesikaler Harnableitungen	164
3	Formen der permanenten supravesikalen Harnableitung	165
3.1	Nichtkontinente Harnableitungen	165
3.1.1	Ureter-Haut-Fistel	165
3.1.2	Ileum-Conduit	165
3.1.3	Kolon-Conduit	167
3.2	Kontinente Harnableitungen	169
3.2.1	Ureterosigmoidostomie	169
3.2.2	Nichtorthotoper Blasenersatz (Pouch)	171
3.2.3	Orthotoper Blasenersatz (Neoblase)	174
4	Nachsorge nach Harnableitung	176
5	Ausblick	178

1 Einleitung

Unter physiologischen Bedingungen besitzt die Harnblase zwei zentrale Funktionen im Rahmen der Ausscheidung harnpflichtiger Substanzen. Sie dient einerseits als *Speicherorgan* für den Harn und kann andererseits *willkürlich entleert* werden. Diese Funktionen der Harnblase können durch eine Vielzahl von Erkrankungen reversibel oder irreversibel beeinträchtigt werden oder vollständig verlorengehen. Dazu zählen insbesondere chronische Entzündungen, wie z.B. Tuberkulose, radiogene oder interstitielle Zystitis mit Entwicklung einer Schrumpfblase, neurologische Erkrankungen (z.B. Encephalitis disseminata), Fistelerkrankungen verschiedener Genese und Tumoren und Traumata (exogen oder iatrogen). Funktionsstörungen oder ein Verlust der Harnblase sind stets mit gravierenden physischen, psychischen und sozialen Konsequenzen für die betroffene Patientin verbunden. Gegenstand dieses Kapitels ist es, Indikationen und Möglichkeiten der supravesikalen Harnableitung darzustellen, auf mögliche Komplikationen einzugehen und aktuelle Entwicklungen aufzuzeigen.

Mit der Verbesserung exenterativer Operationstechniken, den Errungenschaften der modernen Intensivmedizin, aber auch bedingt durch eine ständige Weiterentwicklung der Harnableitungsverfahren sind die Indikationen für eine exenterative Behandlung von Tumoren in den vergangenen Jahren überdacht worden. Auch die bislang enttäuschenden Resultate der Chemotherapie bei vielen Tumorentitäten haben dazu beigetragen, daß in ausgewählten Situationen zunehmend radikale operative Maßnahmen zum Einsatz kommen, bei denen eine *Zystektomie* erfolgt. In diesen Fällen wird eine supravesikale Harnableitung erforderlich. In Abhängigkeit von der Tumorausdehnung, individuellen Voraussetzungen der Patientin und der weiteren Therapie muß aus der großen Zahl der zur Verfügung stehenden Formen der Harnableitung das für die Patientin geeignete Verfahren ausgewählt werden. Diese Entscheidung wird heutzutage interdisziplinär und gemeinsam mit der Patientin getroffen.

2 Klassifikation supravesikaler Harnableitungen

Generell werden die *temporären* von den *permanenten* supravesikalen Harnableitungsverfahren unterschieden.

Häufigste temporäre Harnableitung ist die *perkutane Nephrostomie*. Dabei wird, üblicherweise ultraschallgesteuert, ein Katheter perkutan in das Nierenbecken eingelegt. Der Eingriff wird in Lokalanästhesie durchgeführt und ist für die Patientin wenig belastend. Insbesondere in akuten Notfallsituationen wird die Indikation zur perkutanen Nephrostomie gestellt. Nachteile der perkutanen Nephrostomie sind das Tragen eines Urinauffangbeutels (eventuell von zwei Beuteln bei bilateraler perkutaner Nephrostomie), das Risiko einer Dislozierung der Katheter und die Notwendigkeit eines regelmäßigen Katheterwechsels. Bei längerem Belassen der perkutanen Nephrostomie kommt es obligat zu einer Infektion des Nieren-

Tabelle 13-1 Eigenschaften verschiedener Formen der permanenten supravesikalen Harnableitung

	Ureter-Haut-Fistel	Conduit	Harnleiter-Darm-Implantation	Pouch/Neoblase
Kontinenz	–	–	+++*	++ (+)
Restharnfreie Entleerung	n.z.	n.z.	n.z.	++
Keine metabolischen Veränderungen	+++	++	–	–
Schutz des oberen Harntrakts	–	+	+	++
Infektfreiheit	–	+	–	+ (+)
Soziale Akzeptanz	–	–	+++	++/+++**
Postoperative Komplikationen	++	+	+	++

+++ ideal, ++ gut, + ausreichend, – unbefriedigend, n.z. nicht zutreffend, * *cave:* Alterspatienten, ** Neoblase becken-Kelchsystems mit konsekutiver Beeinträchtigung der Nierenfunktion.

Bei den permanenten supravesikalen Harnableitungen (Tab. 13-1) werden *kontinente* und *nichtkontinente* Verfahren unterschieden. Ureter-Haut-Fisteln und Conduits (Ileum- oder Kolon-Conduit) besitzen keine Reservoirfunktion, daher ist die Versorgung mit einem externen Auffangsystem (Urostomiebeutel) erforderlich. Auch für kontinente Harnableitungen wie die verschiedenen Modifikationen der Harnleiter-Darm-Implantation oder der Sigma-Rektum-Blase liegen langjährige Erfahrungen vor. Aufgrund verschiedener Nachteile dieser Techniken – wie z.B. rezidivierende Harnwegsinfektionen oder metabolische Störungen – blieb das (Ileum-)Conduit bis vor wenigen Jahren die Standardtechnik bei den Harnableitungsoperationen. In den letzten Jahren wurden neue kontinente Operationsverfahren (Ileum-Pouch, Ileozökal-Pouch, Neoblase) beschrieben und in zunehmendem Maße angewandt.

3 Formen der permanenten supravesikalen Harnableitung

3.1 Nichtkontinente Harnableitungen

3.1.1 Ureter-Haut-Fistel

Die Ureter-Haut-Fistel (Ureterokutaneostomie) ist die einfachste permanente supravesikale Harnableitung. Zwei *Modifikationen* sind denkbar. Einerseits können die Harnleiter jeweils im Bereich der vorderen Axillarlinie zur Haut ausgeleitet und mit Urostomiebeuteln versorgt werden. Alternativ wird einer der beiden Harnleiter retroperitoneal auf die kontralaterale Seite hinübergeführt und dort gemeinsam mit dem anderen Harnleiter zur Haut ausgeleitet. Gegebenenfalls kann dieser Eingriff als Transuretero-Ureterokutaneostomie erfolgen. Dem deutlich höheren operativen Aufwand steht der Vorteil einer Versorgung mit nur einem Urostomiebeutel gegenüber. Wichtig ist, daß im Sinne einer guten Versorgung die Ausleitung der Harnleiter nicht zu weit dorsal erfolgt (Abb. 13-1).

Der *Vorteil* der Ureter-Haut-Fistel ist darin zu sehen, daß sie keine Intervention am Darm verlangt und bei beidseitiger Ausleitung die Operation ausschließlich retroperitoneal erfolgt. Operationsdauer und perioperative Belastung für die Patienten sind minimal. *Nachteile* der Ureter-Haut-Fistel bestehen darin, daß das Infektionsrisiko für den oberen Harntrakt hoch ist und eine ausgeprägte Neigung der Harnleiter besteht, im Hautniveau zu strikturieren. Daher ist meist eine Intubation der Harnleiter mit Harnleitersplints notwendig.

Eine *Indikation* zur Ureter-Haut-Fistel besteht in einer palliativen Situation bei ungünstiger Prognose (Lebenserwartung weniger als ein Jahr) oder bei Patienten in schlechtem Allgemeinzustand mit entsprechend erhöhtem Narkoserisiko. Das Vorliegen einer Harnleiterdilatation erleichtert den Eingriff und mindert das Risiko einer Striktur im Hautniveau. Wegen der häufig raschen Verschlechterung der Nierenfunktion durch Abflußbehinderung und rezidivierende Harnwegsinfektionen wird die Ureter-Haut-Fistel nur noch selten durchgeführt.

3.1.2 Ileum-Conduit

Auch etwa 50 Jahre nach der Erstbeschreibung durch Bricker ist das Ileum-Conduit eine Standard-Harnableitung [12]. Dies beruht auf der Standardisierung der Operationstechnik, die darauf zurückzuführende relativ geringe perioperative Morbidität und der Tat-

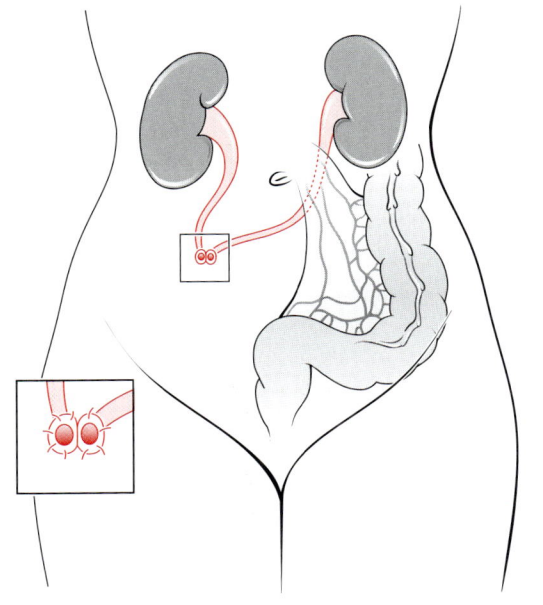

Abb. 13-1 Schematische Darstellung einer Ureterokutaneostomie.

Tabelle 13-2 Komplikationsraten nach Ileum-Conduit

Autor	Jahr	Literatur-stelle	Patienten (n)	mittlere Nach-beobachtungs-zeit (Jahre)	Komplikations-rate gesamt (%)	Verschlechterung der Nierenfunktion* bezogen auf: Anzahl der Patienten (%)	renale Einheiten
Malek et al.	1971	[61]	42	5,0	70	16	
Schmidt et al.	1973	[78]	178	4,0	n.a.	18	
Shapiro et al.	1975	[81]	90	11,2	88	18	
Schwarz u. Jeffs	1975	[80]	96	11,2	76	33	
Middleton u. Hendren	1976	[64]	45	7,5	51		18*
Remigailo et al.	1976	[72]	152		53	7	
Pitts u. Muecke	1979	[71]	242	7,2	n.a.		11*
Philp et al.	1981	[69]	44	6,0	85	23	
Lowe u. Jeffs	1983	[60]	18	10,2	55		37*
Eckstein u. Heath	1984	[23]	144	11,4	n.a.		13*
Cass et al.	1984	[14]	50	13,3	n.a.	16	

n.a. keine Angaben, * entsprechend Veränderungen im Ausscheidungsurogramm

sache, daß Langzeiterfahrungen über 15 bis 25 Jahre vorliegen [14, 23, 60, 61, 64, 69, 71, 72, 80, 81] (Tab. 13-2).

Technik

Etwa 15 bis 20 cm des präterminalen Ileums werden ausgeschaltet und das orale Ende verschlossen. Die beiden Harnleiter werden meist separat 2 bis 5 cm distal des oralen Stumpfes end-zu-seit implantiert. Das aborale Ende wird in Pilzform evertiert zur Haut ausgeleitet. Dies erfolgt oberhalb der Gürtellinie am rechten Unterbauch. Wegen der Versorgung mit einem Urostomiebeutel ist die Lokalisation des Stomas wichtig. Sie muß präoperativ unter Berücksichtigung von Hautfalten, eventuell vorhandenen Narben oder anderen Hautveränderungen sorgfältig festgelegt werden (Abb. 13-2).

Eine Modifikation des Ileum-Conduits ist das nur in einer begrenzten Anzahl von Fällen angewendete *Jejunum-Conduit*. Das operative Vorgehen entspricht dem beim Ileum-Conduit. Die resorptive Kapazität des Jejunums und die Sekretion großer Mengen von Kochsalz machen postoperativ entsprechende Elektrolytkontrollen und eine Salzsubstitution erforderlich. Auch die ausgeprägten Bicarbonatverluste und eine erhebliche Schleimproduktion lassen das Jejunum generell als wenig geeignet für eine Harnableitung erscheinen [31].

Ergebnisse

Langstreckige distale Harnleiterstrikturen, insbesondere linksseitig, oder eine extensive Vorbestrahlung im Bereich des kleinen Beckens mit einer radiogenen Schädigung des Ileums können gelegentlich *Kontra-*

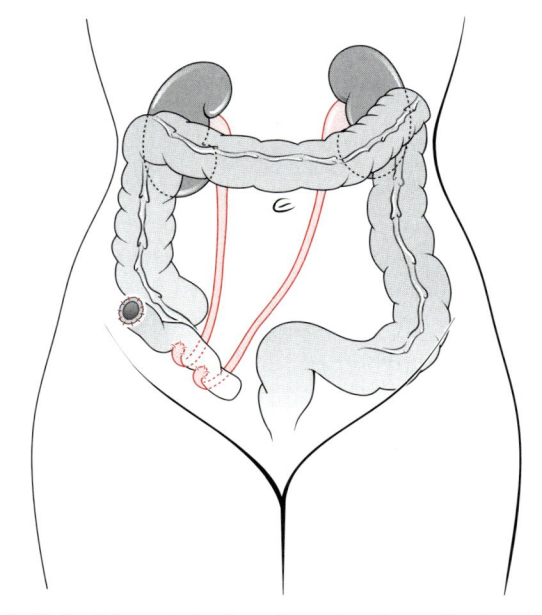

Abb. 13-2 Schematische Darstellung eines Ileum-Conduits.

indikationen für die Anlage eines Ileum-Conduits darstellen. *Vorteile* bestehen insbesondere in der relativ einfachen Durchführung und der damit verbundenen geringeren Belastung für die Patienten.

Auch diese, im Vergleich zu den kontinenten Harnableitungen relativ einfache Form der Harnableitung ist mit einer beträchtlichen Rate an *Spätkomplikationen* verbunden (Tab. 13-2). Die stark unterschiedlichen Angaben basieren auf unterschiedlichen Definitionen einer Komplikation. Darüber hinaus handelt es sich in einigen Arbeiten um Ergebnisse bei Kindern ohne zusätzliche exenterative Maßnahmen, in anderen Arbeiten beruhen die beschriebenen Komplikationsraten auf Patientenkollektiven, bei denen der Harnableitung umfangreiche tumorchirurgische Eingriffe vorausgingen.

Bedingt durch aszendierende Harnwegsinfektionen und/oder eine Harnabflußbehinderung infolge einer trophischen Harnleiterstriktur oder einer Strikturierung im Bereich der uretero-ilealen Anastomose wird bei einem Teil der Patienten eine *Verschlechterung der Nierenfunktion* beobachtet (Tab. 13-2). Betroffen sind insbesondere Patienten mit einem vorgeschädigten oberen Harntrakt und Creatininwerten über 2,0 mg/dl. Die Angaben schwanken zwischen 7 und 40%, wobei zu berücksichtigen ist, daß diese Ergebnisse lediglich auf der Auswertung von Ausscheidungsurogrammen basieren. Die tatsächliche Rate an Funktionsverlusten dürfte wahrscheinlich höher liegen. Kristjánsson et al. beobachteten im Rahmen einer prospektiv-randomisierten Studie einen szintigraphisch nachgewiesenen durchschnittlichen Funktionsverlust von 10 bis 15% bei einer mittleren Nachbeobachtungszeit von über zehn Jahren [54].

Strikturen im Bereich der uretero-intestinalen Anastomose sind beim Ileum-Conduit aufgrund der in der Regel refluxiven Implantation relativ selten (Tab. 13-3). Bei etwa 7% aller Patienten muß mit einer operativ zu korrigierenden Striktur gerechnet werden. Die höhere Strikturrate in der Studie von Kristjánsson et al. könnte darauf beruhen, daß prospektiv-randomisiert bei jedem zweiten Patienten eine antirefluxive Implantationstechnik (siehe auch Abschnitt 3.2.1) gewählt wurde.

Eine der häufigsten Spätkomplikationen ist die *Stomastenose*. Revisionsbedürftige Verengungen kommen bei etwa 13% aller Patienten vor (Tab. 13-4). Ursachen sind trophische Störungen im Bereich des devaskularisierten Stomas und eine zu enge Durchtrittsstelle im Bereich der Faszie. Stomastenosen werden bei bis zu 44% der Patienten beschrieben [26]. Die Anlage eines sog. Loop-Stomas vermeidet eine trophische Störung [26]. Allerdings scheint auch die Erfahrung

Tabelle 13-3 Ureterointestinale Harnleiterstrikturen nach Ileum-Conduit

Autor	Jahr	Literaturstelle	Patienten (n)	Strikturen* (%)
Delgado u. Muecke	1973	[20]	80	4
Schmidt et al.	1973	[78]	178	8
Schwarz u. Jeffs	1975	[80]	96	10
Remigailo et al.	1976	[72]	151	4
Kristjánsson et al.	1995	[54]	18	11**

* operative Korrektur erforderlich
** bezogen auf renale Einheiten

Tabelle 13-4 Stomastenosen nach Ileum-Conduit

Autor	Jahr	Literaturstelle	Patienten (n)	Stomastenosen (%)
Schmidt et al.	1973	[78]	178	18
Delgado u. Muecke	1973	[20]	80	24
Schwarz u. Jeffs	1975	[80]	96	25
Remigailo et al.	1976	[72]	151	7*
Johnson u. Lamy	1977	[45]	158	5*
Pitts u. Muecke	1979	[71]	242	14
Philp et al.	1981	[69]	76	1*
Cass et al.	1984	[14]	139	18
Emmot et al.	1985	[26]		
– Endstoma			27	44
– Loop-Stoma			54	0

* operative Korrektur erforderlich

Tabelle 13-5 Hyperchlorämische Azidose nach Ileum-Conduit

Autor	Jahr	Literaturstelle	Patienten (n)	hyperchlorämische Azidose* (%)
Remigailo et al.	1976	[72]	151	16 (11)
Schmidt et al.	1973	[78]	178	17 (10)

* Angaben aufgrund eines verminderten Serum-Bicarbonatwerts

des Operateurs eine wesentliche Rolle zu spielen [71]. Von ganz wesentlicher Bedeutung ist auch eine adäquate postoperative Betreuung durch Arzt und Stomatherapeuten.

Obwohl das Ileum-Conduit keine Reservoirfunktion besitzt, sind *metabolische Veränderungen* beschrieben. Bei etwa 10% der Patienten ist mit einer therapiebedürftigen hyperchlorämischen Azidose zu rechnen (Tab. 13-5). Dementsprechend gehört die Blutgasanalyse auch bei diesen Patienten in das Nachsorgeprogramm (siehe auch Abschnitt 4).

3.1.3 Kolon-Conduit

Das Kolon-Conduit wird vor allem dann verwendet, *wenn ein Ileum-Conduit* aufgrund spezifischer Gegebenheiten *nicht angelegt werden kann*. Dies ist insbesondere dann der Fall, wenn eine extensive Strahlentherapie des kleinen Beckens vorausgegangen und das präterminale Ileum radiogen geschädigt ist oder beim Vorliegen langstreckiger distaler Harnleiterstrikturen oder z.B. ein Morbus Crohn. Auch dann, wenn ein rechtsseitig ausgeleiteter Anus praeter vorhanden ist, muß auf das Kolon-Conduit zurückgegriffen werden. *Nachteile* bestehen in dem erhöhten Risiko einer postoperativen Peritonitis sowie in den besonderen resorptiven Eigenschaften des Dickdarms. Sofern ein Sigma-Conduit vorgesehen ist, erfolgt präoperativ eine Kontrast-

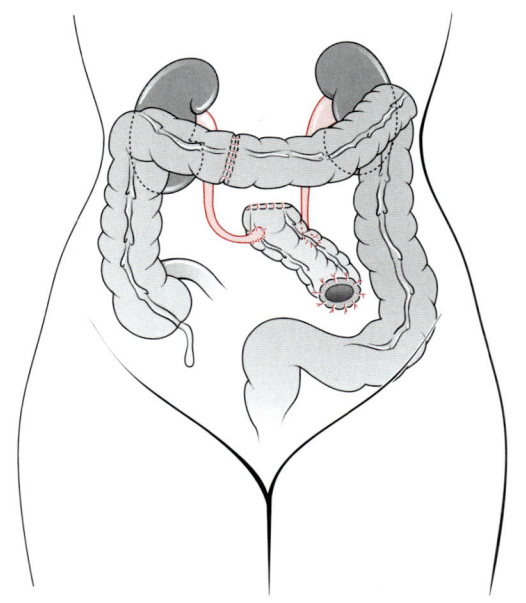

Abb. 13-3 Schematische Darstellung eines Colon-transversum-Conduits.

mitteldarstellung des Kolons zum Ausschluß einer Divertikulose. Eine bekannte Colitis ulcerosa ist eine *Kontraindikation* für die Anlage eines Kolon-Conduits.

Technik

Abhängig vom gewählten Dickdarmabschnitt werden das *Colon-transversum-Conduit* (Abb. 13-3) und das *Sigma-Conduit* unterschieden. Bei langstreckigen distalen Harnleiterstrikturen, einer Sigmadivertikulose oder einer Vorbestrahlung des kleinen Beckens sollte ein entsprechend langes Segment des Colon transversum zur Harnableitung verwendet werden. Es hat darüber hinaus den Vorteil, daß sowohl eine rechtsseitige als auch eine linksseitige Ausleitung möglich ist. Im Sinne eines isoperistaltischen Harntransports wird eine linksseitige Ausleitung angestrebt.

Die Technik entspricht prinzipiell dem Vorgehen bei Anlage eines Ileum-Conduits. Die Lokalisation des Urostomas wird präoperativ gemeinsam mit dem Stomatherapeuten festgelegt. Etwa 15 bis 20 cm des Kolons werden ausgeschaltet und das orale Ende verschlossen. Die beiden Harnleiter werden separat 2 bis 5 cm distal des verschlossenen Stumpfes antirefluxiv implantiert. Dabei findet die Technik nach Leadbetter [56] oder gelegentlich nach Le Duc [55] Anwendung. Die uretero-intestinalen Anastomosen liegen retroperitoneal. Das nichtverschlossene Ende des Conduits wird in Pilzform evertiert zur Haut ausgeleitet.

Ergebnisse

Auch für das Kolon-Conduit sind Langzeitergebnisse von größeren Patientenkollektiven mit mittleren Nachbeobachtungszeiten von mehr als fünf und teilweise zehn Jahren berichtet worden [5, 7, 8, 24, 40, 41, 42, 49, 77, 95] (Tab. 13-6). Die niedrigeren Komplikationsraten im Vergleich zum Ileum-Conduit könnten z.B. auf unterschiedlichen Definitionen der Komplikation beruhen. Die meisten Publikationen über das Kolon-Conduit sind zudem später als die wichtigsten Beiträge über das Ileum-Conduit erschienen. Verbesserungen der Operationstechnik und der perioperativen Betreuung sind mögliche Faktoren, mit denen sich die scheinbar besseren Ergebnisse erklären ließen.

Auffallend sind die stark differierenden Angaben bezüglich des Erhalts der *Nierenfunktion* (Tab. 13-6). Die hierzu vorliegenden Ergebnisse basieren ausschließlich auf Nachuntersuchungen mittels Ausscheidungsurogramm; daher dürften die erheblich differierenden Beobachtungen eher eine unterschiedliche Interpretation des Begriffs der Verschlechterung der Nierenfunktion

Tabelle 13-6 Komplikationsraten nach Kolon-Conduit

Autor	Jahr	Literaturstelle	Patienten (n)	mittlere Nachbeobachtungszeit (Jahre)	Reflux (%)*	Komplikationsrate (%)	Verschlechterung der Nierenfunktion (%) *§
Kelalis	1974	[49]	12	5–8	42	n.a.	0
Althausen et al.	1978	[5]	70	1–8	7	43	5
Elder et al.	1979	[24]	41	1–12	58	n.a.	48
Arap et al.	1982	[8]	65	1–12	5	61	n.a.
Hill et al.	1983	[41]	29	1–15	48	n.a.	36
Walz u. Hohenfellner	1984	[95]	89	6,3 (0,5 – 14)	n.a.	9**	5
Schmidt et al.	1986	[77]	50	1–16	n.a.	33	12
Husmann et al.	1989	[42]	25	12,7	8	48	26

n.a. nicht angegeben, * bezogen auf renale Einheiten, ** nur perioperative Komplikationen, *§ aufgrund des Ausscheidungsurogramms und eine Patientenselektion reflektieren als tatsächlich unterschiedliche Langzeitergebnisse.

Obwohl international üblich, ist die Bedeutung der *antirefluxiven Implantation der Harnleiter* (siehe auch Abschnitt 3.2.1) beim Kolon-Conduit umstritten. Die Empfehlung der antirefluxiven Implantation basiert lediglich auf tierexperimentellen Untersuchungen [73, 74]. In der bislang einzigen prospektiv-randomisierten Studie, die verschiedene Harnableitungsverfahren einander gegenüberstellt, berichteten Kristjánsson et al. über 56 Patienten nach Anlage eines Ileum-Conduits, Kolon-Conduits oder eines Zökal-Pouches [54]. Die Patienten, bei denen ein Conduit angelegt wurde, wurden zusätzlich stratifiziert und erhielten entweder eine refluxive oder eine antirefluxive Implantation der Harnleiter. Bemerkenswerterweise ergab sich weder in Hinblick auf die Nierenfunktion noch bei der Strikturrate ein Unterschied zwischen refluxiver oder antirefluxiver Implantation.

Betrachtet man die Frequenz der *uretero-intestinalen Strikturen*, die in der Literatur berichtet sind, so ergibt sich der Eindruck, daß die Strikturrate beim Kolon-Conduit höher liegt als beim Ileum-Conduit (Tab. 13-7, siehe auch Tab. 13-3). Allerdings ergab auch hier die Studie von Kristjánsson et al. keinen Hinweis auf eine erhöhte Inzidenz von Harnleiterstrikturen beim Kolon-Conduit [54]. Auffallend war lediglich die höhere Frequenz von Strikturen bei Harnleitern, die unter der Mesenterialwurzel durchgeführt worden waren (10:5).

Auch für die Rate an *Stomastenosen* finden sich in der Literatur erheblich unterschiedliche Angaben (Tab. 13-8). Sie liegen in den meisten Arbeiten zwischen 2 und 10%. Dabei sind allerdings in diesen Arbeiten lediglich die Stenosen aufgeführt, die einer operativen Revision bedurften. Die deutlich höheren Angaben in den Arbeiten von Elder et al. [24] und Hill et al. [41] beinhalten auch solche Stenosen, die durch einfache manuelle Bougierung behandelt wurden.

3.2 Kontinente Harnableitungen

3.2.1 Ureterosigmoidostomie

Die Ureterosigmoidostomie ist die älteste Form einer kontinenten Harnableitung. Erste Berichte stammen von Tuffier Ende des 19. Jahrhunderts [93]. Tatsächlich klinisch nutzbar wurde diese Technik allerdings erst mit der Einführung der antirefluxiven Implantation der Harnleiter zum Verhindern aszendierender Harnwegsinfektionen durch Coffey [16] (siehe unten). Bei der Ureterosigmoidostomie wird *keine Durchtrennung der Darmkontinuität* erforderlich. Die aufwendige Konstruktion kontinenter Nippel oder nippelloser Kontinenzmechanismen entfällt, und die Kontinenz ist ausgezeichnet, sofern eine entsprechende Selektion der Patienten erfolgt.

Umstritten ist die *Indikation* für diese Form der Harnableitung. Dies ist dadurch begründet, daß die gemeinsame Ableitung von Stuhl und Harn – vermutlich auch unter dem Einfluß von veränderten lokalen Prostaglandinspiegeln – das *Spätrisiko* eines Kolonkarzinoms im Bereich der Harnleiteranastomose signifikant erhöht [23, 30, 46]. Das Risiko steigt dabei zeitabhängig. Insbesondere bei Kindern ist dieser Aspekt bei der Wahl der geeigneten Harnableitung zu berücksichtigen. Darüber hinaus kommt es bei Kindern unter der persistierenden Azidose zu metabolischen Veränderungen mit Wachstumsstörungen. Für eine Anwendung dieser Technik z.B. bei Kindern mit Blasenekstrophie spricht demgegenüber die Tatsache, daß der M. sphincter ani, anders als konstruierte Kontinenzmechanismen, mit dem kindlichen Organismus wächst und die Kontinenz nicht durch das Wachstum kompromittiert wird.

Bei *Alterspatienten* kann die Kontinenz des M. sphincter ani beeinträchtigt sein. Aus diesem

Tabelle 13-7 Ureterointestinale Harnleiterstrikturen nach Kolon-Conduit

Autor	Jahr	Literatur-stelle	Patienten (n)	Strikturen* (%)
Kelalis	1974	[49]	12	4
Elder et al.	1979	[24]	41	22
Arap et al.	1982	[8]	65	14
Hill et al.	1983	[41]	29	9
Walz u. Hohenfellner	1984	[95]	89	6,5
Althausen et al.	1987	[5]	70	4
Husmann et al.	1989	[42]	25	14
Kristjánsson et al.	1995	[54]	20	12

* bezogen auf renale Einheiten

Tabelle 13-8 Stomastenosen nach Kolon-Conduit

Autor	Jahr	Literatur-stelle	Patienten (n)	Stomastenosen (%)
Kelalis	1974	[49]	12	0
Althausen et al.	1978	[5]	70	3*
Elder et al.	1979	[24]	41	61
Hill et al.	1983	[41]	29	34
Walz u. Hohenfellner	1984	[95]	87	10*
Husmann et al.	1989	[42]	25	8*

* operative Korrektur erforderlich

Grunde wird bei solchen Patienten meist auf eine Ureterosigmoidostomie verzichtet. Allerdings muß generell die Funktion des M. sphincter ani präoperativ durch einen Probeeinlauf mit 400 ml Kochsalzlösung geprüft werden. Dieser Einlauf sollte für mindestens eine Stunde gehalten werden.

Kontraindikationen für eine Ureterosigmoidostomie sind außerdem eine Sigmadivertikulose und eine eingeschränkte Nierenfunktion.

Technik

Das bekannteste Operationsverfahren einer Ureterosigmoidostomie ist sicherlich die *Technik nach Coffey* [16]. Dabei wurde der Harnleiter mittels einer Führungsnaht durch die Schleimhaut geführt und im Sigma verankert. Coffey war der erste, der den Harnleiter durch einen submukösen Tunnel leitete und damit einen *Refluxschutz* anstrebte. Die Implantation der Harnleiter konnte ohne Eröffnung des Sigmas erfolgen, was in einer Zeit ohne die Möglichkeiten einer antibiotischen Behandlung unabdingbar war. Wesentlicher Nachteil dieser Technik ist, daß der Harnleiter im Sigma mit nur einer Naht fixiert wird. Entzündungen und narbige Stenosierung waren häufige Komplikationen. Außerdem erfolgt die Implantation intraperitoneal, was im Falle einer Anastomoseninsuffizienz eine urinöse Peritonitis zur Folge hat.

1953 beschrieben *Goodwin et al.* eine neue Technik der Harnleiterimplantation unter Eröffnung des Kolons [32]. Dabei erfolgt eine zirkuläre Anastomose von Harnleiter- und Sigmaschleimhaut. Die Harnleiter werden durch einen langen submukösen Tunnel geführt. Das Prinzip der Implantation beruhte auf dem von Leadbetter entwickelten Konzept, das auch für die Harnleiterneueinpflanzung in der Harnblase angewendet wird [56]. Die Operation am geöffneten Kolon erlaubte die Führung der Harnleiter durch das Mesosigma und damit eine extraperitoneale Harnleiterimplantation. Diese Technik wurde in den ver-

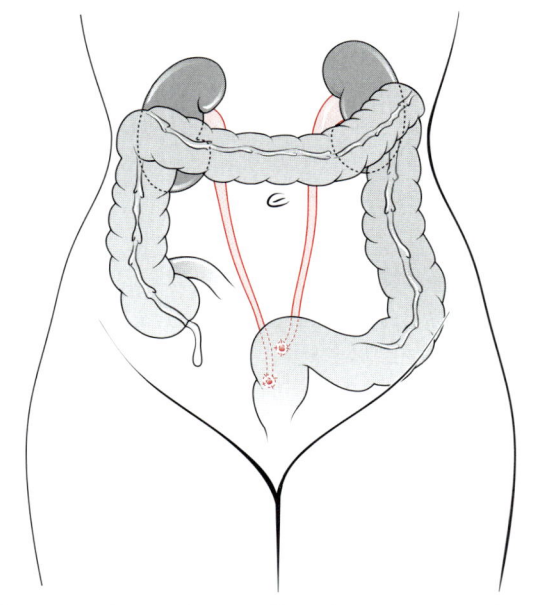

Abb. 13-4 Schematische Darstellung der Ureterosigmoidostomie nach Goodwin.

gangenen 45 Jahren weitgehend unverändert angewendet (Abb. 13-4).

In den letzten Jahren wurden mit dem *MAINZ-Pouch II* (siehe Abschnitt 3.2.2) und dem *Sigma-Rektum-Pouch* Modifikationen dieses Konzepts beschrieben, die die Nachteile der Ureterosigmoidostomie ausgleichen sollten [28, 47]. Zum einen soll der unmittelbare Kontakt zwischen Stuhl und Urin vermieden und so das Risiko eines Sigmakarzinoms vermindert werden; auch das Infektrisiko sollte damit reduziert werden. Durch die Bildung eines Sigmareservoirs soll die Kapazität des Reservoirs vergrößert werden.

Ergebnisse

Ebenso wie für die verschiedenen Formen des Conduits existieren auch für die Ureterosigmoidostomie ausreichend lange Nachbeobachtungszeiten, um eine

Tabelle 13-9 Komplikationsraten nach Ureterosigmoidostomie

Autor	Jahr	Literatur-stelle	Patienten (n)	Mittlere Nach-beobachtungs-zeit (Jahre)	Komplika-tionsrate (%)	Verschlechterung der Nierenfunktion (%)
Williams et al.	1968	[96]	57	3–15	32/51* (62)	0
Zincke u. Segura	1975	[98]	173	5–15	112** (65)	8/162 (5,2)
Spence et al.	1975	[84]	37	5–20+	19 (51)	4/37 (12)
Kälble et al.	1990	[46]	31	15	n.a.	13/50 (26)§

* Früh- und Spätkomplikationen, ** perioperative Komplikationen, § renale Einheiten

Tabelle 13-10 Harnwegsinfektionen nach Ureterosigmoidostomie

Autor	Jahr	Literatur-stelle	Patienten (n)	mittlere Nachbeobachtungszeit (Jahre)	Infektionen (n) (%)
Williams	1968	[96]	57	3–15	26 (45)
Spence	1975	[84]	54	5–20+	25* (46)
Zincke u. Segura	1975	[98]	173	5–15	45 (26)

* schwere Harnwegsinfektionen, stationäre Behandlung erforderlich

Bewertung dieser Form der Harnableitung zuzulassen [21, 33, 46, 84, 96, 98]. Auch die Ureterosigmoidostomie ist, wie fast alle Formen der supravesikalen Harnableitung, ein Eingriff mit einer beträchtlichen Morbidität (Tab. 13-9). Auffallend ist die allmähliche *Verschlechterung der Nierenfunktion* bei einem hohen Prozentsatz der Patienten. Ursache dafür dürfte die hohe Rate an *Harnwegsinfektionen* sein. Im Gegensatz zu anderen Harnableitungen, wo je nach Autor in vielen Fällen schon eine Bakteriurie als Harnwegsinfektion bewertet wird, werden bei der Ureterosigmoidostomie nur klinisch apparente *Entzündungen des oberen Harntrakts* mit Flankenschmerzen und Temperaturerhöhung registriert. Gerade bei der Ureterosigmoidostomie treten behandlungsbedürftige Harnwegsinfektionen vergleichsweise häufig auf (Tab. 13-10). Trotz einer antirefluxiven Harnleiterimplantation liegt das Risiko von Harnwegsinfektionen in der Natur des gemeinsamen Reservoirs für Stuhl und Urin.

Das Risiko einer *hyperchlorämischen Azidose* liegt bei der Ureterosigmoidostomie bei etwa 35% (Tab. 13-11). Neuere Arbeiten, die niedrigere Zahlen angeben, basieren auf der Untersuchung von Patienten, die mit Bicarbonat substituiert werden [46]. Regelmäßige Blutgasanalysen und gegebenenfalls eine orale Bicarbonatsubstitution sind daher bei dieser Harnableitung obligat.

Eine gefürchtete Spätkomplikation der Ureterosigmoidostomie ist das *Sigmakarzinom im Bereich der Harnleiter-Darm-Anastomose* [23, 30, 46]. Fünf bis zehn Prozent der Patienten entwickeln im weiteren Verlauf einen solchen Tumor. Kälble et al. berechneten für ihr Patientenkollektiv ein etwa zehnfach höheres Risiko im Vergleich zu einer Kontrollgruppe ohne Harnableitung.

3.2.2 Nichtorthotoper Blasenersatz (Pouch)

Obwohl die Heilung von der Tumorerkrankung nach wie vor erste Priorität im Rahmen der Tumorchirurgie genießt, haben die Ansprüche der Patienten bezüglich einer akzeptablen Lebensqualität auch nach großen exenterativen Eingriffen zugenommen. Veränderungen des äußeren Erscheinungsbilds oder das Tragen von Urostomiebeuteln werden von Patienten nicht mehr ohne weiteres akzeptiert. Daher wurden in den letzten 25 Jahren eine Vielzahl nichtorthotoper kontinenter Harnableitungsverfahren entwickelt. Im Gegensatz zum Mann erschien der orthotope Harnblasenersatz bei der Frau – insbesondere nach exenterativen Eingriffen wegen gynäkologischer Tumoren – als nicht möglich. Dies zum einen, da die Kompetenz des urethralen Sphinkters der Frau nach Zystektomie als nicht ausreichend erschien, um die Kontinenz nach orthotopem Blasenersatz zu gewährleisten; andererseits erfolgt die Tumorinfiltration der Harnblase durch gynäkologische Tumoren vor allem im Trigonumbereich, so daß aus Gründen der operativen Radikalität Sphinkter und Harnröhre meist nicht erhalten werden können. Daher wird heutzutage nach Exenterationen wegen gynäkologischer Tumoren der nichtorthotope Blasenersatz mit einem *katheterisierbaren Stoma* am Unterbauch oder in der Nabelgrube bevorzugt.

Technik

Bislang ist eine Vielzahl verschiedener Techniken und Modifikationen beschrieben worden. Entsprechend den dabei zugrundeliegenden Operationsprinzipien lassen sich drei verschiedene *Typen* unterscheiden:

– Ileum-Pouch (Kock-Pouch, Düsseldorfer Ileum-Pouch) [22, 52]

Tabelle 13-11 Risiko einer hyperchlorämischen Azidose nach Ureterosigmoidostomie

Autor	Jahr	Literatur-stelle	Patienten (n)	hyperchlorämische Azidose° (n) (%)
Williams et al.	1968	[96]	51	16 (31)
Spence et al.	1975	[84]	29	12 (40)*
Zincke u. Segura	1975	[98]	88	30 (35)*
Kälble et al.	1990	[46]	27	3 (11,1)**

° Reduktion des Serum-Bicarbonats, * keine routinemäßige Alkalisierung, ** routinemäßige Alkalisierung

- Ileozökal-Pouch (MAINZ-Pouch, Indiana-Pouch, Florida-Pouch) [59, 76, 91]
- Gastro-Pouch [15]

Ileum-Pouch: Der entscheidende Durchbruch gelang Kock und Mitarbeitern 1971, als sie erkannten, daß die gerichteten Kontraktionen eines nicht detubularisierten Darmsegments bei zunehmender Füllung Druckspitzen innerhalb des Reservoirs bewirken, die zu einer Inkontinenz führen [52]. Diese Beobachtung stellt das grundlegende, allen modernen Darmreservoiren gemeinsame Prinzip dar. Bei dem von Kock et al. 1982 vorgestellten Ileum-Pouch bestand das Reservoir aus einem detubularisierten Ileumsegment und war aufgrund seiner Konstruktion das erste Niederdruckreservoir [53].

Ileozökal-Pouch: Insbesondere wegen des hohen Zeitaufwands und der technisch komplizierten Ileum-Intussuszeption zur Bildung des afferenten und des efferenten Nippels anfälligen Operationstechnik wurden in den folgenden Jahren neue Formen kontinenter Reservoire beschrieben. 1985 berichteten Thüroff et al. über die Entwicklung eines Ileozökal-Pouches (**M**ixed **A**ugmentation **I**leum '**N** **Z**ökum = MAINZ-Pouch I) [27, 91, 92]. Vorteile gegenüber dem Kock-Pouch bestanden unter anderem im Fehlen eines afferenten Nippels. Die Harnleiter wurden über einen submukösen Tunnel antirefluxiv in das Zökum implantiert (Abb. 13-5). Durch die spätere Verwendung der Appendix als Kontinenzmechanismus entstand ein zuverlässiges Reservoir mit einer im Vergleich zum Kock-Pouch niedrigeren Morbidität.

Wenig später wurde von Rowland et al. eine weitere Modifikation eines Ileozökal-Pouches, der sog. *Indiana-Pouch,* beschrieben [7, 75, 76]. Von diesem Konzept existieren verschiedene Modifikationen. Bei allen Formen dient die Ileozökalklappe als Kontinenzmechanismus; das terminale Ileum wird über einem Katheter eingeengt und in den Nabel implantiert. Die Entleerung erfolgte mittels Einmalkatheterismus über das eingeengte Ileum.

Bei einer in *Düsseldorf* entwickelten *Modifikation** des Ileozökal-Pouches wird die Ileozökalklappe ebenfalls aufgehoben und die Dünndarmplatte in das Reservoir einbezogen. Die oralen 15 cm des Ileumschenkels bleiben jedoch, wie bei der von Studer et al. entwickelten Neoblase [85], tubulär. Die Implantation der Harnleiter erfolgt ohne Refluxschutz [89]. Prinzipiell wird die Appendix als Kontinenzmechanismus genutzt. Falls die Appendix nicht verwendet werden kann, wird aus dem Zökalpol ein U-förmiges Segment exzidiert, das dann zu einem engen Rohr geformt wird.

Zentrales Problem aller Pouch-Formen ist die *Bildung des kontinenten Stomas.* Eine ideale Lösung ist bislang nicht beschrieben. Den Anforderungen an ein ideales kontinentes Stoma kommen Techniken unter Verwendung der Appendix am nächsten [37]. Bei Verwendung eines Ileozökal-Pouches kann die Appendix in situ belassen werden. Sie wird im Verlauf der Taenia libera nach submukös verlagert [13, 43]. Dieses Vorgehen ist anderen Techniken vor allem in Hinblick auf die Strikturrate überlegen. Die Appendix als Kontinenzmechanismus kann aber auch im Rahmen eines Ileum-Pouches oder eines Gastro-Pouches verwendet werden [15]. Bei obliterierter Appendix oder nach Appendektomie sind eine Vielzahl anderer Möglichkeiten wie die Bildung kontinenter Nippel aus Darm bzw. der Einsatz von Harnleiter- oder Tubensegmenten beschrieben. Am weitesten verbreitet sind derzeit ein aus terminalem Ileum mit der Bauhin-Klappe als Kontinenzmechanismus gebildeter Nippel oder aber tubularisierte und verengte Segmente aus Zökum oder Dünndarm [22].

Obwohl die verschiedenen Modifikationen des Ileozökal-Pouches im Vergleich zum Kock-Pouch technisch einfacher sind, birgt die Verwendung eines Ileozökalsegments wesentliche *Nachteile.* Dazu zählen die

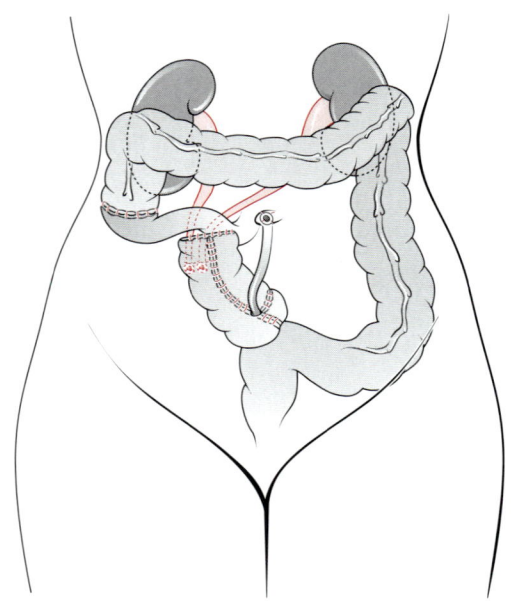

Abb. 13-5 Schematische Darstellung des MAINZ-Pouches.

---
* Schmitz-Dräger et al., unveröffentlichter Bericht

notwendige Resektion der Ileozökalklappe mit den daraus resultierenden Konsequenzen für den Gastrointestinaltrakt (z.B. Diarrhö), die höhere resorptive Kapazität des Kolons für Wasserstoff- und Chloridionen mit der Folge metabolischer Störungen sowie der Verlust des für die Vitamin-B_{12}-Resorption und die Aufnahme der fettlöslichen Vitamine A, D, E und K notwendigen terminalen Ileumabschnitts. Diese Probleme haben die Suche nach einem einfachen und zuverlässigen Pouch, z.B. aus präterminalem Ileum, stimuliert.

Gastro-Pouch: Mit dem Gastro-Pouch bestehen derzeit lediglich sehr begrenzte Erfahrungen, so daß eine Würdigung dieser Technik nicht möglich ist [15].

Voraussetzungen

Der kontinente Pouch ist zweifellos die komplexeste und anfälligste Form einer Harnableitung. Die Voraussetzungen für eine solche Operation variieren in Abhängigkeit von der gewählten Technik. So müssen gastrointestinale Erkrankungen (z.B. Morbus Crohn oder Colitis ulcerosa) und Voroperationen ebenso berücksichtigt werden wie die Funktion von Leber und Nieren. Dem guten funktionellen und kosmetischen Ergebnis steht auch heute noch eine relativ hohe Komplikationsrate mit Reoperationen bei bis zu einem Drittel der Patientinnen gegenüber [65, 75, 79, 82]. Daher sollten derartige Verfahren generell *auf Patienten mit einer günstigen Prognose beschränkt* bleiben.

Mehrere retrospektive Untersuchungen haben sich mit der Frage nach dem *Einfluß einer vorangegangenen Strahlentherapie* auf die Komplikationsrate bei kontinenter Harnableitung beschäftigt [1, 36, 62]. In allen drei Analysen waren die Komplikationsraten bei Patienten mit oder ohne vorangegangene Strahlentherapie vergleichbar.

Prinzipiell sind seitens der Patientin eine hohe *Motivation* und *Compliance* erforderlich. Darüber hinaus müssen die manuellen Voraussetzungen für die *Durchführung eines sterilen Einmalkatheterismus* vorliegen (cave: Patientinnen mit funktionellen Einbußen an einem oder beiden Armen). Auch das *soziale Umfeld* muß bei der Indikation berücksichtigt werden. Bei ausländischen Patientinnen muß geprüft werden, ob am Heimatort eine adäquate Nachsorge gewährleistet ist.

Ergebnisse

Wesentliche Faktoren, die die Ergebnisse und Komplikationen nach Harnableitung beeinflussen, sind einerseits die technische Komplexität des Verfahrens und andererseits die Erfahrung des Operateurs. So sank die Rate an Frühkomplikationen in der Serie von Skinner et al. von 24 % bei den ersten 50 Eingriffen auf 15 % bei den folgenden 200 Kock-Pouch-Operationen [82].

Naturgemäß ist der Vergleich zwischen den verschiedenen Harnableitungen auf der Grundlage der vorliegenden Literatur unmöglich, da bereits der *Begriff der Komplikation* verschieden gefaßt ist. So wird in einigen Serien bereits ein verlängerter Urinaustritt über Drainagen als Komplikation gewertet [82], während in anderen Berichten nur Komplikationen aufgeführt sind, die einer operativen Korrektur bedurften [79]. Auch der *Begriff der Kontinenz* ist in der Literatur unterschiedlich definiert. So wird in einigen Arbeiten erst eine mäßiggradige Streßinkontinenz registriert, während andere Autoren bereits die geplante nächtliche Miktion als Inkontinenz bewerten [88]. In einigen Arbeiten wird die Kontinenzrate nach operativer Korrektur durch eine Sphinkterprothese angegeben [79]. Selektion und die retrospektive Form fast aller Untersuchungen erschweren eine vergleichende Analyse darüber hinaus. Selbst die wenigen Studien, die verschiedene Harnableitungsverfahren direkt miteinander vergleichen, sind nur begrenzt informativ, da es sich, bis auf eine Ausnahme, nicht um randomisierte Untersuchungen handelt und somit auch hier eine Patientenselektion vermutet werden muß.

Schreiter und Noll 1989 verglichen die von ihnen beschriebene Ileum-Neoblase (S-Blase) mit dem Kock-Pouch [79]. Die durch die Harnableitung bedingte Komplikationsrate lag für den Kock-Pouch mit 23,9% fast viermal so hoch wie für die S-Blase (6,3%). Die Reoperationsrate betrug für den Kock-Pouch 39%. Dabei waren mehr als 70% aller Reoperationen auf Probleme mit dem kontinenten Nippel und dem Stoma zurückzuführen. Ähnliche Beobachtungen machten Lieskovsky et al., in deren Serie 74 von 85 Revisionen (87%) wegen Komplikationen am efferenten Nippel erforderlich wurden [58]. Ahlering et al. berichten in einer vergleichenden Analyse ebenfalls über eine deutlich höhere Rate von stationären Wiederaufnahmen und Reoperationen nach Anlage eines Kock-Pouches im Vergleich zu Indiana-Pouch und Ileum-Conduit [2].

Durch den Verzicht auf den efferenten Nippel konnte bei den neueren Pouch-Formen, wie dem Ileozökal-Pouch (MAINZ-Pouch, Indiana-Pouch, Florida-Pouch) oder dem in Düsseldorf entwickelten Ileum-Pouch die *Reoperationsrate* gesenkt werden. Trotzdem handelt es sich nach wie vor um technisch aufwendige Konzepte mit Reoperationsfrequenzen zwischen 25 und 35 % [10, 65, 75].

Der Einfluß einer kontinenten Harnableitung auf die *Nierenfunktion* ist bislang kaum systematisch untersucht. In einer prospektiv-randomisierten Studie verglichen Kristjánsson et al. die Nierenfunktion bei

56 Patienten nach Anlage eines Ileum-Conduits, eines Kolon-Conduits oder eines Zökal-Pouches [54]. Die Nachuntersuchungen der Nierenfunktion erfolgten durch prä- und postoperative Isotopennephrogramme. Nach einer mittleren Beobachtungszeit von 10,2 Jahren (36–198 Monate) fand sich ein Funktionsverlust zwischen 15 und 23%, ohne daß ein signifikanter Unterschied zwischen den drei Gruppen bestand. Die Rate an uretero-intestinalen Anastomosenstrikturen betrug 14% und verteilte sich gleichmäßig auf die drei Harnableitungsformen. Kristjánsson et al. folgern daraus, daß der durch die kontinente Harnableitung gewonnene Komfort nicht zu Lasten der Nierenfunktion geht.

Andere Komplikationen wie *metabolische Veränderungen* im Sinne einer hyperchlorämischen Azidose oder die Malabsorption von Vitamin B_{12} oder der fettlöslichen Vitamine hängen von der gewählten Technik und der Länge des verwendeten Darmsegments ab. So ist die Verwendung von bis zu 60 cm präterminalem Ileum in der Regel ohne gravierende metabolische Veränderungen möglich [88]. Demgegenüber sind vor allem die Resektion von terminalem Ileum und Colon ascendens (einschließlich Ileozökalklappe) oder von langen Ileumsegmenten (über 100 cm) mit einem höheren Risiko sowohl einer hyperchlorämischen Azidose als auch der Malabsorption von Vitamin B_{12} korreliert. Bei allen Harnableitungsformen unter Verwendung von Dickdarm ist mit einer hyperchlorämischen Azidose zu rechnen. In einer vergleichenden Untersuchung zwischen Patientinnen mit Conduit und einem Ileozökal-Pouch war der Serum-Chloridwert bei den Patienten mit der kontinenten Harnableitung signifikant erhöht [18].

Nach einer mittleren Nachbeobachtung von 15 Jahren (Conduit) und neun Jahren (Pouch) fand sich nur bei 15 bzw. 10% der Patienten ein erniedrigter *Vitamin-B_{12}-Spiegel*. Eine vorausgegangene Strahlentherapie scheint mit einer Einschränkung der Vitamin-B_{12}-Resorption in Zusammenhang zu stehen [44].

Auch die *Kontinenz* hängt von der *Art der Harnableitung* ab. Zwei Faktoren spielen dabei eine wesentliche Rolle: einerseits der gewählte Kontinenzmechanismus und andererseits der innerhalb des Reservoirs bestehende Druck. Dabei ist die vollständige Detubularisierung von entscheidender Bedeutung. Aus den obengenannten Gründen ist ein Vergleich von Literaturangaben in Hinblick auf die Kontinenz eines Pouches problematisch. Eine absolute Kontinenz dürfte nur bei einem kleinen Teil der Patienten zustande kommen. Allerdings liegt die Rate der Patienten, die unter normalen Umständen (täglich drei bis fünf, nächtlich eine bis zwei Entleerungen) lediglich tropfenweise Urin verlieren, bei über 90% [37, 65, 75, 79].

Zusammenfassend läßt sich feststellen, daß unter entsprechenden Voraussetzungen die kontinente Harnableitung einen Standard darstellt, der heutzutage den Patienten angeboten werden muß. Obwohl Langzeiterfahrungen über mehrere Jahrzehnte noch ausstehen, stellt sie in bestimmten Situationen eine Alternative zum Ileum-Conduit dar. Nicht abgeschlossen ist bislang die Suche nach der optimalen Form der kontinenten Harnableitung. Der Kock-Pouch hat sich als zu kompliziert und anfällig erwiesen und wird daher nur noch an wenigen Institutionen angeboten. Der Ileozökal-Pouch existiert in zahllosen Modifikationen und ist die derzeit am häufigsten verwendete kontinente Harnableitung. Wegen einer Reihe von Nachteilen stellt der Ileozökal-Pouch jedoch sicherlich nicht das Ende der von Kock und Leisinger angestoßenen Entwicklung dar [52, 57].

3.2.3 Orthotoper Blasenersatz (Neoblase)

Die einer idealen Harnableitung am nächsten kommende Form ist zweifelsfrei der orthotope Blasenersatz, die Neoblase, die eine Miktion per viam naturalis erlaubt (Tab. 13-12). Mit Ausnahme des Kontinenzmechanismus, der hier durch den M. sphincter ani externus gebildet wird, bestehen generell dieselben technischen Probleme wie bei der Herstellung eines Pou-

Tabelle 13-12 Komplikationsraten nach kontinentem orthotopem Blasenersatz

Komplikation (%)	Ileum-Neoblase (n = 211) (Hautmann et al. [39]) (n)	(%)	Kock-Neoblase (n = 266) (Elmajian et al. [25]) (n)	(%)
Steine	0		9	(3,4)
Stenose am zuführenden Nippel	n.z.		6	(2,3)
Uretero-Intestinale Anastomosenstriktur	8	(3,6)	5	(1,9)
Prolaps des afferenten Nippels	n.z.		2	(0,8)
Harnröhrenstriktur (einschl. urethro-intestinale Anastomose)	19	(9)	2	(0,8)
Fistel	3	(1,5)	0	
Nephrektomie	2	(1)	0	

n.z. = nicht zutreffend; * nur auf die Harnableitung bezogene Komplikationen, die eine Reoperation erforderlich machten ches. Dies zeigt sich auch darin, daß für verschiedene Pouch-Techniken auch die Anwendung als Neoblase beschrieben ist [25, 29, 91]. Auch wenn die Verwendung von Ileozökum möglich ist und von verschiedenen Autoren beschrieben wurde, hat sich der Blasenersatz aus Ileum in den letzten Jahren durchgesetzt.

Technik

Generell können alle Pouch-Formen unter Verzicht auf den Kontinenzmechanismus mit der Harnröhre anastomosiert werden. Insbesondere bei komplexen Konstruktionen, wie beim Kock-Pouch, liegt die Reoperationsrate als Neoblase (d.h. wenn der Pouch als orthotoper Blasenersatz verwendet wird) deutlich niedriger als bei der nichtorthotopen Form [25]. Am häufigsten verwendet werden derzeit primär als orthotoper Blasenersatz entwickelte Reservoirs aus Ileum (z.B. Ulmer-Neoblase, Berner-Neoblase, Ileum-Neoblase nach Melchior) [38, 63, 85].

Bei der *Ulmer-Neoblase* wird ein 50 bis 60 cm langes Segment aus dem präterminalen Ileum W-förmig aneinandergelegt und zu einer Platte vereinigt [38]. Obwohl anschließend zirkulär verschlossen, wird eine Detubularisierung durch die W-förmige Anordnung des Darmes erreicht. Die Harnleiter werden nach der von Le Duc et al. beschriebenen Technik implantiert [55]. An der tiefsten Stelle wird die urethro-intestinale Anastomose angelegt (Abb. 13-6). Der Vorteil dieser Technik besteht darin, daß diese Anordnung einer Kugelform relativ nahe kommt. Um ein 300 bis 500 ml Volumen fassendes Reservoir zu erhalten, ist damit ein kürzeres Darmsegment erforderlich als bei anderen Techniken.

Bei der von Studer et al. entwickelten *Berner-Neoblase* werden 50 bis 60 cm präterminales Ileum ausgeschaltet und zunächst J-förmig aneinandergelegt [85, 87]. Der ca. 15 cm lange orale Ileumschenkel wird tubulär belassen und für die Implantation der Harnleiter verwendet. Die aboralen U-förmig liegenden 40 cm werden zu einer Platte vereinigt und anschließend der kaudale Pol des U nach kranial geschlagen. Das so gebildete Reservoir wird nach unten rotiert und mit der Harnröhre anastomosiert (Abb. 13-7). Aufgrund der gerichteten Peristaltik im tubulären Darmsegment kann offensichtlich auf eine antirefluxive Implantation der Harnleiter verzichtet werden, wie Studer et al. in einer prospektiv-randomisierten Untersuchung zeigen konnten [86]. *Vorteile* der Berner-Neoblase bestehen darin, daß aufgrund der Anordnung die Harnröhrenanastomose einfacher erfolgen kann. Darüber hinaus kann diese Technik auch dann verwendet werden, wenn größere Teile der distalen Harnleiter infolge von Tumorbefall oder Vorbestrahlung nicht genutzt werden können. Die einfache Form der Implantation minimiert das Risiko einer Striktur im Anastomosenbereich.

Voraussetzungen

Bislang bestehen bei Frauen nur geringe Erfahrungen mit einem orthotopen Blasenersatz [9, 25, 50, 79].

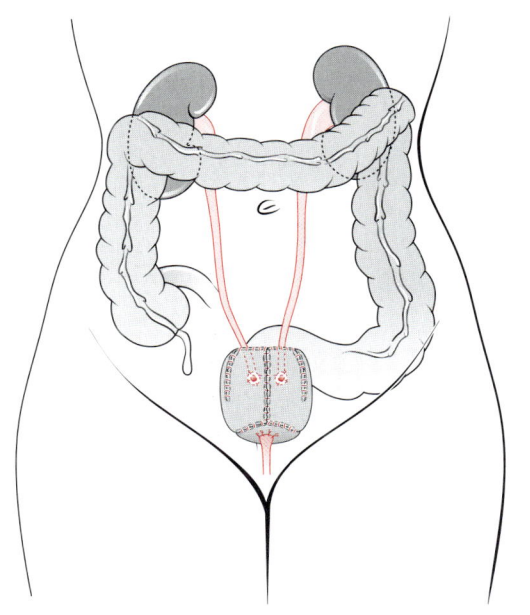

Abb. 13-6 Schematische Darstellung der Ulmer Neoblase.

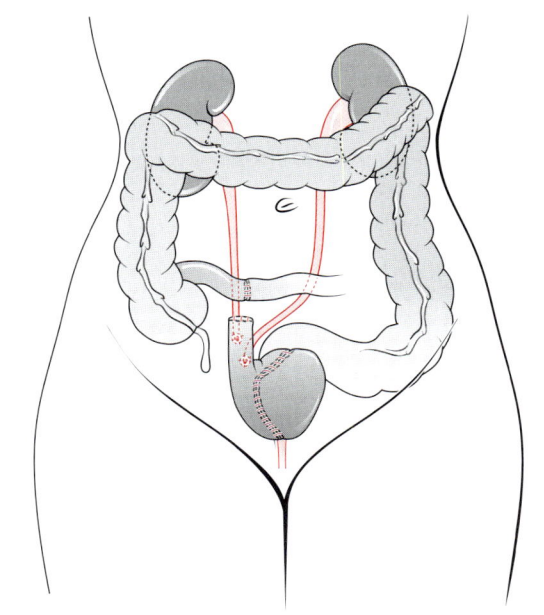

Abb. 13-7 Schematische Darstellung der Berner Neoblase.

Dies ist nicht nur darin begründet, daß die Kompetenz der weiblichen Harnröhre nach Resektion des Blasenhalses für die Sicherung der Harnkontinenz lange Zeit als nicht ausreichend erschien. Die erforderliche Radikalität eines tumorchirurgischen Eingriffs erfordert zudem in vielen Fällen die Resektion der weiblichen Harnröhre. Als eine weitere, zumindest relative *Kontraindikation* muß eine extensive vorangegangene oder postoperativ geplante Strahlentherapie betrachtet werden. Aus diesen Gründen ist ein orthotoper Blasenersatz im Rahmen gynäkologisch-urologischer Operationen nur selten möglich.

Erfahrungen verschiedener Autoren zeigen darüber hinaus, daß *präoperativ neurogene Blasenentleerungsstörungen ausgeschlossen* werden müssen [25, 79]. Aus diesem Grunde dürften auch insbesondere Frauen, bei denen eine Harnableitung wegen Fehlbildungen des unteren Harntrakts notwendig wird, nur selten für einen orthotopen Blasenersatz in Frage kommen [79].

Ergebnisse

Ohne daß die Datenlage eine abschließende Bewertung erlaubt, kann davon ausgegangen werden, daß sich die bei Männern gemachten Erfahrungen prinzipiell auf Frauen übertragen lassen. In einer retrospektiven Analyse bei 211 männlichen Patienten, die eine Ulmer Neoblase erhielten, berichteten Hautmann et al. über eine Reoperationsrate von insgesamt 23% wegen perioperativer oder später aufgetretener Komplikationen [39]. Zusätzlich waren perkutane Eingiffe bei weiteren 9% der Patienten erforderlich. Auch in der großen Serie von Elmajian et al. war eine Reoperation ausschließlich wegen Spätkomplikationen in Zusammenhang mit der Harnableitung bei etwa 10% der Patienten erforderlich [25] (Tab. 13-12).

Wie bereits oben ausgeführt, sind Angaben über die Häufigkeit und das Ausmaß einer Harnkontinenz anhand der vorliegenden Literatur nur schwer zu bewerten. Eine Verbesserung der Kontinenz kann auch noch Jahre nach der Operation zustande kommen. Eine gute oder zufriedenstellende Kontinenz, die als völlige Kontinenz oder das Tragen von maximal einer Vorlage pro Tag definiert wurde, scheint nach einem Jahr bei 80 bei 86% der Patienten vorzuliegen. In einigen Fällen kann es zu einer Blasenentleerungsstörung kommen, die einen intermittierenden sterilen Einmalkatheterismus erforderlich macht. In der Serie von Hautmann et al. war dies bei 3,6% der Patienten der Fall, bei Frauen könnte diese Rate jedoch auch höher liegen [39]. So benötigten zwei von 13 Frauen (15%) in der Studie von Elmajian et al. einen Einmalkatheterismus [25]; eine weitere (8%) war inkontinent. Blasenentleerungsstörungen nach orthotopem Blasenersatz bei der Frau wurden auch von Schreiter und Noll [79] und Bejany und Politano [9] berichtet. Bejany und Politano vermuten aufgrund ihrer Erfahrungen, daß das Belassen des Blasenhalses für die Störung der Blasenentleerung verantwortlich ist [9].

4 Nachsorge nach Harnableitung

Bei komplexen plastisch-rekonstruktiven Operationen wie der suprapubischen Harnableitung hängt das Ergebnis wesentlich von einer qualifizierten und konsequenten Nachsorge ab. Die Nachsorge nach einer supravesikalen Harnableitung läßt sich gliedern in allgemeine Untersuchungen und spezielle Untersuchungen, die in Abhängigkeit von der Art der Harnableitung notwendig werden.

Zu den *allgemeinen Nachsorgemaßnahmen* zählen der Ausschluß von Harnwegsinfektionen, die Untersuchung des oberen Harntrakts zur Beurteilung einer Erweiterung des Hohlsystems, die Prüfung der Nierenfunktion und der Ausschluß einer durch die Harnableitung bedingten metabolischen Azidose.

Rezidivierende Harnwegsinfektionen sind die wichtigste Ursache für den allmählichen Funktionsverlust der Nieren nach einer supravesikalen Harnableitung. Das Ziel der Nachsorge besteht darin, klinisch relevante Infekte zu erkennen und gegebenenfalls zu behandeln. Abgegrenzt werden muß die asymptomatische, nicht behandlungsbedürftige Bakteriurie. Verschiedene Untersuchungen haben gezeigt, daß bei 70 bis 100% aller Patientinnen mit einem Conduit oder einem Reservoir, das mittels Einmalkatheterismus entleert wird, eine solche Bakteriurie mit meist wechselnden Keimen vorliegt [4, 66, 79, 82]. Eine antibiotische Behandlung ist jedoch nur bei Vorliegen einer Symptomatik im Sinne einer Nierenbeckenentzündung erforderlich. In Zweifelsfällen kann die Bestimmung des C-reaktiven Proteins hilfreich sein [4]. Im Gegensatz dazu tritt eine Bakteriurie bei Patienten mit orthotopem Blasenersatz nur selten auf [79].

Die *Kontrolle der Nierenfunktion* ist das zentrale Anliegen einer Nachsorge nach supravesikaler Harnableitung. Die ausschließliche Untersuchung von Serum-Creatinin und Harnstoff ist nicht ausreichend empfindlich. Das Anfertigen eines Isotopennephrogramms in regelmäßigen Abständen abhängig vom Verlauf ist derzeit als Standard akzeptiert. Zwischenzeitliche sonographische Kontrollen zum Ausschluß einer zunehmenden Dilatation des Nierenbeckenkelchsystems ergänzen die Nachsorge des oberen Harntrakts. Unbedingt zu berücksichtigen ist, daß die Durchführung von Sonographie und Isotopennephrogramm bei Patienten mit einer kontinenten Harnableitung stets nach Entleerung des Reservoirs erfolgen muß. Angesichts der Tatsache, daß Harnleiterstrikturen unter Umständen erst Jahre nach Operation der Harnableitung auftreten können und nur eine rechtzeitige operative Korrektur die Nierenfunktion erhalten kann, erscheint eine *zeitliche Befristung der Nachsorge nicht möglich* ([54], eigene Beobachtungen).

Die *Bildung von Steinen* in Conduit oder kontinentem Reservoir ist vor allem dann möglich, wenn zur Bildung der Harnableitung nichtresorbierbare Stapler-Materialien verwendet wurden, die in Kontakt mit dem Urin stehen. Bei diesen Patienten sind regelmäßige sonographische Untersuchungen erforderlich.

Eine *hyperchlorämische Azidose* unterschiedlichen Ausmaßes kann bei allen Formen einer supravesikalen Harnableitung vorkommen [51] (siehe auch die Tab. 13-5 und 13-11). Insbesondere betroffen sind Patienten mit eingeschränkter Nierenfunktion, bei denen entsprechend engere Kontrollen erforderlich sind. Darüber hinaus stellt die Verwendung langer Ileumsegmente oder von Dickdarmanteilen eine Prädisposition dar. Im Rahmen der Nachsorge sind Blutgasanalysen mit Bestimmung von pH-Wert, Basenexzeß und Bicarbonat sowie der Serum-Elektrolyte notwendig. Gegebenenfalls erfolgt eine orale Substitution von Bicarbonat (z.B. mit Nephrotrans® oder Kaiser's Natron®).

Da es nach Verbrauch der Bicarbonatreserve zur Neutralisierung der Azidose zu einer Mobilisierung von Calciumphosphat aus dem Skelett kommt, besteht bei schlecht kompensierter Azidose das Risiko einer *Demineralisierung der Knochen* mit konsekutiver Osteoporose. Der Effekt verschiedener Harnableitungen auf den Mineralstoffwechsel des Skelettsystems scheint jedoch klinisch nicht relevant zu werden, solange eine vorliegende metabolische Azidose durch orale Bicarbonatgabe kompensiert wird [19, 48]. Die Bestimmung von *Vitamin B_{12}* und *Folsäure* im Serum kann auf die Patientinnen beschränkt bleiben, bei denen lange Ileumsegmente (über 80–100 cm) oder terminales Ileum und Zökum zur Harnableitung verwendet wurden [88].

Zum Ausschluß einer Entleerungsstörung der Neoblase – in der Regel durch eine Striktur an der urethrointestinalen Anastomose bedingt – sind nach orthotopem Blasenersatz *regelmäßige Restharnbestimmungen* notwendig. Beim Conduit kann es im Bereich des Durchtritts durch die Faszie oder im Bereich des Stomas zu einer Enge kommen. Hier ist eine regelmäßige *Bougierung des Stomas,* z.B. mit dem Zeigefinger, notwendig.

Die *enge Kooperation mit dem Stomatherapeuten* hat sich in der Nachsorge von Patienten vor allem mit einer nichtorthotopen Harnableitung überaus bewährt. Auf diese Weise kann die Akzeptanz der Harnableitung verbessert und einer Reihe von vermeidbaren Spätkomplikationen vorgebeugt werden.

Tumoren in einem zur Harnableitung verwendeten Darmsegment sind in einer Reihe von Kasuistiken beschrieben [68, 90]. Da systematische Untersuchungen an entsprechend großen Patientenkollektiven bislang nicht vorliegen, läßt sich das tatsächliche Risiko für die meisten Harnableitungen derzeit nicht abschätzen. Ausnahme ist die *Ureterosigmoidostomie,* bei der regelmäßig eine erhöhte Inzidenz von Dickdarmkarzinomen beobachtet wurde [23, 30, 46, 83]. Das Risiko steigt im Verhältnis zur Normalbevölkerung ab etwa fünf Jahre nach dem Eingriff. Ab diesem Zeitpunkt werden für Patienten mit einer Ureterosigmoidostomie jährliche endoskopische Untersuchungen von Rektum und Sigma gefordert.

5 Ausblick

Supravesikale Harnableitungen haben in den vergangenen 20 Jahren eine fulminante Entwicklung durchgemacht. Sie basiert in erster Linie auf systematischen pathologisch-anatomischen Untersuchungen, neuem und verbessertem Nahtmaterial, der Entwicklung neuer und potenter Antibiotika und den nicht zuletzt deswegen verbesserten Möglichkeiten einer postoperativen Betreuung. Unter diesen Voraussetzungen war die Entwicklung komplizierter Harnableitungen erst möglich. Dadurch wurden aber auch neue Ansprüche auf ein zunehmend normales Leben auch mit einer Harnableitung geweckt. Die Akzeptanz externer Stomabeutel hat in den letzten Jahren deutlich abgenommen. Gerade junge Frauen, bei denen eine Harnableitung geplant ist, äußern den Wunsch nach einer normalen Vita sexualis postoperativ und nach der Möglichkeit einer (normalen) Schwangerschaft auch mit Harnableitung.

Die modernen Formen der kontinenten Harnableitung tragen diesen Anforderungen in zunehmendem Maße Rechnung. Auch wenn ein orthotoper Blasenersatz nur bei einem Teil der Patientinnen technisch möglich ist, stellen kontinente Pouches eine gute Alternative dar. Die erste Mitteilung über Schwangerschaft und Entbindung bei Patientinnen nach Harnableitung stammt von Greenberg et al. 1981 [34]. Erst nach 1988 finden sich Berichte über Entbindungen bei Patientinnen mit kontinenter Harnableitung [3, 6, 50, 67, 94]. Auch wenn diese Berichte zunächst nur Kasuistiken sind, zeigt sich, daß die Möglichkeit einer Schwangerschaft nach Harnableitung generell besteht.

In gleicher Weise ist auch die Entwicklung bei der Operation älterer Patienten zu sehen. Zingg et al. [99] und Zincke et al. [97] haben bereits auf die Möglichkeiten exenterativer Operationen mit Harnableitung auch bei älteren Patienten verwiesen. Bei der Anlage kontinenter Harnableitungen sind jedoch strenge Maßstäbe anzulegen. Die aktuelle physische und psychische Verfassung der Patienten müssen bei der Entscheidung für die optimale Harnableitung ebenso Berücksichtigung finden wie die Lebenserwartung und künftige körperliche und geistige Entwicklung in den folgenden Jahren.

Auch wenn die Verwendung von präterminalem Ileum zur Konstruktion von Pouch oder Neoblase weitgehend problemlos möglich ist und das am besten geeignete autologe Material darstellt, sind die resorptiven und sekretorischen Leistungen des Darmepithels störend und für einen Teil der Komplikationen verantwortlich. Tanagho et al. bemühen sich daher seit einigen Jahren um die Entwicklung eines *Blasenersatzes aus azellulärer Matrix* [70]. Dabei sollen aus einer allogenen Blasenwand die als Antigen wirkenden Zellen ausgelöst und die azelluläre Matrix als Ausgangsmaterial eines Blasenersatzes transplantiert werden. Erste Ergebnisse im Tiermodell sind außerordentlich vielversprechend. Andere Arbeitsgruppen untersuchen die Möglichkeiten eines *vollsynthetischen Blasenersatzes* [35].

Bei allem Fortschritt zeigt der Einsatz einer unübersehbaren Anzahl von kontinenten Harnableitungsformen und Modifikationen, daß eine ideale Lösung des Problems noch nicht gefunden ist. Die unzureichende Evaluierung der verschiedenen Formen, das retrospektive Design der Untersuchungen, die unterschiedliche Erfahrung der Operateure, eine Patientenselektion und das Fehlen von Standards bei der Definition von Ergebnissen und Komplikationen lassen Vergleiche nicht zu. Somit bedeutet die ständige Entwicklung scheinbar neuer Varianten nicht zwangsläufig einen Fortschritt. Wie für alle plastisch-rekonstruktiven Eingriffe sind daher im Sinne der Patientin auch für Harnableitungsoperationen zwingend prospektiv-randomisierte Untersuchungen erforderlich, um unter den verfügbaren Varianten die derzeit optimalen Verfahren identifizieren zu können.

Literatur

1. Ahlering, T. E., A. Kanellos, S. D. Boyd, G. Lieskovsky, D. G. Skinner, L. Bernstein: A comparative study of perioperative complications with Kock pouch urinary diversion in highly irradiated versus nonirradiated patients. J. Urol. 139 (1988) 1202.
2. Ahlering, T. E., A. C. Weinberg, B. Razor: A comparative study of the ileal conduit, Kock pouch and modified Indiana pouch. J. Urol. 142 (1989) 1193.
3. Akerlund, S., H. Bokstrom, O. Jonsson et al.: Pregnancy and delivery in patients with urinary diversion through the continent ileal reservoir. Surg. Gynec. Obstet. 173 (1991) 350.
4. Akerlund, S., M. Campanello, B. Kaijser, O. Jonsson: Bacteriuria in patients with a continent ileal reservoir for urinary diversion does not regulary require antibiotic treatment. Brit. J. Urol. 74 (1994) 177.
5. Althausen, A. F., K. Hagen-Cook, W. H. Hendren III: Nonrefluxing colon conduit: experience with 70 cases. J. Urol. 120 (1978) 35.
6. Anastasiadis, A. A., H. G. Schnürch, T. Ebert, S. M. Miller, R. Ackermann, B. J. Schmitz-Dräger: Schwangerschaft und Geburt bei Frauen mit kontinenter supravesikaler Harnableitung. Eingereicht zur Publikation.
7. Arai, Y., M. Kawakita, T. Terachi et al.: Long-term follow-up of the Kock and Indiana pouch procedures. J. Urol. 150 (1993) 51.
8. Arap, S., A. M. Giron, E. G. Abrao, A. I. Mitre, G. M. de Goes: Nonrefluxing colonic conduit. Europ. Urol. 8 (1982) 196.
9. Bejany, D. E., V. A. Politano: Ileocolic neobladder in the woman with interstitial cystitis and a small contracted bladder. J. Urol. 153 (1995) 42.
10. Benson, M. C., K. M. Slawin, M. H. Wechsler, C. A. Olsson: Analysis of continent versus standard urinary diversion. Brit. J. Urol. 69 (1992) 156.
11. Boyd, S. D., E. Skinner, G. Lieskovsky, D. G. Skinner: Continent and orthotopic urinary diversion following radical cystectomy. Surg. Oncol. Clin. N. Amer. 4 (1995) 277.
12. Bricker, E. M.: Bladder substitution after pelvic evisceration. Surg. Clin. N. Amer. 30 (1950) 1511.
13. Bürger, R., R. Wammack, M. Fisch, S. C. Müller, R. Hohenfellner: The appendix as a continence mechanism. Europ. Urol. 22 (1992) 255.
14. Cass, A. S., M. Luxenberg, P. Gleich, C. F. Johnson: A 22-year follow up of ileal conduits in children with a neurogenic bladder. J. Urol. 132 (1984) 529.
15. Close, C. E., M. E. Mitchell: Continent gastric tube: new techniques and long-term follow-up. J. Urol. 157 (1997) 51.
16. Coffey, R. C.: Physiologic implantation of the severed ureter or the common bile-duct into the intestine. J. Amer. Med. Ass. 56 (1911) 397.
17. Dagen, J. E., E. J. Sanford, T. J. Rohner jr.: Complications of the non-refluxing colon conduit. J. Urol. 123 (1980) 585.
18. Davidsson, T., B. Lindergard, W. Mansson: Long-term metabolic and nutritional effects of urinary diversion. Urology 46 (1995) 804.
19. Davidsson, T., B. Lindergard, K. Obrant, W. Mansson: Long-term metabolic effects or urinary diversion on skeletal bone: histomorphometric and mineralogic analysis. Urology 46 (1995) 328.
20. Delgado, G. E., E. C. Muecke: Evaluation of 80 cases of ileal conduits in children: indications, complication and results. J. Urol. 109 (1973) 311.
21. Duckett, J. W., J. M. Gazak: Complications of ureterosigmoidostomy. Urol. Clin. N. Amer. 10 (1983) 473.
22. Ebert, T., B. J. Schmitz-Dräger, S. M. Miller, H. G. Schnürch, R. Ackermann: The continent ileum pouch. Eingereicht zur Publikation.
23. Eckstein, H. B., A. L. Heath: Langzeitergebnisse nach Harnableitung mittels Ileum-Conduit bei Kindern. Akt. Urol. 15 (1984) 241.
24. Elder, D. D., C. U. Moisey, R. W. Rees: A long-term follow-up of the colonic conduit operation in children. Brit. J. Urol. 51 (1979) 462.
25. Elmajian, D. A., J. P. Stein, D. G. Skinner: Orthotopic urinary diversion: the Kock ileal neobladder. World J. Urol. 14 (1996) 40.
26. Emmott, D., M. J. Noble, W. K. Mebust: A comparison of end versus loop stomas for ileal conduit urinary diversion. J. Urol. 133 (1985) 588.
27. Fisch, M., R. Wammack, R. Hohenfellner: Seven years' experience with the Mainz pouch procedure. Arch. Esp. Urol. 45 (1992) 175.
28. Fisch, M., R. Wammack, S. C. Müller, R. Hohenfellner: The Mainz Pouch II. Europ. Urol. 25 (1994) 7.
29. Ghoneim, M. A., N. G. Kock, G. Lycke, A. B. S. El-Din: An application-free, sphincter-controlled bladder substitute: The urethral Kock pouch. J. Urol. 138 (1987) 1150.
30. Gittes, R. F.: Carcinogenesis in ureterosigmoidostomy. Urol. Clin. N. Amer. 13 (1986) 201.
31. Golimbu, M., P. Morales: Jejunal conduits: technique and complications. J. Urol. 113 (1975) 671.
32. Goodwin, W. E., A. P. Harris, J. J. Kaufman, J. M. Beal: Open transcolonic ureterointestinal anastomosis: a new approach. Surg. Gynec. Obstet. 97 (1953) 295.
33. Goodwin, W. E., P. T. Scardino: Ureterosigmoidostomy. J. Urol. 117 (1977) 169.
34. Greenberg, R. E., D. E. Vaughan, W. R. Pitts: Normal pregnancy and delivery after ileal conduit urinary diversion. J. Urol. 125 (1981) 172.
35. Gürpinar, T., D. P. Griffiths: The prosthetic bladder. World J. Urol. 14 (1996) 47.
36. Hartenbach, E. M., A. K. Saltzman, J. R. Carter et al.: Nonsurgical management strategies for the functional complications of ileocolonic continent urinary reservoirs. Gynec. Oncol. 59 (1995) 358.
37. Hasan, S. T., C. Marshall, D. E. Neal: Continent urinary diversion using the Mitrofanoff principle. Brit. J. Urol. 74 (1994) 454.
38. Hautmann, R. E., G. Egghart, D. Frohneberg, K. Miller: The ileal neobladder. J. Urol. 139 (1988) 39.
39. Hautmann, R. E., K. Miller, U. Steiner, U. Wenderoth: The ileal neobladder: 6 years of experience with more than 200 patients. J. Urol. 150 (1993) 40.
40. Hendren, W. H.: Nonrefluxing colon conduit for temporary or permanent urinary diversion in children. J. pediat. Surg. 10 (1975) 381.
41. Hill, J. T., P. G. Ransley: The colonic conduit: a better method of urinary diversion? Brit. J. Urol. 55 (1983) 629.
42. Husmann, D. A., G. A. McLorie, B. M. Churchill: Nonrefluxing colonic conduits: a long-term life-table analysis. J. Urol. 142 (1989) 1201.
43. Issa, M. M., J. E. Oesterling, D. A. Canning, R. D. Jeffs: A new technique of using the in situ appendix as a catheterizable stoma in continent urinary reservoirs. J. Urol. 141 (1989) 1385.
44. Jahnson, S., J. Pedersen: Cystectomy and urinary diversion during twenty years: complications and metabolic implications. Europ. Urol. 24 (1993) 343.
45. Johnson, D. E., S. M. Lamy: Complications of single stage radical cystectomy and ileal conduit diversion: review of 214 cases. J. Urol. 117 (1977) 171.
46. Kälble, T., A. R. Tricker, P. Friedl et al.: Ureterosigmoidostomy: long-term results, risk of carcinoma and etiological factors for carcinogenesis. J. Urol. 144 (1990) 1110.

47. Kamidono, S., O. Yoshinori, G. Hamami, K. Hikosaka, N. Kataoka, J. Ishigami: Urinary diversion: anastomosis of the ureters into a sigmoid pouch and end-to-side sigmoidorectostomy. J. Urol. 133 (1985) 391.
48. Kawakita, M., Y. Arai, C. Shigeno et al.: Bone demineralization following urinary intestinal diversion assessed by urinary pyridinium cross-links and dual energy x-ray absorptiometry. J. Urol. 156 (1996) 355.
49. Kelalis, P. P.: Urinary diversion in children by the sigmoid conduit: its advantages and limitations. J. Urol. 53 (1974) 696.
50. Kennedy, W. A. II, T. W. Hensle, E. A. Reiley, H. E. Fox, T. Haus: Pregnancy after orthotopic continent urinary diversion, Surgery 177 (1993) 405.
51. Koch, M. O., W. S. McDougal, P. K. Reddy, P. H. Lange: Metabolic alterations following continent urinary diversion through colonic segments. J. Urol. 145 (1991) 270.
52. Kock, N. G.: Ileostomy without external appliance: a survey of 25 patients provided with intra-abdominal intestinal reservoir. Ann. Surg. 173 (1971) 545.
53. Kock, N. G., A. E. Nilson, L. O. Nilsson, L. J. Norlen, B. M. Philipson: Urinary diversion via a continent ileal reservoir: clinical results in 12 patients. J. Urol. 128 (1982) 469.
54. Kristjánsson, A., L. Wallin, W. Mansson: Renal function up to 16 years after conduit (refluxing or anti-reflux anastomosis) or continent urinary diversion. 1. Glomerular filtration rate and patency of uretero-intestinal anastomosis. Brit. J. Urol. 76 (1995) 539.
55. Le Duc, A., M. Camey, P. Teillac: An original antireflux ureteroileal implantation technique: long-term follow-up. J. Urol. 37 (1987) 1156.
56. Leadbetter, W. F.: Consideration of problems incident to performance of uretero-enterostomy: report of a technique. J. Urol. 65 (1951) 818.
57. Leisinger, H. J., H. Schauwecker, H. Säuberli: Dynamics of the continent ileal bladder: an experimental study in dogs. Invest. Urol. 15 (1977) 49.
58. Lieskovsky, G., S. D. Boyd, D. G. Skinner: Management of late complications of the Kock pouch form of urinary diversion. J. Urol. 137 (1987) 1146.
59. Lockhart, J. L., J. M. Pow-Sang, L. Persky, E. Sanford, M. Helal: Results, complications and surgical indications of the Florida pouch. Surgery 173 (1991) 289.
60. Lowe, F. C., R. D. Jeffs: Ileal trigonal conduits: 10-year follow-up. J. Urol. 130 (1983) 874.
61. Malek, R. S., E. C. Burke, J. H. DeWeerd: Ileal conduit urinary diversion in children. J. Urol. 105 (1971) 892.
62. Mannel, R. S., A. Manetta, R. E. Buller, P. S. Braly, J. L. Walker, J. S. Archer: Use of ileocoecal continent urinary reservoir in patients with previous pelvic irradiation. Gynec. Oncol. 59 (1995) 376.
63. Melchior, J., C. Spehr, I. Knop-Wagemann, M. C. Persson, K. P. Jünnemann: The continent ileal bladder for urinary tract reconstruction after cystectomy: a survey of 44 patients. J. Urol. 139 (1988) 714.
64. Middleton, A. W. jr., W. H. Hendren: Ileal conduits in children at the Massachusetts General Hospital from 1955 to 1970. J. Urol. 115 (1976) 591.
65. Miller, S. M., H. G. Schnürch, T. Ebert et al.: Rekonstruktive Harnblasenchirurgie bei exenterativen Eingriffen gynäkologischer Tumoren. Urologe A 1997.
66. Montie, J. E., P. S. MacGregor, V. W. Fazio, I. Lavery: Continent ileal urinary reservoir (Kock pouch). Urol. Clin. N. Amer. 13 (1986) 251.
67. Ojerskog, B., N. G. Kock, B. M. Philipson, M. Philipson: Pregnancy and delivery in patients with a continent ileostomy. Surg. Gynec. Obstet. 167 (1988) 61.
68. Peterson, N. E.: Adenoma of ileal urinary conduit. J. Urol. 131 (1984) 1171.
69. Philp, N. H., J. L. Williams, C. E. Byers: Ileal conduit urinary diversion: long-term follow-up in adults. Brit. J. Urol. 52 (1981) 515.
70. Piechotta, H. J., S. E. Dahms, M. Probst et al.: Xenotransplantation of the acellular matrix graft promotes functional rat bladder regeneration. Urol. Res. 25 (1997) 79.
71. Pitts, W. R. jr., E. C. Muecke: A 20-year experience with ileal conduits: the fate of the kidneys. J. Urol. 122 (1979) 154.
72. Remigailo, R., E. L. Lewis, J. R. Woodard, K. N. Walton: Ileal conduit urinary diversion: ten-year review. Urology 49 (1976) 651.
73. Richie, J. P., D. G. Skinner: Urinary diversion: the physiological rationale for non-refluxing colonic conduits. Brit. J. Urol. 47 (1975) 269.
74. Richie, J. P., D. G. Skinner, J. Waisman: The effect of reflux on the development of pyelonephritis in urinary diversion: an experimental study. J. surg. Res. 16 (1974) 256.
75. Rowland, R. G., B. P. Kropp: Evolution of the Indiana continent urinary reservoir. J. Urol. 152 (1994) 2247.
76. Rowland, R. G., M. E. Mitchell, R. Bihrle, R. J. Kahnoski, J. E. Piser: Indiana continent urinary reservoir. J. Urol. 137 (1987) 1136.
77. Schmidt, J. D., H. J. Buchsbaum: Transverse colon conduit diversion. Urol. Clin. N. Amer. 13 (1986) 233.
78. Schmidt, J. D., C. E. Hawtrey, R. H. Flocks, D. A. Culp: Complications, results and problems of ileal conduit diversions. J. Urol. 109 (1973) 210.
79. Schreiter, F., F. Noll: Kock pouch and S bladder: 2 different ways of lower urinary tract reconstruction. J. Urol. 142 (1989) 1197.
80. Schwarz, G. R., R. D. Jeffs: Ileal conduit urinary diversion in children: computer analysis of follow-up from 2 to 16 years. J. Urol. 114 (1975) 285.
81. Shapiro, S., R. Lebowitz, A. H. Colodny: Fate of 90 children with ileal conduit urinary diversion a decade later: analysis of complications, pyelography, renal function and bacteriology. J. Urol. 114 (1975) 289.
82. Skinner, D. G., G. Lieskovsky, S. D. Boyd: Continuing experience with the continent ileal reservoir (Kock pouch) as an alternative to cutaneous urinary diversion: an update after 250 cases. J. Urol. 137 (1987) 1140.
83. Spence, H. M., W. W. Hoffman, G. P. Fosmire: Tumour of the colon as a late complication of ureterosigmoidostomy for exstrophy of the bladder. Brit. J. Urol. 51 (1979) 466.
84. Spence, H. M., W. W. Hoffman, V. A. Pate: Exstrophy of the bladder. I. Long-term results in a series of 37 cases treated by ureterosigmoidostomy. J. Urol. 114 (1975) 133.
85. Studer, U. E., D. Ackermann, G. A. Casanova, E. J. Zingg: Three years' experience with an ileal low pressure bladder substitute. Brit. J. Urol. (1989) 43.
86. Studer, U. E., J. Danuser, G. N. Thalmann, J. P. Springer, W. H. Turner: Antireflux nipples or afferent tubular segments in 70 patients with ileal low pressure bladder substitutes: long-term results of a prospective randomized trial. J. Urol. 156 (1996) 1913.
87. Studer, U. E., J. B. DeKernion, P. E. Zimmern: A model for a bladder replacement plasty by an ileal reservoir: an experimental study in dogs. Urol. Res. 13 (1985) 243.
88. Studer, U. E., E. Gerber, J. Springer, E. J. Zingg: Bladder reconstruction with bowel after radical cystectomy. World J. Urol. 10 (1992) 11.
89. Studer, U. E., T. Spiegel, G. A. Casanova et al.: Ileal bladder substitute: antireflux nipple or afferent tubular segment? Europ. Urol. 20 (1991) 315.
90. Takasaki, E., I. Murahashi, M. Toyoda, M. Honda, S. Waku: Signet ring adenocarcinoma of ileal segment following ileocystoplasty. J. Urol. 130 (1983) 562.
91. Thüroff, J. W., P. Alken, U. Engelmann, H. Riedmiller, G. H. Jacobi, R. Hohenfellner: Der MAINZ-Pouch zur Blasenerweiterungsplastik und kontinenten Harnableitung. Akt. Urol. 16 (1985) 1.

92. Thüroff, J. W., P. Alken, H. Riedmiller, G. H. Jacobi, R. Hohenfellner: 100 cases of Mainz pouch: continuing experience and evolution. J. Urol. 140 (1988) 283.
93. Tuffier, T.: De la derivation par le rectum du cours de l'urine: ureteroenterostomie, cystoenterostomie. Bull. Soc. Anat. 1 (1892) 67.
94. Voges, G. E., L. Orestano, S. Schuhmacher, R. Hohenfellner: Kontinente Harnableitung und Schwangerschaft. Geburtsh. u. Frauenheilk. 55 (1995) 711.
95. Walz, P. H., R. Hohenfellner: Spätergebnisse nach Harnableitung mittels Kolon-Conduit bei Kindern. Akt. Urol. 15 (1984) 243.
96. Williams, D. F., G. V. Burkholder, W. E. Goodwin: Ureterosigmoidostomy: a 15-year experience. J. Urol. 101 (1969) 168.
97. Zincke, H.: Cystectomy and urinary diversion in patients eighty years old or older. Urology 19 (1982) 139.
98. Zincke, H., J. W. Segura: Ureterosigmoidostomy: critical review of 173 cases. J. Urol. 112 (1975) 324.
99. Zingg, E. J., B. Bornet, M. C. Bishop: Urinary diversion in the elderly patient. Europ. Urol. 6 (1980) 347.

Allgemeine Aspekte der operativen Gynäkologie

14 Stellenwert der endoskopischen Operationstechniken in der Gynäkologie

J. Hucke

Inhalt

1	Historische Entwicklung	186	2.3.8	Neovagina nach Vecchietti 193
			2.3.9	Laparoskopische Kolposuspension .. 194
2	Laparoskopie	187	2.3.10	Hysterektomie 194
2.1	Besonderheiten und Probleme	187	2.3.11	Laparoskopische Lymphadenektomie, laparoskopische radikale Hysterektomie 195
2.2	Klassifizierung laparoskopischer Operationen	190	2.3.12	Zusammenfassung 195
2.3	Bewertung laparoskopischer Operationen	190	3	Hysteroskopie 196
2.3.1	Eileitersterilisation	190	3.1	Besonderheiten 196
2.3.2	Behandlung der Tubargravidität	190	3.2	Bewertung hysteroskopischer Operationen 196
2.3.3	Einfache Adhäsiolyse, Behandlung leichter Endometriose	191	3.2.1	Myomresektion 196
2.3.4	Ovarialchirurgie	191	3.2.2	Septumdissektion 196
2.3.5	Fertilitätschirurgie	192	3.2.3	Endometriumablation 197
2.3.6	Myomenukleation	193		
2.3.7	Behandlung ausgedehnter Endometriose	193	4	Schlußbetrachtung 197

1 Historische Entwicklung

Die Entwicklung und Anwendung endoskopischer Operationstechniken stellt sicherlich die bedeutendste Umwälzung in der operativen Medizin in diesem Jahrhundert dar. Pioniere der Methode waren häufig Gynäkologen, wie der Franzose Raoul Palmer [16] und die Deutschen Hans Frangenheim [4], Kurt Semm [21] und Hans-Joachim Lindemann [12]. Es ist deshalb nicht erstaunlich, daß die Endoskopie besonders im gynäkologischen Fachbereich schon weitaus früher eine allgemein verbreitete und grundlegende Bedeutung hatte als in vielen anderen medizinischen Fachgebieten. Primär wurde sie nur zur Diagnostik von Erkrankungen des inneren Genitales eingesetzt. Als damit begonnen wurde, die Endoskopie auch zur operativen Behandlung einzusetzen, erfuhr die Methode von vielen Seiten, zum Teil aus fremden medizinischen Disziplinen, nicht aber auch zuletzt aus dem eigenen Fachgebiet harsche Kritik. Dies mag zum Teil begründet sein in einer konservativen Haltung mit Neigung zur Ablehnung grundlegender Neuerungen, zum Teil auf einer Unkenntnis der Methode beruhen. Sicherlich war und ist aber auch ein Teil der Kritik berechtigt in der Warnung vor unkritischer Anwendung neuer Methoden, ohne daß eine wissenschaftliche Evaluierung stattgefunden hat.

Schon um die Jahrhundertwende gab es erste Berichte endoskopischer Untersuchungen sowohl der Gebärmutterhöhle als auch des Bauchraums. Die grundlegenden Arbeiten, auf denen die heutige Technik aufbaut, wurden dann allerdings überwiegend in den 60er und 70er Jahren unseres Jahrhunderts durchgeführt. Ende der 70er und zu Beginn der 80er Jahre entwickelte es sich in Deutschland in gynäkologischen Abteilungen zum Standard, die Laparoskopie zur Diagnostik des inneren Genitales einzusetzen. Zusätzlich zur Diagnostik wurden zunehmend kleine Eingriffe wie die Eileitersterilisation, die Koagulation von Endometrioseherden oder das Durchtrennen kleiner Verwachsungssegel durchgeführt. Später gingen immer mehr Gynäkologen daran, die Tubargravidität und Ovarialzysten laparoskopisch zu operieren.

Insgesamt verlief die Entwicklung auf dem Gebiet der operativen Laparoskopie im Bereich der Gynäkologie zunächst eher langsam und zögerlich. Dies änderte sich dann nahezu schlagartig, nachdem die operative Laparoskopie zu Beginn der 90er Jahre von den Abdominalchirurgen „neu entdeckt" wurde.

Nachdem in früheren Jahren gynäkologische Pioniere wie Semm, die es gewagt hatten, sich mit endoskopischen Techniken auf allgemeinchirurgisches Gebiet, wie z.B. bei der Appendektomie zu begeben, heftig angegriffen worden waren und die Gynäkologen lange Zeit in ihrer „Schlüssellochchirurgie" oder „Mickey-Maus-Chirurgie" belächelt worden waren, kam es jetzt plötzlich zu einem Boom endoskopischer Anwendungen, denen sich keine chirurgische Fachabteilung entziehen konnte. Mit der allgemeinchirurgisch weit verbreiteten Unerfahrenheit auf dem Gebiet der Endoskopie war es dann natürlich nicht überraschend, daß zum Teil gravierende Komplikationen bei Anwendung der Methode auftraten, welche bei traditioneller, offener Technik weitaus seltener bekannt waren. Es ist daher nicht erstaunlich, daß nach anfänglicher Euphorie zunehmend warnende Stimmen vor der unkritischen Anwendung der Endoskopie laut wurden.

In ähnlicher Weise war in den Medien der Trend zu verzeichnen, daß zuerst euphorische Berichte veröffentlicht wurden, in jüngster Zeit aber zunehmend über mit der Endoskopie verbundene Komplikationen bevorzugt berichtet, ja zum Teil geradezu vor dieser Operationsmethode gewarnt wird.

Nachdem in der Gynäkologie die Weiterentwicklung der operativen Möglichkeiten der Laparoskopie zunächst fast verschlafen worden war, trat nicht zuletzt infolge der Dominanz neuer endoskopischer Anwendungen im kollegialen Fachgebiet der Allgemeinchirurgie die Endoskopie in den Mittelpunkt des operativ-gynäkologischen Fachinteresses. Auf einmal wurde versucht, die Endoskopie für nahezu jeden bisher bekannten operativen gynäkologischen Eingriff einzusetzen.

Neben dem Trend zur breiteren Anwendung der Laparoskopie im Bereich der Allgemeinchirurgie war zu verzeichnen, daß nach primärer Dominanz der Europäer nun überwiegend US-amerikanische Ärzte als Promoter der Methode in den Vordergrund traten. Vor dem Hintergrund des großen US-amerikanischen Marktes bedeutet dies für die medizintechnische Industrie eine wesentliche, lukrative Erweiterung des Spektrums. Kam zunächst endoskopisches Instrumentarium überwiegend aus deutscher Fertigung, so sind jetzt zunehmend häufiger US-amerikanische Firmen vertreten. Der Bereich der sog. Einmalinstrumente wurde speziell in Amerika entwickelt und spielt dort eine wesentliche Rolle. In Europa hat er sich trotz massivem Marketing bisher allerdings nur in begrenztem Umfang etablieren können.

Es muß sicherlich auch kritisch hinterfragt werden, in welchem Umfang die medizintechnische Industrie selber zum Promotor des Einsatzes neuer endoskopischer Techniken wurde. Einerseits ist mit zunehmender Erweiterung des operativen Spektrums naturgemäß eine Diversifizierung des Instrumentariums zu verzeichnen. Andererseits besteht in manchen Fällen der Eindruck, daß am Reißbrett entwickeltes neues Instrumentarium, durch aggressives Marketing gefördert, seinen Weg in die medizinische Anwendung findet. Überspitzt formuliert wird dann die passende endoskopische Operationsmethode zum neuen Instrument gesucht.

Die durch die Endoskopie erleichterte Zugänglichkeit des Körperinneren, verbunden mit den bekannten Vorteilen minimal-invasiver Operationstechniken, verleitet auch in vielen Fällen zu einer zu großzügigen Indikationsstellung einer operativen Behandlung. So wird seit Einführung endoskopischer Methoden in zunehmender Häufigkeit cholezystektomiert, appendektomiert, arthroskopiert oder Funktionszysten des Ovars behandelt. Die Zunahme bestimmter Operationen ist dann nicht mehr nur an der Inzidenz des Krankheitsbilds orientiert, sondern auch an der Verfügbarkeit des Instrumentariums zur Behandlung.

Die bedächtigere Entwicklung der Endoskopie im Bereich der Gynäkologie stellt sicherlich nicht nur einen Nachteil dar. Basierend auf den weit verbreiteten Erfahrungen mit der diagnostischen Laparoskopie konnten die Gynäkologen überwiegend mit Grundkenntnissen Schritt für Schritt an die Erweiterung ihres operativen Spektrums herangehen, was sich wahrscheinlich in einer geringeren Häufigkeit von Komplikationen, die durch die Unerfahrenheit der Operateure bedingt war, manifestiert haben dürfte. In Zahlen läßt sich dies allerdings nicht definitiv nachweisen, da bisher die meisten Komplikationsstatistiken individuelle retrospektive Betrachtungen sind und erst in jüngster Zeit darangegangen wird, prospektive Erfassungen durchzuführen.

Mit der vorsichtigeren Entwicklung verbunden ist aber auch nicht nur eine wahrscheinlich geringere Häufigkeit von Komplikationen, sondern auch eine insgesamt mehr fundierte Form der Entwicklung. In der Allgemeinchirurgie ist nach einem überschießenden Trend in jüngster Zeit zunehmend häufiger die Ansicht zu hören, daß die operative Laparoskopie nur äußerst bedingt tauglich sei für einige wenige Anwendungen, wie z.B. die Cholezystektomie. In der Gynäkologie hingegen hat die Endoskopie stetig zugenommen, und immer mehr chirurgische Eingriffe werden von immer mehr Gynäkologen endoskopisch ausgeführt. Für die Zukunft ist zu vermuten, daß die Gynäkologie als ursprüngliche Heimat der Laparoskopie wieder die führende Rolle auf einem konsolidierten Niveau übernehmen wird, zumal viele Allgemeinchirurgen sich letztendlich nicht mit der Laparoskopie anfreunden konnten und nur einem Trend folgend sich mehr oder weniger gezwungenermaßen der an sich unbeliebten Methode angeschlossen haben.

In der Gynäkologie finden überwiegend zwei endoskopische Techniken, die Laparoskopie und die Hysteroskopie Anwendung. Mit der Suche nach Erweiterungsmöglichkeiten des Spektrums werden in jüngster Zeit auch endoskopische Operationstechniken im Bereich der Mamma oder der Vulva eingesetzt, wie z.B. die Galaktoskopie, die endoskopische Kapsulotomie bei Kapselfibrose von Brustprotheseneinlagen oder die Lymphadenektomie. Es bleibt abzuwarten, ob diese bisher nur von wenigen eingesetzten Techniken eine weitere Verbreitung finden werden.

2 Laparoskopie

Die Laparoskopie stellt den Schwerpunkt der operativen Endoskopie in der Gynäkologie dar, zumal sie das breiteste Spektrum verschiedener möglicher Eingriffe umfaßt. Es gilt sicherlich, wie es T. Vancaille formulierte, daß die Laparoskopie lediglich eine andere Form des Zugangs zur Bauchhöhle als die Laparotomie bedeutet, daß sie aber nicht per se eine eigene Art der Behandlung darstellt. Dennoch zeichnet sich die Laparoskopie durch bestimmte grundsätzliche Eigenheiten aus.

2.1 Besonderheiten und Probleme

Bei der offenen Bauchchirurgie liegt das Operationsfeld im direkten Blickfeld des Operateurs, seine Hände können die Organstrukturen betasten, und er hat beim Operieren in gleicher Weise wie bei manuellen Tätigkeiten des Alltags seine Hände im direkten eigenen Blickfeld. Bei der Video-Laparoskopie stimmen die Achse der Blickrichtung und der manuellen Tätigkeit nicht mehr überein. Der Operateur muß *lernen, seine manuelle Tätigkeit mit der Abbildung auf dem Bildschirm zu koordinieren.* Weitere komplizierende Faktoren stellen hierbei die im allgemeinen zweidimensionale Darstellung, die eingeschränkte Instrumentenbeweglichkeit und die größere Abhängigkeit von einer manuell geschickt ausgeführten Assistenz (Kameraführung!) dar. Es wird zwar versucht, diese Probleme durch technische Neuentwicklungen zu beherrschen, diese befinden sich allerdings zur Zeit meist noch im Anfang ihrer Entwicklung und sind häufig in den Beschaffungskosten relativ teuer, so daß sie noch keine breite Anwendung gefunden haben.

Die *dreidimensionale Video-Laparoskopie* erfordert eine weitgehende technische Umrüstung, umfaßt ein unhandlicheres Instrumentarium durch die Verwendung großlumiger optischer Systeme und benötigt das Tragen spezieller Shutter-Brillen für das Operationsteam, was gerade bei länger dauernden Eingriffen oft als ermüdend empfunden wird. Sie wird zwar von vielen Operateuren interessiert ausprobiert, hat sich aber noch nicht in nennenswertem Umfang etabliert.

Arbeitsinstrumente mit in verschiedenen Ebenen bewegbaren Spitzen erfordern spezielle Zugmechanismen und den Einsatz flexibler Materialien. Sie sind naturgemäß bei noch geringer Fertigungszahl teuer und durch komplizierte Arbeitsweise störanfällig. Die Anwendung ist oft in der manuellen Handhabung kompliziert, so daß die meisten Operateure es noch vorziehen, altbewährte mechanische Instrumente einzusetzen, welche häufig lediglich eine verkleinerte Version traditioneller offen chirurgisch eingesetzter Instrumente wie Nadelhalter, Faßzange und Schere darstellen.

Eine interessante, zukunftsträchtige Perspektive bietet die Entwicklung eines in allen Ebenen *beweglichen, computergesteuerten Kameraträgerarms,* der dem Operateur die freie Einsetzbarkeit beider Hände für die aktive chirurgische Tätigkeit zurückgibt bei eigener Kontrolle des Kamerasystems [20]. Er wird hierdurch wieder mehr wie bei der offenen Chirurgie von der Kompetenz des Assistenten unabhängiger. Die Steuerung des Kameraarms erfolgt entweder über ein Fußpedal oder mittels akustischer Befehle durch den Operateur.

Ein anderer Nachteil laparoskopischer Operationen ist die begrenzte *Anzahl von Zugängen* zur freien Bauchhöhle. Dies kann zwar durch Einsatz einer größeren Zahl von Instrumentenführungstrokaren ausgeglichen werden; je größer jedoch die Zahl der eingesetzten Trokare ist, desto mehr verliert die Laparoskopie ihren Vorteil gegenüber einer Laparotomie bzw. sie ähnelt immer mehr einer Minilaparotomie. Es gibt Ansätze, die lästige und zeitaufwendige Notwendigkeit von häufigem Instrumentenwechsel, wie z.B. Koagulationsinstrument und Schere über denselben Trokar, durch die Entwicklung von Multifunktionsinstrumenten, mit denen koaguliert, geschnitten und eventuell auch gespült werden kann, zu umgehen. Meist erfordern diese Instrumente, die sich zur Zeit noch im Anfangsstadium ihrer Entwicklung befinden, wiederum großlumigere Zugänge bzw. sind relativ schwer und klobig und somit bei einer differenzierten Präparationstechnik unhandlich zu manövrieren.

Ein mögliches weiteres Problem laparoskopischer Operationen stellt die permanente Erhaltung eines adäquaten *Pneumoperitoneums* dar. Bei Leckstellen im Bereich der Trokare oder bei häufigen Spül- und Saugvorgängen kommt es immer wieder zum Kollabieren der Bauchdecken mit Störung der Sichtverhältnisse. Es gibt verschiedene Ansätze zur Lösung. Zum einen werden immer leistungsfähigere Insufflatoren mit höherer Flußleistung auf den Markt gebracht. Begrenzender Faktor der Flußleistung ist dann meist der Durchmesser des Schlauch- bzw. Trokarsystems, so daß bei sehr hohen Flußleistungen von mehreren Litern pro Minute ein zusätzlicher Trokar benötigt wird, der nur für die Insufflation offengehalten wird. Zum anderen wurde die sog. *gaslose Laparoskopietechnik* entwickelt [11]. Hierbei wird die Bauchdecke mechanisch durch verschiedenartige Trägersysteme hochgehalten, so daß auf die CO_2-Distension vollkommen verzichtet wird. Es ist dann ein Arbeiten über ventilfreie Trokarhülsen möglich, wobei bei adäquatem Durchmesser dieser Hülsen das Einbringen von relativ schlanken Instrumenten der offenen Bauchchirurgie möglich ist. Die gaslose Laparoskopie stellt in gewisser Weise ein Bindeglied zwischen der ursprünglichen Laparoskopie und einer Minilaparotomie dar. Bisher wird die Technik nur von wenigen Operateuren bevorzugt, zumal auch hier die Kosten des industriell verfügbaren Instrumentariums oft nicht gerade unerheblich sind und die kosmetische Beeinträchtigung der Bauchdecke durch etwas größere Narben von den Patientinnen teilweise bemängelt wird.

Die durch die Trokarhülsen eingeschränkte Bewegungsfreiheit des Instrumentariums und die zwangsläufige Miniaturisierung der aktiven Instrumentenspitzen bedingen, daß die laparoskopische Operationstechnik zum *Entfernen von Organen* häufig einen grundsätzlichen Unterscheid aufweist im Vergleich zur traditionellen offen Chirurgie. Das aus der offenen Chirurgie bekannte Abklemmen von Gewebestrukturen mit anschließender Durchtrennung und Unterbindung oder Umstechung ist meist nur relativ umständlich möglich. Viele endoskopische Operateure weichen daher auf die alternative Methode der bipolaren Hitzekoagulation von Gefäßstrukturen mit anschließender Durchtrennung aus. Diese Technik kann bei der Entfernung kleinerer Organe, wie z.B. bei der Adnexektomie, schneller ausgeführt werden als bei der traditionellen offenen Adnexektomie. Sie kann aber auch bei größeren Eingriffen, wie z.B. der kompletten laparoskopischen Hysterektomie, für den Operationsablauf zeitlich sehr verzögernd wirken.

Durch die Zufuhr hoher thermischer Energie besteht das Risiko der *unbeabsichtigten Verletzung* von in der Nachbarschaft gelegenen Organstrukturen wie Darm, Harnblase oder Ureter. Komplikationen dieser Art sind zwar selten, führen aber immer wieder zu prozessualen Auseinandersetzungen nach endoskopischen Eingriffen und belasten die Methode negativ. Oft wird die Komplikation während des Eingriffs zunächst nicht bemerkt und macht sich erst im postoperativen Verlauf, eventuell mit Verzögerung von einigen Tagen durch Darmperforation nach sekundärer Wandnekrose, bemerkbar. Die daraufhin folgende Notwendigkeit einer sekundären Revision ist für die Patientin unverständlich und gibt immer wieder Anlaß zu gerichtlichen Auseinandersetzungen.

Verletzungen anderer Organstrukturen sind auch bei der Laparotomie bekannt. Sie werden allerdings meist schon intraoperativ erkannt und behoben, so daß die postoperative Störung des Allgemeinbefindens für die Patientinnen meist nicht so groß ist, wie bei den beschriebenen Komplikationen der Laparoskopie. Auch wird eine eventuell notwendige sekundäre Revision der Bauchhöhle nach Laparotomie von vielen Patienten eher als schicksalhaft akzeptiert, wenn der ohnehin vorhandene Bauchschnitt wieder eröffnet werden muß, als wenn nach einem laparoskopischen Eingriff sekundär dann doch eine Laparotomie notwendig wird. Die Patienten unterschätzen hierbei möglicherweise auch Qualität und Umfang eines laparoskopischen Eingriffs, da sie sich primär an den nur kleinen Bauchdeckennarben orientieren und wenig Vorstellung besitzen, wie ausgedehnt auch laparoskopische Eingriffe innerhalb der Bauchhöhle sein können.

Laparoskopische Operationstechniken haben aber auch den Vorteil, daß sie den Operateur geradezu zu *subtiler und blutungsfreier Präparation* zwingen. Ein intraoperativ blutendes Gefäß, welches sich nach Durchtrennung retrahiert hat, kann große Schwierigkeiten bereiten, adäquat wiederaufgefunden und verschlossen zu werden. Nicht nur die Traumatisierung der Bauchdecke, sondern auch das intraabdominelle Trauma dürfte daher bei den meisten endoskopischen Eingriffen geringer sein als bei einer Laparotomie.

Eine andere Ursache für Komplikationen im Rahmen der operativen Laparoskopie liegt letztendlich darin, daß laparoskopische Operationsmethoden immer noch relativ neu sind und zur Zeit fortlaufend weiterentwickelt werden. Nahezu alle Operateure befinden sich in der Situation eines stetig Lernenden. Es fehlt die ältere Generation der über viele Jahre mit der Methode vertrauten und erfahrenen Operateure, die die Jüngeren anleiten und kontrollieren kann. Diese Umstände mögen – verbunden mit dem Trend, sich an immer ausgedehntere und kompliziertere Eingriffe zu wagen – in der momentanen Phase dazu führen, daß die operative Laparoskopie höhere Komplikationsraten in Form der Verletzung umliegender Organstrukturen aufweist als die traditionelle Laparotomie.

Bei aller Kritik ist aber auch zu beachten, daß gerade bei der Laparoskopie viel häufiger auf *Komplikationen* geachtet wird, daß es weitaus mehr Publikationen zu Form und Häufigkeit von Komplikationen gibt und daß sich die Häufigkeit von Komplikationen trotz aller genannten Probleme doch meist nur im unteren Promillebereich bewegt [7]. Bei der Laparotomie sind in weitaus häufigerem Maße als bei der Laparoskopie postoperative Hämatombildungen in den Bauchdecken, febrile postoperative Verläufe oder beeinträchtigende Sekundärheilungen als andere Formen von Komplikationen zu verzeichnen.

Der Faktor *Operationszeit* ist für verschiedene laparoskopische Eingriffe unterschiedlich zu bewerten. Bei kleineren Eingriffen, wie der Tubensterilisation, der Behandlung der Tubargravidität oder der ovariellen Zystektomie ist die Dauer des Eingriffs bei der Laparoskopie meist kürzer als bei der Laparotomie, da das Eröffnen und Schließen der Bauchdecken oft mehr Zeit in Anspruch nimmt als der Eingriff selber. Bei ausgedehnteren Operationen wie der Hysterektomie oder der pelvinen Lymphadenektomie allerdings verschiebt sich die Zeitrelation meist deutlich zuungunsten der operativen Laparoskopie; es sind teilweise um ein Mehrfaches verlängerte Operationszeiten zu erwarten. Dies wirft sicherlich zunehmend die Frage auf, inwiefern die Anwendung der endoskopischen Technik für eine Klinik ökonomisch vertretbar ist, wenn die Vergütung die gleiche wie bei einem offen ausgeführten Eingriff ist bzw. eventuell sogar noch ungünstiger ist, wenn sie an der Klinikverweildauer der Patientin orientiert ist.

Die in den letzten Jahren deutlich angestiegene Häufigkeit der Nutzung endoskopischer Operationstechniken zeigt letztendlich eindrucksvoll, daß trotz all der genannten möglichen Nachteile die Endoskopie als Behandlungsmethode von Ärzten und Patienten meist eindeutig *als vorteilhaft bewertet* wird. Das Ausmaß postoperativer Schmerzen ist evident geringer, die Mobilisierung des Patienten rascher möglich, der Krankenhausaufenthalt kann verkürzt werden, die postoperative Morbidität ist meist geringer und es verbleiben in der Regel nur kleine Narben, die die Bauchdecke kosmetisch wenig beeinträchtigen. Diese Vorteile sind dermaßen deutlich, daß die endoskopische Ausführung bestimmter Operationen, wie der Eileitersterilisation oder der Behandlung der Tubargravidität, die offene Chirurgie in den meisten deutschen gynäkologischen Abteilungen nahezu verdrängt hat und hierbei nicht mehr fortzudenken ist.

Tabelle 14-1   Klassifizierung gynäkologisch-laparoskopischer Eingriffe in Abhängigkeit vom Schweregrad

Klasse I	– diagnostische Laparoskopie – Eileitersterilisation – Probeentnahme – Behandlung milder Endometriose – Zystenpunktion – einfache Adhäsiolyse
Klasse II	– Tubargravidität – Adhäsiolyse (mittelgradig) – einfache Ovarialzysten – Endometriose (mäßig) – Salpingektomie – Ovarektomie
Klasse III	– ausgedehnte Adhäsiolyse – Fertilitätschirurgie – Endometriose (ausgedehnt) – große Ovarialzysten, Dermoidzysten – Myomektomie – Neovagina – Hysterektomie – Kolposuspension (Burch) – Uterussuspension – Abszeßdrainage
Klasse IV	– Lymphadenektomie (pelvin, paraaortal) – laparoskopische Schauta-Operation – tiefinfiltrierende Endometriose mit Rektumbeteiligung

2.2 Klassifizierung laparoskopischer Operationen

Es wird immer wieder versucht, eine Klassifizierung verschiedener gynäkologischer, laparoskopischer Operationen vorzunehmen. Die in Tabelle 14-1 aufgelisteten Operationstypen sind in vier Gruppen unterteilt worden und geben mit steigender Gruppe eine ungefähre Aussage über den Schwierigkeitsgrad der Eingriffe und die damit verbundenen erhöhten Anforderungen an das Können des Operationsteams.

2.3 Bewertung laparoskopischer Operationen

2.3.1 Eileitersterilisation

Die laparoskopische Ausführung der Tubensterilisation ist inzwischen die überwiegend angewandte Technik geworden mit Ausnahme der im Rahmen einer Sectio caesarea durchgeführten Eileitersterilisation bzw. der Eileitersterilisation über periumbilikale Minilaparotomie im Wochenbett. In Deutschland wird überwiegend die bipolare Koagulationstechnik mit oder ohne Durchtrennung der Eileiter eingesetzt. Weitere laparoskopische Möglichkeiten sind die der Clip- und Ringsterilisation, welche sich aufgrund des minimalen Tubentraumas optimal für eine spätere Refertilisierung in Form einer Reanastomosierung der Eileiter eignen. Bezüglich Sicherheit und Effizienz der Methode unterscheiden sich die laparoskopischen Techniken bei exakter Ausführung nicht von traditionell-offen durchgeführten Sterilisationsmethoden.

2.3.2 Behandlung der Tubargravidität

Die laparoskopische Behandlung der Tubargravidität ist nach der Eileitersterilisation die zweite Technik, die dabei ist, die traditionelle Methode der Laparotomie nahezu vollkommen zu verdrängen. Sowohl die tubenerhaltenden Formen der Operation als auch die Salpingektomie sind in gleicher Weise per laparoscopiam wie per laparotomiam durchführbar, ohne daß ein negativer Effekt für die spätere Fertilität zu verzeichnen wäre. Auch stellt die laparoskopische Behandlung der extrauterinen Schwangerschaft eine der wenigen laparoskopischen Operationsanwendungen dar, die in – wenn auch wenigen – prospektiv randomisierten Studien im Vergleich zur Laparotomie untersucht wurden und sich als mindestens adäquat erwies.

Der einzige Nachteil der laparoskopischen Technik scheint darin zu liegen, daß unabhängig von der Erfahrung des Operateurs nach organerhaltendem Operieren die Rate an *Trophoblastpersistenz* etwas höher zu liegen scheint als nach organerhaltend per laparotomiam ausgeführten Eingriffen. Unter der Möglichkeit der Methotrexatnachbehandlung im Falle persistierenden Trophoblastgewebes erscheint dieser Nachteil vor dem Hintergrund der deutlich verminderten operativen Morbidität akzeptabel.

Die *Laparotomie* wird zunehmend nur noch in Fällen akuter Eileiterruptur mit ausgedehntem Hämatoperitoneum vorgenommen, bei dem es aufgrund der schlechten endoskopischen Sichtverhältnisse schwierig sein kann, eine ausreichend rasche Lokalisierung und Stillung der Blutungsquelle zu erzielen.

2.3.3 Einfache Adhäsiolyse, Behandlung leichter Endometriose

Wegen der geringeren operationsinduzierten Morbidität ist man zum Teil schneller geneigt, eine Laparoskopie durchzuführen als zu früheren Zeiten eine explorative Laparotomie. Bei Patientinnen mit *chronischen Unterbauchschmerzen* werden wiederholte Laparoskopien oft an verschiedenen Institutionen durchgeführt, wobei vielfach aus einem Erklärungsnotstand der behandelnden Ärzte minimale Befunde, wie z.B. kleinste Endometrioseherde oder Adhäsionen, als Erklärung für Schmerzen herangezogen und operativ behandelt werden. Der Eingriff ist gewissermaßen als ein Plazeboeffekt zu werten, der in seiner Schmerzerleichterung manchmal kurzfristig anhält, in den meisten Fällen jedoch keine langfristige Effizienz besitzt, zumal häufig die Ursache der Beschwerdesymptomatik in anderen Bereichen zu vermuten ist. Der Wert einer laparoskopischen Adhäsiolyse zur Verringerung chronischer Schmerzen bzw. Behandlung minimaler Endometriose zur Förderung der Fertilität ist nicht erwiesen.

In ähnlicher Weise werden mit der Ausdehnung bildgebender Verfahren wie der Sonographie zunehmend Befunde wie funktionelle Ovarialzysten oder Paraovarialzysten erkannt, die früher dem Untersucher eher entgangen wären. Vor dem Hintergrund der Möglichkeiten der relativ einfach auszuführenden Laparoskopie werden dann in Folge diese Befunde operativ behandelt, ohne daß eine echte Operationsindikation bestanden hätte.

Das *Problem der zu häufigen Indikationsstellung* hat sicherlich komplexe Ursachen. Zum einen besteht die Sorge des behandelnden Arztes und auch der Patientin, einen einmal erkannten Befund nicht richtig einzuschätzen, d.h. eventuell auch einen wichtigen Befund zu übersehen, wenn nicht invasiv abgeklärt wird. Weiterhin kann die Konstellation der Beziehung zwischen zuweisendem Arzt und Klinik bedeuten, daß ungern eine einmal zur Operation eingewiesene Patientin ohne diesen Eingriff entlassen wird, da ansonsten „atmosphärische Störungen" befürchtet werden, die sich in der Zukunft negativ auf die Zusammenarbeit auswirken können. Zum Teil kommt es zu unkontrollierten Durchführungen operativer Eingriffe, wenn indikationsstellender Arzt und behandelnder Arzt die gleiche Person sind. Vor diesem Hintergrund haben seit Einführung endoskopischer Techniken die operativen Behandlungszahlen gerade bei bestimmten Indikationen wie Unterbauchschmerzen oder Ovarialzysten deutlich zugenommen, ohne daß davon auszugehen ist, daß das Krankheitsbild wesentlich häufiger geworden ist.

2.3.4 Ovarialchirurgie

Wohl kein Gebiet der laparoskopischen Chirurgie ist momentan derart umstritten wie das der ovariellen Chirurgie. Von Gegnern der Methode werden Fälle vorgestellt, bei denen nach *endoskopischem Anoperieren maligner Ovarialtumoren* und verzögerter definitiver chirurgischer Versorgung über eine Laparotomie Tumorabsiedlungen in der Bauchhöhle bzw. in Stichkanälen der Laparoskopie vorgefunden wurden [9]. Es handelt sich hierbei allerdings meist um die retrospektive Sammlung und Vorstellung von Einzelfallberichten, wobei meist keine Aussagen zu den individuellen späteren Krankheitsverläufen existieren. Nicht immer ist sicher, ob es sich bei den anoperierten Tumoren wirklich primär um ein Stadium 1a, d.h. eine rein endoovarielle Begrenzung gehandelt hat, oder ob nicht unter Unkenntnis der Malignität ein adäquates intraoperatives Staging vernachlässigt wurde. Auch ist nicht bekannt, ob die intraoperative Ruptur eines malignen Ovarialtumors, sei es bei der Laparoskopie oder bei der Laparotomie, gleichzusetzen ist mit einem primären Stadium 1c, bei dem schon primär maligne Zellen in der Peritonealzytologie zu finden sind.

Das Problem der potentiellen Malignität von Ovarialtumoren ist sicherlich auch allen endoskopischen Operateuren bewußt. Man versucht, durch den zunehmenden Einsatz der sog. *Endo-Bag-Technik* eine Risikobegrenzung vorzunehmen [10]. Hierbei wird das Ovar intraoperativ in einen Beutel gelagert und innerhalb des Beutels aus der Bauchhöhle extrahiert, so daß eine Kontamination des Bauchinnenraums bzw. des Extraktionskanals ausgeschlossen ist. Übersehen wird bei der Propagierung der Endo-Bag-Methode allerdings das Problem junger Patientinnen mit dem Wunsch nach *organerhaltendem Operieren*. Intraoperativ läßt sich z.B. gerade bei Borderline-Geschwülsten nicht klar entscheiden, ob es sich hier um einen benignen oder potentiell malignen Tumor handelt. Das Betonen der Endo-Bag-Technik könnte dazu führen, daß in vielen Fällen gutartige Tumoren durch unnötige Ovarektomien auch bei jungen Patientinnen behandelt werden. Das Problem des organerhaltend operierten Borderline-Tumors besteht in gleicher Weise bei der Laparotomie wie der Laparoskopie und kann nicht der endoskopischen Methode allein angelastet werden.

Wahrscheinlich ist für die *Prognose des Krankheitsverlaufs* primär die Biologie des Tumors und nicht die eingesetzte Operationstechnik entscheidend. Die Annahme einer Verschlechterung des Krankheitsbilds durch intraoperative Ruptur ist bis heute nur theoretischer Natur und nicht bewiesen. Auch ist unklar, ob nicht eine diffuse peritoneale Metastasierung selbst nach Entfernung der Ovarien in gleicher Weise als Ausdruck des systemischen Geschehens des Krankheitsbilds auftreten kann. Insgesamt ist das Antreffen eines malignen Ovarialtumors im Kollektiv mit Adnexprozessen eher selten, je nach Struktur der untersuchten Patientinnengruppen wird es mit 0,5 bis 2% angegeben [1, 2].

Entscheidende Bedeutung kommt der sorgfältigen *präoperativen sonographischen Beurteilung* zu. Gutbegrenzte solitäre Zysten und gutbegrenzte homogene Tumoren sind in der weitaus überwiegenden Zahl benigner Natur, wohingegen inhomogen zystisch-solide bzw. völlig inhomogene Tumoren mit bizarren Formationen sich häufig als maligne erweisen. Dies muß in die präoperative Planung miteinbezogen werden. Nichtsdestotrotz läßt sich auch unter Einsatz einer guten präoperativen Sonographie mit Sicherheit nicht immer eine Fehleinschätzung vermeiden. Im Falle eines versehentlichen Anoperierens eines malignen Tumors scheint es zumindest ratsam, den definitiven chirurgischen Eingriff möglichst frühzeitig ohne Zeitverzögerung durchzuführen.

Die laparoskopische Behandlung von Ovarialtumoren läßt sich mit Sicherheit nicht mehr generell zurückdrängen. Die vorgebrachten Kritikpunkte sollten aber Anlaß zu einem sorgfältigen Umgang mit der Technik geben.

Wenig Beachtung findet in der Diskussion um endoskopische Operationen von Ovarialtumoren meist die Frage der *Adhäsionsbildung im Operationsgebiet*. Wenn auch bekannt ist, daß nach operativ-laparoskopischen Eingriffen weniger De-novo-Adhäsionen entstehen als nach konventioneller Laparotomie, so bedeutet dies doch nicht generell, daß nicht auch nach endoskopischer Chirurgie fertilitätsstörende Verwachsungen entstehen können. Ungeklärt ist in diesem Zusammenhang weiterhin, ob bei endoskopischer Ovarialchirurgie das *Offenlassen oder der Nahtverschluß* von Kapseldefekten des Ovars sinnvoller ist und in welcher Häufigkeit postoperative tuboovarielle Adhäsionen angetroffen werden. Möglicherweise ist die laparoskopische Technik von Vorteil gegenüber konventionell-offen ausgeführten Zystektomien aus den Ovarien mit grob traumatisierender Vorgehensweise. Es ist allerdings durchaus fraglich, ob nicht doch die Adhäsionsbildung zwischen Tube und Ovar nach mikrochirurgisch durchgeführter Zystektomie mit Verschluß der Ovarialkapsel mittels feinstem Nahtmaterial geringer ist als nach der im Vergleich hierzu recht traumatisierenden laparoskopischen Technik.

2.3.5 Fertilitätschirurgie

Wie bei der Ovarialchirurgie existieren auch bei der Eileiterchirurgie erstaunlicherweise keine prospektiv-randomisierten Studien im Vergleich zwischen laparoskopischer Technik und Laparotomie, die adäquate oder bessere Erfolge der laparoskopischen Technik nachweisen könnten. Bei Zahlenangaben handelt es sich in der Regel um retrospektive Untersuchungen an Einzelkollektiven. Beim Vergleich der postoperativen Fertilitätsergebnisse scheint die laparoskopische Technik der Mikrochirurgie gleichwertig zu sein. Möglicherweise kann hier jedoch auch ein Bias derart auftreten, daß laparoskopisch eher die günstigen Fälle operiert werden, während die primär bei der Laparoskopie angetroffenen schlechten Fälle gar nicht erst operiert, sondern gleich der In-vitro-Fertilisation zugeführt werden. Bei einer mikrochirurgischen Laparotomie wird meist selbst bei ungünstigem Situs versucht, den Befund soweit wie möglich zu beheben, d.h. es ist fraglich, ob wirklich immer von gleichen postoperativen Kollektiven auszugehen ist.

Insgesamt erscheint die vorgefundene *intraluminale Tubenpathologie* gerade bei postentzündlichen distalen Tubenschäden entscheidend für die weitere Prognose zu sein. In dieser Gruppe ist ohnehin mit nur schlechten Ergebnissen von etwa 20% intrauterinen Schwangerschaften zu rechnen, so daß zunehmend von operativen Eingriffen Abstand genommen wird und die In-vitro-Fertilisation favorisiert wird.

Bei der *Behandlung des proximalen Tubenverschlusses* spielt die Endoskopie keine entscheidene Rolle, auch wenn immer wieder von einigen wenigen versucht wird, auch hierzu die Laparoskopie einzusetzen. Bei proximal-entzündlichen Tubenverschlüssen ist oft eine tiefe kornuale Eileiteranastomose notwendig, die sich laparoskopisch nicht adäquat durchführen läßt. Bei proximalen Eileiterverschlüssen als Folge einer Sterilisation mit dem Wunsch nach Refertilisation sind die Ergebnisse der Mikrochirurgie mit 60 bis 80% intrauterinen Schwangerschaftsraten derart gut, daß es fraglich ist, inwieweit experimentelle Ansätze per Laparoskopie, die nicht diese Zahl erreichen, ethisch vertretbar sind.

Ein Kritikpunkt der laparoskopischen Chirurgie ist die *unreflektierte Handhabung* durch den in der Fertilitätschirurgie unerfahrenen Operateur. Es wird möglicherweise im Rahmen einer ohnehin durchgeführten Laparoskopie eher ein Eingriff an den Eileitern vorgenommen, als primär eine mikrochirurgische Laparotomie geplant, wenn man die mikrochirurgische Technik nicht beherrscht. Hierdurch kann der Patientin möglicherweise ihre einzige operative Chance verdorben werden.

2.3.6 Myomenukleation

Die laparoskopische Myomenukleation ist zwar technisch möglich, es stellt sich aber häufig die Frage, ob sie auch langfristig für die Patientin sinnvoll ist. Die Nahtversorgung des Uterus ist laparoskopisch schwieriger adäquat durchzuführen als bei der Laparotomie. In jüngster Zeit häufen sich Einzelfallberichte über Rupturen des Uterus in späteren Schwangerschaften nach laparoskopischen Myomemkleationen [6]. Diese dürften auf eine nicht adäquate regionäre Wundversorgung zurückzuführen sein. Zu bemängeln ist weiterhin, daß im Rahmen der laparoskopischen Behandlung mangels taktilen Gefühls kleine intramurale Myomstrukturen eher übersehen werden können als bei der Laparotomie, so daß das Myomrezidiv möglicherweise schon vorprogrammiert ist. Auch ist die laparoskopische Enukleation multipler Myome nicht sinnvoll, da hier die Technik in ihren restaurativen Fähigkeiten eher überfordert ist. *Singuläre bzw. subseröse Myome* bieten sich allerdings durchaus zur laparoskopischen Enukleation an. Auch hier ergibt sich dann wie bei der Ovarialchirurgie oft die Fragestellung, inwiefern der einfachere Zugang zur Bauchhöhle erst zur Stellung der Operationsindikation führt.

2.3.7 Behandlung ausgedehnter Endometriose

Die Behandlung schwerer Endometrioseformen ist ein anspruchsvoller laparoskopischer Eingriff. Es besteht das Risiko, daß der Ungeübte aufgrund seiner mangelnden Fähigkeiten bei der Laparoskopie *eher eine Unterversorgung* durch nicht ausreichend aggressives Vorgehen durchführt. Infiltrationen des Septum rectovaginale bzw. der Rektumwand erfordern bei der chirurgischen Behandlung oft eine Eröffnung des Rektums, so daß eine darmchirurgische Behandlungsmöglichkeit gegeben sein sollte. Auch dieses ist endoskopisch beherrschbar, wie gezeigt werden konnte, wird allerdings meist nur von einigen wenigen Experten in dieser Weise gehandhabt. Im durchschnittlichen Fall ist eher zu befürchten, daß eine chirurgische Untertherapie durchgeführt wird.

Vergleichende Studien bezüglich der *späteren Fertilität* laparoskopisch oder per laparotomiam behandelter, ausgedehnter Endometriosefälle zeigen keinen Unterschied. Die Laparoskopie scheint hier, wie bei der Behandlung der Tubargravidität, der Laparotomie gleichwertig zu sein.

2.3.8 Neovagina nach Vecchietti

Die Anlage einer Neovagina in der Vecchietti-Methode durch Anbringen eines Spannapparats, über den in der Folgezeit durch Dehnung eine Scheidenanlage geschaffen wird, ist vor dem Hintergrund der Seltenheit des Krankheitsbilds des Mayer-Rokitansky-Küster-Syndroms bzw. der testikulären Feminisierung ein Eingriff, der nur an wenigen spezialisierten Zentren durchgeführt wird. Es hat sich gezeigt, daß die laparoskopische Technik der Laparotomie gleichwertig, wenn nicht sogar überlegen ist durch bessere Darstellung des zu präparierenden retrovesikalen Raumes, so daß die meisten Operateure in jüngster Zeit dazu übergegangen sind, diesen Eingriff endoskopisch vorzunehmen [5]. Letztendlich geht es hierbei auch nur um die präparatorische Darstellung des retrovesikalen Raumes zum Einbringen der Zugfäden, so daß grundsätzlich kein nennenswerter Unterschied im Vorgehen zwischen Laparoskopie und Laparotomie zu sehen ist. Die Laparoskopie vermeidet lediglich die bekannten Nachteile des größeren Bauchdeckentraumas.

2.3.9 Laparoskopische Kolposuspension

In ähnlicher Weise ist die laparoskopische Kolposuspension nach Burch zu bewerten, bei der das Cavum Retzii freipräpariert wird und das paraurethrale Gewebe am Cooper-Ligament fixiert wird (siehe auch Kap. 7, Abschnitt 6.3.2). Der laparoskopische Zugang vermeidet den Pfannenstiel-Querschnitt, führt ansonsten in gleicher Weise das Legen der Suspensionsfäden durch und bietet den Vorteil der besseren Einsicht in das Cavum Retzii und der besseren Darstellung der Cooper-Ligamente [13]. Ein Unterschied in den klinischen Ergebnissen ist so zwischen Laparoskopie und Laparotomie nicht zu erwarten. Von Nachteil bei der Laparoskopie mag möglicherweise sein, daß sie häufig transperitoneal durchgeführt wird, wohingegen die Laparotomie präperitoneal gehalten wird. In diesem Sinne ist es auch fraglich, ob von dem Verzicht auf den kleinen Pfannenstiel-Querschnitt bei präperitonealem Zugang ein wesentlicher Vorteil durch die Laparoskopietechnik zu erzielen ist.

Kritisch zu bewerten ist das *Ausweichen auf einfachere Techniken* zum Vermeiden der schwierigeren Nahttechnik, wie z.B. die Kolposuspension mittels Fibrinkleber, da hierbei nicht gesichert ist, ob langfristig gleich gute Ergebnisse wie bei der Nahttechnik erzielt werden können. Wie auch bei manchen anderen laparoskopischen Modifikationen ist das Risiko zu sehen, daß ohne wissenschaftliche Evaluierung durchgeführte Modifikationen den Patientinnen möglicherweise zum Nachteil gereichen könnten.

2.3.10 Hysterektomie

Bei der laparoskopischen Hysterektomie existieren verschiedene Varianten. Sie sind abhängig vom Ausprägungsgrad des laparoskopischen Präparationsanteils bzw. des vaginalen Teils, auch bezeichnet als *laparoskopisch assistierte vaginale Hysterektomie (LAVH)*. Je nach Operateur wird eine unterschiedliche Korrelation zwischen Ausdehnung des laparoskopischen Teils, vom reinen Absetzen der Adnexstrukturen über zusätzliches Eröffnen des Harnblasenperitoneums bzw. Absetzen der uterinen Gefäßversorgung bis hin zur kompletten laparoskopischen Präparation ohne vaginalen Teil bevorzugt [14, 18, 19]. Die laparoskopische Präparation der kaudalen Parametrienanteile ist meist relativ mühselig und bedingt eher das Risiko von Ureterverletzungen, so daß dieses Verfahren nur von wenigen durchgeführt wird. Meist wird die vaginale Präparation der Parametrien bevorzugt, einige wiederum reaktivieren alte Techniken wie die suprazervikale Hysterektomie unter dem Hinweis, daß mit den heutigen modernen Möglichkeiten der Krebsfrüherkennungsuntersuchung durch zervikalen Abstrich das Risiko eines Zervixstumpfkarzinoms, welches in früheren Zeiten Anlaß zum Abrücken von der subtotalen Hysterektomie gab, akzeptiert werden kann [3].

Semm ging mit seiner Inaugurierung der *CISH-(classical intrafascial Semm hysterectomy-)Methode* einen ähnlichen Weg, wobei er die Zervix im Rahmen seiner Methode erhält, zusätzlich aber einen zentralen Zylinder ausstanzt, um die Übergangszone des Zylinderepithels zum Plattenepithel, an der potentiell die meisten Zervixkarzinome entstehen, mitzuentfernen [22].

Zur *Begründung für das zervixerhaltende Vorgehen* wird angeführt, daß dieses die Beckenbodenstabilität besser erhalte als bei der kompletten Hysterektomie, und daß das sexuelle Empfinden weniger beeinträchtigt würde. Es handelt sich hierbei allerdings mehr um reine Mutmaßungen ohne Basis einer wissenschaftlichen Evaluierung auf dem Boden einer größeren Anzahl von Patientinnen. Von Gegnern der CISH-Methode wird warnend darauf hingewiesen, daß beim Ausstanzen der Zervix weiterhin mit dem Verbleib von endozervikalem Drüsenepithel zu rechnen ist, welches sich dann allerdings einer Abstrichkontrolle aufgrund der Vernarbung des ehemaligen Zervikalkanals entzieht. Adenokarzinome der Cervix uteri sind allerdings weitaus seltener als Plattenepithelkarzinome, so daß die Verfechter der CISH-Methode diese mögliche Komplikation für äußerst gering erachten. Vor dem Hintergrund der Anwendung dieser Methode erst seit einigen wenigen Jahren an weltweit einer noch begrenzten Anzahl von Patientinnen bleibt abzuwarten, inwieweit sich das Verfahren in der Zukunft etablieren wird.

Über den *Stellenwert der laparoskopischen Hysterektomie* wird zum Teil heftig gestritten. Nachteilig sind die verlängerte Operationszeit im Vergleich mit einer traditionellen Hysterektomie und die höheren Kosten des eingesetzten Instrumentariums zu werten. Der Sinn der Methode liegt darin, die Anzahl abdominaler Hysterektomien in eine größere Anzahl laparoskopisch unterstützter vaginaler Hysterektomien zu überführen. Je nach Verteilungshäufigkeit zwischen abdominalen und vaginalen Hysterektomien ist sicherlich die Indikation zur laparoskopisch unterstützten vaginalen Hysterektomie von Klinik zu Klinik unterschiedlich. Es konnte gezeigt werden, daß es bei konsequentem Einsatz laparoskopischer Techniken möglich ist, die abdominale Hysterektomie auf eine Quote von 10%

zurückzuführen, was auch an Kliniken mit ausgeprägter vaginaler Schule kaum erreicht wird [14].

Die *postoperative Beeinträchtigung der Patientin* nach einer LAVH ist in den meisten Fällen derart deutlich reduziert gegenüber einer abdominalen Hysterektomie, daß dieses Faktum durchaus für die Anwendung der Methode spricht. Bei der Präparationstechnik sind Verbesserungen, wie z.B. der Einsatz von simultan koagulierenden und schneidenden Instrumenten, zu erwarten, welche die Operationszeiten deutlich verkürzen dürften (siehe auch Abschnitt 2.1).

2.3.11 Laparoskopische Lymphadenektomie, laparoskopische radikale Hysterektomie

Die gynäkologische pelvine und paraortale Lymphonodektomie wurde primär im französischen und US-amerikanischen Raum inauguriert und perfektioniert [8, 17]. Die Methode trifft auf großes Interesse seitens onkologisch tätiger Gynäkologen, wird bisher allerdings von nur einigen wenigen aktiv eingesetzt. Vorteilhaft ist sicherlich die endoskopisch subtilere Sicht auf feine Gewebestrukturen durch Heranbringen der Optik direkt an das Operationsgebiet. Von Nachteil sind die gegenüber traditionell offenen Techniken deutlich verlängerten Operationszeiten.

Von Kritikern der Methode wird immer wieder angeführt, daß die *Zahl der gewonnenen Lymphknoten* bei der laparoskopischen Technik geringer sei als bei der offenen Bauchchirurgie. Dies ist allerdings nicht zwangsläufig methodenimmanent, sondern mehr abhängig von der Sorgfalt und vom onkologischen Konzept des Operateurs. Auch bei laparoskopischen Techniken ist es möglich, die gleiche Anzahl von Lymphknoten auszuräumen wie bei der Laparotomie, wobei sich in der Diskussion um die Anzahl gewonnener Lymphknoten immer wieder verschiedene Ansichten über den Stellenwert der Lymphonodektomie als eine Sampling-Procedure oder ein kuratives Vorgehen darstellen.

Bei der *laparoskopisch unterstützten radikalen Hysterektomie* werden traditionelle vaginale Techniken (Schauta-Operation), die durch die abdominale radikale Hysterektomie verdrängt zu sein schienen, zu einer Renaissance geführt [17]. Auch hier lassen sich vom onkologisch präparatorischen Standpunkt adäquate Ergebnisse wie bei offen abdominaler Technik erzielen. Sie sind außerdem abhängig von Erfahrung und Geduld des Operationsteams. Für die Zukunft ist anzunehmen, daß diese Techniken sich nicht in breitem Umfang werden durchsetzen können, daß sie jedoch an spezialisierten Zentren verfeinert werden dürften.

2.3.12 Zusammenfassung

Laparoskopische Operationstechniken sind im Bereich der *Adnexchirurgie* inzwischen weitgehend etabliert und haben bei der Eileitersterilisation, bei der Behandlung der Tubargravidität oder bei der Fertilitätschirurgie distaler Tubenpathologie den traditionellen Zugang der Laparotomie nahezu vollkommen abgelöst. Ähnliches ist für die Behandlung der Ovarpathologie zu erwarten, wenn auch sicherlich hierbei das Problem der nicht erwarteten Malignität immer wieder eine Rolle spielen wird, wobei es im Vergleich zur Zahl der Gesamtpathologie des Ovars selten ist.

Es ist zu vermuten, daß sich in ähnlicher Weise die *laparoskopisch assistierte vaginale Hysterektomie* in breitem Umfang durchsetzen wird.

Fraglich ist, ob für *andere Gebiete,* wie z.B. die Kolposuspension oder die Myomenukleation, die Laparoskopie wirklich einen effektiven Vorteil bietet. Inwiefern die laparoskopische Lymphadenektomie bzw. radikale Hysterektomie bei Karzinomerkrankungen sich weiter durchsetzen wird, ist schwierig abzuschätzen. Wegen des zur Zeit noch großen technischen Aufwands und der meist langen Operationszeiten ist eher zu vermuten, daß diese Anwendungsgebiete einigen wenigen Spezialisten vorbehalten bleiben werden.

3 Hysteroskopie

3.1 Besonderheiten

Bis zum Ende der 80er Jahre beschränkte sich die operative Seite der Hysteroskopie lediglich auf mit mechanischen Instrumenten ausgeführte Eingriffe, wie die Polypbiopsie bzw. -abtragung, die Durchtrennung von Synechien oder die Extraktion einer Intrauterinspirale mit hochgeschlagenem Faden. Vor dem Hintergrund dieses doch sehr geringen Repertoires bestand in gynäkologischen Fachkreisen allgemein nur wenig Interesse an der Methode. Dies wandelte sich zusehends nach der Einführung *endoskopisch applizierter Energieträger* wie des Resektoskops oder des Lasers innerhalb des uterinen Kavums. Durch die nun vorhandenen Möglichkeiten des Schneidens zum Zerkleinern größerer intrauteriner Prozesse bzw. des Koagulierens zur Blutstillung erweiterte sich das Spektrum der operativen Hysteroskopie in deutlichem Umfang. Es entstanden die Möglichkeiten der hysteroskopischen Myom- und Polyppresektion, der Septumdissektion und der Endometriumablation. Insgesamt ist die Methode im Vergleich zur Laparoskopie als nur auf einen Teilaspekt eines einzigen Organs bezogen in weitaus begrenzterem Umfang einsetzbar bzw. auch für die Zukunft wahrscheinlich nicht mehr wesentlich zu erweitern.

Anders als die Laparoskopie bietet die operative Hysteroskopie als transzervikal durchgeführter Eingriff ohne die Notwendigkeit der Organeröffnung derart eindeutige Vorteile gegenüber der Laparotomie, daß sie bei der Behandlung submuköser Myome bzw. der Behandlung kongenitaler uteriner Septen inzwischen als Standardmethode einzustufen ist und es einer speziellen Begründung bedarf, wenn die Behandlung dieser Pathologie heutzutage transabdominal durchgeführt wird.

3.2 Bewertung hysteroskopischer Operationen

3.2.1 Myomresektion

Die hysteroskopische Myomresektion ist naturgemäß nur einsetzbar *bei submuköser Lokalisation* von Myomen, welche in der Gesamtzahl aller myomatös veränderten Uteri die Minderheit ausmachen. Submuköse Myome machen sich in den meisten Fällen durch zum Teil heftige Meno- und Metrorrhagien begleitet von Dysmenorrhö bemerkbar. Mit dem relativ kleinen Eingriff der hysteroskopischen Myomresektion läßt sich diese Pathologie auf einfache Art und Weise beheben bei exzellenten langfristigen Erfolgen. Die alternativ auch heute noch oft durchgeführte Hysterektomie bzw. eher seltener vorgenommene transabdominale Enukleation submuköser Myome läßt sich vor diesem Hintergrund eigentlich nicht mehr vertreten. Oft scheitert allerdings die Möglichkeit des Einsatzes der hysteroskopischen Technik noch an mangelnder Beherrschung sowohl der diagnostischen als auch der operativen Hysteroskopie. Der Befund eines submukösen Myoms wird häufig gar nicht erkannt, da als Diagnostik lediglich die Methode der traditionellen fraktionierten Kürettage durchgeführt wird, bei der Myome in den meisten Fällen übersehen werden.

3.2.2 Septumdissektion

Kongenitale Fehlbildungen des Uterus sind verbunden mit mangelnder reproduktiver Kapazität. Die Patientinnen haben eine gehäufte Anzahl von Fehlgeburten, bei weitergehenden Schwangerschaften kommt es vermehrt zu vorzeitiger Wehentätigkeit, Lageanomalien, Wachstumsretardierungen und intrapartalen geburtshilflichen Komplikationen. Bei 95% der uterinen Fehlbildungen handelt es sich um einen septierten Uterus, d.h. es liegt ein Uteruskörper mit Trennung des Kavums in zwei Höhlen durch ein zentrales Septum vor. Ursache sind Fusions- bzw. Resorptionsstörungen der Müller-Gänge während der embryonalen Entwicklungsphase.

Die traditionelle Form der operativen Behandlung war früher die sog. *Metroplastik,* bei der transabdominal der Uterus eröffnet wurde und das uterine Septum reseziert wurde (siehe auch Bd. 8, Kap. 4). Hierbei handelt es sich naturgemäß um einen relativ aufwendigen operativen Eingriff. Im Falle später erfolgreich ausgetragener Schwangerschaften wurde wegen der breiten Uteruseröffnung in den meisten Fällen zur Vorbeugung einer Uterusruptur eine primäre Schnittentbindung durchgeführt. Mittels Metroplastik lassen sich Aborthäufigkeiten in der Größenordnung von präoperativ 90% aller Schwangerschaften postoperativ auf Entbindungsraten von 70 bis 80% umwandeln.

Die einfache *hysteroskopische Durchtrennung eines uteri-*

nen Septums ist im Vergleich zur aufwendigen traditionellen Metroplastik ein extrem simpler und schnell durchzuführender Eingriff. Die hiernach erzielten späteren Schwangerschaftsergebnisse sind denen der abdominalen Metroplastik gleichwertig. Vor dem Hintergrund des Überwiegens von septierten Formen uteriner Fehlbildungen hat die hysteroskopische Technik die transabdominale Metroplastik nahezu vollkommen abgelöst.

Wie bei manchen Formen der laparoskopischen Chirurgie ist allerdings auch hierbei das *Risiko einer primären Übertherapie* zu befürchten, d.h. mit der Einfachheit der Anwendung der Methode steigt die Wahrscheinlichkeit, daß vermehrt Patientinnen operiert werden, die eventuell auch ohne operative Behandlung eine Schwangerschaft normal austragen würden. Es ist allerdings nicht möglich, abzuschätzen, welche Patientin mit septiertem Uterus eine Abortproblematik entwickeln wird und welche Patientin nicht. Grundsätzlich muß man davon ausgehen, daß bei Anwesenheit kompletter Septen, die das gesamte uterine Kavum einbeziehen, mit großer Wahrscheinlichkeit Probleme im Verlauf der Schwangerschaft zu erwarten sind. Zumindest in diesen Fällen erscheint eine *prophylaktische Septumdissektion* beim Erkennen der vorliegenden Pathologie auch vor einer ersten Schwangerschaft sinnvoll und vertretbar. Zu diskutieren ist auch, ob nicht zumindest bei Patientinnen mit anstehender Sterilitätsbehandlung und uterinen Septen diese prophylaktisch hysteroskopisch durchtrennt werden sollten.

3.2.3 Endometriumablation

Die hysteroskopische Endometriumablation wurde als endoskopisch chirurgische Alternative zur Hysterektomie bei Patientinnen mit *dysfunktionellen Blutungsstörungen im perimenopausalen Alter* entwickelt. Hierbei hat es sich gezeigt, daß langfristig eine komplette Amenorrhö nur in der Minderzahl der Patientinnen von etwa 20 bis 30 % zu erzielen ist. Allerdings kann bei etwa 80 % der Patientinnen eine Reduzierung der Blutungssymptomatik derart erreicht werden, daß keine weitere chirurgische Behandlung notwendig wird, und daß die Patientin mit dem Umfang der Monatsblutungen zufrieden ist [15].

Schon früher gab es Versuche in ähnlicher Richtung wie die Kryokoagulation des Endometriums oder die Radiomenolyse. All diese Verfahren wurden dann aber doch wieder verlassen. *Langfristige Erfahrungen* mit der endoskopischen Endometriumablation liegen zur Zeit noch nicht vor, die ersten Eingriffe wurden zu Beginn der 80er Jahre durchgeführt. Es bleibt abzuwarten, ob sich die endoskopische Modifikation der Zerstörung des Endometriums gegenüber früher blind ausgeführten Verfahren derart von Vorteil erweisen wird, daß sie sich in der Praxis durchsetzen wird.

Im anglo-amerikanischen Sprachraum wird die Endometriumablation schon in breitem Ausmaße vorgenommen, wohingegen in Deutschland die Methode weiterhin nur marginale Bedeutung hat. Ungeklärt ist weiterhin die Frage, ob nicht durch die postoperativ häufig eintretende Verklebung des uterinen Kavums später z.B. ein im Tubenwinkelbereich entstehendes Endometriumkarzinom derart maskiert werden kann, daß das Zeichen der Postmenopausenblutung nicht auftritt und somit eine Verschleppung der Diagnosestellung bedingt wird. Weiterhin entwickelt ein Teil der Patientinnen postoperativ eine Schmerzsymptomatik aufgrund verbleibender Endometriuminseln ohne zervikale Abflußmöglichkeit, die dem klinischen Bild der Adenomyosis uteri gleicht.

Die hysteroskopische Endometriumablation stellt die *häufigste Anwendungsmöglichkeit der operativen Hysteroskopie* dar. Dennoch kann diese Methode sicherlich nicht in gleichem Maße wie die hysteroskopische Myom- oder Polypenresektion, die Synechiendissektion und die Septumdissektion als etabliert und unbedingt deutlich vorteilhaft gegenüber anderen traditionellen Techniken bezeichnet werden.

4 Schlußbetrachtung

Endoskopische Operationstechniken wurden gerade in den letzten Jahren auch im Bereich der Gynäkologie rasant ausgeweitet und werden täglich von einer zunehmenden Zahl von Operateuren eingesetzt. Wie bei jedem Strukturwandel ist auch hierbei sicherlich ein gewisser Wildwuchs unvermeidbar. Nach der Pionierphase folgt später immer erst langsam die Konsolidierungsphase. In den Kliniken *fehlt häufig die Generation der Ausbilder* trotz inzwischen schon breit akzeptierter Anwendung. Endoskopische Operationstechniken sind in den für die Facharztprüfung notwendigen Operationskatalogen nur marginal verankert. Es wäre wünschenswert, daß ein strukturiertes *Ausbildungs- und Trainingsprogramm* geschaffen würde, welches die Basis für eine fundierte, allgemeingültige fachspezifische Ausbildung in der gynäkologischen Endoskopie liefern könnte.

Von seiten der Deutschen Arbeitsgemeinschaft für gynäkologische und geburtshilfliche Endoskopie wurde dieses bisher in Ansätzen unter anderem in Form der Benennung von *Ausbildungszentren* eingeführt. Zu bemängeln ist jedoch, daß sich die Benennung der Zentren lediglich am Vorhandensein endoskopischer Kenntnisse und Fertigkeiten innerhalb der jeweiligen Kliniken orientiert, bisher aber keine Vorgaben und Richtlinien über Notwendigkeiten der Infrastruktur zur Ausbildung, des anzustrebenden Kursprogramms bzw. der Verifizierung der Qualität der Ausbildungskurse bestehen. Vollkommen ungeklärt ist auch die Frage der Finanzierung dieser Strukturen. Es wird als selbstverständlich erwartet, daß die von den einzelnen involvierten Ärzten geleistete Arbeit quasi unentgeltlich neben der klinischen Tätigkeit verrichtet und daß die Finanzierung des Instrumentariums von der medizintechnischen Industrie getragen wird. Vor dem Hintergrund der Politik leerer Kassen auf dem Gesundheitssektor ist momentan sicherlich auch kaum mehr zu erwarten. Dennoch sollte nicht die Gefahr einer zu engen Verflechtung zwischen medizintechnischer Industrie und Ärzteschaft übersehen werden, wie sie gerade auch in anderen Bereichen später von der Öffentlichkeit den Ärzten zum Vorwurf gemacht wird.

Trotz aller vorgetragenen Bedenken und Kritikpunkten ist die Methode endoskopischer Operationstechniken grundsätzlich dermaßen überzeugend und als vorteilhaft für die Patientinnen zu werten, daß bei adäquater Anwendung und Indikationsstellung in einigen Bereichen deutliche Vorteile gegenüber traditionellen Formen der Chirurgie zu sehen sind. Es ist daher auch davon auszugehen, daß der Vormarsch der Endoskopie innerhalb der Gynäkologie nicht mehr aufzuhalten sein und auch in Zukunft nicht mehr zurückgeführt werden wird. Es wird wahrscheinlich nach einiger Zeit eine Konsolidierung eintreten, in der nicht innerhalb so kurzer Zeit wie in den letzten Jahren immer wieder neue Operationsanwendungen innerhalb des Fachgebiets vorgestellt werden.

Literatur

1. Canis, M., G. Mage, J. L. Pouly, A. Wattiez, M. Manhes, M. Bruhat: Laparoscopic diagnosis of adnexal cystic masses: a 12-year experience with long-term follow up. Obstet. and Gynec. 83 (1994) 707.
2. De Wilde, R. L., M. Hesseling: Safety and efficacy of the endosurgical management of ovarian cysts in premenopausal women: a prospective study. Gyn. Endoscopy 3 (1994) 101.
3. Donnez, J., M. Nisolle: Laparoscopic subtotal hysterectomy (LASH). Gyn. Endoscopy 2 (1993) 77.
4. Frangenheim, H.: Indikationen, Technik und Komplikationen der Laparoskopie und Kuldoskopie in der Gynäkologie. Geburtsh. u. Frauenheilk. 7 (1962) 597.
5. Gauwerky, J. F. H., D. Wallwiener, G. Bastert: Die endoskopisch assistierte Anlage einer Neovagina: operative Technik und Erfahrungen. Geburtsh. u. Frauenheilk. 53 (1993) 261.
6. Harris, W. J.: Uterine dehiscence following laparoscopic myomectomy. Obstet. and Gynec. 80 (1992) 545.
7. Hucke, J., R. Campo: Komplikationen bei der operativen Laparoskopie. In: Beck, L., H. G. Bender (Hrsg.): Intra- und postoperative Komplikationen in der Gynäkologie und Geburtshilfe, 2. Aufl., S. 63. Thieme, Stuttgart–New York 1996.
8. Kadar, N., H. Reich: Laparoscopically assisted radical Schauta hysterectomy and bilateral laparoscopic pelvic lymphadenectomy for the treatment of bulky stage I b carcinoma of the cervix. Gyn. Endoscopy 2 (1993) 135.
9. Kindermann, G., V. Maaßen, W. Kuhn: Laparoskopisches „Anoperieren" von ovariellen Malignomen: Erfahrungen aus 127 deutschen Frauenkliniken. Geburtsh. u. Frauenheilk. 55 (1995) 687.
10. Kühn, T., S. Hock, H.-H. Zippel: Endoskopische Therapie von Adnextumoren unter Verwendung der Endobag-Extraktion. Geburtsh. u. Frauenheilk. 55 (1995) 684.
11. Kruczynski, D., F. Bahlmann, U. Schäffer, P. G. Knapstein: „Laparoskotomie": die gaslose Laparoskopie mit konventionellen Instrumenten am Beispiel der Hysterektomie. Frauenarzt 36 (1995) 220.
12. Lindemann, H.-J.: Eine neue Untersuchungsmethode für die Hysteroskopie. Endoscopy 3 (1971) 194.
13. Lyons, T. L.: Minimally invasive retropubic colposuspension. Gyn. Endoscopy 4 (1995) 189.
14. Neis, K. J., K. Ulrich, W. Zeilmann, P. Brandner: Die laparoskopisch assistierte vaginale Hysterektomie. Frauenarzt 34 (1993) 1091.
15. O'Connor, H., A. Magos: Endometrial resection for the treatment of menorrhagia. New Engl. J. Med. 335 (1996) 151.
16. Palmer, R.: Technique et instrumentation de la coelioscopie transpariétale. Gynéc. et Obstét. 46 (1947) 420.
17. Querleu, D., E. Leblanc, B. Castelain: Laparoscopic pelvic lymphadenectomy in the staging of early carcinoma of the cervix. Amer. J. Obstet. Gynec. 164 (1991) 579.
18. Reich, H., J. DeCaprio, F. McGlynn: Laparoscopic hysterectomy. J. gynaec. Surg. 5 (1989) 213.
19. Reich, H., F. McGlynn, L. Sekel: Total laparoscopic hysterectomy. Gyn. Endoscopy 2 (1993) 59.
20. Sakier, J., Y. Wang: Robotic assisted surgery: from concept to development. Surg. Endoscopy 8 (1994) 63.
21. Semm, K.: Pelviskopie und Hysteroskopie: Farbatlas und Lehrbuch. Schattauer, Stuttgart–New York 1976.
22. Semm, K.: Hysterektomie per laparoscopiam oder per pelviscopiam: ein neuer Weg ohne Kolpotomie durch CASH. Geburtsh. u. Frauenheilk. 51 (1991) 996.

15 Perioperative Maßnahmen und Komplikationen in der Gynäkologie

H.-G. Schnürch

Inhalt

1	Einleitung	200
2	Präoperative Diagnostik	200
2.1	Zum Narkoserisiko	200
2.2	Vor der Narkose	201
2.2.1	Screening	202
2.2.2	Gezielte Zusatzdiagnostik	203
2.2.3	Besonderheiten bei Noteingriffen	203
2.3	Zum Operationsrisiko	204
3	Operationsvorbereitung	206
3.1	Präoperative Darmreinigung – Nüchternphase	206
3.2	Thromboembolieprophylaxe	207
3.3	Infektionsprophylaxe	209
3.3.1	Operationswundgebiet	209
3.3.2	Chirurgische Händedesinfektion	210
3.3.3	Sogenannte Antibiotikaprophylaxe	210
3.4	Gezielte prophylaktische Maßnahmen	211
3.4.1	Kardiozirkulatorische Störungen	211
3.4.2	Respiratorische Störungen	212
3.4.3	Gerinnungsstörungen	212
3.4.4	Diabetes mellitus	213
3.4.5	Thromboseneigung	213
4	Intraoperative Prophylaxe	214
5	Postoperative Maßnahmen	214
5.1	Überwachung	214
5.2	Postoperative Therapie	215
5.2.1	Infusionen	215
5.2.2	Transfusionen	217
5.2.3	Abführmaßnahmen	218
5.2.4	Orale Nahrungszufuhr	219
5.2.5	Analgesie	219
5.2.6	Thromboembolieprophylaxe durch physikalische Maßnahmen	221
5.2.7	Atmungsunterstützung	221
5.2.8	Postoperative Harnableitung	222
6	Postoperative Komplikationen	223
6.1	Schock	223
6.1.1	Allgemeine Aspekte	223
6.1.2	Blutungsschock	224
6.1.3	Endotoxinschock	225
6.2	Wundheilungsstörungen	225
6.3	Ileus	227
6.4	Peritonitis	228
6.5	Tiefe Beinvenenthrombose und Lungenembolie	229
6.5.1	Vorkommen nach gynäkologischen Operationen	229
6.5.2	Therapie der tiefen Beinvenenthrombose	229
6.5.3	Therapie der Lungenembolie	230
6.6	Komplikationen an den ableitenden Harnwegen	231
7	Interdisziplinäre Zusammenarbeit	232
8	Zur präoperativen Aufklärung und Einwilligung	232
8.1	Aufklärung	232
8.2	Einwilligungsfähigkeit	233
8.3	Dokumentation der Aufklärung	234
8.4	Richtlinien der Deutschen Krankenhausgesellschaft	234

1 Einleitung

Die Grenzen der operativen Therapie in der Gynäkologie werden zunehmend weiter gesteckt. Die Erfahrungen durch intensivierte postoperative Überwachung und die Weiterentwicklungen der Anästhesiologie erlauben eine Ausweitung der Indikationsstellung auf ältere Patientinnen; darüber hinaus haben Verbesserungen der technischen Ausrüstung, des Nahtmaterials sowie verfeinerte Operationstechniken zu günstigeren Grundbedingungen beigetragen. Durch diese Entwicklungen werden heute vermehrt Operationen bei Patientinnen durchgeführt, die ein oder mehrere Zusatzrisiken mitbringen. Diese Patientinnen bedürfen sowohl einer intensiven Vorbereitung auf Narkose und Operation als auch einer intensiven Nachbetreuung. Alle Verbesserungen der Narkosetechnik, der intraoperativen Überwachung sowie der Operationstechnik würden nur wenig Effekt zeigen, wenn die präoperative Vorbereitung und die postoperative Überwachung nicht in gleicher Weise intensiviert und verbessert worden wären.

Dieser Beitrag hat das Ziel, einen Überblick über Diagnostik und Therapie in der präoperativen und postoperativen Phase zu geben. Dabei sollen Tabellen und knappe Stichwortsammlungen ein grundlegendes Raster aufbauen, das für individuelle Erweiterungen und Modifikationen offen ist.

2 Präoperative Diagnostik

Diagnostische Maßnahmen vor einem operativen Eingriff in der Gynäkologie werden aus anästhesiologischen oder krankheitsbezogenen gynäkologischen Gründen durchgeführt. Der Schwerpunkt der folgenden Ausführungen liegt auf allgemeinen, nicht auf krankheitsbezogenen perioperativen Problemen.

2.1 Zum Narkoserisiko

Die *allgemeine Letalität* pro tausend Anästhesien liegt nach Statistiken von mehreren Autoren etwa bei 0,2 bis 0,3. Bei Lokalanästhesien ist eine Letalität von 0,07 bis 0,1 dokumentiert. Da sehr schnell ein enger Zusammenhang zwischen der Art und Ausprägung von präoperativ erkannten Risikofaktoren und dem Letalitätsrisiko aufgedeckt wurde, hat die American Society of Anesthesiology ein Schema mit fünf Patientengruppen unterschiedlicher Risikokategorien entworfen (sog. ASA-Schema, Tab. 15-1). Die Letalität in Abhängigkeit von der Einstufung nach diesem Schema gibt die Tabelle 15-2 wieder. Aus Tabelle 15-3 ist nach einer retrospektiven Aufstellung die Verteilung der

Tabelle 15-1 Anästhesiologische Risikoklassifizierung der American Society of Anesthesiology (ASA; nach Pichlmayr [32])

I	normaler, gesunder Patient
II	Patient mit einer leichten Allgemeinerkrankung
III	Patient mit einer schweren Allgemeinerkrankung und Leistungsminderung
IV	Patient mit einer inaktivierenden Allgemeinerkrankung, die eine ständige Lebensbedrohung darstellt
V	moribunder Patient, von dem nicht erwartet wird, daß er die nächsten 24 Stunden überlebt, sei es mit oder ohne Operation

Tabelle 15-2 ASA-Risikogruppen und postoperative Letalität (nach Pichlmayr [32])

ASA-Risikogruppen	postoperative Letalität (%)	
	Vacanti et al. n = 68 388	Marx et al. n = 34 145
I	0,08	0,06
II	0,27	0,47
III	1,8	4,4
IV	7,8	23,5
V	9,4	50,8

Tabelle 15-3 Verteilung der Patienten auf die ASA-Risikogruppen (nach Altemeyer [1])

ASA-Risikogruppen	Patienten (%)		
	gynäkologisch	urologisch	allgemeinchirurgisch
I	68,0	28,6	38,3
II	25,2	44,4	50,2
III	6,8	26,0	10,2
IV	0	1,0	1,3

verschiedenen Risikogruppen in der Gynäkologie erkennbar, im Vergleich dazu Patienten anderer Disziplinen. Aus dieser Tabelle geht hervor, daß im Vergleich mit anderen operativen Fächern Patientinnen aus der Gynäkologie überwiegend als risikolos bzw. risikoarm bezeichnet werden können.

Die Entwicklung einer *standardisierten Checkliste* zur Einordnung von einzelnen Patientinnen in Risikogruppen durch Peter et al. [31] führte zu einer Reduktion der Gruppenzahl von fünf auf drei. Die Korrelation zwischen diesen Risikogruppen und dem postoperativen Verlauf ergibt schwere bzw. fatale Komplikationen in 0,8% der Gruppe I (geringes Risiko), in 8,9% der Gruppe II (mäßiges Risiko) und in 35,9% der Gruppe III (hohes Risiko).

2.2 Vor der Narkose

Alle Untersuchungen vor einer Narkose dienen der Erkennung und Beurteilung manifester und potentieller Risiken für die vitalen Funktionen im Zusammenhang mit dem geplanten Eingriff. Wenn *chronische Vorerkrankungen* bestehen, bedarf es einer Einstufung des aktuellen Zustands in bezug auf die anstehende Narkose. Dazu gehören Erkrankungen des Herz-Kreislauf-Systems und der Atemwege ebenso wie Stoffwechselerkrankungen (z.B. Diabetes mellitus, Schilddrüsenerkrankungen), neuromuskuläre Veränderungen (z.B. Epilepsie, Myasthenie) und chronische Medikamenteneinnahme. Nahezu alle Risikofaktoren können durch eine *sorgfältige Anamneseerhebung* und klinische Untersuchung vor der Anästhesie aufgedeckt und einer weiteren Abklärung oder Behandlung zugeführt werden. Die Frage eines Routine-Basisprogramms von Untersuchungen vor einer Narkose wird diskutiert [25]; bekannt ist, daß eine sorgfältige Anamneseerhebung und klinische Untersuchung die Anzahl der erforderlichen diagnostischen Standardmaßnahmen vor der Narkose auf ein sinnvolles Maß beschränken bzw. ausdehnen kann [31].

Tabelle 15-4 Einteilung der gynäkologischen Operationen nach dem Ausmaß der Traumatisierung

klein:	Abrasio, Mamma-PE, Marsupialisation, Hysteroskopie, Biopsien an Vulva, Vagina und Portio
mittel:	Konisation, Hysterektomie (+ Adnexektomie), Fertilisationsoperationen, operative Hysteroskopie, operative Laparoskopie, Ablatio mammae (+ Axilladissektion), kleine Vulvektomie
groß:	Erweiterte Hysterektomie nach TeLinde, Wertheim-Meigs, große Vulvektomie, ausgedehnte plastische Operationen
ausgedehnt:	Exenterationen, Debulking bei Ovarialkarzinom

Tabelle 15-5 Routinediagnostik vor der Narkose bei Patientinnen ohne Risikofaktoren aus Anamnese und klinischer Untersuchung

Operation	jüngere Patientinnen (bis 40 Jahre)	ältere Patientinnen (über 40 Jahre)
klein	Hb, Leuko	Hb, Leuko, Thrombo EKG Röntgen-Thorax Blutgruppe
mittel	Hb, Leuko, Thrombo Blutgruppe Elektrolyte Gerinnung (Quick, PTT, PTZ) Kreuzblut	Hb, Leuko, Thrombo Blutgruppe Elektrolyte Gerinnung (Quick, PTT, PTZ) Kreuzblut EKG Röntgen-Thorax
groß	Hb, Leuko, Thrombo Blutgruppe Elektrolyte Gerinnung (Quick, PTT, PTZ) Kreuzblut (Konserven bereitstellen) harnpflichtige Substanzen Transaminasen EKG Röntgen-Thorax	Hb, Leuko, Thrombo Blutgruppe Elektrolyte Gerinnung (Quick, PTT, PTZ) Kreuzblut (Konserven bereitstellen) harnpflichtige Substanzen Transaminasen EKG Röntgen-Thorax internistische Untersuchungen
ausgedehnt	wie bei „groß" internistische Untersuchung	wie bei „groß"

Tabelle 15-6 Bewertung der häufigsten Risikofaktoren für die Narkose

Vorerkrankung/Risikofaktoren	Bedeutung	Konsequenzen
koronare Herzkrankheit	– hohes Risiko innerhalb von 6 Monaten nach Infarkt	– Abstand zum Infarkt möglichst groß (über 2 Jahre)
Hypertonie	– häufig – relativ geringes Risiko	– Vorsicht bei pharmakologischen Interaktionen: β-Blocker – Cyclopropan, Äther Clonidin → Rebound Diuretika → Hypovolämie
Herzinsuffizienz	– Kontraindikation gegen größeren Eingriff	– bei dringlichen Operationen: exakte Bilanzierung des Wasserhaushalts arterielle Druckkonstanz reichliche Sauerstoffzufuhr Arrhythmieverhütung keine größeren Hb-Defizienzien Digitalisanwendung nicht unterbrechen
Herzrhythmusstörungen	– Kammerflimmern droht bei gehäuften Extrasystolen oder polytopen ektopen Extrasystolen in Serie	– wie bei Herzinsuffizienz – gegebenenfalls präoperative Therapie mit Antiarrhythmika – eventuell passagerer Herzschrittmacher
zerebrale Durchblutungsstörungen	– ursächlich neben Gefäßstenosen: Hypotonie, Hypertonie, Hypoxie, Herzmuskelinsuffizienz, Herzrhythmusstörungen	– präoperative Therapie der ursächlichen Störung, wenn möglich – eventuell neurologische Untersuchung
Lungenfunktionsstörungen	– erhebliche Bedeutung für postoperative Komplikationen! (Bronchopneumonie, Atelektase)	– bei stärkeren Abweichungen in Anamnese, Klinik, Rö.-Thorax, EKG: Blutgasanalyse, Lungenfunktionstest – häufig prä- und intraoperative Polypragmasie erforderlich: Sekretolytika, Spasmolytika, Antibiotika, physikalische Maßnahmen
Diabetes mellitus	– **relativ häufig**	– bei mittel- und großen Operationen. Umstellung auf Altinsulin + 10% Glukose engmaschige Blutzuckerkontrolle Säure-Basen-Status
Hyperthyreose	– relativ selten	– Auslösung einer hyperthyreotischen Krise möglich
Glukokortikoidtherapie	– für Wundheilungsverlauf bedeutsam	– **nicht plötzlich absetzen** – bei größeren Operationen eventuell erhöhte Dosis erforderlich – langsame Normalisierung in 1–2 Wochen
Lebererkrankungen	– Metabolisierung + Ausscheidung von Anästhetika verzögert – Synthese von Gerinnungsstoffen und Cholinesterase vermindert	– durch Serumdiagnostik leicht aufzudecken – **bei chronischen Lebererkrankungen vor Operation internistische Behandlung**
Nierenfunktionsstörungen	– eventuell verzögerte Ausscheidung von Heparin, Muskelrelaxanzien, Digoxin, Antibiotika – Störungen des Kalium- und Säure-Basen-Haushalts	– Creatininbestimmung im Serum – eventuell Creatinin-Clearance – Medikamentenspiegelbestimmung – Elektrolytausgleich
Gerinnungsstörungen	– unerwartete Blutungen intra- und postoperativ	– Verbrauchskoagulopathie bei Sepsis – Fibrinolyseaktivierung durch uterine Aktivatoren – Thrombozytopenien: auch medikamentös toxisch, allergisch, bei Sepsis, Urämie, Leberzirrhose – präoperative Diagnostik und gegebenenfalls Ausgleich

2.2.1 Screening

Da die personellen Voraussetzungen nicht an allen Kliniken eine individuelle präanästhesiologische Diagnostik erlauben, soll an dieser Stelle der Vorschlag für ein Schema bei *anamnestisch und grobklinisch risikofreien Patientinnen* dargestellt werden. Die angegebenen Abstufungen richten sich zum einen nach dem *Alter*, wobei eine feste Grenze nur einen organisatorischen Vorteil bietet und Anpassungen wünschenswert sind. Bei anamnestisch und klinisch risikofreien Patientinnen sind neben dem Alter *Art und Ausmaß der erforderlichen*

Narkose und damit die Kategorie des Eingriffs von Bedeutung. Tabelle 15-4 verdeutlicht die von uns für sinnvoll erachtete Einteilung. Daraus ergibt sich eine Abstufung der routinemäßig vorzunehmenden Untersuchungen vor der Narkose, die unter Berücksichtigung der Altersgruppe in Tabelle 15-5 dargestellt werden.

2.2.2 Gezielte Zusatzdiagnostik

Werden bei der Anamneseerhebung oder der klinischen Untersuchung Risikofaktoren erkennbar, dann sollte der Untersuchungsgang vor der Narkose auf die Patientin abgestimmt werden. Unter Berücksichtigung der obengenannten allgemeinen Einflußfaktoren wie Alter der Patientin und Art des Eingriffs gewinnt die *risikotragende Grund- oder Begleiterkrankung* entscheidende Bedeutung. In der Mehrzahl der Fälle überschreitet die Abklärung eines solchen Zusatzleidens die Möglichkeiten des eigenen Faches, so daß konsiliarische Untersuchungen und gegebenenfalls Vorbehandlungen sowie interdisziplinäre Beratungen durchgeführt werden. Eine stichwortartige Bewertung der häufigsten Risikofaktoren und die jeweils resultierenden Konsequenzen bzw. Zusatzmaßnahmen sind in Tabelle 15-6 zusammmengestellt.

2.2.3 Besonderheiten bei Noteingriffen

Die Indikation zu einer eiligen Operation bei akutem Abdomen wird in der Gynäkologie relativ selten gestellt. Die häufigsten Ursachen sind Extrauteringraviditäten, Rupturen oder Stieldrehungen von ovariellen oder uterinen Tumoren oder Organverletzungen; in der postoperativen Phase können Komplikationen wie Nachblutung nach Laparotomie, Ileus und Platzbauch ursächlich auftreten.

Für Noteingriffe kann kein Standardprogramm von *Voruntersuchungen* aufgestellt werden; in Anpassung an die individuelle Situation sollte bei der Anlage eines intravenösen Zugangs eine *Blutprobe* zur Bestimmung des Hämoglobins, der Leukozyten, der Thrombozyten, gegebenenfalls der Blutgruppe gewonnen sowie Kreuzblut zurückgestellt werden. Auch *Laboruntersuchungen,* deren Bearbeitung den Operationsbeginn überschreitet, können bereits veranlaßt werden; für die Narkose sind hierbei insbesondere die Elektrolyte, die harnpflichtigen Substanzen und die Leberwerte im Serum von Bedeutung.

Bei der Planung des Eingriffs muß die Erfahrung berücksichtigt werden, daß ein Eingriff ohne adäquate Vorbereitung in einer solchen Situation auch *zu früh* angesetzt werden kann (bei schwerer Elektrolytstörung, Endotoxinschock, Blutungsschock, Azidose).

			ohne Risiko	mit Risiko
keine Komplikationen	53316	(95,64%)	88%	12%
Komplikationen	2429	(4,36%)	64%	36%
verstorben	140	(0,25%)	17%	83%
Verlegung auf die Intensivstation	332	(0,60%)	40%	60%
Darmverletzung	119	(0,21%)	72%	28%
Blasenverletzung	193	(0,35%)	83%	17%
Ureterverletzung	58	(0,10%)	64%	36%
Verletzung eines großen Gefäßes	48	(0,09%)	69%	31%
Reoperation wegen Blutungen	362	(0,65%)	77%	23%
Relaparotomie wegen Ileus	71	(0,13%)	65%	35%
Relaparotomie wegen Peritonitis	41	(0,07%)	71%	29%
Fisteln	63	(0,11%)	63%	37%
Temperatur > 38°C > 1 Tag	314	(0,56%)	80%	20%
Heilungsstörungen	936	(1,68%)	62%	38%
Herz-Kreislauf-Komplikationen	109	(0,20%)	24%	76%
Lungenembolie	91	(0,16%)	58%	42%
Lungenkomplikationen	61	(0,11%)	44%	56%
Thrombosen	79	(0,14%)	58%	42%

Abb. 15-1   Komplikationen bei 55 745 gynäkologischen Operationen (nach Stark [41]).

Tabelle 15-7 Globale Komplikationsraten bei gynäkologischen Standardoperationen (multizentrische Untersuchung; nach Stark [42])

Eingriffe	Anzahl	Komplikationsrate (%)
– Sectio	8329	5,2
– vaginale Hysterektomie und Scheidenraffung	4741	6,1
– abdominale Hysterektomie	3467	6,5
– vaginale Hysterektomie	3399	4,5
– Adnexektomie (pathologische Adnexe)	2795	5,9
– abdominale Hysterektomie und Adnexektomie (pathologische Adnexe)	2584	9,4
– abdominale Hysterektomie und Adnexektomie (normale Adnexe)	2118	9,1
– Ablatio mammae	1976	5,2
– Scheidenraffung	779	5,5
– vaginale Hysterektomie und Adnexektomie (normale Adnexe) und Scheidenraffung	449	7,7
– vaginale Hysterektomie und Adnexektomie (normale Adnexe)	357	5,3
– vaginale Hysterektomie und Adnexektomie (pathologische Adnexe)	319	6,6
– Adnexektomie (normale Adnexe)	274	4,0
– vaginale Hysterektomie und Adnexektomie (pathologische Adnexe) und Scheidenraffung	261	8,4

Tabelle 15-8 Art und Häufigkeit der Komplikationen bei der abdominalen Hysterektomie (n = 2852; Literaturzusammenstellung nach Schwenzer 1996 [39] und Schmidt-Matthiesen 1978 [36]), sowie Standarddaten der Arbeitsgemeinschaft Schweizerische Frauenkliniken (ASF, n = 21 965; nach Hochuli [19])

Komplikationen[++]	Häufigkeit (%) von	bis	ASF (%)
Wundinfektion der Bauchdecke	1,8	3,8	1,75
Pelveoperitonitis	0,3	0,86	0,18
Platzbauch	0,0	0,4	0,13
Ileus, Subileus (auch mit konservativer Therapie)	0,2	1,2	
Blasenverletzung	0,1	1,6	0,83
Blasen-Scheiden-Fistel	0,0	0,1	0,10
Darmverletzung	0,1	1,0	0,33
Blutungen	0,18	5,8	4,60
Lungenkomplikationen	0,4	2,9	
kardiale Komplikationen	0,1	1,8	
Phlebothrombose[*]	0,37	1,4	0,40
Mortalität	0,2	0,62	0,12[+]

[*] klinische Diagnose
[+] 44/37 560 Hysterektomien (abdominal oder vaginal)
[++] Bei der abdominalen Hysterektomie bei Endometrium- bzw. Ovarialkarzinom sind die Komplikationen: Verletzungen, Ileus, Thromboembolie deutlich höher als im übrigen Kollektiv.

Tabelle 15-9 Art und Häufigkeit der Komplikationen bei der vaginalen Hysterektomie (n = 4420; Literaturzusammenstellung nach Schwenzer 1996 [40] sowie Standarddaten der Arbeitsgemeinschaft Schweizerische Frauenkliniken (ASF, n = 15 685; nach Hochuli 1993 [19])

Komplikationen	Häufigkeit (%) von	bis	ASF (%)
Intraoperativ			
Harnblasenverletzungen	0,33	0,82	0,66
Ureterverletzungen	0,04	0,33	0,03
Darmverletzungen	0,05	0,30	0,18
Postoperativ			
Nachblutungen	0,65	0,81	2,67
Ileus		0,28	
Parametraner Abszeß		0,62	
Blasen-Scheiden-Fistel	0,13	0,14	0,03
Rektum-Scheiden-Fistel	0,07	0,13	0,03
Ureter-Scheiden-Fistel	0,04		0,02
Thrombophlebitis		1,43	
Lungenembolie	1,21	1,23	0,48
Harnwegsinfekt	4,90		20,45
Mortalität (<10 Tage p.o.)		0,51	0,12[*]

[*] 44/37 650 Hysterektomien (abdominal oder vaginal)

Demgegenüber kann aber auch ein *zu langes Abwarten* schwere Folgen haben, wie Irreversibilität von schockbedingten Veränderungen der Mikrozirkulation oder Ausblutung.

2.3 Zum Operationsrisiko

Mit dem chirurgischen Eingriff verbundene Komplikationen lassen sich bei keiner Operation vollständig ausschließen. Zu den Operationen der Gynäkologie gibt es in der Literatur Angaben über das prozentuale Vorkommen von typischen Komplikationen (Abb. 15-1). Zur Frage der detaillierten postoperativen Morbidität sind Angaben aus einer Studie wertvoll, in der 57 362 postoperative Verläufe von 85 deutschen Kliniken unterschiedlichster Kategorie zusammengestellt sind [41]. Die Gesamtkomplikationsrate von 4,36 % wird im wesentlichen von Wundheilungsstörungen getragen; verstorben sind insgesamt 0,25 %.

Tabelle 15-10 Art und Häufigkeit perioperativer Komplikationen nach Wertheim-Operationen (n = 667; nach Castaño-Almendral und Käser, zitiert bei Beck [3])

Komplikationen	Zahl der Fälle (n)	(%)
Mortalität	3	0,45
Ileus		1,6
Thromboembolie		4,5
Pneumonie		2,0
Infektion der Harnwege		45,5
Pyelonephritis		7,3
febriler Verlauf		29,0
Läsionen des Ureters	8	1,19
Ureterfisteln	21	3,15
Blasen- oder Rektumfisteln	6	0,90
Wundinfektionen, abdominale		3,5
Wundinfektionen, vaginale		3,0
Platzbauch	2	0,30
keine Komplikationen		22,0

Tabelle 15-11 Schwere Komplikationen bei Laparoskopien (Sammelstatistik von 249 467 Fällen; nach Riedel [33])

Eingriffe	Komplikationsrate pro 1000
alle	1,9
Punktion großer Gefäße	0,44
Punktion von Darmschlingen	0,65
Verbrennungen von Darm, Blase	0,31
Sonstige	0,51
Laparotomie erforderlich	1,7

Genauere Aufschlüsselungen der Art der Komplikation in Abhängigkeit vom durchgeführten Eingriff und bezüglich der Häufigkeit dieser Komplikationen finden sich bei Stark [41]. Komplikationsraten der Standardoperationen finden sich in den Tabellen 15-7 als Übersicht, 15-8 für die abdominale Hysterektomie, 15-9 für die vaginale Hysterektomie und 15-10 für die Wertheim-Operationen bei Zervixkarzinom sowie 15-11 für die Laparoskopie. Aus der umfangreichen und wertvollen Datenerhebung von 192 735 Operationen durch die Arbeitsgemeinschaft Schweizerischer Frauenkliniken (ASF) in den Jahren 1983 bis 1989 sollen zwei Tabellen die Korrelationen zwischen den Komplikationsgruppen und dem Grundleiden (Tab. 15-12) sowie dem Operationstyp (Tab. 15-13) beleuchten.

Der Risikobegrenzung dienen Untersuchungen, die auf die Anästhesie und den speziellen Eingriff abgestimmt sind. Detaillierte Angaben zur Komplikationsprophylaxe und präoperativen Vorbehandlung finden sich in den Atlanten der gynäkologischen Operationen und in den einschlägigen Kapiteln dieses Werkes.

Tabelle 15-12 Korrelation zwischen postoperativen Komplikationen und dem Grundleiden (Sammelstatistik von 192 735 Operationen; nach Hochuli [19])

Diagnose	Operationen (n)	Komplikationsrate (%)	Blutungsrate (%)	Infektionsrate (%)	Thrombosen und Embolien (%)
Alle Vulva/Vaginalkarzinome	132	39,39	6,06	18,94	4,55
Alle Ovarialkarzinome	1217	16,34	2,79	7,81	2,96
Alle Zervixkarzinome	556	15,47	3,60	8,27	2,88
Alle Korpuskarzinome	1506	13,75	2,66	5,91	3,05
Tuboovarialabszeß	413	11,86	2,42	4,84	0,48
Totalprolaps des Uterus	1632	8,82	2,45	5,27	1,04
Uterus myomatosus als Operationsindikation	11 196	8,81	2,93	5,03	0,94
Descensus uteri I. und II. Grades	7816	8,51	2,85	5,23	0,91
Endometriose als Hauptdiagnose	1086	8,20	3,50	3,41	0,46
Enterozele	642	7,17	2,80	3,12	0,93
Rezidivprolaps	276	6,88	1,45	3,62	0,72

Tabelle 15-13 Korrelation zwischen postoperativen Komplikationen und dem Operationstyp (Sammelstatistik von 192 735 Operationen; nach Hochuli 1993 [19])

Operation	Operationen (n)	Komplikationsrate (%)	Blutungsrate (%)	Infektionsrate (%)	Thrombosen und Embolien (%)
Exenteration	11	63,64	9,09	54,55	27,27
Erweiterte Vulvektomie (mit Lnn. ing., fem. und iliac.)	12	50,00	0,00	25,00	8,33
Erweiterte Vulvektomie (mit Lnn. ing. und fem.)	81	45,68	4,94	24,69	4,94
Einfache Vulvektomie	124	21,77	4,03	10,48	2,42
Wertheim-Operation	589	18,00	4,92	7,64	4,41
Schlingenoperation	314	13,69	7,32	6,37	0,64
Abdominale Hysterektomie mit Adnexen	9 737	11,13	2,83	5,33	1,91

Tabelle 15-13 Fortsetzung

Operation	Operationen (n)	Komplikationsrate (%)	Blutungsrate (%)	Infektionsrate (%)	Thrombosen und Embolien (%)
Vaginale Hysterektomie mit Adnexa	583	9,95	2,92	6,86	0,51
Abdominale Hysterektomie ohne Adnexa	12 254	9,18	3,53	4,89	0,89
Vaginale Hysterektomie ohne Adnexa	15 114	8,26	2,72	5,29	0,64
Abdominale Urethrovesikosuspension als Alleineingriff	655	7,79	2,14	3,97	1,53
Sakrospinale Fixation (Richter)	175	5,14	2,29	1,14	0,57

3 Operationsvorbereitung

Die wesentlichen Maßnahmen betreffen die Darmentleerung vor der Operation, die Keimverminderung im Bereich des Operationsgebiets sowie prophylaktische Maßnahmen zur Verminderung des Thromboembolierisikos und des Infektionsrisikos. Spezifische Vorbereitungen sind erforderlich bei Patientinnen, die chronische Erkrankungen aufweisen, wie z.B. einen Diabetes mellitus, oder die aufgrund einer Vorerkrankung mit Antikoagulanzien behandelt werden.

3.1 Präoperative Darmreinigung – Nüchternphase

Zweck der präoperativen Darmbehandlung ist im wesentlichen die *Ileusprophylaxe*. Die Entleerung des Darmes vermindert die Wahrscheinlichkeit, daß der Operateur durch ein voluminöses Darmkonvolut behindert wird. Auch wird die Keimzahl im Darmlumen und damit die Möglichkeit der Produktion dyspeptischer Gase während der physiologischen postoperativen Darmatonie deutlich vermindert. Bei Operationen, bei denen eine Eröffnung des Darmlumens geplant ist oder droht, hat die Keimreduktion gleichzeitig den Charakter einer Säuberung des Operationsgebiets.

Die präoperative Darmvorbereitung sollte *an den geplanten Eingriff angepaßt* werden. Bestehen gleichzeitig Hinweise auf einen trägen Darm, insbesondere Laxanzienabusus oder auch Erfahrungen mit verzögertem Ingangkommen der Darmtätigkeit oder Ileus nach einer vorangegangenen Operation, so sind die Abführmaßnahmen zu intensivieren. Auch Patientinnen mit Nikotinabusus und solche mit langdauernder Einnahme von Medikamenten mit anticholinerger Wirkkomponente zeigen häufig eine verlängerte postoperative Atonie. Tabelle 15-14 enthält einen Vorschlag für die präoperative Darmbehandlung in Abhängigkeit von dem geplanten Eingriff und der Anamnese.

Orale Laxanzien sollten spätestens am frühen Nachmittag des Operationsvortags gegeben werden, Klysmen etwa ein bis zwei Stunden vor der Operation. Wenn eine Eröffnung des Darmes im Verlauf eines gynäkologischen Eingriffs einkalkuliert werden muß, wie z.B. bei der operativen Therapie eines ausgedehnten Ovarialkarzinoms oder einer ausgedehnten Endometriose, oder wenn die Darmeröffnung vorgesehen ist, wie bei einer hinteren oder totalen Exenteration, dann wird eine maximale Darmsäuberung angestrebt. Für diese Fälle hat sich in den letzten Jahren das Verfahren der *orthograden Darmspülung* zunehmend etabliert; eine reduzierte stationäre Vorbereitungszeit, kurzfristigere Belästigung der Patientin und eine gesteigerte Wirksamkeit im Vergleich zu den früher tagelangen Abführmaßnahmen durch Laxanzien und Einläufe erweisen dieses Verfahren als sehr geeignet.

Die *Aspiration von Mageninhalt* im Zusammenhang mit einer Narkose tritt zwar nur selten auf (ca. 5mal auf

Tabelle 15-14 Präoperative Darmreinigung (nach Schnürch [38])

Größe des Eingriffs	Maßnahmen je nach Anamnese	
	leer	belastet
– klein, extra-abdominal	keine	Klysma
– groß (z.B. Hysterektomie)	Klysma, evtl. orale Laxanzien	orale Laxanzien, Einlauf
– ausgedehnt (z.B. Wertheim)	Diät orale Laxanzien, Einlauf	Diät orale Laxanzien, Einlauf
– Darmeröffnung geplant	orthograde Darmspülung	orthograde Darmspülung

10 000 Narkosen [30]), stellt dann allerdings eine erhebliche Gefährdung der Patientin dar. Die pulmonale Schädigung korreliert mit der Menge und dem Säuregehalt des Magensafts. Zur Reduzierung der Menge dient eine ausreichend lange Nüchternphase, zur Reduktion des Säuregehalts können Histamin-H2-Rezeptorantagonisten oder – in Notfällen – Antazida verabreicht werden. Wegen der Magenentleerungszeiten für feste Speisen gilt nach wie vor der anästhesiologische Grundsatz, daß sechs bis acht Stunden vor Beginn der Narkose keine feste Nahrung zugeführt worden sein soll. Kleine Mengen klarer Flüssigkeit, z.B. zur Einnahme von Tabletten am Operationsmorgen, stören eher nicht, da in der Regel ein schneller Weitertransport in den Dünndarm innerhalb von 10 bis 20 Minuten stattfindet. Bei *Notfalleingriffen* können diese Soll-Vorschriften nicht immer berücksichtigt werden. Dabei ist eine Reduktion des Säuregehalts des Magensafts durch orale Verabreichung von Antazida (z.B. Natriumcitrat) sinnvoll.

Bei *Schwangeren* ist immer von einer Verlängerung der Magenentleerungszeit und von einem größeren Volumen des Mageninhalts auszugehen. Aus diesem Grunde wird bei Schwangeren besondere Vorsicht gegenüber Regurgitationen empfohlen. Dazu gehört die großzügige Indikation zur Intubation auch bei kleineren Eingriffen und das großzügige Absaugen des Mageninhalts vor Beendigung der Narkose. Aspirationen während der Narkose bei Kaiserschnittentbindungen treten etwa dreimal häufiger auf als bei allen anderen Eingriffen [30].

3.2 Thromboembolieprophylaxe

Klinisch manifeste Thrombosen in den tiefen Beinvenen und tödliche Lungenembolien in der postoperativen Phase sind nach gynäkologischen Operationen vergleichsweise selten. Insgesamt treten die tiefen Beinvenenthrombosen in 2 bis 5% auf; die Emboliemortalität liegt zwischen 1 und 10‰ [35]. Diese Zahlen entstammen Untersuchungen, die an Patientinnen ohne Thromboseprophylaxe durchgeführt worden sind. Bei Anwendung einer allgemeinen Thromboseprophylaxe durch Antikoagulanzien ist die klinische Thrombosemorbidität in den letzten Jahren auf ca. 1% und die Emboliemortalität auf 0,5 bis 1 pro Tausend gesunken.

Die klinische Relevanz der nur durch aufwendige Labormethoden (^{125}J-Fibrinogentest) gesicherten tiefen Beinvenenthrombosen wird zum einen durch die

Tabelle 15-15 Risikofaktoren für perioperative Thromboembolien (nach Schander [35])

anamnestisch:	– familiäre Thrombophilie – vorausgegangene thromboembolische Komplikationen – Multiparität – Einnahme hormonaler Kontrazeptiva – Nikotinabusus
allgemein-klinisch:	– Alter über 40 Jahre – Übergewicht – Anämie
Begleiterkrankungen:	– Neoplasien – Herz- und Kreislauferkrankungen – Infektionen – Stoffwechselerkrankungen, z.B. Diabetes mellitus – Polycythaemia vera – Thrombozythämien – Sichelzellanämie

gute Korrelation mit der Phlebographie, zum anderen aber auch durch die Tatsache deutlich, daß etwa 50% aller Embolien ohne vorausgehende klinisch faßbare Thrombosesymptomatik auftreten. So fand Walsh [44] nach vaginaler Hysterektomie in 7% und nach abdominaler in 13%, nach Wertheim-Operation in 25% und bei anderen Genitalkarzinompatientinnen in 45% Hinweise auf eine Thrombose mit dem Fibrinogentest. Die Tabelle 15-15 zeigt die Risikofaktoren für ein intra- oder postoperatives Thromboemboliegeschehen.

Da die heute üblichen Verfahren zur Senkung des Thromboembolierisikos nur sehr geringe Nebenwirkungsraten mit sich bringen, wird im allgemeinen eine *generelle Thromboembolieprophylaxe* bei Patientinnen empfohlen, die keine Kontraindikationen aufweisen, älter als 40 Jahre sind und deren Liegezeit auf dem Operationstisch mehr als 60 Minuten beträgt. Die Schweregradeinteilung der Operationskategorien, wie sie bei der präoperativen Diagnostik angeführt wurde, läßt eine solche Maßnahme ab der Kategorie „mittlere Operation" empfehlenswert erscheinen.

Eine Zusammenführung randomisierter Studien aus der Chirurgie, Orthopädie und Urologie bei über 16 000 Patientinnen hat ergeben, daß die subkutane Anwendung von Heparin etwa zwei Drittel aller tiefen Venenthrombosen und die Hälfte aller Lungenembolien verhindert [8]. Dabei ist bemerkenswert, daß sowohl die Anwendung von unfraktioniertem Heparin in der Dosierung von dreimal 5000 IE pro Tag als auch zweimal 5000 IE in Kombination mit zweimal 0,5 mg Dihydroergotamin (DHE) wirksam sind [27]. Der Beginn der Thromboseprophylaxe *vor der Operation* verbessert den Effekt deutlich gegenüber postoperativen Beginn [2]. Der Einsatz von DHE bringt das Risiko von vasospastischen Reaktionen mit sich und ist deshalb bei stenosierenden Gefäßerkrankungen und in höherem Alter relativ kontraindiziert.

Bei dieser Form der Thromboseprophylaxe ist die Zahl verstärkter intraoperativer Blutungen bzw. postoperativer *Hämatome* an der Wunde oder Injektionsstelle nicht signifikant unterschiedlich von der Anzahl gleicher Komplikationen bei den anderen Dosierungen. Mehrere Autoren berichten, daß die prophylaktische Wirksamkeit einer Low-dose-Heparingabe und einer Heparin-DHE-Gabe mit vermindertem Heparinanteil vergleichbar sind bei möglicherweise gering reduzierter Rate an intraoperativen Blutungen und postoperativen blutungsbedingten Komplikationen.

Dextraninfusionen führen zur Verminderung der Viskosität des Blutes und haben dadurch ebenfalls einen thromboseverhütenden Effekt; die Dextrane werden in einer Dosierung von dreimal 500 ml Dextran 60 pro Tag – intraoperativ beginnend – eingesetzt. Im Vergleich mit den Heparin- und Heparin-DHE-Medikationen muß beachtet werden, daß bei der Verwendung von Dextranen deutlich häufiger diffuse intraoperative und postoperative Blutungen auftreten können [12]. Als weiterer Nachteil ist die Möglichkeit von anaphylaktischen Reaktionen sowie einer Volumenüberlastung bei älteren und herzinsuffizienten Patientinnen gegeben. Diese Infusionstherapie kann nur kurzfristig eingesetzt werden; der Effekt ist etwa sechs bis acht Stunden nach der letzten Infusion nicht mehr nachzuweisen. Eine Kombination von Dextranen mit Heparin sollte vermieden werden, da es zu schwer kalkulierbaren Gerinnungshemmungen kommen kann, die Anlaß zu perioperativen Blutungen geben können.

Solange ein intravenöser Zugang besteht, kann anstelle der subkutan applizierten Heparindosen auch eine niedriger dosierte, kontinuierlich intravenös zugeführte Heparinmenge in gleicher Weise erfolgreich sein. Wir verwenden an dieser Stelle eine Dosierung von 100 IE/kg Körpergewicht pro 24 Stunden. Bei ausgedehnten Eingriffen werden 10 000 IE pro 24 Stunden über einen Perfusor verabreicht, die nach 12 Stunden unkomplizierten postoperativen Verlaufs auf 15 000 IE pro 24 Stunden erhöht werden können. Diese Dosierung kann jederzeit an den aktuellen Gerinnungsstatus und das individuelle Risiko angepaßt werden.

Die Substanzgruppe der *niedermolekularen oder fraktionierten Heparine* zeichnet sich durch eine verlängerte Wirkdauer aus, so daß bei diskontinuierlicher Verabreichung das Applikationsintervall auf 24 Stunden verlängert werden kann. Niedermolekularen Heparinen wird eine modifizierte Verteilung der Angriffsschwerpunkte am Gerinnungssystem zugeschrieben; der Faktor-Xa-Hemmeffekt soll bei gleicher Thrombininhibierung vierfach erhöht sein. Daraus wurde die Hoffnung abgeleitet, die Thrombenentstehung bei gleichzeitig nicht erhöhtem Blutungsrisiko spezifisch verhindern zu können. Die klinischen Studien zeigen jedoch keine Verringerung des Blutungsrisikos im Vergleich zu nichtfraktioniertem Heparin [2]. Die vorliegenden Untersuchungen weisen darauf hin, daß die niedermolekularen Heparine bei einmaliger Gabe pro 24 Stunden eine mit der herkömmlichen antithrombotischen Wirksamkeit von zwei bis drei Dosen Heparin 5000 IE (+ DHE) pro Tag vergleichbare Wirkung aufweisen [7, 14]. Die Wirksamkeit der fraktionierten Heparine ist ebenso in der Chirurgie und in der Orthopädie belegt. *Thrombozytopenien* als Nebenwirkung treten erheblich seltener unter fraktionierten Heparinen auf. Eine Antagonisierung der Gerinnungshemmung unter fraktionierten Heparinen durch Protaminsulfat oder -chlorid ist nur in Ausnahmefällen möglich [15].

Die Thromboseprophylaxe sollte – wenn möglich – *präoperativ beginnen* und möglichst lange postoperativ fortgesetzt werden. Nur bei Patientinnen mit initial erhöhtem Blutungsrisiko sollte die Thromboseprophylaxe gegebenenfalls erst postoperativ nach unkomplizierter Phase von sechs Stunden begonnen werden. Je nach Ausmaß des individuellen Risikos und der Art des Eingriffs sollte die Thromboseprophylaxe ein bis mehrere Tage über die vollständige Mobilisation hinaus fortgesetzt werden.

Welcher Medikation im einzelnen der Vorzug gegeben werden soll, kann nicht eindeutig belegt und festgestellt werden. Zur Verminderung der tiefen Beinvenenthrombose reicht die Gabe von zwei- bis dreimal 5000 IE Heparin subkutan. Eine Verminderung der Heparindosis und die Zugabe von DHE in einer festen Kombination scheint die Rate an postoperativen blutungsbedingten Komplikationen leicht zu senken bei ähnlicher Wirksamkeit bezüglich der Thromboembolieprophylaxe. Auf die *DHE-spezifischen Kontraindikationen* sei aber an dieser Stelle noch einmal hingewiesen. In unkomplizierten Fällen kann das längere Applikationsintervall der fraktionierten Heparine genutzt werden. Die Verabreichung von Dextranen ist in der operativen Gynäkologie eher selten anzutreffen.

Die *Kontrolle des Gerinnungsstatus* ist vor Beginn jeder Thromboseprophylaxe empfehlenswert. Die sog.

Low-dose-Heparinanwendung ruft zwar in der Regel keine wesentlichen Änderungen der im Standard-Gerinnungsprogramm erkennbaren Werte hervor (PTT, PTZ, Quick-Wert, Thrombozyten), aber die Bestimmung kann bislang okkulte Gerinnungsstörungen aufdecken, die im Zusammenwirken mit der Heparingabe zu blutungsbedingten Komplikationen führen würden.

Nebenwirkungen der Prophylaxe sind selten. Überempfindlichkeiten gegen die verabreichten Heparin-Makromoleküle sind ebenfalls rar, ebenso vorübergehender Haarausfall. Thrombozytopenien sind in der Regel harmlos und passager, selten ausgeprägter und dann eine Indikation zum Absetzen des Heparins. Das lebensbedrohliche sog. White-clot-Syndrom mit multiplen arteriellen und venösen Thromben tritt in weniger als 1% auf, die Antikoagulation kann mit desulfatierten niedermolekularen Heparinen fortgesetzt werden [15]. *Kontraindikationen* gegen eine Antikoagulanzientherapie sind der Tabelle 15-16 zu entnehmen. Die Anwendung von DHE ist kontraindiziert bei Sepsis und Schock, bei einer Schwangerschaft, Myokardinfarkt, Koronarsklerose. Die Thromboseprophylaxe mit Acetylsalicylsäure und Kumarinen spielt wegen Nebenwirkungen bzw. schwerer Steuerbarkeit in der postoperativen Gynäkologie keine bedeutende Rolle.

Eine Literaturübersicht [35] zur Emboliemortalität nach gynäkologischen Operationen zeigt, daß die Verabreichung von Antikoagulanzien mit einer deutlichen Verminderung verbunden ist; bei alleiniger Anwendung physikalischer Maßnahmen beträgt die Emboliemortalität 4 bis 11,7, bei selektivem Antikoagulanzieneinsatz 1,1 bis 3,6 und bei genereller Anwendung 0,3 bis 2 pro Tausend. Bei dieser Darstellung kommen allerdings Blutungskomplikationen nicht zum Ausdruck.

3.3 Infektionsprophylaxe

Infektionen treten bei Operationen in der Frauenheilkunde bei etwa 10 bis 15% aller Patientinnen auf [16]. Dabei kommt den sog. endogenen Infektionen die größte Bedeutung zu; bei diesen Infektionen kommen die Keime aus der körpereigenen Flora von Scheide, Darm, Haut und Respirationstrakt oder aus bereits bestehenden Infektionsherden im kleinen Becken. Als besonders infektionsbegünstigende Faktoren haben sich nach einer Untersuchung an aseptischen Operationen der Diabetes mellitus, die Adipositas, die Unterernährung und die Anwendung von Kortikosteroiden erwiesen.

3.3.1 Operationswundgebiet

Die Haut muß an der geplanten Inzisionsstelle und in der Umgebung von Haaren, Hautschuppen, Kleidungsflusen und Hautfettrückständen befreit sowie unmittelbar vor Beginn der Operation einer Desinfektion unterzogen werden.

Die *Entfernung der Haare* kann entweder durch eine Rasur oder durch Enthaarungscremes erreicht werden; bei der Rasur nimmt die Anzahl der Hautkeime durch mikroskopische und makroskopische Hautläsionen erheblich zu und damit auch die Infektionsfrequenz [16]. Wenn diese Rasur erst unmittelbar vor dem Eingriff stattfindet oder wenn die Enthaarung mit einem Schaum oder einer Creme durchgeführt wird, sind die Infektionsraten am geringsten.

Die *Hautreinigung* sollte mit einer *groben Gesamtreinigung*, z.B. einem Duschbad am Vorabend des Operationstags, beginnen. Bei Operationen per vaginam oder bei Eröffnung der Scheide von abdominal kann diese Grobreinigung durch eine *Scheidenspülung* ergänzt werden. Über Nacht sollte die Scheide z.B. mit Polyvidonjod-Ovula keimreduziert werden.

Tabelle 15-16 Kontraindikationen gegen eine medikamentöse Antikoagulation mit Heparin, Kumarinderivaten und Streptokinase (nach Schmidt-Matthiesen [36])

Absolute Kontraindikationen
- hämorrhagische Diathesen (Ausnahme: Verbrauchskoagulopathie)
- manifeste Blutungsquellen (Ulzera und Karzinome des Magen-Darm-Trakts, Colitis ulcerosa, Ösophagusvarizen, blutende Hiatushernien, blutende Hämorrhoiden)
- Operationen, bei denen eine ausreichende Blutstillung nicht möglich war oder bei denen mit parenchymatösen Blutungen zu rechnen ist. Allenfalls ab 3. Tag postoperativ i.v.- Zufuhr von 100 IE pro kg Körpergewicht in 24 h
- kurze Zeit zurückliegende apoplektische Insulte
- Nekrosen (z.B. bei ausgedehnten Karzinomen)
- Gravidität (für die Therapie mit Kumarinen)

Relative Kontraindikationen
- latente Blutungsquellen (anamnestisch nachweisbare, länger zurückliegende Ulzera des Magen-Darm-Trakts)
- Hypertonie über 200 mm Hg (26 kPa) systolisch und über 110 mm Hg (15 kPa) diastolisch
- Diabetes mellitus mit Augenhintergrundveränderungen
- schwere kardiale Dekompensation
- schwere zerebrale vaskuläre Veränderungen
- Niereninsuffizienz (für die Heparintherapie)
- Leberschädigungen, Alkoholismus (für die Therapie mit Kumarinen)

Die *abdominale Haut* ist entweder durch Anwendung einer Enthaarungscreme enthaart, ansonsten wird unmittelbar vor dem Transport der Patientin in den Operationssaal eine vorsichtige und gründliche Rasur durchgeführt. Auch dabei können noch Fettrückstände und größere Verunreinigungen entfernt werden. Besondere Sorgfalt ist der *Nabelgrube* zu widmen, insbesondere bei geplantem Längsschnitt. Gegebenenfalls ist die Nabelgrube mit alkoholgetränkten Tupfern vorzureinigen.

Im Operationssaal erfolgt die letzte Entfettung und Desinfektion. Dabei werden zunächst das abdominale Wundgebiet und die Umgebung mit einer alkoholischen Lösung (80%ig) sorgfältig zentrifugal gereinigt, anschließend kann noch einmal mit einem jodhaltigen oder ein zweites Mal mit einem alkoholischen Desinfektionsmittel gereinigt werden. Auch die Scheide sollte bei möglicher Eröffnung von abdominal oder bei vaginalem Zugang noch einmal ausgewischt werden und mit einem Schleimhautdesinfektionsmittel, z.B. Polyvidonjod, benetzt werden.

Plastikfolien auf der Haut können zwar die weitere Umgebung des Operationsgebiets trockenhalten und bekannte Keimquellen (z.B. Kolostomien, Fisteln) abdecken, haben jedoch für die Normalfälle die Infektionsraten nicht senken können. Bewährt haben sich dagegen Folien, die in die Bauchdeckenwunde eingeschlagen werden und das subkutane Fett vor endogener Kontamination nach Eröffnung des Darmes schützen.

3.3.2 Chirurgische Händedesinfektion

Durchaus unterschiedlich sind die Meinungen darüber, ob die althergebrachte Händedesinfektion unter Anwendung einer Bürste und einer Seifenlösung über acht bis zehn Minuten für Hände und Unterarme noch zeitgemäß sind. Häufiger wird es als ausreichend empfunden, wenn nach kurzer grobmechanischer Vorreinigung am Beginn eines Operationstags mit Bürste, Seife und Nagelschere eine Desinfektionslösung vor jeder Operation eingesetzt wird, die über fünf Minuten in mehreren Portionen eingerieben wird. Die Dauer der Händedesinfektion konnte bei bestimmten alkoholischen Desinfizienzien auf drei Minuten gesenkt werden [46]. Als solche chirurgischen Desinfektionsmittel stehen sowohl alkoholische Lösungen als auch jodhaltige Zubereitungen zur Verfügung.

Jedem Operateur sollte bewußt sein, daß insbesondere bei langer Operationsdauer und immer wieder auftretenden kleineren Verletzungen der Operationshandschuhe die Mischung aus Schweiß und Blut auch bei noch so intensiver Händedesinfektion zu einer massiven Freisetzung pathogener Keime führen kann. Aus diesem Grunde sollten bei entsprechend langen Operationen nach ca. zwei Stunden die *Handschuhe* und gegebenenfalls auch die *Operationskleidung gewechselt* werden [18].

3.3.3 Sogenannte Antibiotikaprophylaxe

Zahlreiche Untersuchungen aus verschiedenen Fachbereichen haben gezeigt, daß ein prophylaktisch angewandtes Antibiotikaregime in zeitlich sinnvoller Zuordnung eine erhebliche *Reduktion der postoperativen infektiösen Morbidität* bei extrem geringen und seltenen Nebenwirkungen mit sich bringen kann. Eine Auswertung der Literatur durch Hirsch [17] ergab, daß nach vaginaler Hysterektomie ein Rückgang der Fieberhäufigkeit im postoperativen Verlauf (um 90%) und ein Rückgang der Weichteilinfektionen im kleinen Becken (um 70%) zu verzeichnen ist. Während unbehandelte Kontrollgruppen postoperativ in durchschnittlich 40% Fieber aufwiesen, war dies nur bei 14% der Patientinnen mit antibiotischer Prophylaxe der Fall. Bei abdominaler Hysterektomie wiesen die Berichte aus der Literatur nicht in gleicher Weise eindeutig auf eine Verbesserung hin; nur die Hälfte der Untersucher fanden eine Reduktion des Fiebers und nur etwa 20% eine Reduktion der Wundinfektionen an der Bauchdecke oder im kleinen Becken. Eindeutig bessere Ergebnisse gibt es für Patientinnen mit erweiterten Hysterektomien bei der Karzinombehandlung.

Der *Effekt einer perioperativen Kurzzeitanwendung* eines Antibiotikums richtet sich nicht gegen die relativ häufigen Harnwegsinfektionen im Umfeld der operativen Gynäkologie; deren Manifestation kann allenfalls hinausgezögert werden. In gleicher Weise hat sich kein positiver Effekt auf die Häufigkeit einer postoperativen Pneumonie ergeben, auch die Lokalinfektionen von intravasalen Verweilkathetern waren nicht reduziert. Auch ist eine Antibiotikaprophylaxe bei offenen Operationswunden im Sinne eines verzögerten primären Wundverschlusses oder bei sekundär eröffneten Operationswunden nicht grundsätzlich erforderlich.

Der *Beginn der Antibiotikaprophylaxe* entscheidet über ihren Erfolg. Die Medikamentenzufuhr sollte etwa ein bis zwei Stunden präoperativ beginnen, spätestens aber intraoperativ, denn ein späterer Einsatz dieser Medikation hat sich als ineffektiv erwiesen. Bereits eine *einmalige präoperative Dosis* hat die gleiche infektionsverhütende Wirkung wie drei Dosen [17]. So setzt sich heute für die vaginale Hysterektomie bei prämenopausalen Patientinnen die Einmaldosis zusehends durch. Wenn mehrere Dosen gegeben werden sollen, empfiehlt sich ein Intervall von sechs bis acht Stunden. Bei langandauernden Operationen mit größerem Blutverlust und Blutersatz sollte gegen Ende des Eingriffs vor dem Wundverschluß die zweite Dosis verabreicht werden. Dadurch wird eine ausreichende Antibiotikakonzentration auch in den mit Blut und Serum benetzten Wundräumen gewährleistet.

Viele Untersuchungen zur präoperativen Antibiotikaprophylaxe haben gezeigt, daß unterschiedliche Antibiotika eine vergleichbare Verbesserung der infektiösen Morbidität herbeiführen. Die Ursache für diese offensichtlich *unspezifische Einflußnahme der Antibiotika* auf die Infektionsmorbidität sieht Rosin [34] darin, daß in der Regel schon eine Einwirkung der Antibiotika auf die körpereigenen Keime als Glykokalixbildner ausreicht, um die potentiell krankheitserregenden Keime für die körpereigenen Abwehrkräfte ausreichend angreifbar zu machen. Eingesetzt werden sollte ein Antibiotikum, das relativ breit gegen grampositive Keime und auch gegen gramnegative Stäbchen wirksam ist und das eine geringe Gallengängigkeit und eine geringe Eiweißbindung aufweist. Als Antibiotika finden an dieser Stelle Zephalosporine der 2. Generation (z.B. Cefazolin) Verwendung, von denen eine untere Tagesdosis in einer einmaligen Infusion zu verabreichen ist; optimaler Beginn ist spätestens eine Stunde präoperativ.

Eine *intensivere Antibiotikagabe* wird empfohlen bei ausgedehnten Operationen, bei denen ein sehr hohes Infektionsrisiko besteht. Darunter fallen auch die Eingriffe, bei denen eine geplante oder akzidentelle Eröffnung von intraabdominalen Hohlorganen vorkommt. Für diese Fälle empfiehlt sich die Anwendung einer Kombination, z.B. aus einem Zephalosporin und Metronidazol. Je nach Ausmaß des Eingriffs muß auch eine längere Verabreichung (bis zu drei Tagen) erwogen werden, da in den ersten Tagen die Drainagen das Infektionsrisiko steigern; zudem setzen bei größeren Eingriffen die initialen Vorgänge der Wundheilung verzögert ein.

Eine *strenge Indikation* besteht bei Patientinnen, die aufgrund einer Herzerkrankung für eine Endokarditis gefährdet sind. Gesichert ist auch die Indikation bei der vaginalen Hysterektomie, wobei einige Autoren nur die prämenopausalen Patientinnen für eine routinemäßige Antibiotikaprophylaxe geeignet halten. *Weitere Risikofaktoren* stellen das Alter, der Blutverlust während der Operation, die Dauer der Operation, die Erfahrung des Operateurs und intraoperative Ereignisse dar.

Nicht gesichert ist die Indikation bei Aborten und Schwangerschaftsabbrüchen sowie intrauterinen Radiumeinlagen. Bei Fertilisationsoperationen wird häufig eine sog. adjuvante Tetrazyklinbehandlung durchgeführt, um einerseits die in diesem Patientengut überproportional häufige, aber unerkannte chronische Chlamydieninfektion zu behandeln und andererseits den Operationserfolg durch einen ungestörten Heilungsablauf zu sichern.

Weitere Indikationen ergeben sich aus einer gesteigerten Infektanfälligkeit bei Diabetikerinnen, Malignomkranken, alten und im Allgemeinzustand reduzierten Patientinnen sowie Patientinnen mit einer Anämie oder Leukopenie (z.B. nach Zytostatikabehandlung). Aus dem intraoperativen Verlauf können sich Indikationen durch infektiöse Prozesse an den Adnexen, Eröffnung des Intestinaltrakts, Verletzungen der Harnwege, Organrupturen, Perforationen oder Karzinomzerfall ergeben [36].

Die *Nebenwirkungen der Antibiotika* sind zumeist abhängig von Dosis und Dauer. Auch die Selektion von antibiotikaresistenten Keimen ist abhängig von der Menge der verwendeten Medikamente. Wenn trotz einer Antibiotikaprophylaxe eine Infektion entsteht, so finden sich hierbei wesentlich häufiger antibiotikaresistente Keime und auch Pilze.

Seltener auftretende allergisch-toxische Reaktionen sowie eine geringere organisatorische Belastung und die geringeren Kosten sprechen für die kurzdauernde Antibiotikaprophylaxe.

3.4 Gezielte prophylaktische Maßnahmen

Nach großen Statistiken sind ganz bestimmte Begleiterkrankungen oder Zusatzsymptome mit einer Erhöhung der intra- und postoperativen Komplikationsrate verbunden. Zumeist bedarf es einer interdisziplinären Zusammenarbeit, um diese Risiken zu reduzieren.

3.4.1 Kardiozirkulatorische Störungen

Zu dieser Gruppe von Veränderungen zählt die *koronare Herzerkrankung,* die kausal nicht therapiert werden kann. Hier ist das Ziel der Zusammenarbeit mit dem Internisten, eine genaue Dosierung der antianginösen Therapie festzulegen und gegebenenfalls bei schwerer koronarer Herzerkrankung die Operationsindikation zu überdenken [26].

Ein frisches *Herzinfarkt* stellt eine Kontraindikation für einen operativen Eingriff dar, auch in den Monaten nach einem Herzinfarkt ist die perioperative Mortalität deutlich gesteigert (siehe auch Abschnitt 2.1).

Besteht eine nicht kompensierte *myokardiale Insuffizienz,* so muß diese vor der Operation durch Medikamente (Digitalispräparate, Diuretika) weitestgehend beseitigt werden. Die Zeitvorgabe für diese Maßnahme richtet sich nach der Dringlichkeit der anstehenden gynäkologischen Operation. Eine prophylaktische präoperative Digitalisierung aller Patienten ab einem bestimmten Alter auch bei nicht insuffizientem Herzen wird abgelehnt [10]. Eine Indikation ist nur bei manifester oder latenter Herzinsuffizienz, absoluter Tachyarrhythmie und ausgeprägter Herzdilatation auch ohne Vorliegen einer Herzmuskelinsuffizienz gegeben.

Hypertonie: Leichte Hypertonien sowie gut eingestellte Hypertonien bedürfen keiner besonderen prophylaktischen Maßnahme. Bei schwer regulierbaren oder schweren, nicht therapierten Hypertonien (RR >200/120 mm Hg) empfiehlt sich eine präoperative antihypertensive Anbehandlung. Dabei sollte die Druckabfallgeschwindigkeit unter der Therapie nicht zu groß sein, da bei bereits fixierten Gefäßverengungen ein bestimmter Druckgradient zur Durchblutung benötigt wird (sog. Erfordernishochdruck).

Herzrhythmusstörungen: Nach genauer elektrokardiographischer Analyse muß durch den Internisten festgestellt werden, ob eine antiarrhythmische Therapie zur Narkose vorliegen sollte. Bestimmte Herzrhythmus- und Überleitungsstörungen bedürfen eines temporären perioperativen Schrittmachers. Hier ist die enge Zusammenarbeit zwischen Internisten (Kardiologen) und Anästhesisten gefordert.

Hypovolämie: Ein vorbestehender intravasaler Volumenmangel kann z.B. bei Blutungen oder (Sub-)Ileus anzutreffen sein. Die Therapie hängt von der pathogenetischen Ursache ab. Ziel ist zunächst, das intravasale Volumen quantitativ und qualitativ aufzufüllen. Ist der Volumenverlust aber sehr langsam entstanden und besteht er bereits seit längerer Zeit, so darf die Auffüllung ebenfalls nur langsam stattfinden. Natürlich müssen bei starken Blutungen substituierende und chirurgische Maßnahmen gegebenenfalls gleichzeitig eingesetzt werden, um die Ursache des Blutverlusts zu beseitigen und die Substitution zu gewährleisten. In diesen Fällen muß jeweils individuell über die genaue zeitliche Anordnung entschieden werden.

3.4.2 Respiratorische Störungen

Bronchopulmonale Komplikationen sind im postoperativen Verlauf häufig. Chronische bronchopulmonale Erkrankungen finden sich überwiegend bei älteren Patienten. Die Einschätzung des individuellen Risikos fällt aber selbst bei bekannter Erkrankung relativ schwer. So lassen sich keine direkten Korrelationen zwischen spirometischen Daten und der Höhe des sog. Narkoserisikos feststellen. Bei anamnestischen Hinweisen oder auffälligen Befunden während der klinischen Basisuntersuchung sollten weitergehende Untersuchungen mit dem Internisten abgesprochen werden. Unter Umständen muß eine präoperative Therapie in schweren Fällen über 8 bis 14 Tage durchgeführt werden. Diese Therapie verspricht in erster Linie Erfolg bei entzündlichen und bronchospastischen Veränderungen; zusätzlich erlernt die Patientin bereits präoperativ atemgymnastische Übungen.

3.4.3 Gerinnungsstörungen

Bei anamnestischer oder klinisch manifester Störung der Blutgerinnung wird der aktuelle Status aus den präoperativ erhobenen Laborkontrollen abgelesen.

Störungen der plasmatischen Gerinnung werden insbesondere bei Mangel an Gerinnungsfaktoren durch Synthesestörung in der Leber, Verlust oder Verbrauch beobachtet. Eine Substitution ist durch die Gabe von Frischplasma möglich; die Ursache für diese Koagulopathien muß jedoch dabei Berücksichtigung finden. Bei einer Verbrauchskoagulopathie muß die übermäßige Aktivierung der Gerinnung und die übermäßige Aktivierung der Fibrinolyse bzw. die übermäßige Aktivierung beider Systeme beachtet werden; dementsprechend werden die Substitutionsmaßnahmen ergänzt durch Antikoagulanzien oder Antifibrinolytika.

Thrombozytopenien medikamentös-toxischer oder allergischer Genese oder Thrombozytopathien durch Sepsis, Urämie, Leberzirrhose und andere Erkrankungen sind ab Werten unter $30\,000/cm^3$ behandlungsbedürftig; auch niedrigere Werte sind allerdings schon beobachtet worden, ohne daß eine klinisch erkennbare Blutungsneigung bestand [10]. Die Substitution besteht in der Verabreichung von – möglichst HLA-typisierten – Thrombozytenkonzentraten.

Bei Operationen am Uterus kann es zu einer Ausschüttung von Aktivatoren sowohl der Gerinnung als auch der Fibrinolyse kommen. Die exakte Abgrenzung der Pathomechanismen ist häufig nicht möglich. Die

Interpretation der Gerinnungswerte einschließlich der Bestimmung von Fibrinspaltprodukten, löslichen Fibrinkomplexen und des Antithrombinfaktors III (AT-III) ermöglicht nur eine näherungsweise Analyse. Die Therapie einer solchen Gerinnungsstörung wird vor allem dadurch erschwert, daß bei bestehender Hyperfibrinolyse Fibrinspaltprodukte entstehen, die die reguläre Gerinnung stören. Bei reiner Fibrinolyse können Fibrinolysehemmer angewandt werden, bei kombinierten Störungen mit gleichzeitiger disseminierter intravasaler Gerinnung muß eine gleichzeitige Hyperkoagulabilität in der kleinen Strombahn mit Heparin therapiert werden [36].

3.4.4 Diabetes mellitus

Narkose und operativer Eingriff können zu Regulationsstörungen im Kohlenhydrathaushalt führen. Es kommt intra- und postoperativ zu einer erheblichen Mehrausschüttung von Katecholaminen und Glukokortikoiden mit ausgesprochen antiinsulinärer Wirkung. Dadurch entsteht bei Patientinnen mit einem relativen Insulinmangel eine metabolische Azidose.

Grundsätzliche *Empfehlungen* bei vorbestehendem Diabetes mellitus sind der Tabelle 15-17 zu entnehmen. Ziel der Stoffwechseleinstellung ist nicht eine Normalisierung der Blutzuckerwerte; es ist ausreichend, wenn Werte zwischen 120 und 200 mg/dl erreicht werden. Eine Hypoglykämie ist für eine Diabetikerin bedrohlicher als eine vorübergehende Hyperglykämie, sofern keine Ketoazidose besteht. Der Operationszeitraum sollte relativ exakt festgelegt sein; aus diesem Grunde empfiehlt es sich, bei längerem Operationsplan die Diabetikerin an den Anfang zu stellen.

3.4.5 Thromboseneigung

Durch familiär gehäuftes Auftreten von tiefen Venenthrombosen sind einige *hereditäre Krankheitsbilder* beschrieben worden, die besonderer prophylaktischer Maßnahmen perioperativ bedürfen. Dazu zählen insbesondere Patientinnen mit Protein-S-, Protein-C- oder AT-III-Mangel sowie solche mit sog. Leiden-Mutation im Faktor-V-Gen (Resistenz gegen aktiviertes Protein C) [6]. Bei Thromboseneigung der Patientin oder der Familie sollte vor Wahleingriffen eine Abklärung vorgenommen werden, um eine angepaßte Thromboseprophylaxe betreiben zu können. Im Falle des AT-III-Mangels besteht diese aus AT-III-Substitution zusätzlich zur Heparingabe, bei Protein-S- oder Protein-C-Mangel sowie bei Leiden-Mutation in obligatem präoperativem Beginn und postoperativ intravenös fortgeführter Heparinanwendung bis zur kompletten Mobilisierung.

Weitere, *unspezifische Risikofaktoren* sind Alter, Adipositas, relative Immobilität und Varikosis. Auch in diesen Fällen ist eine intensivierte Thromboseprophylaxe mit Heparin, Kompression der unteren Extremitäten und Frühmobilisation erforderlich.

Tabelle 15-17 Perioperative Stoffwechselsteuerung bei Diabetes mellitus

Diabetestyp	kleine Operation	große Operation
Juveniler Diabetes	Bei 12–24 h Nahrungskarenz keine Umstellung – Reduktion des Depot-Insulins auf $^2/_3$ – 10% Glukose zusätzlich (1000–1500 ml/24 h) – BZ-Kontrollen alle 2–6 h – reichlich Flüssigkeitszufuhr (3000 ml/24 h)	Umstellung auf Altinsulin – Perfusor (ca. 150% der IE der Depot-Dosis in Anpassung an die aktuellen BZ-Werte) oder in 3–4 Einzeldosen s.c.
Altersdiabetes		
– diätetisch oder mit oralen Antidiabetika eingestellt	Bei 12–24 h Nahrungskarenz keine Umstellung – 10% Glukose – insgesamt ca. 3000 ml Flüssigkeit – BZ-Kontrollen ca. alle 6 h – Altinsulin individuell, wenn BZ über 200 mg%	Postoperativ Beginn mit Altinsulin, wenn BZ über 200 mg%: – Perfusor (1–2 IE/h i.v.) oder 3–4 Einzelportionen s.c. (4–10 IE); Ziel: BZ 120–200 mg% – 10% Glukose (1000–1500 ml/24 h) – insgesamt ca. 3000 ml Flüssigkeit/24 h – BZ-Kontrollen alle 3–6 h
– insulinpflichtiger Diabetes	– am Operationsmorgen $^1/_2$- bis $^2/_3$-Dosis des Insulins – 10% Glukoselösung (1000–1500 ml/24 h) – BZ-Kontrollen alle 2 h – insgesamt ca. 3000 ml Flüssigkeit/24 h – Normalisierung, wenn orale Nahrungszufuhr möglich	– postoperative Insulinperfusion kontinuierlich i.v. – 10% Glukoselösung (1500–2000 ml/24 h) – BZ-Kontrollen alle 2 h, später 4–6 h – ca. 3000 ml Flüssigkeit/24 h – Rückstellung auf gewohntes Regime, wenn orale Nahrungszufuhr möglich

4 Intraoperative Prophylaxe

Für jeden Operateur ist es eine Selbstverständlichkeit, daß die operative Technik den postoperativen Verlauf und das Operationsergebnis beeinflußt. Einzelne Punkte sind z.B. der Umgang mit dem Darm, die subtile Blutstillung, die Vermeidung von Gewebstaschen, die Minimierung von Nekrosen und die Einlage von geeigneten Drainagen. Von anästhesiologischer Seite sind die Homöostase des Gasaustausches und die Kompensation von Veränderungen des intravasalen Volumens von zentraler Bedeutung. Bei längerwährenden Eingriffen ist auch die Aufrechterhaltung der Körpertemperatur ein wesentlicher Faktor für das Ausmaß des chirurgisch-anästhesiologischen Traumas.

5 Postoperative Maßnahmen

5.1 Überwachung

Nach einem chirurgischen Eingriff muß der Organismus sowohl die Narkosenachwirkungen als auch das Trauma durch die Operation überwinden. Sowohl die Aufwachphase aus der Narkose als auch der frühe postoperative Verlauf bedürfen einer intensiven Kontrolle durch spezialisiertes Pflegepersonal und Ärzte. Die erforderliche Dauer und Intensität dieser Überwachung variiert in Abhängigkeit von Art und Ausmaß des Eingriffs unter Berücksichtigung des biologischen Alters der Patientin und weiterer eventueller Risikofaktoren.

Die regelmäßig *nach einer Narkose* und einem operativen Eingriff erkennbaren Risiken müssen dem Intensivpflegepersonal bekannt sein. Die *Atmung* kann durch ein sekundäres Erschlaffen der Kiefer- und Schlundmuskulatur und ein damit verbundenes Zurückfallen der Zunge erschwert werden; Sekretansammlungen im Rachen können ebenfalls hinderlich sein. Liegt entsprechend der Blutgasanalysen eine Ateminsuffizienz vor, muß erneut intubiert und beatmet werden. Die Restwirkung der Muskelrelaxanzien kann zu Ateminsuffizienz führen; spezifische Antagonisten sowohl für die curarebedingten als auch für die opiatbedingten Atemdepressionen stehen zur Verfügung (z.B. Neostigmin, Naloxon). Besteht lediglich eine Hypoxämie, so kann zunächst O_2-angereicherte Luft über eine Nasensonde zugeführt werden. Eine Beschleunigung der Atemfrequenz auf Werte über 30/min sollte zu weiteren diagnostischen Maßnahmen (z.B. Blutgasanalyse, Röntgen-Thorax) Anlaß geben.

Nach einer mittleren, großen oder ausgedehnten Operation besteht in der postoperativen Phase eine erhöhte Sympathikusaktivität. Zusätzlich kann die Operation bei geöffnetem Abdomen einen erheblichen *Wärmeverlust* herbeiführen, der zu einer Frierreaktion mit Muskelzittern führen kann. Der Blutdruck ist normal bis leicht erhöht, die Herzfrequenz leicht beschleunigt, insbesondere wenn die Schmerzempfindung wiederkehrt. Der zentrale Venendruck liegt im Normbereich, wenn intraoperativ die Verluste an intravasalem Volumen substituiert wurden. Das Herzzeitvolumen sinkt in den ersten drei bis sechs Stunden auf untere Grenzwerte ab, um sich dann langsam wieder zu erholen. Dieser Vorgang führt zu einer Tendenz zur Oligurie in dieser Zeit. Die relative Verminderung des Herzzeitvolumens kann verbessert werden, wenn gleichzeitig Vasodilatatoren den gesteigerten peripheren Gefäßtonus durchbrechen und eine Vermehrung des Blutvolumens durch intravenöse Zufuhr erreicht wird. Der periphere Widerstand kann mit Nitraten oder Neuroleptika vom Typ der Butyrophenone (Dihydrobenzperidol) gesenkt werden.

Die *intensivpflegerische Betreuung* umfaßt die Kontrolle der Bewußtseinslage, Atemfrequenz, Herz-Kreislauf-Parameter, die Kontrolle der Wundverbände und Drainagen sowie der Urinausscheidung. Die Ausfuhr-Einfuhr-Bilanz ist ebenfalls routinemäßig in etwa zwölfstündigen Abständen anzufertigen. Von ärztlicher Seite werden Anordnungen für die Einfuhr in regelmäßigen Abständen niedergelegt.

5.2 Postoperative Therapie

5.2.1 Infusionen

Störungen des Wasserhaushalts

Nach Operationen treten Veränderungen des Wasser- und Elektrolythaushalts auf. So tritt eine mehrere Stunden dauernde Oligurie bei reduziertem Primärfiltrat der Niere durch die postoperative Verminderung des Herzzeitvolumens ein; durch die vermehrte Aldosteronsekretion infolge der intra-/postoperativen Hypovolämie wird eine Phase der Natrium- und Wasserretention ausgelöst. Die Gewebstraumatisierung mit Zellzerfall gibt intra- und postoperativ größere Mengen intrazellulärer Flüssigkeit mit hohem Kaliumgehalt frei; dieses führt zu einer kurzfristigen Hyperkaliämie, diese zu einer vermehrten Kaliumausscheidung über die Niere. Die Aufrechterhaltung bzw. Wiederherstellung einer ausgeglichenen intra- und extrazellulären Flüssigkeitsmenge und -zusammensetzung ist das Ziel der postoperativen Infusionstherapie.

Bei unkompliziertem Operationsverlauf und regelrechtem postoperativem Befinden können *standardisierte Infusionspläne* zugrunde gelegt werden. Dabei sind die Bedarfsmengen an Flüssigkeit und Elektrolyten zur Aufrechterhaltung einer Homöostase bekannt (Tab. 15-18 und 15-19). Bereits am Tage nach der Operation kann eine Anpassung der Flüssigkeitszufuhr an die Ausscheidungsmenge des Vortags durchgeführt werden; ein Teil dieser Flüssigkeitsmenge kann auch oral zugeführt werden. Nach unkompliziertem Verlauf bei kleinen und mittleren Operationen kann bereits am 1. oder 2. postoperativen Tag mit der oralen Zufuhr begonnen werden, so daß eine Infusionstherapie bereits am Ende des 1. postoperativen oder im Verlaufe des 2. postoperativen Tages abgesetzt werden kann.

Eine *verminderte Ausscheidung* (<500 ml/24 h) kann Hinweise auf eine Störung des regelhaften postoperativen Ablaufs geben. Eine solche Oligurie kann auf einem Volumenmangel, auf einer renalen Störung oder auf einem postrenalen Stopp beruhen. Die einfache Labordiagnostik mit einer Verlaufskontrolle des Hämatokrits, des Blutdrucks, des Pulsverhaltens und gegebenenfalls des zentralvenösen Druckes erlaubt in aller Regel eine Differenzierung dieser Ursachen. Die alleinige übermäßige Flüssigkeitszufuhr führt bei einer renalen oder auch postrenalen Störung zu einer hypotonen Hyperhydratation. Renale Störungen können nach Schockzuständen und nach Transfusionszwischenfällen auftreten, postrenale Störungen durch Ureterstenosen, z.B. bei direkter Unterbindung des Ureters oder durch benachbarte Hämatombildungen oder Ödeme. Für diese Fälle bietet sich die Ultraschalldiagnostik der Nieren zum Ausschluß einer Stausymptomatik an.

Die in der Tabelle 15-18 angegebenen Standardmengen für die Flüssigkeitszufuhr im postoperativen Verlauf müssen *modifiziert* werden, wenn zusätzliche Verluste durch vermehrte Abdunstung bei Fieber oder bei äußerer Hitze in der warmen Jahreszeit entstehen. Da Schweiß natriumärmer ist als die normale Extrazellulärflüssigkeit, droht in solchen Fällen eine hypertone Dehydratation. Wenn durch Flüssigkeitsmangel die Tagesurinmenge unter 500 ml sinkt, beginnt die Retention von harnpflichtigen Eiweißabbauprodukten. Für den Mehrbedarf an Flüssigkeit in Abhängigkeit von der Ausgangslage und in Abhängigkeit von extrarenalem Flüssigkeitsverlust gibt die Tabelle 15-19 Hinweise. Symptome des Flüssigkeitsmangels sind Durst, Oligurie und eine Erhöhung des Hämatokrits. Wenn *präoperativ Hinweise für ein Flüssigkeitsdefizit* erkennbar sind, sollte bereits präoperativ ein Ausgleich durch orale Zufuhr oder intravenöse Zufuhr erfolgen. Dabei ist zu beachten, daß ältere und adipöse Frauen nur ge-

Tabelle 15-18 Basisbedarf an Wasser und Elektrolyten in den ersten postoperativen Tagen (nach Schmidt-Matthiesen [36])

H$_2$O-Basisbedarf/24 h	50 kg KG 2000 ml	62,5 kg KG 2500 ml	75 kg KG 3000 ml
Diese Gesamtflüssigkeitsmenge sollte bei normaler präoperativer Ausgangslage und vermutlich normaler Nierenfunktion an Elektrolyten insgesamt enthalten (mmol/24 h):			
Na$^+$	200–230	240–290	300–350
K$^+$	40–50	50–60	60–70
Mg^{++}	8	10	12
Ca^{++}	4	5	6
Zn^{++}	0,15	0,17	0,2
Cl$^-$	180	225	270
Bei eingeschränkter Nierenfunktion muß die Kaliumzufuhr reduziert werden.			

Tabelle 15-19 Flüssigkeitsbedarf in Abhängigkeit von der Ausgangssituation und der Körpertemperatur (nach Schmidt-Matthiesen [36])

Flüssigkeitsbedarf	
– ohne Dehydratation	1500 ml/m^2 · die
– bei mittlerer Dehydratation	2200 ml/m^2 · die
– bei starker Dehydratation	3000 ml/m^2 · die
Flüssigkeitszulage	
– bei leichtem Schwitzen, leichtem Fieber	300 ml/m^2 · die
– bei starkem Schwitzen, mäßigem Fieber	600 ml/m^2 · die
– bei hohem Fieber	1000 ml/m^2 · die

ringe Flüssigkeitsreserven haben. Die Operation führt zu einer Perspiratio insensibilis von stündlich etwa 250 ml Wasser aus dem eröffneten Abdominalraum, ferner zu einem Abstrom von hypotoner Flüssigkeit in die Operationsumgebung (Ödem).

Störungen des Elektrolythaushalts

Neben Störungen der Flüssigkeitsmengen intra- und extrazellulär spielen Elektrolytstörungen eine bedeutende Rolle in der postoperativen Phase. Bei unkompliziertem Verlauf können die in Tabelle 15-18 genannten Werte des Tagesbedarfs für eine Substitution angewandt werden.

Das *Kalium* im Serum stellt nur einen sehr geringen Anteil (etwa 2%) an der Gesamtkaliummenge dar; so wird bei *Verlusten* lange Zeit der gemessene Extrazellulärraum aus körpereigenen Ressourcen der Zellen wieder aufgefüllt. Dadurch können Kaliummangelzustände in dem Moment, in dem sie im Serum nachgewiesen werden, schon ein erhebliches Ausmaß angenommen haben. Um so dringlicher ist in dieser Situation die Substitution. Kaliumverluste treten in stärkerer Ausprägung auf bei Verlusten kaliumreicher Körperflüssigkeiten: bei starkem postoperativen Erbrechen, bei Durchfällen, im Subileus und Ileus sowie bei Darmfisteln. Bei der Substitution muß beachtet werden, daß pro Stunde nicht mehr als 20 mmol und pro Tag nicht mehr als 100 bis 120 mmol substituiert werden. Die Möglichkeit einer oralen Kaliumzufuhr sollte genutzt werden.

Eine *Hyperkaliämie* kann bei übermäßiger Gewebszertrümmerung durch ausgedehnte Operationen, auch bei intravasaler Hämolyse oder bei einer Ausscheidungsstörung durch Nierenschädigung, z.B. nach einem Schockzustand, auftreten. Bedrohlich wird die Situation bei Kaliumwerten über 7,5 mmol/l. Herzrhythmusstörungen und myokardiale Funktionsstörungen sind die Folge, die bei Werten um 10 mmol/l zum Tode durch Herzversagen führen können. Die Therapie der Wahl besteht bei ausgeprägter Hyperkaliämie in einer sofortigen Hämodialyse; eine kurzfristige Besserung der Situation kann durch Gabe einer Calciumgluconatlösung oder eine Injektion von hypertoner Kochsalzlösung erreicht werden.

Parenterale Ernährung

Wenn länger als drei Tage keine orale Nahrungszufuhr möglich ist, sollte eine intravenöse Kalorienzufuhr erfolgen. Als Kalorienträger stehen Kohlenhydrate und Lipide zur Verfügung.

Lipide werden in der Gynäkologie nur selten benötigt, so z.B. bei Patientinnen nach Exenterationen mit Darmanastomosen, die eventuell über eine längere postoperative Phase von sieben bis zehn Tagen parenteral ernährt werden.

Die Zufuhr von Energieträgern in Form von *Kohlenhydraten* sollte bereits frühzeitig begonnen werden (am 1. postoperativen Tag oder auch Operationstag), wenn absehbar eine längere Nahrungskarenz erforderlich sein wird. Im sog. *Postaggressionsstoffwechsel* der postoperativen Phase besteht eine herabgesetzte Insulinwirkung, dadurch wird Glucose nicht in vollem Umfang verstoffwechselt; es besteht eine relative Glucoseintoleranz. Eine bessere Verstoffwechselung der Kohlenhydrate ist zu erwarten, wenn *Glucosepräkursoren* und *Austauschstoffe* eingesetzt werden. Als sinnvolle und risikoarme Ergänzung zur Glucose hat sich dabei das Xylit oder Xylitol bewährt. Die früher eingesetzte Fructose sollte wegen der Gefahr einer bisher nicht erkannten und sehr gefährlichen Fructoseintoleranz gemieden werden. Dabei muß die maximale Tagesmenge für Glucose bzw. Xylitol beachtet werden (3–5 g resp. 3 g/kg Körpergewicht bei einer maximalen Infusionsgeschwindigkeit von 0,25 g resp. 0,125 g/kg Körpergewicht) beachtet werden. Bei nur kurzfristiger Überbrückung reichen Energiemengen bis 1200 kcal (ca. 5000 kJ) pro 24 Stunden aus, bei mittleren und mittelgroßen Eingriffen etwa 1500 bis 2500 kcal (ca. 6300–10500 kJ) pro 24 Stunden. Die genannten Kombinationslösungen werden in verschiedenen Konzentrationen angeboten (10- bis 40%ig). Bei periphervenösem Zugang können maximal 10- bis 12%ige Lösungen infundiert werden, da bei höheren Konzentrationen eine Störung des Gefäßendothels zu erwarten ist, die zur raschen Entwicklung einer Thrombophlebitis führt.

Jede Unterbrechung der oralen *Eiweißaufnahme* über längere Zeit kann zu einer erheblichen Störung des Proteinstoffwechsels führen. Die postoperative Wundheilung, die Wundfestigkeit und die Antikörperbildung werden verbessert, wenn postoperativ *Aminosäurengemische* bedarfsadaptiert zugeführt werden. Als durchschnittliche Menge benötigt ein Erwachsener etwa 75 bis 100 g Aminosäuren pro Tag. Aminosäuren können jedoch nur dann anabol verwertet werden, wenn gleichzeitig der Energiebedarf durch Kohlenhydrate gedeckt wird. Die postoperative Flüssigkeitszufuhr wird vereinfacht durch das Angebot an Kombinationslösungen, die bedarfsgerecht Elektrolyte, Kohlenhydratlösung und Aminosäurengemische enthalten. Diese Lösungen können über eine periphere Vene appliziert werden. Die stereotype Anwendung solcher Lösungen ist für Routinefälle geeignet, kann aber bei veränderter Ausgangslage Nachteile mit sich bringen. Auch sollten die Elektrolytgehalte genau beachtet werden, da zum Teil beträchtliche Unterschiede zwischen den einzelnen Fertigpräparaten bestehen.

Bei sehr umfangreichen Infusionsmaßnahmen nach stärkeren Blutungen und Ersatz des Erythrozytenverlusts durch Erythrozytenkonzentrate kann es zu einer starken Verdünnung des zirkulierenden Restbluts kommen, so daß eine *Verringerung des Gerinnungspotentials* auftritt. Die Fibrinogenkonzentration und die Thrombozytenzahl lassen diese Veränderung erkennen. Aus diesem Grunde sollten bei Verabreichung mehrerer Blutkonserven auch Plasmakonserven zwischengeschaltet werden. Die Überprüfung des Gerinnungspotentials sollte entsprechend engmaschig (z.B. alle 12 Stunden) erfolgen. Optimale Fließeigenschaften des Blutes bestehen bei *Hämatokritwerten* von etwa 35%. Wenn ein Anstieg des Hämatokrits über 40% beobachtet wird, sollten hyperonkotische Lösungen bzw. Eiweißkonzentrate gegeben werden, um eine Verdünnung der intravasalen Flüssigkeit herbeizuführen.

5.2.2 Transfusionen

Postoperativer Blutersatz wird erforderlich, wenn die intraoperative Substitution unvollständig war oder der Blutverlust postoperativ anhält.

Infektionsübertragung

Neben Transfusionsrisiken im Sinne von immunologischen Reaktionen sowie metabolischen Veränderungen bei schlecht erhaltenen Konserven besteht die Möglichkeit einer Infektionsübertragung. Aus diesem Grunde sollte die Indikation zu einer Bluttransfusion streng gestellt werden. Für die Zubereitung von Erythrozytenkonserven bestehen strenge Vorschriften, die in den Richtlinien zur Blutgruppenbestimmung und Bluttransfusion des wissenschaftlichen Beirats der Bundesärztekammer und des Bundesinstituts für Arzneimittel und Medizinprodukte (BfArM) niedergelegt sind. Auch bei Einsatz aller verfügbarer Tests besteht ein Risiko zur Übertragung von infektiösen Bestandteilen wie Viren. Im Vordergrund stehen dabei die *Hepatitisviren B, C und D*. Das summarische Risiko für eine Hepatitisinfektion durch Bluttransfusion beträgt ein bis zwei pro hundert übertragener Konserven.

Die Übertragung des *humanen Immuninsuffizienzvirus (HIV)* ist durch ausgedehnte Testungen der Spenderkollektive erheblich niedriger; man kann heute davon ausgehen, daß die HIV-Infektion der Spender auf etwa 1:25000 zurückgegangen ist. Durch die Voruntersuchungen werden 95% dieser Infizierten entdeckt; es verbleibt etwa ein Restrisiko von etwa 1:500000, eine HIV-positive Konserve zu erhalten. Die Deutsche Gesellschaft für Transfusionsmedizin gibt ein Restrisiko von 1:1000000 bis 1:2000000 an.

Konserveneinsparung

Vor allem die Furcht vor einer HIV-Infektion hat zu intensiver Suche nach Methoden der Konserveneinsparung geführt. Dazu gehört unter anderem eine blutungsarme Operationstechnik. Weitere Ansätze sind die präoperative normovolämische Hämodilution, die maschinelle intraoperative autologe Retransfusion sowie die Eigenblutspende.

Transfusionspflichtige *Eingriffe* sind in der operativen Gynäkologie eher selten. Im wesentlichen gehören dazu ausgedehntere Tumoroperationen (radikale Hysterektomien, Debulking beim fortgeschrittenen Ovarialkarzinom und radikale Vulvektomien), seltener myokutane Lappenplastiken zur Rekonstruktion nach Mammakarzinomoperationen.

Bei Tumorpatientinnen aber ist die Indikation zur *Eigenblutspende* mit Vorsicht zu stellen, da eine Retransfusion von zirkulierenden Tumorzellen nicht auszuschließen ist. Für kurativ operierte Tumorpatientinnen entsteht dadurch ein – unnötiges – zusätzliches Rezidivrisiko, dessen Bedeutung allerdings kontrovers diskutiert wird. Die routinemäßige Herstellung von Eigenblutspenden im Zusammenhang mit anderen Standardoperationen in der Gynäkologie mit nur selten realisiertem Transfusionsbedarf stellt eine enorme ökonomische Belastung dar [9] und kann zur Zeit nicht allgemein empfohlen werden.

Indikation zur Transfusion

Ein akuter Blutverlust von 20 bis 25% der Gesamtblutmenge kann die Indikation zur Transfusion begründen; der Allgemeinzustand der Patientin, das Alter bzw. die prospektive Regenerationsfähigkeit, das Ausmaß der Operation und die Einstellung der Patientin finden dabei Berücksichtigung. Selbst wenn eine Transfusion von Erythrozytenkonzentraten medizinisch indiziert ist, sollte diese Maßnahme mit der Patientin besprochen werden. *Wenn die Patientin eine Bluttransfusion ablehnt, sei es auch aus schwer nach-*

vollziehbaren Motiven, so muß diese Entscheidung respektiert werden [45].

In der postoperativen Phase besteht eine *relative Indikation* bei Anämien, die Hämoglobinwerte von 8 g/dl unterschreiten. Bei Patientinnen mit zusätzlichen Belastungsfaktoren wie koronare Herzkrankheit oder anderweitig begründetem höheren O_2-Bedarf ist diese Grenze eher bei 10 g/dl anzusetzen.

Art des Blutersatzes

Die Art des Blutersatzes sollte in Abhängigkeit von der geschätzten Verlustmenge teilweise aus Erythrozyten, teilweise aus Plasmaersatzmitteln bestehen. Je höher der Blutverlust, desto höher sollte der Erythrozytenanteil sein. Die sog. Plasmaexpander sollten limitiert eingesetzt werden, da die Hämostase durch eine Verdünnung der Gerinnungsfaktoren durch die Plasmaexpander vermindert wird.

Zur Transfusion werden *Erythrozytenkonzentrate* (1 Einheit = 250 ml Erythrozytenkonzentrat mit einem Hämatokrit von 70%) verwendet. Zur Kombination mit Erythrozytenkonzentraten eignet sich *tiefgefrorenes Plasma*, das alle Plasmaeiweißstoffe einschließlich der Gerinnungsfaktoren und in unterschiedlichem Ausmaß auch Thrombozyten enthält und insbesondere bei größeren Blutverlusten mit reduzierter Gerinnungsfähigkeit erforderlich werden kann.

Unverträglichkeitsreaktionen

Jede Transfusion kann Unverträglichkeitserscheinungen hervorrufen. Dazu gehören bei wachen Patientinnen Rücken- und Lendenschmerzen, Schmerzen im Bereich langer Röhrenknochen und retrosternal sowie Beklemmungsgefühle, Frösteln, aber auch Hitzegefühle, Schweißausbruch und Übelkeit. Fortgeschrittenere Transfusionsreaktionen führen zur Schocksymptomatik und später zu einer Hämoglobinurie mit Hämoglobinausscheidung und Oligurie sowie zu einer disseminierten intravasalen Gerinnung. Die Therapie einer solchen hämolytischen Transfusionsreaktion ist abhängig vom Schweregrad; die Transfusion muß unmittelbar gestoppt und eine Schocktherapie möglichst ohne Zufuhr von kaliumhaltigen Lösungen eingeleitet werden; in schweren Fällen ist die Applikation von Kortikosteroiden erforderlich.

5.2.3 Abführmaßnahmen

Nach Narkosen und operativen Eingriffen treten *„physiologische"* Darmatonien unterschiedlicher Dauer auf. Eine Narkose alleine verursacht eine dosisabhängige Funktionsstörung über 6 bis 24 Stunden, das Operationstrauma als solches kann diese Atonie bis auf ca. 48 Stunden verlängern; die Eröffnung der Bauchhöhle und insbesondere die direkte Manipulation am Darm kann eine weitere Verlängerung dieses Atoniezeitraums auf etwa vier bis fünf Tage bewirken. Liegen *keine anamnestischen Hinweise auf eine Darmträgheit* bzw. auf chronischen Laxanzien- oder Nikotinabusus vor, so sollte bei regulärem postoperativem Befinden und diesbezüglich unauffälliger Abdominalsymptomatik keine standardisierte schematisierte Darmstimulation durch Peristaltika an einem ganz bestimmten postoperativen Tag erfolgen [38].

Wenn im Rahmen der postoperativen Infusions- und Transfusionstherapie die durch die Operation gestörten Gleichgewichtsverhältnisse wiederhergestellt sind, kann eine *abwartende Haltung* eingenommen werden. Eine Frühmobilisierung, die bereits am Operationstag zur Thromboseprophylaxe und Kreislaufstimulierung eingesetzt wird, unterstützt die Wiederaufnahme der regulären Darmtätigkeit. Zusätzlich kann ein Darmrohr und Wärme ab dem 3. postoperativen Tag eingesetzt werden; ein Klysma kann das Ingangkommen der Darmfunktion wirkungsvoll verstärken (Tab. 15-20). Bei Operationen, die mit ausgedehnten Manipulationen am Darm einhergegangen sind, oder bei anderen Hinweisen auf eine Ileusdisposition sollte für ausreichenden Kaliumspiegel im Serum Sorge getragen, einer O_2-Unterversorgung sollte gegebenenfalls durch Erythrozytenkonzentrate und eine O_2-An-

Tabelle 15-20 Postoperative Darmbehandlung (nach Schnürch [38])

Abwartend	Unterstützend	Stimulierend
– Frühmobilisierung	– Frühmobilisierung	– Frühmobilisierung
– Darmrohr 3. Tag	– Darmrohr 3. Tag	– Darmrohr 3. Tag
– Wärmeapplikation	– Wärmeapplikation	– Wärmeapplikation
– Klysma	– Klysma	– Klysma
	– Dextran 10% mit 20% Mannit	– Parasympathikomimetika (z.B. Neostigmin)
	– O_2-Gabe, Ery-Substitution	– Magnesiumsulfat 20% oral
	– Digitalis bei Bedarf	– Gastrografin®

reicherung der Atemluft entgegengewirkt und eine Herzmuskelinsuffizienz behandelt werden. In Risikofällen (Notoperationen; bereits intraoperativ erhebliche Darmgasbildung; ausgedehnte intraoperative Serosaschädigung; sehr langdauernde Eingriffe) ist von Fall zu Fall zu entscheiden, ob eine prophylaktische Darmstimulierung eingesetzt werden sollte. In diesen Fällen kommen Magnesiumsulfat (20%ig, oral), Cholinesterasehemmer oder Gastrografin® zum Einsatz.

Alle geschilderten Maßnahmen gelten für den unauffälligen postoperativen Verlauf. Treten Veränderungen des Abdominalbefunds auf, die auf eine Behinderung der Darmtätigkeit schließen lassen, so sind besondere diagnostische und medikamentös-therapeutische Maßnahmen erforderlich, im Extremfall eine Relaparotomie (siehe auch Abschnitt 6.3).

5.2.4 Orale Nahrungszufuhr

Bei einem regulären postoperativen Verlauf kann die orale Nahrungszufuhr rasch wieder aufgenommen werden. Der Zeitpunkt des Beginns hängt ab von Art und Ausmaß des Eingriffs, da die Magen- und Dickdarmatonie direkt mit dem Ausmaß der Traumatisierung korreliert sind.

Als *Orientierung* soll Tabelle 15-21 dienen. Je größer der Eingriff war, desto individueller muß die postoperative orale Zufuhr zeitlich und mengenmäßig verordnet werden. Bei operativen *Eingriffen mit Eröffnung des Darmtrakts* ist eine besondere Situation gegeben. Die Abführmaßnahmen dürfen erst nach komplikationsloser primärer Wundheilung einsetzen, entsprechend lange muß mit der oralen Nahrungszufuhr gewartet werden. Nach einer Darmanastomose sollten sieben bis acht Tage vergehen, bevor eine peristaltiksteigernde medikamentöse Maßnahme durchgeführt wird, wenn nicht bis dahin eine spontane Darmtätigkeit in Gang gekommen ist. Zumeist liegt bis zu diesem Zeitpunkt eine Magen- bzw. Duodenalsonde, die Ernährung wird parenteral durchgeführt. Eine orale Nahrungszufuhr sollte erst dann wieder erfolgen, wenn der Darm seine Tätigkeit komplikationslos aufgenommen hat.

5.2.5 Analgesie

Ziel der postoperativen Analgesie ist die Schmerzfreiheit der Patientin. Postoperative Schmerzen beeinflussen die Pulsfrequenz und das Blutdruckniveau, steigern die postoperative Streßsituation und führen dadurch zu zusätzlichen, vermeidbaren Stoffwechselbelastungen. Das Ausmaß des postoperativen Wundschmerzes ist abhängig von der Operationsart, von der Operationsausdehnung, ferner auch von der subjektiven Verarbeitung der Schmerzempfindung.

Bei der Schmerztherapie sollte darüber hinaus die *individuelle Medikamentenempfindlichkeit* berücksichtigt werden. Hier können anamnestische Angaben von Bedeutung sein; chronischer Alkoholabusus und Nikotinabusus sowie chronischer Analgetikaabusus führen zu einem gesteigerten Bedarf, während zumindest bei Morphinanaloga eine eingeschränkte Leberfunktion Dauer und Intensität der Wirkung erhöhen können.

Nach Ausklingen der analgetischen Wirkung der Narkotika kommt es wenige Minuten bis einige Stunden postoperativ zu den ersten Schmerzempfindungen. Nach kleineren Eingriffen ist eine gute bzw. zufriedenstellende analgetische Wirkung bereits durch *Analgetika vom peripheren Typ* zu erwarten. Diese Medikamente vom Typ der Acetylsalicylsäure bzw. des Paracetamols und auch die sog. nichtsteroidalen anti-

Tabelle 15-21 Orale Nahrungszufuhr bei regulärem postoperativem Verlauf

Größe des Eingriffs	Kost: Flüssigkeit	Breiiges, Zwieback	leichte Kost	Normalkost
klein	nach 4–6 h	Operationsabend	–	1. postoperativer Tag
mittel	Operationsabend	1. postoperativer Abend	2. postoperativer Abend	nach Abführen
groß	1. postoperativer Abend	individuell (2.–4. postoperativer Tag)	1 Tag später	nach Abführen
ausgedehnt – ohne Darmeröffnung	nach Entfernung der Magensonde	individuell	individuell	nach Abführen
– mit Darmeröffnung	nach Entfernung der Magensonde	individuell	7.–9. postoperativer Tag	nach Abführen

inflammatorischen Medikamente (NSAID) können postoperativ als Infusion, Suppositorium oder mehrere Stunden nach der Narkose oral verabreicht werden. Sie können auch mit Erfolg eingesetzt werden, wenn die intensiven Schmerzen am 1. und 2. postoperativen Tag bei mittelgroßen und großen Operationen abklingen und nur noch eine geringere analgetische Potenz erforderlich ist.

Die intensiven postoperativen Wundschmerzen nach mittelgroßen und großen Eingriffen, aber auch nach kleinen Eingriffen bei sehr schmerzempfindlichen Patientinnen sollten mit *Morphinanaloga* therapiert werden. Diese Präparate werden zumeist intravenös, intramuskulär oder subkutan verabreicht. Analgetika vom Typ des Morphins unterdrücken alle Funktionen des sog. nozizeptiven Systems, während die obengenannten peripher wirkenden Analgetika durch eine Synthesehemmung im Prostaglandinstoffwechsel die Empfindlichkeit der Schmerzrezeptoren gegenüber den schmerzhervorrufenden Mediatoren Bradykinin, Histamin und 5-Hydroxytryptamin herabsetzen. Als *Nebenwirkung* der Opioide kann Erbrechen auftreten, ferner Spasmen der glatten Muskulatur und vor allen Dingen bei einer Überdosierung eine Atemdepression. Aus diesem Grunde sollte die Dosierung, soweit sie schematisch in der postoperativen Phase angeordnet wird, die gängigen Dosisempfehlungen und Applikationsintervalle berücksichtigen (Tab. 15-22).

Bei größeren Eingriffen, ausgedehnten Tumoroperationen und insbesondere bei älteren Patientinnen ist die regionale Analgesie durch *peridurale Applikation von Lokalanästhetika und Analgetika* in den ersten postoperativen Tagen von Vorteil. Die von den Patientinnen häufig als Belästigung empfundene Dämpfung des Bewußtseins tritt vermindert auf, wenn Analgetika vom Morphintyp peridural appliziert werden, da die Gesamtdosis und damit auch die systemische Wirkung reduziert werden können. Von dieser Dosisminderung profitiert auch die Darmmotorik, die gerade nach den ausgedehnten Eingriffen gelegentlich deutlich verzögert in Gang kommt. Die Verwendung von Lokalanästhetika in einer peridluralen Analgesie fördert das spontane Ingangkommen der Darmtätigkeit durch eine Blockade der sympathischen Afferenzen, die nicht selten an der Entstehung eines postoperativen Subileus und Ileus funktioneller Art ursächlich beteiligt sind. Die Dosierung der Lokalanästhetika bzw. der Morphinanaloga sollte durch einen damit erfahrenen Anästhesisten erfolgen.

Die *patientengesteuerte ("on-demand") postoperative Analgesie (PCA)* bietet unübersehbare Vorteile durch exakte Steuerung der Applikationsmenge und dadurch niedrigen Verbrauch mit deutlich verringerten Nebenwirkungen. Die dazu angebotenen Pumpensysteme bieten Sicherheit gegen Überdosierungen durch programmierbare Basalrate und Einzeldosis sowie Intervallkontrolle. Insbesondere nach ausgedehnten Eingriffen ist diese Form der systemischen Analgetikasteuerung für die überwiegende Mehrheit der Patienten sehr zufriedenstellend.

Während die kontinuierliche Katheterperiduralanästhesie mit Lokalanästhetika nicht die erhoffte Reduktion von Lungenkomplikationen nach großen

Tabelle 15-22 Analgetika vom Morphintyp (Opioide): Dosis und Wirkungsdauer (nach Jurna [21])

Substanz	Einzeldosis beim Erwachsenen (g)	Anwendungsweise	Wirkungsdauer (h)	Affinität zu Opiatrezeptoren
Morphin	0,01–0,015	i.v.	2	hoch
	0,01–0,015	s.c., i.m.	2–4	
	0,03–0,06	oral	8–12	
Buprenorphin	0,0003–0,0006	i.v., i.m., sublingual	4–8	hoch
Dextromoramid	0,0035–0,007	oral	5–6	hoch
Hydromorphon	0,002	s.c., i.m.	2–3	hoch
	0,0025	oral		
Levomethadon	0,0025	oral, s.c., i.m.	5–7	hoch
Oxycodon	0,005–0,02	oral, s.c., i.m.	4–5	hoch
Pentazocin	0,025–0,05	oral, rektal, s.c., i.m.	2–3	hoch
Pethidin	0,1–0,15	oral, rektal, s.c., i.m.	2–4	hoch
Piritramid	0,015–0,03	i.v., i.m.	2–4	hoch
Tramadol	0,05–0,1	oral, rektal, s.c., i.m.	4–6	hoch
Codein	0,03–0,06	oral, rektal, s.c.	3–5	gering
Dextropropoxyphen	0,15	oral		gering

Baucheingriffen mit sich gebracht hat, konnte nachgewiesen werden, daß eine *Periduralanästhesie mit Morphin* im Vergleich mit einer konventionellen Analgesie die Pneumonierate senken kann. Als Erklärung wird die überragende analgetische Wirkung bei fehlender motorischer Blockade angeführt, die zu einer gesteigerten Mitarbeit der Patientin bei atemgymnastischen Maßnahmen führt [11]. Wegen des Risikos einer Atemdepression in der Frühphase, aber auch noch nach sechs bis zwölf Stunden durch rostrale Aszension, ist die Morphin-Periduralanästhesie nicht unumstritten.

5.2.6 Thromboembolieprophylaxe durch physikalische Maßnahmen

Medikamentöse Maßnahmen zur Thromboembolieprophylaxe wurden bereits im Abschnitt 3.2 dargestellt. An dieser Stelle sollen kurz die physikalischen Methoden zur Prophylaxe von postoperativen Thrombosen besprochen werden.

Die *Frühmobilisierung,* also das Aufstehen schon am Operationstag, hat seine Bedeutung nicht nur im Rahmen einer Thromboembolieprophylaxe, sondern auch zur Vorbeugung von respiratorischen Komplikationen, zur Mitstimulation der wieder erwachenden Darmmotorik und zur Vermeidung von Dekubitalulzera.

Eine intensive prä- und postoperative *aktive Physiotherapie* mit Anlegen elastischer Strümpfe und Hochlagern der Beine kann nach einschlägigen Erfahrungen nur bei über 60jährigen Patientinnen die Rate an tiefen Beinvenenthrombosen statistisch haltbar senken, allerdings auf ein nicht befriedigendes Niveau.

Elastische Binden und elastische Strümpfe allein scheinen keine Wirkung auf die Thrombosefrequenz zu haben. Demgegenüber können Strümpfe, die nach dem Prinzip der abgestuften Kompression konstruiert sind (sog. *TED-Strümpfe*) eine statistisch signifikante Reduktion der tiefen Beinvenenthrombosen herbeiführen.

Aktive oder passive *Tretübungen* zeigen keine eindeutigen Verbesserungen, *elektrische Wadenstimulationen* zur Kontraktionsförderung der Wadenmuskulatur sind wegen Schmerzen nur intraoperativ einsetzbar.

Die *intermittierende pneumatische Kompression* scheint deutliche Steigerungen des venösen Flows zu erreichen, ohne daß eine eindeutige logische Begründung dafür angegeben werden kann. Als weitere Methode sind *intermittierend-pulsierende graduierte Kompressionsstrümpfe* zu nennen, bei denen durch Aufblasen während der Operation und postoperativ eine Wadenkompression durchgeführt wird. Bei guter Toleranz konnte damit eine erhebliche Senkung der tiefen Beinvenenthrombosen beobachtet werden. Die intermittierende Wadenkompression und auch graduierte Kompressionsstrümpfe sind als eine Alternative zur medikamentösen intra-/postoperativen Thromboseprophylaxe anzusehen, wenn Kontraindikationen für die wirksamen pharmakologischen Verfahren bestehen [20].

5.2.7 Atmungsunterstützung

Die Lunge gilt als das vulnerabelste Organ im postoperativen Verlauf. Nach Unterbauchoperationen treten in 3 bis 12% pulmonale Komplikationen auf. Als *Risikofaktoren* müssen vorbestehende obstruktive Lungenerkrankungen, Alter über 50 Jahre, Adipositas, Nikotinabusus und lange Narkose- bzw. Eingriffsdauer angesehen werden.

Das *typisch veränderte postoperative Atemverhalten* führt zu einer monotonen frequenten und flachen Atmung ohne Seufzeratmung. Schmerzen, Sedierung und Furcht vor einem „Aufreißen der Wunde" sind die wesentlichen Ursachen für diese unphysiologische Atmung, als deren Folge Mikroatelektasen auftreten. Dazu kommen Sekreteindickung, Sekretretention und mangelnde Atemgasbefeuchtung, die die pulmonale Selbstreinigung behindern und schließlich über eine mangelhafte Alveolarbelüftung bis zum Alveolarkollaps führen. Die beschriebenen Veränderungen erreichen ihren Höhepunkt innerhalb der ersten 48 Stunden nach der Operation und halten fünf bis sieben Tage an; die Abnahme der sog. funktionellen Residualkapazität (Gasvolumen in der Lunge am Ende einer normalen Exspiration) ist die meßbare Folge. Das durch die verminderte Ventilation gestörte Ventilations-/ Perfusions-Verhältnis findet seinen Ausdruck in einer arteriellen Hypoxämie, die durch die Blutgasanalyse zu verifizieren ist. Die postoperative respiratorische Insuffizienz kann zwar durch klinische Befunde wie Allgemeinzustand, Atemfrequenz, Kreislaufparameter, Hautfarbe und Urinausscheidung vermutet werden, eine präzise Aussage über die Atemfunktion ist jedoch nur durch eine Blutgasanalyse möglich.

Die *Prophylaxe von pulmonalen Komplikationen* beginnt bereits präoperativ; das Abstellen von Risikofaktoren wie Rauchen, ferner die Behandlung akuter Infekte sowie Instruktionen über suffizientes Atmen und Atemgymnastik wirken den Komplikationen entgegen.

Darüber hinaus müssen bei allen Patientinnen, die gefährdet sind, *postoperativ präventive Maßnahmen* ergriffen werden. In den ersten postoperativen Stunden ist besonders die Anfeuchtung der Atemluft wichtig, weil dadurch die Zilientätigkeit aufrechterhalten wird. Sekretansammlungen an der Bronchialwand können durch Erschütterungen in Form von Abklopfen von außen abgelöst und mit Sekret bzw. durch Husten expektoriert werden. Wenn Sekret nicht durch Husten hervorgebracht werden kann, muß in seltenen Fällen eine endotracheale Absaugung durchgeführt werden. *Begleitende Maßnahmen,* die eine Vergrößerung der funktionellen Residualkapazität bewirken, sind:

- *Schmerzbekämpfung* als Voraussetzung für tiefe Inspirationen
- *frühzeitiges Aufstehen, häufiger Lagewechsel,* um immer wieder andere Lungenabschnitte bevorzugt zu belüften
- *Atemgymnastik und Atemschulung* mit Lockerungsübungen und regelmäßigen tiefen Inspirationen sowie Einhalten der Atmung in der tiefen Inspirationsstellung, um den O_2-Partialdruck erheblich anzuheben
- *Totraumvergrößerung nach Giebel:* Ein Ansatzrohr am Mund führt über die Vergrößerung des Totraums zu einer Steigerung des Atemhubvolumens und zur Ausdehnung minderbelüfteter Lungenbezirke. Diese Maßnahme ist allerdings nur möglich, wenn kein Emphysem besteht, kein schweres Asthma bronchiale, keine Herzinsuffizienz bzw. Dyspnoe und Hypoxie.

Die *Indikation zu einer maschinellen Beatmung* bei insuffizienter Lungenfunktion wird durch die Blutgaswerte gestellt; arterielle O_2-Drücke von 45 bis 50 mm Hg bei Luftatmung und ein arterieller CO_2-Partialdruck über 60 mm Hg stellen eine absolute Indikation zur Beatmung dar.

5.2.8 Postoperative Harnableitung

Gynäkologische Operationen können zu reversiblen, unterschiedlich lang anhaltenden Blasenentleerungsstörungen führen. Ursächlich spielen Tonusverminderungen der Blasenmuskulatur nach Hysterektomien bzw. erweiterten Hysterektomien eine Rolle, aber auch lokale Ödeme, Hämatombildungen bzw. operative Entzündungsvorgänge im Bereich der vorderen Scheidenwand, z.B. nach einer vorderen Scheidenplastik.

Die rechtzeitige postoperative Blasenentleerung sollte in jedem Falle gewährleistet werden. Die *primäre Dauerdrainage* mit Einlage eines urethralen oder suprapubischen Harnblasenkatheters ist dann indiziert, wenn erfahrungsgemäß eine ein- bis mehrtägige Blasenfunktionsstörung nach der durchgeführten Operation zu erwarten ist. *Keine Indikation* für eine solche künstliche Dauerableitung besteht nach Operationen wie einfacher Hysterektomie (abdominal oder vaginal), zumeist auch nicht nach Durchführung einer hinteren Scheidenplastik, Eingriffen an den Adnexen, Kaiserschnitten usw. Eine *sekundäre Indikation zur Dauerdrainage* entsteht, wenn nach mehrfacher Einmalkatheterisierung, z.B. nach einer Sectio caesarea oder einer einfachen Hysterektomie, die Spontanmiktion nicht in Gang kommt bzw. die Restharnbestimmung Urinmengen über 200 ml ergibt. Eine weitere Indikation ist gegeben, wenn die Urinausscheidung in kurzen Zeitabschnitten überprüft werden muß, wie z.B. bei intra- oder postoperativen Komplikationen, die mit einem Kreislaufschock einhergegangen sind.

Jede *Katheterisierung der Harnblase* ist geeignet, einen Harnwegsinfekt zu begünstigen. Nicht häufig genug kann darauf hingewiesen werden, daß die Entnahme von Urin unter peinlicher Beachtung hygienischer Grundsätze durchzuführen ist. Dies gilt in besonderem Maße für die Einlage eines urethralen Dauerkatheters. Dieser führt bereits nach 24 Stunden in jedem zweiten Fall zu einer Bakteriurie und nach vier Tagen Katheterlage sogar in fast 100% [18]. Aus diesem Grunde gibt es Angaben über *besondere Techniken zur Reduzierung dieser Infektionen:*

- Nach der sterilen Einlage kann die urethrale Einmündung des Katheters mit einem desinfektionsgetränkten Schwämmchen *abgedeckt* werden.
- Das Urinableitsystem muß *geschlossen* bleiben.
- Eine Rückflutung bereits im Katheter befindlichen Urins in die Blase muß durch einen *Ventilmechanismus* sicher verhindert werden.
- Es dürfen nur *fabrikneue, steril verpackte Einmalkatheter* Verwendung finden.
- Die gelegentliche *Instillation von desinfizierenden Lösungen* bei längerer Katheterlage ist empfehlenswert.
- Die Durchgängigkeit des Systems sollte durch mindestens einmal tägliches *Durchspülen* gesichert sein.
- Ein Dauerkatheter sollte spätestens *nach sechs bis acht Tagen gewechselt* werden.

Alle dauerdrainierten Harnblasen sollten einer besonderen *Infektionsdiagnostik* unterliegen: Sowohl vor der Operation bzw. mit Beginn der Drainageanlage als auch nach ca. drei Tagen bzw. vor der Entfernung der Dauerdrainage sollte eine Katheterurinprobe zur mikrobiellen kulturellen Keimanzüchtung gewonnen werden. Eine generelle Antibiotikaprophylaxe erscheint bei Dauerkatheterlage nicht sinnvoll; bei Auftreten von Bakteriurien bzw. symptomatischen Infektionen sollten entsprechend dem Antibiogramm empfohlene Antibiotika Anwendung finden.

Die *suprapubische Blasendrainage* ist von der Applikation her zwar ein etwas aufwendigeres Verfahren, ermöglicht jedoch eine Beobachtung der spontanen Blasenaktivität im Verlauf der Heilung. Das Verfahren bietet sich besonders in den Fällen an, in denen für längere Zeit eine Katheterableitung erforderlich ist. Als besondere Indikation für die Anlage einer suprapubischen Blasendrainage gelten ausgedehntere Inkontinenzoperationen, z.B. bei Rezidiven oder bei Verwendung von Schlingen, weil eine zusätzliche Beeinträchtigung der Urethra durch einen Urethralkatheter die Spontanmiktion weiter hinauszögern kann. Weitere Indikationen sind vor allen Dingen Zustände nach Operationen an der Blasenschleimhaut, auch nach Blasenverletzungen, bei Hämaturien oder Tumoreinbrüchen.

Man unterscheidet entsprechend dem *Kaliber der verwendeten Katheter* eine englumige, „normale" suprapubische Blasendrainage von einer weitlumigen Blasendrainage mit einem Foley-Katheter. Alle Situationen, bei denen größere Blasenverletzungen durch operative Eingriffe oder Tumoreinbruch oder ähnliches stattgefunden haben, bedürfen wegen der Gefahr einer stärkeren Hämaturie einer weitlumigen suprapubischen Drainage.

Die *Entfernung einer Dauerdrainage der Blase* kann vorbereitet werden. Je nach Indikation und Dauer der künstlichen Harnableitung werden ein bis mehrere Tage ein sog. Blasentraining empfohlen. Dabei wird die Harnableitung in ansteigenden Zeitintervallen abgeklemmt, so daß sich eine zunehmende Blasenfüllung einstellt. Die Erfordernis zu einem solchen Dehnungstraining ist nicht unumstritten. Bei der suprapubischen Drainage kann dabei die Spontanmiktion versucht werden und der Restharn einfach durch Ablaufenlassen aus dem suprapubischen Katheter nach den Einzelmiktionsversuchen bzw. am Abend festgestellt werden. Die anzuwendenden Zeitintervalle betragen am 1. Tag ein bis zwei Stunden und am 2. Tag zwei bis drei Stunden. Bewegen sich die Restharnmengen unter 100 ml über zwei Tage, so kann die Blasendrainage entfernt werden. Die Restharnbestimmung kann mit einem Katheter bzw. durch Ablaufenlassen durchgeführt, aber auch mittels Ultraschall vermessen werden. Eine Unterstützung der Spontanmiktion bei atonischer Blasenwand kann durch die Applikation von Parasympathomimetika erfolgen (Carbachol oder Distigmin). Bei Verdacht auf einen erhöhten Auslaßwiderstand kann Dibenzyran in langsam ansteigender Dosierung unter Beachtung der blutdrucksenkenden Nebenwirkung eingesetzt werden.

Die *Dauer der Blasendrainage* richtet sich nach der Art der vorangegangenen Operation. Bei Inkontinenzoperationen mit einer vorderen Scheidenplastik sollte der Katheter etwa drei Tage belassen werden, bei ausgedehnteren Inkontinenzoperationen (Marshall-Marchetti, Burch) fünf Tage. Bei Anwendung einer suprapubischen Dauerdrainage kann die Liegezeit individuell an das Ingangkommen der Spontanmiktion angepaßt werden. Wenn die Blase intraoperativ eröffnet wurde, so ist eine Dauerdrainage über etwa acht Tage empfehlenswert.

6 Postoperative Komplikationen

In diesem Kapitel sollen die postoperativen Komplikationen behandelt werden, die grundsätzlich nach allen Operationen auftreten können; Komplikationen, die von der Technik des einzelnen Eingriffs abhängig sind, werden nicht berücksichtigt.

6.1 Schock

6.1.1 Allgemeine Aspekte

Der Kreislaufschock ist definiert als ein peripheres Kreislaufversagen, charakterisiert durch ein Mißverhältnis zwischen Herzzeitvolumen und dem Strömungsbedarf des peripheren Gewebes; als Folge tritt eine Gewebshypoxie und Azidose mit zunächst reversiblen, bei Aufrechterhaltung dieses Zustands jedoch irreversiblen Organschäden auf [13]. Die anfänglichen

Tabelle 15-23 Einige Schockursachen in der Gynäkologie und Geburtshilfe (nach Schmidt-Matthiesen [36])

Bei afebrilem Bild bzw. der Situation angemessener Körpertemperatur
- Blutungsschock
- „neurogener" Schock, „traumatischer" Schock
- Dehydratationsschock
- intravasale, disseminierte Gerinnung und Schock (Entwicklung der hämorrhagischen Diathese, Manifestation der hämorrhagischen Diathese)

Im Bereich der Geburtshilfe zusätzlich:
- Fruchtwasserembolie (bzw. -infusion)

Gelegentlich sind abzugrenzen:
- kardiogener Schock (z.B. Herzversagen, Infarkt, Adams-Stokes-Anfall)
- Lungenembolie
- anaphylaktischer Schock
- Mendelson-Syndrom (Magensaftaspiration → kardiopulmonale Symptome, Schock)

Bei febrilem Bild
- septischer Schock, „Endotoxinschock"
- Peritonitis mit frühen toxischen Erscheinungen

Selten, aber differentialdiagnostisch zu beachten:
- hämolytische Transfusionsreaktion
- thyreotoxische Krise (hohe Temperatur, Tachykardie, Adynamie, Somnolenz)

Symptome und Befunde nach einem Schockgeschehen sind je nach Ursache durchaus unterschiedlich; in den Spätphasen findet sich jedoch nur noch ein recht unspezifisches klinisches Bild, das eine Rückführung auf eine klar umrissene Ursache zumeist nicht mehr zuläßt. Jede Diagnostik und Therapie bei einem Schockgeschehen sollte möglichst frühzeitig einsetzen und möglichst rasch die Ursache ausräumen bzw. die pathogenen Mechanismen außer Kraft setzen. In diesem Rahmen kann auf Einzelheiten der Schockentstehung nicht eingegangen werden; die häufigsten *Ursachen* für ein postoperatives Schockgeschehen finden sich in der Tabelle 15-23.

Die *wesentlichen diagnostischen Maßnahmen bei Verdacht* auf ein beginnendes Schockgeschehen bzw. bei manifestem Schock sollten rasch durchgeführt werden. Die Blutdruckamplitude und der Schockindex geben einen groben Anhalt für die Entwicklung bzw. das Stadium eines Schockgeschehens. Die periphere Zirkulation kann über die Hauttemperatur und die Differenz zwischen Körperkern- und Körperschalentemperatur, über den Füllungszustand der Venen und die Nagelbettfarbe beurteilt werden. Während die Differenz zwischen Körperkern- und Körperschalentemperatur normalerweise 3 bis 4 °C beträgt, lassen sich in einem Schock 8 bis 15 °C feststellen. Die Kontrolle des Hämoglobin- und Hämatokritwerts kann unter einer massiven Blutung wenig aussagekräftige Werte ergeben; bei anderen Schockursachen, wie z.B. Ileus, ist jedoch diese Angabe zur Feststellung einer Anämie bzw. zur Definition des Hydratationszustands unentbehrlich. Die Bestimmung des zentralen Venendrucks kann gemeinsam mit anderen Symptomen vor allen Dingen bei der Therapie eines schweren Schockgeschehens Hinweise auf die Volumensituation und auf die Herzleistung geben. Große Bedeutung kommt der Bestimmung der Elektrolytkonzentration im Serum zu, ebenso der Blutgasanalyse, die als Kontrollparameter für die Lungenfunktion und für den Azidoseausgleich unentbehrlich ist. Die Quantifizierung der Urinproduktion und die Blutgasanalyse ermöglichen eine Funktionsbeurteilung der sog. primären Schockorgane Niere und Lunge.

Zwei Schockformen sollen an dieser Stelle näher ausgeführt werden, da ihnen größere Bedeutung in der operativen Gynäkologie zukommt: Der Blutungsschock und der Endotoxinschock.

6.1.2 Blutungsschock

Die häufigste Ursache für einen postoperativen Schockzustand ist der unvollständig substituierte intraoperative oder der pathologische postoperative *Blutverlust*. Ein unbehandelter Verlust von 750 bis 1000 ml führt in den meisten Fällen zum Volumenmangelschock.

Die *Therapie* beim postoperativen Blutungsschock richtet sich vor allen Dingen nach dem Ausmaß des nichtsubstituierten Blutverlusts (siehe auch Abschnitt 5.2.2). Sinkt der Hämatokritwert unter 30 Vol.-% und ist ein Blutverlust von mehr als 25 % anzunehmen, so besteht die Indikation zu einer *Bluttransfusion,* die mit Erythrozytenkonzentraten und Plasma vorgenommen werden sollte. Bei geringeren Blutverlusten bewährt sich die Verwendung von *Volumenersatzmittel ohne O_2-Träger,* wie z.B. 5%iger Humanalbuminlösung oder Plasmaexpandern, wie z.B. Dextranpräparaten. Dadurch kommt es zu einer Verbesserung der in dieser Situation behinderten Mikrozirkulation. Gleichzeitig sollten *Elektrolytlösungen* zur Substitution des Extrazellulärraums in etwa gleicher Menge zugeführt werden.

Bei Nachweis einer metabolischen Azidose ist der Einsatz von *Bicarbonatlösung* erforderlich, da die Beseitigung der Azidose eine Voraussetzung für weitere medikamentöse Beeinflussungen darstellt. Die Dosierung des Bicarbonats erfolgt nach einer einfachen Regel (mmol Bicarbonat = Basenexzeß × 0,3 × kg Körpergewicht).

Über diese Akutmaßnahmen, die noch durch eine Schocklagerung sowie durch Wickeln oder Kompression der unteren Extremitäten unterstützt werden können, darf natürlich die *Beseitigung der Ursache* nicht vergessen werden; parallel mit der Notfalltherapie müssen die Vorbereitungen für einen Zweiteingriff getroffen werden, um die Blutungsquelle zu stillen. Weitere therapeutische Maßnahmen bestehen in der Applikation von Sauerstoff, einer Osmodiurese mit 20%iger Mannitlösung, wenn die Flüssigkeitsbilanz ein solches Vorgehen zuläßt, sowie bei Myokardinsuffizienz eine Schnelldigitalisierung.

6.1.3 Endotoxinschock

Der Endotoxinschock tritt in der operativen Gynäkologie *im Zusammenhang mit septischen Aborten und nach Entbindungen* – insbesondere Schnittentbindungen – mit Amnioninfektion auf. In die Blutbahn eingeschwemmte Endotoxine führen über eine Aktivierung von Mediatoren zu einer Konstriktion der venösen Strombahn mit der Folge eines verminderten venösen Rückstroms zum Herzen und einem kurzfristigen Druckabfall im arteriellen System. Reaktiv kommt es zu einem starken Anstieg der Katecholamine mit Verengung der Arteriolen und Eröffnung von arteriovenösen Shunts und damit einer vermehrten Gewebshypoxie. Rasch tritt eine Thrombozytenaggregation und eine disseminierte intravasale Gerinnung hinzu, die vor allen Dingen in Lungen und Nieren erhebliche Funktionsstörungen hervorruft.

Die *Diagnose* eines Endotoxinschocks liegt insbesondere dann nahe, wenn ohne vorangehenden Blutverlust relativ plötzlich Schockerscheinungen auftreten, wenn Temperaturen vorangegangen sind, wenn eine Schwangerschaft besteht oder kurz vorher bestand. Charakteristisch ist die relativ rasch eintretende disseminierte Defibrinierung mit einem nach kurzer Zeit nachweisbaren Thrombozytenabfall. In schneller Folge treten eine Oligurie bzw. Anurie und eine respiratorische Insuffizienz, die die Hypoxie steigert, auf. Auch Bewußtseinsstörungen können als Beteiligung des zentralen Nervensystems an dem Geschehen erkennbar werden.

Die *therapeutischen Maßnahmen* sind die des Schockgeschehens allgemein; zusätzlich wird insbesondere die Gabe von Heparin in einer Dosierung von etwa 20 000 IE pro 24 Stunden intravenös sowie eine antibiotische Behandlung erforderlich. Da im Notfall ein Antibiogramm nur selten vorliegt, ist eine hochdosierte, breite Antibiotikatherapie erforderlich; Verwendung finden dabei z.B. Zephalosporine in Kombination mit Aminoglykosiden und Metronidazol.

Der Endotoxinschock ist trotz Anwendung intensivtherapeutischer Maßnahmen mit einer hohen *Mortalität* von etwa 50 bis 80% belastet.

6.2 Wundheilungsstörungen

Die *primäre Wundheilung* beginnt rasch nach der Adaptation der Wundränder; Leukozyten emigrieren aus den benachbarten Gefäßen und beseitigen nekrotische Gewebsanteile und Schorf. Kurz darauf wachsen Gefäße nach, am 5. Tag kommt es zu den ersten Faserbildungen, die für die mechanische Festigkeit der Wunde entscheidend sind. Voraussetzung für diese physiologische Heilung „per primam intentionem" ist das lückenlose Aneinanderliegen der Wundränder, ohne distanzierende Serome, Hämatome oder Nekrosezonen und ohne bakterielle Verunreinigung. Die Epithelneubildung beginnt am 3. bis 4. postoperativen Tag aus den Basalschichten der verletzten benachbarten Epidermis und erreicht in wenigen Tagen eine komplette epitheliale Überdeckung des Gewebespalts. Auch das Übergangsepithel der Harnblase und das Vaginalepithel können innerhalb von einer bis zwei Wochen größere Defekte vollständig decken [5].

Störungen dieser physiologischen Wundheilung können durch lokale Vorgänge, den Gesamtorganismus betreffende endogene Störungen und exogene Stoffe hervorgerufen werden.

Zu den *lokalen Störfaktoren* zählen Hämatombildungen, Serome, Fettgewebsnekrosen und insbesondere Wundinfektionen. Bei letzteren muß zwischen primären Infektionen und sekundären Infektionen unterschieden werden. Die primär infizierten Wunden bilden bei zunächst gut verschlossener Wunde in der Tiefe Abszesse durch Keime, die während der Operation die Wunde kontaminiert haben. Sekundäre Wundinfektionen entstehen auf dem Boden einer lokalen Wundheilungsstörung im Sinne von Hämatom, Serom oder Nahtdehiszenz, die sekundär keimbesiedelt werden. Fremdkörperreaktionen auf das Nahtmaterial können zu einer stärkeren sterilen Entzündung führen, die im Extremfall bis zu einer Hautfistel und Entleerung von sterilem Eiter führen können (Fadenfistel).

Zu den *endogenen, systemischen Störfaktoren* zählen Beeinträchtigungen der gesamten Stoffwechselhomöostase durch Exsikkose, Anämie, Hypalbuminämie. Diese Veränderungen finden sich gehäuft im fortgeschrittenen Stadium maligner Tumoren und im höheren Lebensalter. Leberfunktionsstörungen mit verändertem Fibrinogenstoffwechsel, Avitaminosen mit verminderter Kollagensynthese sowie systemische Bindegewebserkrankungen aus dem rheumatischen Formenkreis und auch andere genetisch bedingte Stoffwechselstörungen können negative Einflüsse auf die Wundheilung haben.

Exogene Zufuhr von Kortikosteroiden kann die Wundheilung verzögern und die antibakterielle Resistenz vermindern, Zytostatika können die Proliferationsgeschwindigkeit des Granulationsgewebes herabsetzen, Antikoagulanzien und Fibrinolytika führen verstärkt zu Nachblutungen und behindern den primären Wundverschluß durch Schorf. Die prophylaktische Anwendung von Antibiotika in der Wunde kann ebenfalls zu aseptischen Wundheilungsstörungen führen, deswegen ist eine orale oder parenterale Anwendung von Antibiotika bei einer entsprechenden Indikation vorzuziehen.

Serome, Hämatome und auch Fettgewebsnekrosen sowie sterile Abszesse bei übermäßigen Fremdkörperreaktionen führen früher oder später zu einer *Wunddehiszenz*. Je nach Ausdehnung dieser Wunddehiszenz können die Haut und das Korium, zusätzlich die Subkutis, aber auch die Faszie betroffen sein. Die Extremform der Wunddehiszenz ist der sog. *Platzbauch*, bei dem alle Schichten der Wundränder klaffen und Darmanteile vorfallen. Diese schwere postoperative Komplikation tritt relativ selten auf (ca. 0,5 %), am häufigsten zwischen dem 4. und 10. postoperativen Tag, und hat auch heute noch eine hohe Mortalität zwischen 10 und 40 % [22]. Die wesentlichen *Ursachen* dürften in der Schnittführung (Längsschnitt), in der Nahttechnik (zu fest angezogene Nähte mit Nekrosebildung), in erhöhtem intraabdominellem Druck durch Husten, Erbrechen, Singultus oder Ileus und in Wundkomplikationen (Abszesse, Hämatome und Serome) zu suchen sein. Ein schlechter Allgemeinzustand, Hypoproteinämie, Hepatopathien, hohes Alter, Vitaminmangel und Anämie stellen weitere Risikofaktoren für die Entwicklung eines Platzbauchs dar. Die *Therapie* besteht in der raschen Relaparotomie in Allgemeinnarkose, bei der altes Nahtmaterial entfernt wird, die Wunde von nekrotischem Gewebe gesäubert und dann sorgfältig mit einer speziellen Nahttechnik wieder verschlossen wird. Dabei kann das Peritoneum fortlaufend verschlossen werden; zusätzlich sollten durchgreifende sog. Smead-Jones-Nähte (Abb. 15-2) [5] gelegt werden, die in einer Doppelschlinge zunächst alle Schichten durchgreifen und dann in der 2. Schlinge die Faszienränder erfassen.

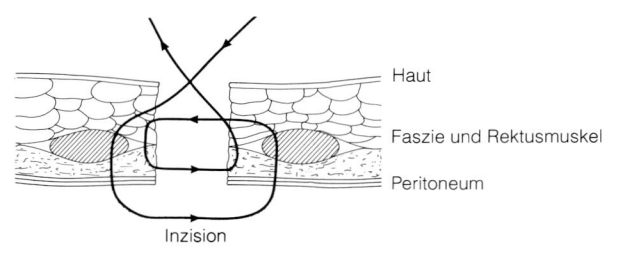

Abb. 15-2 Fadenlauf bei der Smead-Jones-Naht nach Unterbauchlängsschnitten (nach Bender [5]).

Eine Entlastung der Einzelknopfnähte durch Applikation von Kunststoffplatten und Drahtnähten kann in Einzelfällen die punktuelle Spannungsbelastung vermindern, bringt aber das Risiko von Hautnekrosen mit sich. Die Verminderung des intraabdominalen Druckes kann durch Einlage einer Magen- bzw. Duodenalsonde während der Operation unterstützt werden. Die Behandlung von Stoffwechselstörungen, der Ausgleich von Hypoproteinämie und Anämie sowie eine ausreichende Oxygenierung des Blutes stellen weitere stabilisierende Faktoren dar. Peritonitis und allgemeines Herz-Kreislauf-Versagen, Ileus und Pneumonie stellen die häufigsten *Todesursachen* nach Relaparotomie wegen einer Wunddehiszenz dar [5].

Wegen der hohen Letalität kommt der *Prophylaxe des Platzbauchs* große Bedeutung zu. Dabei sollten korrigierbare Allgemeinveränderungen bereits präoperativ behandelt werden; dazu zählt der Eiweißmangel, eine Anämie, eine Minderperfusion durch Herzinsuffizienz, ein Diabetes mellitus. Wesentlich ist die operative Technik mit einem atraumatischen schichtweisen Wundverschluß, einer exakten Blutstillung und der Einlage von Saugdrainagen, wobei die Drainageableitung durch eine separate Hautöffnung erfolgen sollte. Postoperativ sollten mechanische Belastungsfaktoren wie Husten, Erbrechen, Singultus und Meteorismus soweit wie möglich medikamentös unterdrückt werden.

In einer Studie über *postoperative Komplikationen* von Stark [41] finden sich bei allen Operationen in 1,32 % Wundheilungsstörungen; die Spanne für die einzelnen operativen Eingriffe reicht von 25,6 % bei der Vulvektomie und 21,1 % bei der Wertheim-Operation mit Lymphonodektomie bis zu 1 bis 5 % bei sonstigen gynäkologischen Laparotomien. Da die Wundinfektion die häufigste und schwerwiegendste Wundheilungsstörung darstellt, gehört die Infektionsprophylaxe im Rahmen der Operationsvorbereitung zu den wesentlichen vorbeugenden Maßnahmen (siehe auch Abschnitt 3.3).

6.3 Ileus

Der *Entstehung* nach wird der mechanisch bedingte vom funktionellen Ileus abgegrenzt. In der postoperativen Phase kann die Unterscheidung zwischen diesen beiden Ileusformen erschwert sein, da die „physiologische" postoperative Darmatonie die typische hyperperistaltische Anfangsphase des mechanischen Ileus ausfallen läßt und direkt in die sekundäre funktionelle, paralytische Phase überführt. Dadurch wird nicht selten die mechanische Krankheitsursache verkannt.

An dieser Stelle werden die postoperativen Ileuszustände behandelt, die unter den Begriff des *postoperativen Frühileus* fallen. Damit ist der Zeitraum des postoperativen stationären Aufenthalts gemeint. Der sog. *Spätileus* kann Wochen, Monate oder auch Jahre nach einer Abdominaloperation auftreten und verschiedenste Ursachen mit mehr oder weniger direktem Zusammenhang zur Voroperation aufweisen.

Die *Abgrenzung eines beginnenden Ileusgeschehens* von der physiologischen postoperativen Darmatonie wird im wesentlichen am subjektiven und objektiven klinischen Befinden der Patientin erkennbar. Meteorismus, kontinuierliche krampfartige Bauchschmerzen, Aufstoßen und Erbrechen bei entweder übersteigerten oder fehlenden Darmgeräuschen weisen auf die Darmveränderung hin. Die Differenzierung zwischen mechanischem und funktionellem Ileus ist dann einfach, wenn die Darmtätigkeit bereits postoperativ wieder in Gang gekommen ist und sekundär eventuell über eine hyperperistaltische Phase wieder zum Erliegen kommt. Der funktionelle postoperative Ileus entwickelt sich ohne eine hyperperistaltische Phase, da am Anfang der Pathophysiologie die Weitstellung des Darmlumens steht.

Die *Häufigkeitsverteilung* zwischen mechanischer und funktioneller Ursache für das Ileusgeschehen ist ausgewogen. Bei den Ursachen für postoperative Laparotomien steht der Ileus an zweiter Stelle nach der Peritonitis, gefolgt von Nachblutungen.

Klinische Abklärung

Wenn in der postoperativen Phase Ileussymptome auftreten und eine eindeutige pathogenetische Einordnung primär nicht möglich ist, so empfehlen sich eine *erneute sorgfältige Anamnese* und in kurzen Abständen wiederholte klinische Untersuchungen insbesondere des Abdomens, der Wundverhältnisse und des Allgemeinzustands [29]. Eine *Übersichtsaufnahme des Abdomens* im Stehen sowie umfangreiche *Labordiagnostik* ergänzen die Abklärung.

Übersichten zu den *häufigsten Ileusursachen* bieten die Tabellen 15-24 und 15-25. Finden sich in der Röntgenaufnahme Spiegelbildungen nur in Dünndarmabschnitten, so liegt der Verdacht auf einen mechanisch bedingten Ileus nahe.

Wenn das klinische Befinden der Patientin *weitere Untersuchungen* zuläßt, so kann eine Magen-Darm-Passage (Gastrografin®-Schluck) mit Röntgenaufnahmen alle 30 bis 60 Minuten begonnen werden; unter nichtstenosierten Verhältnissen erreicht das Kontrastmittel innerhalb von zwei bis drei Stunden das Kolon. Wenn dies nicht der Fall ist, läßt sich in den meisten Fällen die

Tabelle 15-24 Ursachen des postoperativen mechanischen Ileus (nach Nagel [28])

- Bauchwanddehiszenz („Patzbauch") Wundruptur, Bauchdeckenabszeß
- lokale, abgekapselte Abszeßbildung, Schlingenabszesse, Obstruktion durch den entzündlichen Tumor
- peritoneale Verklebungen (möglicherweise schon präoperativ bestehend, jetzt in der postoperativen Atonie sich stärker auswirkend)
- Volvulus (vorwiegend durch falsch ventrierte bzw. nicht detorquiert-zurückverlagerte Darmschlingen)
- innere Hernien: unverschlossener Mesenterialschlitz, Lücken im großen Netz
- andere Ursachen, insbesondere nach Kombinationseingriffen am Darm: Anastomosen – Stenosen
- übersehene Zweitursachen oder übersehene mechanisch wirksame Ursachen (Zweittumoren, Meckel-Divertikel, Gallensteinileus, übersehene normale Bruchpforten)

Tabelle 15-25 Ursachen des postoperativen funktionellen Ileus (nach Nagel [28])

- **allgemeine Ursachen**: Eiweißmangel, Elektrolytentgleisungen (Kaliummangel?), sekundärer Hyperaldosteronismus (?)
- **Stoffwechselstörungen**: Diabetes?, diabetische Azidose?, Porphyrie?
- **Leberzirrhose, Niereninsuffizienz, Pankreatitis (?)**, Fermententgleisung? Lipase-Amylase-Erhöhung im Serum/Urin. Korrelation mit Calciumerniedrigung (Hypokalzämie!)
- **Arzneimittelwirkungen**: Analgetika, ganglienblockierende Medikamente, Antibiotika, Störung der Darmflora
- **zentralnervöse Störungen, vaskuläre Ursachen, Störungen der lokalen Innervation**: lokales, insbesondere retroperitoneales oder mesenteriales Hämatom
- **entzündliche Ursachen**: Peritonitis lokal oder diffus als Folge von exogener Infektion, Nahtdehiszenz nach Eingriffen am Magen-Darm-Kanal (Appendix?) oder Durchwanderungsperitonitis als Folge eines verschleppten mechanischen Darmverschlusses. Übergreifen einer abgesackten Eiterung aus den Bauchdecken auf die Bauchhöhle. Pankreatitis?

Stenose lokalisieren und damit die Operationsindikation stellen. Bei Verdacht auf einen – wesentlich selteneren – mechanischen Kolonileus ist ein Gastrografin®-Einlauf indiziert. Das Gastrografin® weist neben der radiologischen Verfolgbarkeit auch noch einen abführenden Effekt auf und ermöglicht somit Diagnostik und Therapie in einem. Die diagnostisch-therapeutische Vorgehensweise wird durch die transnasal gelegte Magen- oder Duodenalsonde sowie durch den Harnblasenkatheter ergänzt.

Therapie

Der klinische Befund und die differentialdiagnostischen Erkenntnisse aus den Zusatzuntersuchungen sollten die Entscheidung über die Indikation zu einer *operativen Therapie* ermöglichen. Der mechanische Ileus ist immer operationsbedürftig; die Prognose verschlechtert sich mit zunehmender Dauer des pathologischen Geschehens. Im Zweifelsfall ist beim Ileusgeschehen ein überflüssiger Eingriff unter unsicherer Diagnose eher zu verantworten als ein unterlassener Eingriff mit fatalen Folgen [23]. Nicht nur rein mechanische Verschlüsse sind operationsbedürftig, sondern auch umschriebene oder ausgedehnte Peritonitiden, Gefäßkomplikationen und intra- oder retroperitoneale Blutungen.

Sprechen der klinische Verlauf und die Untersuchungsergebnisse eher für einen *funktionellen Ileus,* so steht die konservative Therapie im Vordergrund, insbesondere dann, wenn auch die oben beschriebenen nichtmechanischen, aber operationsbedürftigen Ileusursachen ausgeschlossen sind.

Die *konservative Therapie* beinhaltet die Ableitung des Magensekrets durch eine Sonde, den Ausgleich von Elektrolytstörungen, die Volumensubstitution, gegebenenfalls Eiweißsubstitution sowie medikamentöse Maßnahmen zur Anregung der Peristaltik [37]. Neben der Volumenentlastung des Darmes muß für eine optimale Blutzirkulation Sorge getragen werden. Dies kann durch Gabe von niedermolekularem Dextran mit 20%igem Sorbit erreicht werden. Bei arterieller Hypoxämie und Herzinsuffizienz ist gegebenenfalls eine O_2-Zufuhr über eine Nasensonde zu erwägen, ferner eine Digitalisierung. Pantothen in der Infusion soll die Acetylcholinsynthese unterstützen. Spironolacton (400–600 mg/Tag) wirken dem postoperativen Hyperaldosteronismus mit Kaliumverlust entgegen.

Die *Darmstimulation* wird in erster Linie durch die Anwendung von Parasympathomimetika versucht. Hierbei findet das Neostigmin in der Infusionsflüssigkeit oder intramuskulär in Abständen von sechs Stunden Anwendung; daneben auch Pyridostigmin oder Distigmin. Bei Ingangkommen der Peristaltik können zusätzliche Einläufe mit physiologischer Kochsalzlösung den entblockten Peristaltikreflex aktivieren. Eine Übersicht über die medikamentösen Maßnahmen bei funktionellem Ileus bietet die Tabelle 15-26.

Tabelle 15-26 Medikamentöse Maßnahmen beim funktionellen Ileus

Systemische Maßnahmen

Volumenmangel ausgleichen
Elektrolytspiegel korrigieren
Eiweißverluste ersetzen
O_2-Transport sicherstellen
– Transfusion bei Anämie
– Verbesserung der Mikrozirkulation (Dextran 40 000 mit 20%iger Sorbitlösung)
– ggf. O_2-Nasensonde
– ggf. Digitalisierung

Lokale Maßnahmen

Darmentlastung
– Magen-/Duodenalsonde mit leichtem Sog
– Darmrohr
Wärmeapplikation (warmfeuchte Auflagen)
Darmstimulation
– Parasympathomimetika:
 Neostigmin (Prostigmin®)
 Pyridostigmin (Mestinon®)
 Ubretid (Distigminbromid®)
– Gastrografin®
– evtl. hoher Einlauf nach ersten Peristaltikzeichen

Merke: Die Darmtonisierung und das Ingangbringen der Darmperistaltik können erst gelingen, wenn Stoffwechselstörungen oder Volumenprobleme bzw. O_2-Mangel kompensiert sind. Bei Hinweisen oder einem begründeten Verdacht auf mechanischen Ileus ist jeder konservative Therapieversuch kontraindiziert.

Die *Letalität* des postoperativen Ileus liegt zwischen 10 und 30%. Eine Senkung dieser hohen Rate läßt sich erzielen, wenn die pathophysiologischen Abläufe rechtzeitig erkannt und folgerichtig behandelt werden. Das Schicksal der Ileuskranken hängt wesentlich von der Frühdiagnose und der konsequenten kausalen Therapie ab.

6.4 Peritonitis

Die generalisierte postoperative Peritonitis hat eine Letalität von 30 bis 60%. Ursächlich dominieren infizierte Hämatome oder bereits präoperativ vorhandene, aber unerkannt gebliebene Adnexitiden, die postoperativ exazerbieren. Dünn- und Dickdarmläsionen, die nicht bemerkt wurden, sowie Verletzungen der Ureteren oder der Blase mit konsekutiver Urinphlegmone sind ebenfalls intraabdominale Peritonitisursachen. Bauchdeckenabszesse mit Ausdehnung nach innen und Übergreifen der entzündlichen Vorgänge auf das Peritoneum sind selten. Differentialdiagnostisch ist der primäre funktionelle Ileus nur schwer abzugrenzen, da dieser auch im Verlauf einer generalisierten Peritonitis sekundär auftritt.

Therapieprinzip bei der postoperativen Peritonitis ist die *möglichst frühzeitige Beseitigung der Peritonitisursache*, nahezu immer ist dazu eine Relaparotomie erforderlich. Dabei werden bakteriologische Abstriche entnommen, die intraabdominal gelegenen Organe sorgfältig kontrolliert und gereinigt; infizierte Organe, die als Quelle für die Peritonitis in Frage kommen, müssen in vielen Fällen operativ entfernt (Uterus nach Sectio, Tuboovarialabszeß nach vorangegangener Hysterektomie, Übernähen von gastrointestinalen Perforationen, gegebenenfalls Resektion von Darmsegmenten), eventuell muß auch ein Anus praeternaturalis angelegt werden.

Die weitere Versorgung beinhaltet eine ausgiebige *Drainage der Bauchhöhle*. Dabei sollte das Drainagematerial weich und schmiegsam sein, um Gefäße und Darmwand nicht zu gefährden; Verwendung finden dabei weiche Kunststoffrohre oder sog. Penrose-Drainagen, die aus weichen Gummischläuchen mit einem Gazedocht bestehen. Die Drainagen sollten im gefährdeten Operationsgebiet gelegen sein und möglichst weit retroperitoneal aus den Flanken oder suprapubisch bzw. durch den Douglas-Raum ausgeleitet werden. Bei intraabdominaler Lage darf allenfalls ein ganz geringer, besser gar kein Sog ausgeübt werden, da ansonsten Mesenterialgewebe oder Darmwand Saugverletzungen erleiden können. So dürfen Redon-Drainagen nur retro- oder extraperitoneal eingesetzt werden. Bewährt haben sich auch doppellumige Schlürfdrainagen, bei denen ein dickkalibriges, weiches Kunststoffrohr in das gefährdete Gebiet gelegt wird; in diesem Rohr liegt ein dünneres Rohr mit zahlreichen Seitenöffnungen, das an einen Sog angeschlossen wird, der zu einer Luftansaugung in das Wundgebiet und zu einem freien Absaugen von Sekretansammlungen führt. Der Wundverschluß nach der Relaparotomie sollte besonders gesichert werden, da ein erhebliches Platzbauchrisiko besteht. Die *abdominale Spüldrainage* bei der Peritonitis ist nicht ganz unumstritten; hierbei werden mehrmals täglich über liegende Drains mehrere Liter physiologischer Kochsalzlösung in das Abdomen gefüllt, eine kurze Zeit belassen und dann wieder abgelassen. Die Hinzufügung von Antibiotika ist dabei ebenfalls umstritten. Die Bauchhöhlen-Spüldrainage bringt die Gefahr einer Flüssigkeitsretention einerseits und eines erheblichen Eiweiß- und Elektrolytverlusts andererseits mit sich.

Neben der operativen Sanierung muß frühzeitig die systemische Behandlung mit *Antibiotika* einsetzen. Hierbei ist zunächst eine breitabdeckende Kombination, z.B. aus Zephalosporinen, Aminoglykosiden und Metronidazol anzuwenden, die dann nach Eintreffen der ersten Ergebnisse der Keimbestimmung und der Antibiogramme an das spezifische Keimspektrum angepaßt wird.

6.5 Tiefe Beinvenenthrombose und Lungenembolie

6.5.1 Vorkommen nach gynäkologischen Operationen

Die Morbidität an *tiefen Beinvenenthrombosen* nach gynäkologischen Operationen schwankt zwischen 7 und 45% [44], wenn man die Diagnostik mit der Radiofibrogenmethode durchführt. Bei dieser Methode werden auch schon flache wandständige Phlebothrombosen der Beine erfaßt; auch kann nicht ganz sicher zwischen oberflächlichen und tiefen Venenthrombosen unterschieden werden. Die Thrombosemorbidität hängt nicht nur von der Art und Dauer des Eingriffs ab, sondern auch von der Grunderkrankung (siehe auch die Tab. 15-12, 15-13 und 15-15).

Entsprechende lungenszintigraphische Untersuchungen belegen, daß in der Gynäkologie postoperativ in etwa 20% *Lungenembolien* auftreten, die klinisch unentdeckt bleiben und offensichtlich auch folgenlos ausheilen. Voraussetzung für eine postoperative Lungenembolie ist eine Phlebothrombose zumeist der tiefen Venen der Beine oder des kleinen Beckens. Bezüglich der Risikofaktoren und der Thromboembolieprophylaxe sei auf den Abschnitt 3.2 verwiesen.

6.5.2 Therapie der tiefen Beinvenenthrombose

Bei einer tiefen Beinvenenthrombose entscheidet vorwiegend die Ausdehnung und das Alter des thrombotischen Geschehens über die Art der Therapie. Die Entfernung des Thrombus ist einerseits medikamentös durch eine Thrombolyse mit einer Streptokinasetherapie möglich, andererseits durch chirurgische Entfernung. Im Einzelfall sollte nach kompletter Diagnostik einschließlich eines Phlebogramms die Entscheidung unter Berücksichtigung der Gesamtsituation in Zusammenarbeit mit den Gefäßchirurgen gefällt werden.

Bei der *medikamentösen Thrombolyse* wird Streptokinase oder Urokinase eingesetzt, um das Fibringerinnsel durch eine Aktivierung des endovasalen Fibrinolysesystems in der Größe zu reduzieren und damit zu rekanalisieren bzw. vollständig zu beseitigen. Entgegen früheren Annahmen kann eine scharfe Grenze des Thrombosealters nicht gezogen werden, allerdings ist ein Thrombus nach mehreren Wochen nur noch mit geringer Wahrscheinlichkeit lysierbar. Patientinnen im höheren Alter, mit nicht eingestellter arterieller Hypertonie oder mit Blutungsgefährdung können keiner Lysetherapie zugeführt werden. Einzelheiten der Dosierung sind der einschlägigen Literatur zu entnehmen.

Die Thrombolyse akuter Venenverschlüsse ist in den meisten Fällen bereits nach 48 Stunden so weit fortgeschritten, daß auf eine Antikoagulanzientherapie zur *Rezidivprophylaxe* übergegangen werden kann. Bei dem Übergang von Streptokinase auf Heparin sollte eine Pause eingehalten werden, damit die hohe Antithrombinaktivität durch zirkulierende Fibrinspaltprodukte nicht unmittelbar mit der Heparintherapie koinzidiert. Die intravenöse Heparinzufuhr ist sehr gut steuerbar über einen Perfusor. Nach Abklingen der Symptomatik und Mobilisierung der Patientin kann auf eine diskontinuierliche subkutane Applikation übergegangen werden; alternativ kann eine Antikoagulanzientherapie mit Kumarinen begonnen werden.

Die *chirurgische Behandlung* der akuten tiefen Bein- und Beckenvenenthrombose ist verstärkt abhängig vom Zeitintervall zwischen Beginn des thrombotischen Geschehens und Operation. Jenseits der ersten Woche nach klinischem Krankheitsbeginn ist der Thrombus meist so stark an die Venenwand fixiert, daß die vollständige Entfernung technisch nicht mehr möglich ist. Allerdings ist auch hier die zeitliche Grenze nicht ganz scharf anzusetzen, da auch die klinische Symptomatik nicht sicher mit dem Beginn des pathologischen Geschehens zusammenfällt. Im Rahmen der chirurgischen Intervention kann als temporäre prophylaktische Maßnahme gegen ein Rezidiv ein arteriovenöser Shunt angelegt werden, der die Flußgeschwindigkeit im traumatisierten venösen Stromgebiet erheblich steigert.

Wenn keine der beiden thrombusentfernenden Maßnahmen durchgeführt werden kann, bleibt nur die *intravenöse hochdosierte Heparintherapie* zur Prophylaxe eines weiteren appositionellen Wachstums.

Die *Mobilisierung* nach tiefer Beinvenenthrombose ist abhängig von der Art der Behandlung; nach erfolgreicher Lysetherapie bzw. Operation und Abklingen der Stausymptomatik ist eine Mobilisierung zumeist nach einer Woche wieder möglich. Bei ausschließlicher Antikoagulanzientherapie kann die Reduktion der klinischen Symptomatik längere Zeit in Anspruch nehmen; nach 8 bis 14 Tagen ist bei Reduktion der Beschwerden eine Mobilisierung möglich, wobei maßangefertigte Kompressionsstrümpfe den venösen Rückstrom erleichtern sollen.

6.5.3 Therapie der Lungenembolie

Bei klinischem Verdacht auf eine Lungenembolie sollten *Sofortmaßnahmen* durchgeführt werden, auch wenn die Diagnose nicht ganz sicher ist. Dazu gehören absolute Bettruhe mit Hochlagerung des Oberkörpers, suffiziente Analgesie und Sedierung mit Morphin, Benzodiapezine, Zufuhr von Heparin (5000 IE i.v. im Bolus, anschließend Heparin-Dauerzufuhr über einen Perfusor in Abhängigkeit von den Gerinnungswerten, zwischen 20 000 und 40 000 IE/24 h), bei Atemnot O_2-Zufuhr über eine Nasensonde, Digitalisierung bei grenzwertiger Herzleistung. Die übrigen Intensivmaßnahmen erfolgen in Abhängigkeit von der individuellen Situation in Zusammenarbeit mit Internisten und Gefäßchirurgen. In günstig gelagerten Fällen und bei massiver Behinderung der pulmonalen Strombahn muß eine chirurgische Entfernung des Embolus in erster Linie in Erwägung gezogen werden, in zweiter Linie eine Lysebehandlung. Bei kleineren Lungenembolien, die ohne kardiogenen Schock einhergehen, sind eventuell eine intravenöse Antikoagulanzientherapie mit Heparinen und die Prophylaxe einer drohenden kardialen Dekompensation therapeutisch ausreichend.

Die tiefe Beinvenenthrombose ist ein relativ häufiges Ereignis, das aber nur selten klinisch evident wird. Die massive Lungenarterienembolie ist noch erheblich seltener; sie stellt jedoch eine sehr schwere postoperative Komplikation dar und konnte auch bislang durch die Maßnahmen zur Thromboseprophylaxe nicht vollständig verhindert werden.

6.6 Komplikationen an den ableitenden Harnwegen

Die häufigste Komplikation nach gynäkologischen Operationen, die *Harnwegsinfektion,* soll an dieser Stelle nur gestreift werden (siehe auch Kap. 11). Diagnostik und Therapie bieten nur selten Schwierigkeiten. Ein besonderes Schwergewicht sollte auf die prophylaktischen Maßnahmen gelegt werden, die insbesondere die Katheterisierung betreffen. Bei der Einlage eines Dauerkatheters und beim sog. Einmalkatheterisieren ist streng auf Asepsis zu achten:

- Nur sterile Einmalkatheter anwenden.
- Bei der Einlage das Orificium urethrae externum sorgfältig säubern.
- Als Gleitmittel nur ein in einer sterilen Einmalspritze verpacktes Präparat verwenden.
- Das Eintauchen des Katheters in ein Gefäß mit Gleitmittel ist obsolet!

Die Pflege des Urethra-Dauerkatheters oder des suprapubischen Dauerkatheters sind in Abschnitt 5.2.8 beschrieben. Die Harnableitung sollte stets im geschlossenen System erfolgen; ein Rückschlagventil und eine geeignete Klemmvorrichtung erleichtern die Handhabung bei der postoperativen Versorgung.

Postoperative Miktionsstörungen sind nach allen blasennahen Operationen in unterschiedlichem Ausmaß zu erwarten; dieses gilt für die vaginal-plastischen Operationen, insbesondere aber für die radikalen abdominalen Tumoroperationen, bei denen Anteile der Blaseninnervation durchtrennt bzw. reseziert werden [4]. Die Blasenentleerungsstörung nach vaginalplastischen Operationen beruht zumeist auf Ödemen des traumatisierten Gewebes und der angrenzenden Schleimhäute. Die Spontanmiktion nach einer vaginal-plastischen Operation bei Genitalsenkung setzt in Abhängigkeit vom Ausmaß und der Lokalisation des Eingriffs mit einer großen Spannbreite zwischen dem 2. und 5. postoperativen Tag wieder ein. Allerdings sind in Einzelfällen auch sehr viel längere Intervalle zu beobachten, die eine Urinableitung für zwei bis drei Wochen erforderlich machen können. In diesen hartnäckigen Fällen, bei denen auch nach Ausschluß bzw. Therapie eines Harnwegsinfekts und abschwellender Therapie mit Antiphlogistika keine Besserung zu erzielen ist, erfolgt eine Unterstützung der Blasenkontraktion durch Parasympathomimetika (z.B. Distigminbromid = Ubretid® oder Carbachol = Doryl®). Bestehen Verdachtsmomente dafür, daß der Auslaßwiderstand erhöht ist, kann die Therapie mit einem Alphablocker (z.B. Phenoxybenzamin = Dibenzyran®) erfolgreich sein; dabei sollte auf die unvermeidbare Absenkung des arteriellen Blutdrucks geachtet und eine langsam ansteigende Dosierung gewählt werden. Eine zusätzliche Hilfe bringt in diesen Fällen die suprapubische Harnableitung, bei der das Ingangkommen der Spontanmiktion von der Patientin trainiert werden kann, ohne daß sie dem Zwang ausgesetzt ist, bei Nichterfolg wieder katheterisiert zu werden. Bei postmenopausalen Frauen mit Hinweisen für atrophische Hautverhältnisse im Bereich der Scheide kann die epitheliotrophe Wirkung von Östrogenen auch am Blasenepithel ausgenutzt werden, in dem z.B. konjugierte Östrogene zugeführt werden.

Nach abdominalen Radikaloperationen werden in relativ hohen Prozentsätzen postoperative Miktionsstörungen berichtet [3]. Dabei liegt sehr häufig ein hypertoner Detrusormuskel vor, der therapeutisch schwer zu beeinflussen ist. Besteht gleichzeitig eine Drangsymptomatik, so kann eine Therapie mit neurotropen Spasmolytika (z.B. Buscopan®) erfolgreich sein. Bei hohen Restharnbildungen kann auch nach langer Zeit versucht werden, durch eine Alpharezeptorenblockade den Auslaßwiderstand zu vermindern.

Bezüglich der selteneren Ereignisse wie postoperative Fistelbildungen und intraoperativ nicht erkannte Harnleiterligaturen sei auf Kapitel 9 dieses Bandes verwiesen.

7 Interdisziplinäre Zusammenarbeit

Die Weiterentwicklung der operativen Gynäkologie ist neben dem allgemeinen medizinisch-technischen Fortschritt vor allem der Intensivierung der Zusammenarbeit mit Nachbardisziplinen zuzuschreiben. Dabei kommt der präoperativen Risikoabklärung und Therapie durch Anästhesisten und Internisten eine besondere Bedeutung zu im Hinblick auf die Ausweitung der Indikationen bei älteren und sehr alten Patientinnen. Die Erweiterung der Indikationen bei ausgedehnten Malignomen ist besonders der Zusammenarbeit mit den Chirurgen und Urologen zu verdanken. Dies betrifft nicht nur die Planung und Durchführung der organübergreifenden Operationen, sondern auch die Erkennung und Behandlung intra- und postoperativer Komplikationen von seiten des Darmes und der ableitenden Harnwege.

8 Zur präoperativen Aufklärung und Einwilligung

Unser Rechtsgefüge ordnet den ärztlichen Heileingriff entsprechend dem § 223 StGB grundsätzlich dem Tatbestand der vorsätzlichen Körperverletzung zu. Die wichtigste juristisch haltbare Rechtfertigung für eine dennoch im Rahmen einer ärztlichen Behandlung durchgeführte Körperverletzung stellt die wirksame Einwilligung des Patienten in diesen ärztlichen Eingriff dar. Die Wirksamkeit aber setzt eine ausreichende Aufklärung über alle mit dem Eingriff zusammenhängenden Folgen voraus (siehe auch Kap. 18). Ein übergeordneter Notstand, bei dem die mutmaßliche Einwilligung des Patienten angenommen werden kann, rückt die Körperverletzung durch den Arzt ebenfalls aus dem Bereich des Rechtswidrigen. Bei ärztlichen Eingriffen allerdings, die nicht unter den Begriff „Heileingriff" im strengen Sinne fallen (z.B. Sterilisation, Kastration, genitalverändernde Operationen), kann selbst bei Einwilligung des Patienten eine Operation rechtswidrig sein, wenn sie „gegen die guten Sitten verstößt" [24, 43].

8.1 Aufklärung

Das Selbstbestimmungsrecht des Patienten über seinen Körper hat Vorrang vor seinem körperlichen Wohl (Voluntas non salus aegroti suprema lex). So muß es *Ziel des Aufklärungsgesprächs* sein, eine wirksame Einwilligung des Patienten unter Wahrung seines Rechts zur Selbstbestimmung herbeizuführen. Dazu muß dieser über Art, Bedeutung und Folgen des Eingriffs in Grundzügen belehrt werden. Der *Umfang der Aufklärung* richtet sich vor allem nach der Dringlichkeit des Eingriffs und nach dem Aufklärungsbedürfnis des Patienten. Die Anforderung an den Umfang der Aufklärung steigt mit abnehmender Dringlichkeit des geplanten Eingriffs. So müssen z.B. bei einem kosmetischen Eingriff grundsätzlich alle – auch ganz seltene – Risiken Erwähnung finden, während bei vital indizierten Eingriffen und Zeitnot nur wenige Worte ausreichen können, um die angemessene Aufklärung sicherzustellen. Das Aufklärungsbedürfnis der Patienten hängt nicht nur von der intellektuellen Einsichtsfähigkeit, sondern auch von dem individuellen Wunsch nach mehr oder weniger präziser Aufklärung ab. So kann ein Patient willentlich auf jede Aufklärung verzichten.

Klagen von Patienten gegen Ärzte wegen mangelhafter Aufklärung liegen zumeist unzureichende *Informationen über operationsbedingte Komplikationen und Operationsfolgen* zugrunde. Die notwendigerweise auftretenden Operationsfolgen müssen in jedem Falle Gegenstand des Aufklärungsgesprächs sein. Dabei ist die individuelle Bedeutung der Operationsfolgen für die Situation des Patienten, sein Beruf bzw. seine Gewohnheiten, besonders zu berücksichtigen. Die *eingriffstypisch möglichen Operationskomplikationen* und Operationsfolgen sollten ebenfalls in jedem Falle Erwähnung finden. Die Häufigkeit des Auftretens ist nicht das allein entscheidende Kriterium dafür, eine operationsbedingte Komplikation oder eine Spätfolge in die Aufklärung aufzunehmen; neben der sog. *Komplikationsdichte* oder -häufigkeit und dem *Grad der Dringlichkeit* des Eingriffs ist die Größe und *Bedeutsamkeit* der mit der geplanten Operation verbundenen Gefahren ein wesentliches Kriterium für den Umfang der Aufklärungspflicht. Eine schwerwiegende Operationsfolge muß dementsprechend in die Aufklärung aufgenommen werden, während eine banale, auf der Hand liegende Folge ohne dauerhafte Beeinträchtigung vergleichsweise vernachlässigt werden kann. Keiner besonderen Erwähnung bedürfen Gefahren, die mit jedem operativen Eingriff, auch mit dem harmlosesten, verbunden sind. Vor jedem Eingriff sollte der Bezug zu der konkreten Situation, den Bedürfnissen und Gewohnheiten des Patienten stattfinden; die Gefahr des Verlusts der Gebärfähigkeit hat so bei einer Patientin mit abgeschlossener Familienplanung ein anderes Gewicht als der gleiche Verlust bei einer jungen Patientin mit Kinderwunsch.

Zusammenfassend läßt sich die *Relativität der Aufklärungspflicht* wie folgt formulieren: Je größer und individuell bedeutsamer die Risiken sind, je weniger die Operation dringlich ist und je geringer die durch die Operation erreichten körperlichen Verbesserungen zu veranschlagen sind, desto größer werden die Anforderungen an die Aufklärung.

Besteht eine *Alternative* zu der geplanten Operation, so sollte die Aufklärung die Behandlungsmöglichkeiten ausgewogen mit allen Vorteilen und Nachteilen darstellen, damit den Patienten eine selbstbestimmende Entscheidung ermöglicht wird.

Besonderer Erwähnung bedarf die *Operationserweiterung,* deren Notwendigkeit sich erst während des Eingriffs ergibt, z.B. durch krankhaft veränderte Adnexe, die bei einer Hysterektomie vorgefunden werden, oder die unerwartet eintretende Erfordernis einer Kunstafteranlage. Voraussehbare Erweiterungen müssen stets im Aufklärungsgespräch angesprochen werden, so daß eine vorsorgliche Einwilligung des Patienten hierzu eingeholt werden kann. Bei nicht voraussehbaren Erweiterungen entscheidet die Dringlichkeit der Operationserweiterung über ihre Zulässigkeit. Bei akuter vitaler Indikation kann man vernünftigerweise davon ausgehen, daß der Patient im Falle einer Befragungsmöglichkeit der Operationserweiterung zustimmen würde. Hier handelt es sich also um eine *mutmaßliche Einwilligung* bei bewußtlosem Patienten. Bei nur relativ indizierter Operationserweiterung ohne Dringlichkeit und ohne präoperative Absprache muß sorgfältig abgewogen werden, ob der Abbruch der Operation den Patienten mindestens ebenso gefährdet wie das Risiko, das in der Erweiterung des Eingriffs liegt; ist dies nicht der Fall, sollte der Eingriff abgebrochen werden, um den Patienten über die erweiterte Diagnose zu informieren und gegebenenfalls die Zustimmung zur erweiterten und erneuten Operation einzuholen. Nur dadurch wird dem Selbstbestimmungsrecht des Patienten über seinen Körper Rechnung getragen.

In jedem Falle ist es empfehlenswert, am Ende eines Aufklärungsgesprächs den *Patienten aufzufordern, Fragen zu stellen.* Stellt der Patient daraufhin keine Fragen, so stellt dieser Vorgang im Zweifelsfalle ein wichtiges Indiz dafür dar, daß der Patient genügend aufgeklärt ist.

8.2 Einwilligungsfähigkeit

Für eine wirksame Einwilligung in eine Operation ist nicht die juristische Geschäftsfähigkeit entscheidend; vielmehr setzt eine wirksame Einwilligung des Patienten voraus, daß er fähig ist, Art, Bedeutung und Tragweite des Eingriffs, über den er vom Arzt aufgeklärt werden muß, voll zu erfassen und abzuwägen. Von der Einwilligungsfähigkeit des Patienten muß sich der behandelnde Arzt im konkreten Fall aufgrund des Augenscheins und seiner ärztlichen Erfahrung überzeugen.

Bei *Kindern unter 14 Jahren* und bei *Geisteskranken* ist die Einsichtsfähigkeit generell zu verneinen. In diesen Fällen sind die gesetzlichen Vertreter aufzuklären; ihre Einwilligung ist einzuholen. Bei Minderjährigen zwischen 14 und 18 Jahren ist im Einzelfall zu prüfen, ob sie schon die geistige Reife besitzen, den konkret geplanten Eingriff in seiner Bedeutung und Tragweite zu erkennen und abzuwägen. Bei dieser Prüfung ist in Betracht zu ziehen, ob es sich nicht empfiehlt, wegen der Schwere des Eingriffs und der nicht vitalen Indikation die Einwilligung der Personensorgeberechtigten einzuholen. Ist der Minderjährige nur in Begleitung eines Elternteils, wird in der Regel davon ausgegangen werden können, daß der erschienene Elternteil zur Entscheidung über die Einwilligung auch vom anderen Elternteil ermächtigt ist.

Ist bei vitaler Indikation und fehlender Einwilligungsfähigkeit des Patienten eine Entscheidung über die Einwilligung durch die dafür zuständigen Personen oder gegebenenfalls durch einen vom Amtsgericht zu bestellenden Pfleger nicht rechtzeitig erreichbar, kann ein medizinisch indizierter, unaufschiebbarer Eingriff nach sorgfältiger Güterabwägung aus dem Gesichtspunkt des Notstands im Interesse der Erhaltung des Lebens und der Wiederherstellung der Gesundheit gerechtfertigt sein.[*]

---

[*] J. Römer †, Düsseldorf, persönliche Mitteilung 1988

Das Aufklärungsgespräch des Arztes, das der Entscheidung über die Einwilligung des Patienten vorausgehen muß, sollte *rechtzeitig* erfolgen, d.h. zu einem Zeitpunkt, zu dem der Patient im vollen Besitz seiner Erkenntnis- und Entscheidungsfähigkeit ist. Bis zum Beginn des beabsichtigten Eingriffs sollte eine angemessene Bedenkfrist verbleiben.

8.3 Dokumentation der Aufklärung

Für die Dokumentation der Aufklärung ist keine bestimmte Form, so auch nicht die Schriftform, vorgeschrieben. Dennoch bewährt sich die Verwendung von Merkblättern und Formularen insbesondere für gewisse Standardoperationen. Dadurch kann jedoch in keinem Falle das mündliche Aufklärungsgespräch zwischen einem Arzt und dem Patienten ersetzt werden. Empfehlenswert ist es, den Gesprächsinhalt im Krankenblatt detailliert niederzulegen und in heiklen Fällen einen Mitarbeiter hinzuzuziehen, der den Gesprächsinhalt bestätigen kann.

8.4 Richtlinien der Deutschen Krankenhausgesellschaft

Die Deutsche Krankenhausgesellschaft hat Richtlinien zur Aufklärung der Krankenhauspatienten über vorgesehene ärztliche Maßnahmen herausgegeben; aus dieser Schrift sollen die *Leitsätze zum Aufklärungsgespräch* hier angefügt werden:

– Das Aufklärungsgespräch muß *durch den Arzt* erfolgen; es darf nicht an nichtärztliches Dienstpersonal delegiert werden. Der Arzt, der eine ärztliche Untersuchungs- oder Behandlungsmaßnahme durchführt, muß nicht mehr aufklären, wenn diese Aufklärung bereits durch einen anderen Arzt erfolgt ist; er muß sich jedoch hierüber Klarheit verschaffen.
– Die Aufklärung muß *individuell in einem Gespräch mit dem Patienten* erfolgen. Das Aufklärungsgespräch kann nicht durch Formulare ersetzt werden. Formulare dienen nur der Vorbereitung und der Dokumentation des erfolgten Gesprächs.
– Der Arzt muß den Patienten über die *Grundzüge der vorgesehenen Untersuchung oder Behandlung* aufklären, nicht jedoch über Einzelheiten. Dabei sind die Anforderungen an den Umfang der Aufklärung abhängig von der Dringlichkeit des Eingriffs sowie vom Bildungs- und Wissensstand des Patienten.
– Über Risiken, die mit der Eigenart eines Eingriffs spezifisch verbunden sind *(typische Risiken)*, ist unabhängig von der Komplikationsrate aufzuklären; bei anderen Risiken *(atypische Risiken)* ist die Aufklärung abhängig von der Komplikationsrate.
– Stehen mehrere wissenschaftlich anerkannte Methoden ernsthaft zur Erwägung, so muß die Aufklärung auch diese *alternativen Untersuchungs- und Behandlungsmöglichkeiten* sowie deren Risiken umfassen. Das gilt nicht, wenn sich die gewählte Methode im Bereich der wissenschaftlich anerkannten Therapie hält und die zur Wahl stehende ebenfalls anerkannte Behandlungsmöglichkeit kein ins Gewicht fallendes geringeres Risiko verspricht.
– Die Aufklärung muß zu einem *Zeitpunkt* erfolgen, in dem der Patient noch in vollem Besitz seiner Erkenntnis- und Entscheidungsfähigkeit ist; ihm muß eine Überlegungsfrist verbleiben, sofern die Dringlichkeit der Maßnahmen dies zuläßt.
– Die Aufklärung muß *in einer für den Patienten behutsamen und verständlichen Weise* erfolgen. Im persönlichen Gespräch soll der Arzt sich bemühen, die Information dem individuellen Auffassungsvermögen sowie dem Wissensstand des Patienten anzupassen und sich zugleich davon überzeugen, daß dieser sie versteht. Wenn die Einwilligung des Patienten in eine mit Gefahren verbundene Untersuchungs- oder Behandlungsmaßnahme nur dadurch zu erreichen ist, daß ihn der Arzt auf die Art und Bedeutung seiner Erkrankung hinweist, so darf der Arzt auch bei schweren Erkrankungen davor grundsätzlich nicht zurückschrecken. Im übrigen ist er jedoch nicht zu einer restlosen und schonungslosen Aufklärung über die Natur des Leidens verpflichtet, sondern muß die Gebote der Menschlichkeit beachten und das körperliche und seelische Befinden seines Patienten bei der Erteilung seiner Auskünfte berücksichtigen.
– Die von einem Patienten aufgrund der Aufklärung gegebene *Einwilligung deckt nur solche Eingriffe ab, die Gegenstand des Aufklärungsgesprächs gewesen sind*. Ist für den Arzt vorhersehbar, daß möglicherweise ein operativer Eingriff auf weitere Bereiche ausgedehnt werden muß, so ist der Patient hierüber vor dem Eingriff aufzuklären. Stellt sich erst während einer Operation heraus, daß ein weitergehender Eingriff erforderlich ist, muß der Arzt die Risiken einer Unterbrechung der Operation gegenüber den Risiken der Durchführung des erweiterten Eingriffs abwägen und danach seine Entscheidung über eine Operationsunterbrechung zum Zwecke der Einholung der Einwilligung des Patienten treffen.

- *Bei Minderjährigen* ist die Einwilligung zum Eingriff im Regelfall von den Eltern oder sonstigen Sorgeberechtigten oder von deren Beauftragten einzuholen. Jugendliche unter 18 Jahren haben jedoch ausnahmsweise die Befugnis zur Einwilligung, wenn sie hinreichend reif sind, die Bedeutung und Tragweite des Eingriffs und seiner Gestattung zu ermessen. In jedem Fall sind aber auch die Kinder und Jugendlichen in groben Zügen über den vorgesehenen Eingriff und dessen Verlauf zu informieren, wenn und soweit sie in der Lage sind, die ärztlichen Maßnahmen zu verstehen. Entsprechendes gilt für die Aufklärung bei geschäftsunfähigen oder beschränkt geschäftsfähigen volljährigen Patienten.
- *Psychisch bzw. geistig Kranke* sind in groben Zügen über den vorgesehenen Eingriff und dessen Verlauf zu informieren, wenn und soweit sie in der Lage sind, die Bedeutung und Tragweite zu verstehen.
- Bei *bewußtlosen Patienten* hat der Arzt diejenigen medizinischen Maßnahmen durchzuführen, die im Interesse des Patienten zur Herstellung seiner Gesundheit erforderlich sind *(mutmaßliche Einwilligung)*. Zur Erforschung des wirklichen oder mutmaßlichen Willens des Patienten kann sich ein Gespräch mit den ihm besonders nahestehenden Personen empfehlen; auch schriftlich vom Patienten abgegebene Erklärungen können ein Indiz für seinen mutmaßlichen Willen sein. Bei Suizidpatienten ist aus dem Suizidversuch kein mutmaßlicher Wille auf Unterlassen einer ärztlichen Hilfeleistung abzuleiten.
- Sobald und soweit die Einwilligungsfähigkeit des Patienten wieder vorliegt, ist zur *Fortsetzung der Behandlung* seine Einwilligung einzuholen.
- Gibt der Patient deutlich zu erkennen, daß er eine Aufklärung nicht wünscht *(Aufklärungsverzicht)*, so kann diese unterbleiben.

Literatur

1. Altemeyer, K.-H., M. Schultz, H.-H. Merkens, E. Heinz, W. Dick: Präoperative Befunderhebung durch eine Anästhesie-Ambulanz: Auswertung der Ergebnisse bei 2500 Patienten. Anästh. Intensivmed. 25 (1984) 1–7.
2. Basic-Micic, M., H. K. Breddin: Neue Aspekte der perioperativen Heparinanwendung. Gynäkologe 24 (1991) 59–63.
3. Beck, L.: Komplikationen bei abdominalen gynäkologischen Operationen. In: Beck, L. (Hrsg.): Intra- und postoperative Komplikationen in der Gynäkologie, 1. Aufl., S. 77–99. Thieme, Stuttgart–New York 1979.
4. Beck, L., H. G. Bender: Interdisziplinäre Zusammenarbeit mit der Urologie: Ureter- und Blasenkomplikationen. Gynäkologe 19 (1985) 24–25.
5. Bender, H. G., W. Schröder: Wundheilung, Wundheilungsstörungen, Platzbauch, Nahtmaterial und Drainagen. In: Beck, L., H. G. Bender (Hrsg.): Intra- und postoperative Komplikationen in der Gynäkologie und Geburtshilfe, 2. Aufl., S. 41–54. Thieme, Stuttgart–New York 1996.
6. Bertina, R. M., B. P. Koeleman, T. Koster et al.: Mutation in blood coagulation factor V associated with resistance to activated protein C. Nature 369 (1994) 64–67.
7. Briel, R. C., C. Hermann, P. Dollar: Low molecular weight heparin (Fragmin) prophylaxis in gynecologic surgery. Thromb. Haemostas. 58 (1987) 119 (Abstract).
8. Collins, R., A. Scrimgeou, S. Yusuf: Reduction in fatal pulmonary embolism and venous thrombosis by perioperative administration of subcutaneous heparin. New Engl. J. Med. 318 (1988) 1162–1173.
9. Etchason, J., L. Petz, E. Keeler et al.: The cost effectiveness of preoperative autologous blood donations. New Engl. J. Med. 332 (1995) 719–724.
10. Fischer, J. T.: Präoperative internistische Untersuchungen in der Gynäkologie. Gynäkologe 18 (1985) 2–14.
11. Grote, E.: Interdisziplinäre Zusammenarbeit mit der Anästhesiologie. Gynäkologe 18 (1986) 35–38.
12. Gruber, U. F.: Das medikamentöse Spektrum der Thromboembolie-Prophylaxe. Klinikarzt 12, Suppl. II (1983) 11–12.
13. Friedberg, V.: Der Schock in der operativen Gynäkologie. In: Beck, L., H. G. Bender (Hrsg.): Intra- und postoperative Komplikationen in der Gynäkologie und Geburtshilfe, 2. Aufl., S. 27–40. Thieme, Stuttgart–New York 1996.
14. Heilmann, L., M. Kruck, A. E. Schindler: Thromboseprophylaxe in der Gynäkologie: Doppelblind-Vergleich zwischen niedermolekularem (LWMH) und unfraktioniertem (UFH) Heparin. Geburtsh. u. Frauenheilk. 49 (1989) 1.
15. Herzog, S., W. Rath, W. Kuhn: Erfolgreiche Therapie einer heparinassoziierten Thrombocytopenie mit einem niedrigsulfatierten Heparinoid. Geburtsh. u. Frauenheilk. 55 (1995) 164–166.
16. Hirsch, H. A.: Vermeidung infektiöser Komplikationen. In: Stark, G. (Hrsg.): Die heutige Problematik der operativen Gynäkologie. Nürnberger Symposion, S. 54. Demeter, Gräfelfing 1977.
17. Hirsch, H. A.: Antibiotikaprophylaxe in Gynäkologie und Geburtshilfe aus der Sicht des Gynäkologen. In: Bender, H. G., L. Beck (Hrsg.): Operative Gynäkologie, S. 154–167. Springer, Berlin–Heidelberg–New York 1985.
18. Hochuli, E.: Gynäkologische Operationen. Vorbereitung – Pflege – Nachbehandlung. Komplikationen und deren Behandlung. In: Hochuli, E. (Hrsg.): Geburtshilfe, Gynäkologie und Grenzgebiete, S. 21–78. Huber, Bern–Stuttgart–Toronto 1985.
19. Hochuli, E: Standardmorbidität bei gynäkologischen Operationen. In: Hochuli, E. (Hrsg.): Perioperative Gynäkologie, S. 25–35. Springer, Berlin–Heidelberg–New York 1993.
20. Hohl, M. K., U. F. Gruber: Thromboembolie-Prophylaxe in der Frauenheilkunde. Huber, Bern–Stuttgart–Wien 1983.
21. Jurna, J.: Physiologische und Pharmakologische Grundlagen des Schmerzes und seiner Therapie. In: Hutschenreuther, K. (Hrsg.): Der Schmerz und seine Behandlung. pmi, Frankfurt/M. 1986.

22. Käser, O.: Prä- und postoperative Behandlung, Instrumentarium, Therapie akut-bedrohlicher Zustände. In: Hirsch, H. A., O. Käser, F. A. Iklé (Hrsg.): Atlas der gynäkologischen Operationen, 5. Aufl., S. 1–12. Thieme, Stuttgart–New York 1995.
23. Kümmerle, F.: Die chirurgischen Erkrankungen des Dünndarms. Enke, Stuttgart 1963.
24. Lohberger, I.: Ärztliche Aufklärungs- und Sorgfaltspflichten unter strafrechtlichem Aspekt. Nestle wissenschaftlicher Dienst, München 1981.
25. Lutz, H., P. M. Osswald, H. J. Bender: Ist die Forderung nach einem präoperativen Routineprogramm (RUP) gerechtfertigt? Anästh. Intensivther. Notfallmed. 18 (1983) 153–155.
26. Muck, B. R., E. Bode, S. Trottnow: Operationsvorbereitung und postoperative Überwachung. In: Käser, O., V. Friedberg, K. G. Ober, K. Thomsen, J. Zander (Hrsg.): Gynäkologie und Geburtshilfe, 2. Aufl., Bd. III/1, S. 1.1. Thieme, Stuttgart–New York 1985.
27. Multicenter Trial Committee: Postoperative Thromboseprophylaxe durch Dihydroergotamin-Heparin, eine Multicenter-Studie. J. Amer. med. Ass. (deutsche Ausgabe) 3 (1984) 473–479.
28. Nagel, M., L. Beck: Postoperatives akutes Abdomen in der Gynäkologie. In: Beck, L. (Hrsg.): Intra- und postoperative Komplikationen in der Gynäkologie, 1. Aufl., S. 209–222. Thieme, Stuttgart–New York 1979.
29. Nier, H., H. G. Bender: Interdisziplinäre Zusammenarbeit mit der Chirurgie. Gynäkologe 18 (1985) 15–13.
30. Ohlsson, G. L., B. Hallen, K. Hambraeus-Jonzon: Aspiration during anaesthesia: a computer-aided study of 185,358 anaesthetics. Acta anaesth. scand. 30 (1988) 84.
31. Peter, K., G. Unertl, G. Henrich, N. Mai, F. Brunner: Das Anästhesierisiko. Anästh. Intensivmed. 23 (1980) 240–248.
32. Pichlmayr, I., G. Fabel: Anästhesiologische Risikoabgrenzung bei gynäkologischen Patientinnen. In: Schneider, J., H. Weitzel, A. Majewski (Hrsg.): Präoperative Risikoabgrenzung in Geburtshilfe und Gynäkologie. Wiss. Inform. Milupa 8, Heft 9 (1982) 25.
33. Riedel, H. H., E. Lehmann-Willenbrock, H. Mecke, K. Semm: Die Häufigkeitsverteilung verschiedener pelviskopischer (laparoskopischer) Operationsverfahren und deren Komplikationsraten. Geburtsh. u. Frauenheilk. 48 (1988) 791–799.
34. Rosin, H.: Antibiotikaprophylaxe in der operativen Gynäkologie und Geburtshilfe aus der Sicht des Mikrobiologen. In: Bender, H. G., L. Beck (Hrsg.): Operative Gynäkologie, S. 168–175. Springer, Berlin–Heidelberg–New York 1986.
35. Schander, K.: Präoperative Diagnostik zur Bestimmung eines erhöhten Thromboembolierisikos. In: Schneider, J., H. Weitzel, A. Majewski (Hrsg.): Präoperative Risikoabgrenzung in Geburtshilfe und Gynäkologie. Wiss. Inform. Milupa 8, Heft 9 (1982) 215.
36. Schmidt-Matthiesen, H.: Prä-, intra- und postoperative Komplikationen in Gynäkologie und Geburtshilfe, 2. Aufl. Bücherei des Frauenarztes, Bd. 6. Enke, Stuttgart 1978.
37. Schmidt-Matthiesen, H., A. Schmidt-Matthiesen: Der postoperative Ileus. Geburtsh. u. Frauenheilk. 47 (1987) 217–223.
38. Schnürch, H.-G., H. G. Bender: Perioperative Darmbehandlung bei gynäkologischen Eingriffen. In: Bender, H. G., L. Beck (Hrsg.): Operative Gynäkologie, S. 13. Springer, Berlin–Heidelberg–New York 1986.
39. Schwenzer, T., L. Beck: Komplikationen bei der abdominalen Uterusexstirpation und bei Eingriffen an den Adnexen. In: Beck, L., H. G. Bender (Hrsg.): Intra- und postoperative Komplikationen in der Gynäkologie und Geburtshilfe, 2. Aufl., S. 96–108. Thieme, Stuttgart–New York 1996.
40. Schwenzer, T., L. Beck: Komplikationen bei der vaginalen Uterusexstirpation. In: Beck, L., H. G. Bender (Hrsg.): Intra- und postoperative Komplikationen in der Gynäkologie und Geburtshilfe, 2. Aufl., S. 131–136. Thieme, Stuttgart–New York 1996.
41. Stark, G.: Ergebnisse der Erhebungen postoperativer Komplikationen. In: Stark, G. (Hrsg.): Problematik der Qualitätssicherung in der Gynäkologie. Nürnberger Symposion. Demeter, Gräfelfing 1980.
42. Stark, G.: Qualitätssicherung in der operativen Gynäkologie. Dtsch. Ärztebl. 53 (1986) 3037–3038.
43. Ulsenheimer, K., R. Ratzel: Forensische Fragen im Zusammenhang mit der operativen Gynäkologie und Geburtshilfe. In: Beck, L., H. G. Bender (Hrsg.): Intra- und postoperative Komplikationen in der Gynäkologie und Geburtshilfe, 2. Aufl., S. 96–108. Thieme, Stuttgart–New York 1996.
44. Walsh, J. J., J. Bonnar, F. W. Wright: A study of pulmonary embolism and deep vein thrombosis after major gynecologic surgery using labelled fibrinogen, phlebography and lung scanning. J. Obstet. Gynaec. Brit. Cwlth. 81 (1974) 311.
45. Weissauer, W., G. Hirsch: Gynäkologie und Recht. In: Käser, O., V. Friedberg, K. G. Ober, K. Thomsen, J. Zander (Hrsg.): Gynäkologie und Geburtshilfe, 2. Aufl., Bd. III/1, S. 9.1–9.31. Thieme, Stuttgart–New York 1985.
46. Zastrow, K.-D., K.-O. Gundermann, E. Thofern: Desinfektion im internationalen Vergleich: Diskussionsbeiträge. Dtsch. Ärztebl. 89 (1992) B1203–1206.

Das anale Kontinenzorgan in der Gynäkologie und Geburtshilfe

16 Störungen des analen Kontinenzorgans in Zusammenhang mit Gynäkologie und Geburtshilfe

C. Anthuber, H. Hepp

Inhalt

1	Anatomie und Physiologie des anorektalen Kontinenzorgans 240	3.5	Naht eines Dammrisses III. und IV. Grades 250
		3.6	Therapie anorektaler Inkontinenz ... 250
2	Diagnostik postpartaler anorektaler Inkontinenz 241	3.6.1	Operative Therapie 250
2.1	Anamnese..................... 241	3.6.2	Konservative Therapie 251
2.2	Diagnostische Maßnahmen 242	3.6.3	Hämorrhoiden und Schwangerschaft . 251
3	Störungen in Zusammenhang mit der Geburtshilfe 244	4	Störungen in Zusammenhang mit der Gynäkologie 251
3.1	Pathophysiologie anorektaler Inkontinenz nach vaginaler Geburt... 244	4.1	Vorbemerkungen 251
3.2	Bedeutung des Geburtstraumas für den N. pudendus 244	4.2	Anorektale Funktionsstörung beim Descensus bzw. Prolaps genitalis 252
		4.3	Rektozele: operative Behandlung ... 253
3.2.1	Anatomie des N. pudendus........ 244	4.3.1	Kolporrhaphia posterior und Kolpoperineoplastik 253
3.2.2	Klinische Resultate 245	4.3.2	Transrektale Rektozelenkorrektur ... 254
3.3	Muskuläre Verletzungen des analen Sphinkters.................... 246	4.4	Hysterektomie und Funktion des Anorektums 255
3.3.1	Dammriß III. und IV. Grades 246	4.4.1	Anatomische Vorbemerkungen 255
3.3.2	Okkulte Sphinkterdefekte 249	4.4.2	Einfache extrafasziale Hysterektomie . 255
3.4	Komplette Perineotomie 249	4.4.3	Radikale Hysterektomie........... 255

1 Anatomie und Physiologie des anorektalen Kontinenzorgans

Nachfolgend werden die wesentlichen Grundzüge der Anatomie und Physiologie des anorektalen Kontinenzorgans dargestellt. Es wird bewußt darauf verzichtet, auf Kontroversen in der Literatur hinsichtlich Aufbau und Funktion einzugehen. Dies würde die Absicht und den Rahmen dieses Kapitels übersteigen.

Die Beschreibung der Anatomie lehnt sich eng an das von Stelzner beschriebene Konzept der Kontinenz als Resultat einer komplexen Organleistung des anorektalen Kontinenzorgans an [79]. Es besteht aus folgenden Strukturen (Abb. 16-1):

— Anus mit dem Anoderm
— M. sphincter ani internus
— M. sphincter ani externus
— M. puborectalis
— Corpus cavernosum recti
— somatisches und vegetatives Nervensystem

Der *Anus* beginnt an der Linea anocutanea, wo das verhornte Plattenepithel der perianalen Haut in das unverhornte Deckepithel des Anoderms übergeht, einer radiär gefältelten, sehr dehnbaren, bläulichen und trockenen Haut, die an der durch Krypten und Falten gebildeten Linea dentata über eine schmale Zone mit Übergangsepithel in die zirkulär gefaltete, rötliche Rektumschleimhaut (Zylinderepithel) übergeht. Hier liegt die Grenze der ektodermalen Proktodealhaut zur entodermalen Darmschleimhaut.

Das *Anoderm* besitzt eine außerordentlich hohe Sensibilität und Schmerzempfindlichkeit. Die reichliche Ausstattung mit Nervenendigungen ist die Voraussetzung dafür, daß die verschiedenen Inhalte des Rektums (gasförmige, dünne und feste Stuhlanteile) im oberen Analkanal sicher wahrgenommen werden können. Diese Fähigkeit zur Diskrimination kennzeichnet eine intakte Feinkontinenz, die z.B. nach intrapartalen Sphinkterverletzungen gestört oder aufgehoben sein kann. In die Krypten der Linea dentata münden die *Proktodealdrüsen*, die sich sehr variabel zwischen den beiden Analsphinkteren verzweigen und Ausgangspunkt von akuten und chronischen Infektionen sein können.

Der *M. sphincter ani internus* ist ein aganglionärer, autonom durch das Ganglion pelvinum innervierter glatter Muskel, der sich aus der Ringmuskelschicht des Rektums fortsetzt und für die Aufrechterhaltung des Sphinkter-Dauertonus verantwortlich ist. Er steht damit im Mittelpunkt der Kontinenzleistung. Sein Unterrand ist bei der rektalen Untersuchung als harter Wulst zu tasten. Außen liegt ihm ein bindegewebiges Längsfasersystem auf, das sich aus der Längsmuskulatur des Rektums entwickelt. Diese Fasern divergieren kaudal, unterteilen den untersten Abschnitt des M. sphincter ani externus (Pars subcutanea) in zehn Anteile und führen durch die Verankerung in der Kutis zur radiären Fältelung der Anal- und Perianalhaut. Auf diese Weise entsteht eine kontinuierliche Verbindung des Rektums mit der perianalen Haut. Lateral liegt diesem, auch als M. corrugator ani bezeichneten Längsfasersystem der äußere Sphinkter an.

Der willkürlich vom N. pudendus innervierte *M. sphincter ani externus* besteht aus drei Teilen, die durch die obengenannten Bindegewebssepten aus der Längsmuskulatur des Rektums voneinander getrennt werden: der Pars subcutanea, der etwas oberhalb liegenden, kräftigen Pars superficialis und der sich noch weiter oral anschließenden Pars profunda. Die beiden oberen Anteile sind durch kreuzende Fasern dorsal mit dem kokzygealen Faszienkörper und ventral mit dem Centrum tendineum perinei verbunden.

Im Gegensatz zum mehr symmetrischen Muskelaufbau des Mannes ist bei der Frau der M. sphincter ani externus perineal nur halb so hoch wie kokzygeal, die drei Anteile sind hier nicht mehr voneinander zu trennen. Dieser *Geschlechtsunterschied* bedingt die bei der Frau im Vergleich zum Mann signifikant niedrigere

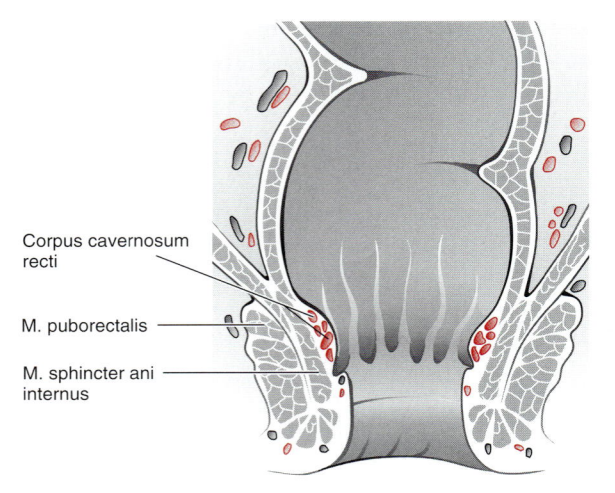

Abb. 16-1 Anatomische Übersicht des anorektalen Kontinenzorgans.

Abschlußkraft und erhöhte Vulnerabilität. Hier sind auch nahezu alle geburtshilflichen Sphinkterverletzungen lokalisiert. Eigene manometrische Untersuchungen konnten zeigen, daß perineal trotz der dort schwächer ausgebildeten Muskulatur ein signifikant höherer Verschlußdruck als dorsal aufgebaut wird.

Der ebenfalls willkürlich vom N. levatorius innervierte *M. puborectalis* schließt sich nach oben unmittelbar an die Pars profunda des externen Sphinkters an. Er bildet als medialer Teil des M. levator ani dorsal eine kontinuierliche Muskelschlinge, die das Rektum in Höhe der Linea dentata nach vorne zieht und hinten durch die Abknickung des Rektums für den anorektalen Winkel verantwortlich ist. Im kontrahierten Zustand drückt der Muskel den Analkanal zusammen, indem er das gesamte Sphinkterorgan nach perineal gegen das Centrum tendineum zieht. Er ist mit der Pars profunda des M. sphincter ani externus seitlich und dorsal verbunden.

Das *Corpus cavernosum recti* ist ein aus Arterien, Venen und arteriovenösen Anastomosen aufgebauter, ringförmiger, submuköser Schwellkörper im Bereich der Linea dentata, der zum Verschluß des Analkanals beiträgt. Der Füllungszustand wird durch die Spannung des M. sphincter ani internus und die Größe der Gefäßlücken bestimmt. Im Alter kann es zur Hyperplasie des Schwellkörpers kommen, der dann die Analhaut abhebt und klinisch als Hämorrhoidalleiden erkennbar wird. Primärknoten befinden sich bei 3, 7 und 11 Uhr.

Das *Rektum* wird wegen seiner Speicher- und Rezeptorfunktion ebenfalls zum Kontinenzorgan gerechnet. Unterschiedliche Rektumfüllungen werden durch die sehr ganglienreiche Rektumwand wahrgenommen. Bis zur Auslösung des Defäkationsreflexes bleibt die Aktivität des M. sphincter ani internus erhalten, erst dann kommt es zur Erschlaffung und Analkanalöffnung. Rektum und M. sphincter ani internus sind funktionell eng miteinander verknüpft.

Das somatische und vegetative (autonome) *Nervensystem* verbindet alle Anteile des anorektalen Kontinenzorgans. Der M. sphincter ani internus wird autonom vom Ganglion pelvinum und N. hypogastricus, der M. sphincter ani externus somatisch vom N. pudendus und der M. puborectalis vom N. levatorius innerviert. Die Besonderheiten des Verlaufs des N. pudendus spielen bei der Entstehung von geburtsbedingter anorektaler Inkontinenz eine große Rolle.

Das Kontinenzorgan besteht nach Stelzner also in funktioneller Hinsicht aus verschiedenen *Verschlußsystemen,* die sich ergänzen, aber nicht vetreten können:

– das enge Segment des M. sphincter ani internus
– der Knickverschluß durch den M. puborectalis
– der Schnür- und Tamponverschluß durch den M. sphincter ani externus
– der Schwellverschluß durch das Corpus cavernosum recti

2 Diagnostik postpartaler anorektaler Inkontinenz

2.1 Anamnese

Die Frage nach *anorektalen Kontinenzeinbußen* nach einer Geburt ist die wichtigste Voraussetzung für ihre Erfassung. Aus Scham und Unsicherheit über die langfristige Bedeutung von postpartalen Inkontinenzsymptomen kommen die Patientinnen meist nicht von sich aus auf den Geburtshelfer zu. Vorübergehende Kontinenzschwächen werden als „normal" empfunden und zunächst bagatellisiert. Auch die Unsicherheit des Geburtshelfers über die Prognose und die therapeutischen Möglichkeiten verleiten gelegentlich zur Bagatellisierung.

Bei der *Entlassungsuntersuchung* aus der Geburtsklinik können Schwellungen, Hämatome und Hämorrhoidalleiden tatsächlich die Beurteilung der Bedeutung von Inkontinenzsymptomen erschweren. Die Untersuchung nach Abschluß des Wochenbetts sechs Wochen postpartal sollte jedoch zur detaillierten, am besten *standardisierten Befragung* genutzt werden. Ein möglicher Fragenkomplex (Kelly-Score) ist in Tabelle 16-1 dargestellt. Es genügt nicht, die Patientin nur danach zu fragen, ob sie „den Stuhl gut halten" könne. Diese Frage würden selbst höhergradig beeinträchtigte Patientinnen noch bejahen. Im Zweifel ist die rasche Überweisung an einen erfahrenen Proktologen zu veranlassen. Nur so kann vermieden werden, daß die kausale Verknüpfung von Geburtstrauma und Inkontinenz aus den Augen und wertvolle Zeit für eine Behandlung verloren gehen. Das zunehmende Alter, weitere Geburten und andere schädigende Einflüsse verwischen die Kausalität zwischen Geburt und

Tabelle 16-1 Kelly-Score zur Diagnostik anorektaler Insuffizienz (modifiziert nach Frey et al. [28])

Parameter	Qualität	Punkte
Stuhlhäufigkeit	1- bis 2mal täglich	2
	3- bis 5mal täglich	1
	mehr als 5mal täglich	0
Konsistenz	geformt	2
	breiig	1
	dünn	0
Stuhlschmieren	nicht	6
	bei Streß/Durchfall	3
	ständig	0
Stuhldrang/Völlegefühl	normal	2
	unsicher	1
	fehlend	0
Warnungsperiode	normal	2
	verkürzt (Sekunden)	1
	fehlend	0
Diskrimination	normal	2
	mangelhaft	1
	fehlend	0
Pflegebedarf	keiner	2
	gelegentlich	1
	ständig	0
Inkontinenz für Winde	nie	6
	gelegentlich	3
	ständig	0
Inkontinenz für dünnen Stuhl	nie	6
	gelegentlich	3
	ständig	0
Inkontinenz für festen Stuhl	nie	6
	gelegentlich	3
	ständig	0
Kelly-Score (0–36 Punkte)		

Tabelle 16-2 Diagnostik bei anorektaler Inkontinenz

Detaillierte Anamnese (z.B. Kelly-Score, Tab. 16-1)
Inspektion der Analregion, Proktoskopie, Rektoskopie
Anale/rektale Palpation
Sphinkter-Rektum-Manometrie
Anale Endosonographie
Elektromyographie
Messung der Nervenleitgeschwindigkeit des N. pudendus

Kontinenzeinbuße. Dem Geburtshelfer gehen dadurch wichtige Informationen verloren, die sein Handeln beeinflussen könnten.

2.2 Diagnostische Maßnahmen

Neben einer detaillierten Anamnese sind die *wichtigsten Maßnahmen* bei der Diagnostik anorektaler Inkontinenz die Inspektion der Analregion, die anale/rektale Palpation, die Proktoskopie/Rektoskopie, die Sphinkter-Rektum-Manometrie, die anale Endosonographie, die Elektromyographie und die Messung der Nervenleitgeschwindigkeit des N. pudendus (Tab. 16-2).

Bei der *Inspektion der Analregion* geben Narben, Asymmetrien und der ventral lokalisierte Verlust der Fältelung der Analhaut Hinweise auf alte Geburtstraumen. Am häufigsten sind Gewebsdefekte und narbige Einziehungen im rechten vorderen Quadranten zwischen 9 und 12 Uhr der Perianal- bzw. Perinealregion (Bereich der rechts mediolateralen Episiotomie) lokalisiert. Ein genauer Rückschluß auf Art und Ausmaß der damaligen Verletzungen ist in der Regel nicht mehr möglich. Auch die geburtshilfliche Anamnese liefert oft nur vage Hinweise, da die Patientinnen den Grad der geburtsbedingten Verletzung nie kannten oder die Erinnerung lückenhaft ist.

Auch auf einen *niedrigen Damm* ist zu achten. Er kann angeboren, jedoch auch Hinweis auf ein früheres höhergradiges Geburtstrauma sein.

Eine beim Pressen deutliche Ausbeulung des Beckenbodens und des Dammes über das Niveau der Sitzbeinhöcker wird als sog. *Descending-perineum-Syndrom* bezeichnet. Es entsteht auf dem Boden einer Pudendusneuropathie, meist durch chronisches Pressen bei der Obstipation. Führende Symptome sind Stuhlentleerungsstörungen, die mit zunehmender, neuropathisch bedingter Schwächung des M. sphincter ani externus auch in die sog. idiopathische anorektale Inkontinenz übergehen können. Das Syndrom ist gelegentlich mit einem Rektumprolaps verknüpft, der nur dann sichtbar wird, wenn die Patientin zu kräftigem Pressen aufgefordert wird [40, 41].

Weiterhin ist auf *Hautveränderungen* (z.B. ein Analekzem) zu achten, die Hinweise für einen Mukosavorfall des Rektums sein können.

Die Aufgabe der *Proktoskopie* und *Rektoskopie* ist vor allem die Beurteilung der Morphologie von Analkanal und Rektumschleimhaut. Allerdings lassen sich auch funktionell bedeutsame Veränderungen erfassen, z.B. ein innerer Rektumprolaps, der für eine Stuhlentleerungsstörung verantwortlich sein kann. Beim Pressen wölbt sich die Rektummukosa oder ganze Wandanteile in den Analkanal.

Die Bedeutung der *analen/rektalen Palpation* liegt in funktioneller Hinsicht in der Erfassung von Sphinkter-

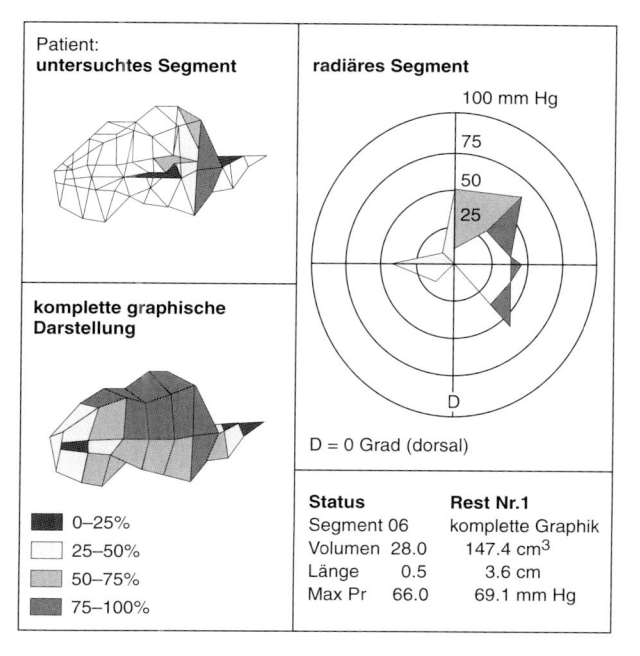

Patient:	radiäres Segment
untersuchtes Segment	100 mm Hg
	75
	50
	25
	D
komplette graphische Darstellung	D = 0 Grad (dorsal)
	Status Rest Nr.1
0–25%	Segment 06 komplette Graphik
25–50%	Volumen 28.0 147.4 cm³
50–75%	Länge 0.5 3.6 cm
75–100%	Max Pr 66.0 69.1 mm Hg

Abb. 16-2 Dreidimensionales Druckvektorbild nach Dammriß III. Grades: Funktionsverlust in der rechten Sphinkterhälfte.

defekten, dem Sphinktertonus in Ruhe und bei Willkürkontraktion und dem Ausmaß einer Rektozele.

Selbstverständlich muß die Suche nach *Tumoren* des Anus und Rektums sein.

Die *Sphinkter-Rektum-Manometrie* dient zur Objektivierung der Druckverhältnisse im Anus und Rektum. Am häufigsten wird mit der Wasserperfusionsmethode untersucht, sie ist im Vergleich zur elektronischen Mikrotip-Messung weniger störanfällig. Durch Computerunterstützung ist es heute möglich, bei der Verwendung von achtlumigen Kathetern ein dreidimensionales Vektorbild des gesamten Sphinkterapparats herzustellen. Auf diese Weise können Rückschlüsse auf lokale Funktionseinbußen der Analsphinkteren gezogen werden (Abb. 16-2). Neben Sphinktertonus, Sphinkterlänge, Sphinkteröffnungsdruck, Dehnbarkeit des Rektums und Reflexverhalten kann zusätzlich die radiäre Asymmetrie und das Vektorvolumen bestimmt werden. Wir setzen diese computergestützte Methode vor allem zur Beurteilung der Sphinkterfunktion nach Dammschnitt und Dammriß III. oder IV. Grades ein.

Nachteil der Manometrie ist eine gewisse Überlappung der Druckwerte von gesunden und inkontinenten Patientinnen. Auch dies ist ein Hinweis darauf, daß Kontinenz sich nicht nur durch die Leistung der analen Sphinkteren definieren läßt. Dennoch ist die Manometrie zur prä- und postoperativen Diagnostik, zur Erfassung von klinisch noch nicht manifesten Sphinkterschwächen und zur Klassifizierung von Kontinenzstörungen unverzichtbar geworden.

Die *anale Endosonographie* kann schnell und schmerzlos die Lokalisation und das Ausmaß von Sphinkterdefekten objektivieren. Die heutige Technik macht durch den Einsatz von hochauflösenden 360-Grad-Sonden (7,5–10 MHz) echoarme und echoreiche Unterbrechungen der Sphinkterzirkumferenz sichtbar. Die Erfahrung, daß die Geburt häufig zu makroskopisch nicht erkennbaren, okkulten Sphinkterdefekten führt, läßt vermuten, daß die anale Endosonographie in Zukunft einen festen Platz im diagnostischen Repertoire des Geburtshelfers einnehmen wird (siehe auch Abschnitt 3.3.2).

Sonographisch lokalisierte Defekte können darüber hinaus durch gezieltes elektromyographisches Mapping funktionell genau eingegrenzt werden. So kann die Anzahl der für ein Sphinkter-Mapping notwendigen, schmerzhaften Einstiche für ein Nadel-EMG deutlich reduziert werden [18, 53].

Die *Elektromyographie* (konzentrisches und Einzelfaser-Nadel-EMG) und die *Messung der Nervenleitgeschwindigkeit des N. pudendus* sind die heute üblichen neurophysiologischen Techniken zur Erfassung der elektrischen Erregungsabläufe zum oder am anorektalen Kontinenzorgan. Besondere Bedeutung haben sie bei der Differentialdiagnose von myogen (z.B. defektbedingter) und neurogen bedingter Inkontinenz. Myogene Schäden können mit gutem Erfolg operativ behoben werden. Bei neurogenen Sphinkterschwächen sind Operationen nur sehr begrenzt erfolgreich [81].

Bei der Messung der *Nervenleitgeschwindigkeit des N. pudendus* wird das zeitliche Intervall zwischen transanaler oder transvaginaler elektrischer Stimulation des N. pudendus und der Kontraktion des M. sphincter ani externus gemessen. Die Entstehung und die klinische Bedeutung der Beckenbodendenervierung für die anorektale Inkontinenz sind im Abschnitt 3.2 beschrieben.

3 Störungen im Zusammenhang mit der Geburtshilfe

3.1 Pathophysiologie anorektaler Inkontinenz nach vaginaler Geburt

Beim Durchtritt des kindlichen Köpfchens kommt es zu einer erheblichen Spreizung des Hiatus genitalis in horizontaler und vertikaler Richtung, zur Aufweitung des analen Sphinkterapparats und zur Auswalzung des muskulären Beckenbodens nach kaudal. Dabei wirken Druck- und Dehnungskräfte auf den N. pudendus, die Beckenbodenmuskulatur, die analen Sphinkteren und die bindgewebigen Strukturen des Beckenbodens ein.

Die genetisch festgelegte mütterliche Gewebekonstitution, die Größenrelation von kindlichem Köpfchen zu mütterlichem Becken, Gewebeschäden durch vorangegangene Geburten (z.B. Dammrisse III./IV. Grades) und die Einstellung des Geburtshelfers zum Dammschnitt und Dammriß bestimmen das Ausmaß der intrapartalen Verletzung und damit das individuelle Risiko der postpartalen Funktionseinbuße der Verschlußsysteme von Blase und Darm.

Seltenere Ursachen für postpartale Analinkontinenz sind Sphinkterdefekte nach Abszessen oder Sekundärheilungen von perinealen Geburtsverletzungen und transsphinktäre Rektum- oder Ano-Scheiden-Fisteln. Ihre Inzidenz liegt heute weit unter 1%.

3.2 Bedeutung des Geburtstraumas für den N. pudendus

3.2.1 Anatomie des N. pudendus

Die anatomischen *Besonderheiten des N. pudendus* machen verständlich, warum der Nerv unter der Geburt einer besonderen Belastung ausgesetzt ist. Der N. pudendus hat seinen Ursprung in den Nervenästen aus den Sakralsegmenten S2 bis S4. Er verläuft zunächst hinter der Spina ischiadica, bedeckt vom Ursprung des Lig. sacrospinale, zum Alkock-Kanal, einer derben Struktur, die aus der Faszie des M. obturatorius internus gebildet wird. Nach Eintritt in die Fossa ischiorectalis verläuft er ventralwärts und gibt seine Äste zum quergestreiften M. sphincter ani externus, zum Damm, zur Urethra, zur Klitoris und zu den Labien ab. Der Nerv ist also von einem Faszienkanal umgeben, seine Äste verlaufen über weite Strecken an der Außenfläche des meist dünnen muskulären Beckenbodens.

Der M. levator ani und der M. puborectalis werden dagegen vom *N. levatorius* versorgt, der aus den Sakralsegmenten S3 und S4 entspringt und dann auf der Innenfläche der Levatorplatte in noch weniger geschützter Lage als der N. pudendus verläuft [49, 62, 74, 81]. Auch das *Ganglion pelvinum* des autonomen Nervensystems, das den vor allem für den analen Ruhetonus verantwortlichen M. sphincter ani internus innerviert, ist auf der Levatorinnenfläche unmittelbar unter der inneren Beckenfaszie lokalisiert. Wird der meist zarte Beckenboden durch akute (vaginale Geburt) oder chronische Belastung (z.B. Obstipation mit vermehrtem Pressen) nach kaudal vorgewölbt, so geraten die Nervenäste unter Druck- und Zugbelastung und durch ihre ungeschützte Lage in Gefahr, geschädigt zu werden (Abb. 16-3).

Es ist noch nicht hinreichend geklärt, ob die Nervenstämme, Nervenäste oder die neuromuskulären Verbindungen dabei besonders betroffen sind. Irreversible Läsionen treten nach Henry immer dann auf, wenn ein Nerv um mehr als 10% seiner Länge gedehnt wird. Seine Untersuchungen konnten zeigen, daß es beim sog. Descending-perineum-Syndrom zu einer über 20%igen Zunahme der Nervenlänge und damit zu irreversiblen neurogenen Schäden kommt [41]. Es ist leicht vorstellbar, daß ähnliche akute Überdehnungen intrapartal stattfinden. Typische *histomorphologische*

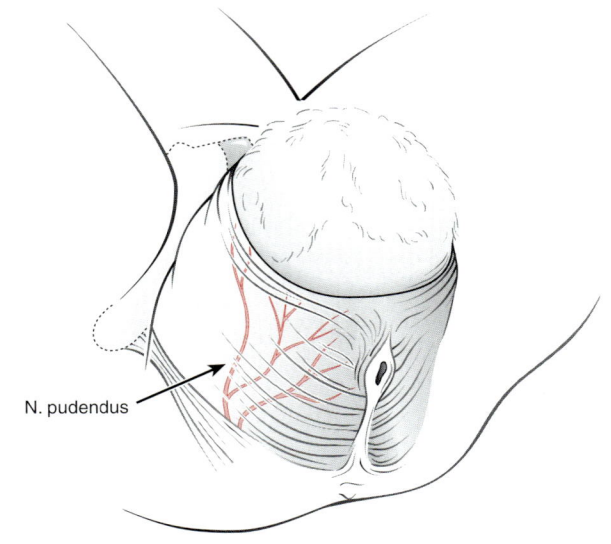

Abb. 16-3 Belastung der Weichteile des Beckenbodens (insbesondere des N. pudendus) beim Durchtritt des kindlichen Köpfchens.

Kennzeichen der Muskeldenervierung bzw. *Reinnervierung* sind nach Dubowitz das sog. Grouping der quergestreiften Typ-I(slow-twitch)- und Typ-II(fast-twitch)-Muskelfasern. Sie sind für die Aufrechterhaltung eines langdauernden Tonus und die kurzfristige Willkürkontraktion verantwortlich [26].

Bisher liegen jedoch nur spärliche und zum Teil widersprüchliche Informationen darüber vor, wie der M. levator ani *histomorphologisch* in seinen verschiedenen Anteilen aufgebaut ist, welche Muskelanteile durch die Geburt am meisten in Mitleidenschaft gezogen werden und welche Veränderungen *allein* auf die Geburt zurückzuführen sind. Da gelegentlich auch bei asymptomatischen Nulliparae Zeichen der Denervierung bzw. Reinnervierung gefunden wurden, ist die exakte Beurteilung des geburtsspezifischen quantitativen und qualitativen Einflusses schwierig [25, 26, 30]. Erschwerend kommt hinzu, daß die Geburt und die klinische Diagnose eines definitiven funktionellen Schadens zeitlich meist weit auseinanderliegen und die Muskulatur durch die altersbedingte, physiologische Involution der Innervationsdichte, myogene Atrophie und andere Einflüsse zusätzlich verändert sein kann. Die dann untersuchten Muskelbiopsien bieten meist Bilder von unterschiedlich ausgeprägter Neuropathie und Myopathie und erlauben keine eindeutigen Rückschlüsse mehr auf den geburtsspezifischen Schaden.

Den Zusammenhang von *mechanischer Beanspruchung* des Beckenbodens und neurogenem Schaden zeigt auch die Tatsache, daß nach Kaiserschnitt vermehrte Denervierungszeichen am Beckenboden nicht nachweisbar sind. Sie lassen sich aber an der durch die Schwangerschaft gedehnten Muskulatur der Bauchwand nachweisen. Auf diese Weise werden die zu einer Funktionseinheit verbundene ventrale und kaudale Begrenzung der Abdominalhöhle durch Schwangerschaft und Geburt gleichsinnig belastet [81].

Wenngleich nach vaginaler Geburt neurogene Muskelschäden in etwa 60% reversibel sind, gibt es noch keine gesicherten Erkenntnisse darüber, ob das akute Ereignis der Geburt im Vergleich zur chronischen Überdehnung hinsichtlich der *Reversibilität neurogener Veränderungen* günstiger ist [1, 75]. Ein vergleichbares Beispiel für eine Nervenschädigung durch bindegewebige Einengung und Druck ist das Karpaltunnelsyndrom, bei dem der N. medianus und die Handmuskulatur Schaden erleiden [82].

Der Geburtshelfer kann durch geburtshilfliche Maßnahmen (z.B. Reduktion der Forzepsentbindungen, Verkürzung der Preßphasen) zur Vermeidung neurogener Schäden und damit zur *Prophylaxe* anorektaler Inkontinenz beitragen. Die Möglichkeiten dazu sind jedoch durch zahlreiche, von der Geburtsleitung nicht beeinflußbare Faktoren (z.B. kindliches Gewicht) begrenzt.

3.2.2 Klinische Resultate

Die grundlegenden Arbeiten von Snooks et al. und Allen et al. haben die funktionelle Bedeutung des Geburtstraumas für die vom N. pudendus innervierte Muskulatur („indirektes Muskeltrauma") beschrieben [1, 75, 76].

Die Verzögerung der Nervenleitgeschwindigkeit des N. pudendus, qualitativ und quantitativ veränderte Muster der Aktionspotentiale im konzentrischen Einzelfaser-Nadel-EMG der Beckenboden- und Analmuskulatur und die perineometrische Messung der Kontraktionskraft des Beckenbodens waren bei der Objektivierung des nervalen Traumas die wichtigsten *Kriterien* [1, 41].

So konnte Allen zeigen, daß 80% der Primiparae zwei Monate postpartal eine verlängerte Nervenleitgeschwindigkeit des N. pudendus aufwiesen. Das Ausmaß der Denervierung war vom *kindlichen Gewicht* und von der *Dauer der Austreibungsphase* abhängig; bei Kindern mit mehr als 3400 g und einer Gesamtdauer der Austreibungsphase über 83 Minuten kam es zu signifikant verlängerten motorischen Aktionspotentialen (MAP). Die Dauer der Eröffnungsphase, epidurale Analgesie, kindlicher okzipitofrontaler Kopfumfang, Forzepsentbindung, Dammschnitt, Dammriß und andere Parameter (Alter, Body-Mass-Index, Modus des Geburtsbeginns) zeigten hingegen keinen Einfluß auf die MAP [1]. Daraus wurde die wichtige Schlußfolgerung gezogen, daß der Geburtshelfer letztlich nur durch die Verkürzung der Preßphase das Ausmaß der Denervierung beeinflussen kann. Allerdings war die Denervierung in den meisten Fällen nur gering und nur selten mit Inkontinenzbeschwerden verbunden. Diese durch die erste Geburt bedingte sog. Basisdenervierung kann jedoch durch weitere Geburten, steigendes Alter und chronische Beckenbodenbelastung zunehmen und dann symptomatisch werden.

Zu ähnlichen Ergebnissen kamen Snooks et al., die als zusätzliche Risikofaktoren für einen Pudendusschaden *Multiparität* und *Forzepsentbindung* identifizierten [73].

Gilpin et al. fanden bei Patientinnen mit Streßinkontinenz und Genitalprolaps vor allem in dem *hinteren Anteil des M. pubococcygeus* signifikant häufiger Dener-

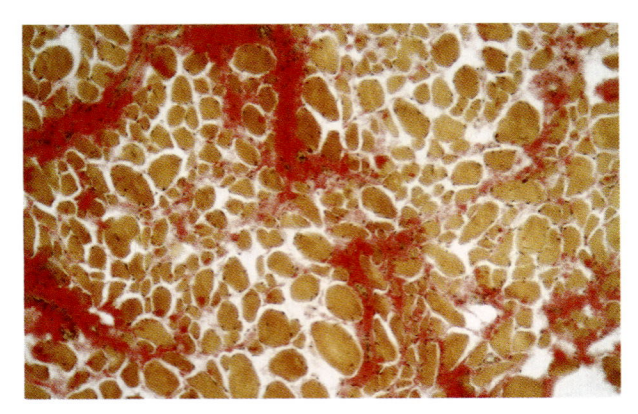

Abb. 16-4 Muskelbiopsie des M. sphincter ani externus einer Frau nach vaginaler Geburt: ausgeprägte endomysiale Fibrose (van-Gieson-Färbung).

vierungszeichen. Es wurde vermutet, daß dieser Muskelanteil im Vergleich zu seinen vorderen Abschnitten dem Druck des kindlichen Köpfchens noch unmittelbarer ausgesetzt ist [30].

In einer eigenen Studie wurden Biopsien des M. puborectalis und M. sphincter ani externus von verstorbenen jungen Nulliparae mit Frauen, die vaginal geboren hatten, verglichen. Dominierender Befund war bei den Parae neben einer Muskelfaserhypotrophie vom Typ I eine statistisch signifikant gesteigerte endomysiale Fibrose (Abb. 16-4). Typische Denervierungszeichen waren bei den Nulliparae und Parae nicht zu finden. Auch in dieser Studie deutet sich die *Reversibilität einer Denervierung* an. Da die Muskelfibrose vor allem ein Hinweis für ein abgelaufenes Muskeltrauma ist, liegt der Schluß nahe, daß *intrapartale muskuläre Mikrotraumen und ihre bindegewebige Reparatur* von ähnlich großer Bedeutung für die Entstehung von anorektaler Inkontinenz sein können wie Denervierungsprozesse [4]. Erste Hinweise dafür haben die Untersuchungen von Sultan ergeben, der bei 35 % der Primiparae okkulte, d.h. nur durch anale Endosonographie nachweisbare Sphinkterdefekte fand (siehe auch Abschnitt 3.3.2) [85].

3.3 Muskuläre Verletzungen des analen Sphinkters

Neben der indirekten Muskelschädigung über neurogene Läsionen können die analen Sphinkteren intrapartal durch sichtbare, ungewollte Verletzungen (Dammriß III. und IV. Grades), durch okkulte Verletzungen und durch die gewollte Durchtrennung im Rahmen der kompletten Perineotomie geschädigt werden.

3.3.1 Dammriß III. und IV. Grades

Die Inzidenz von Dammrissen III. Grades liegt nach Literaturangaben zwischen 0,3 und 6 %, im eigenen Krankengut zwischen 1 und 4 % [11, 34, 77, 87]. Als wichtigste Risikofaktoren hat Bek in einer multiplen logistischen Regressionsanalyse von 41 200 Geburten Nulliparität, Forzepsentbindung, mediolaterale Episiotomie und Schulterdystokie beschrieben (Tab. 16-3). Das mütterliche Alter, die Einstellung des vorangehenden kindlichen Teils, die Dauer der Austreibungsphase, die Indikation für eine vaginal-operative Entbindung und die Episiotomie waren nicht signifikant mit einem Dammriß korreliert [11]. In der zweidimensionalen Analyse zeigten auch Primiparität, das kindliche Geburtsgewicht, die hintere Hinterhaupts-, Stirn- und Gesichtslage und eine verlängerte Austreibungsphase eine signifikante Korrelation zum Dammriß III. Grades (Tab. 16-4). Zu ähnlichen Ergebnissen kommt auch Haadem, der auch die vaginal-operative Entbindung als Risikofaktor einstufte [32].

Die *langfristige Bedeutung* von Dammrissen III. und IV. Grades für die Entstehung postpartaler Kontinenzeinbußen ist umstritten. Dies mag auch daran liegen, daß in der Definition eines Dammrisses III. Grades sehr oberflächliche und funktionell kaum bedeutsame Läsionen und ausgedehntere Verletzungen mit vollständiger Durchtrennung der Muskelzirkumferenz einge-

Tabelle 16-3 Risikofaktoren für einen Dammriß III. Grades bei geburtshilflichen Maßnahmen, festgestellt aufgrund einer multiplen logistischen Regressionsanalyse bei 41 200 Geburten (nach Bek und Laurberg [10])

Nulliparität
Vaginal-operative Entbindung
Schulterdystokie
Mediolaterale Episiotomie

Tabelle 16-4 Mütterliche und kindliche Risikofaktoren für einen Dammriß III. Grades. Zweidimensionale Analyse bei 41 200 Geburten (nach Bek und Laurberg [10])

Parameter	Dammriß n = 152		Kontrollen n = 304		p
	n	%	n	%	
Alter	26	4,2	27	5	< 0,002
Dauer der Austreibungsphase	48	32	30	25	< 0,001
Geburtsgewicht	3641		3496		< 0,005
Nulliparität	119	78	154	50	< 0,001
Hintere Hinterhauptslage	12	8	10	3	< 0,05
Stirn- und Gesichtslage	6	4	2	1	< 0,02
Schulterdystokie	13	9	1	0,3	< 0,001

Tabelle 16-5 Inzidenz von Inkontinenzsymptomen nach Dammriß III. Grades

Autor	Literaturstelle	Jahr	Zahl der Patientinnen	Follow up (Jahre)	subjektive Symptome (%)
Haadem	[33]	1987	63	3,5	29
Sorensen	[78]	1988	25	1	42
Legino	[54]	1988	743	?	<1
Crawford	[24]	1993	35	1	17
Sorensen	[77]	1993	38	1	13
Anthuber	[2]	1995	27	2,8	33

Tabelle 16-6 Korrelation von Ausmaß des analen Sphinkterdefekts und Inkontinenzsymptomen (nach Sorensen [78])

Sphinkterdefekt	keine Symptome	Inkontinenz
oberflächlich	4	1
> 50% der Muskeldicke	10	4
vollständig	10	9

schlossen sind. In Tabelle 16-5 ist eine Literaturübersicht über die Häufigkeit von Inkontinenzsymptomen nach Dammrissen III. Grades aufgeführt. Die Angaben schwanken zwischen unter 1 und 42 %, im Mittel ist bei ca. 20 % der Patientinnen damit zu rechnen. In einer eigenen Studie war die Sphinkterlänge und das Druckvektorvolumen 34 Monate nach der Geburt signifikant erniedrigt. Auch der Sphinktertonus in Ruhe und bei Kontraktion und die klinische Kontinenzleistung waren erniedrigt, das Signifikanzniveau wurde jedoch nicht erreicht [2].

Entscheidend für die korrekte Erfassung der Kontinenzeinbußen ist eine *detaillierte Befragung*. Bei der Entlassungsuntersuchung in der Geburtsklinik und (spätestens) bei der Abschlußuntersuchung nach Beendigung des Wochenbetts sollte nach Symptomen anorektaler Inkontinenz und Streßharninkontinenz gefragt werden (siehe auch Tab. 16-1). Es muß darauf geachtet werden, nicht nur die Symptome einer gestörten Grobkontinenz (Inkontinenz für dünnen und festen Stuhl), sondern auch die Beschwerden bei beeinträchtigter Feinkontinenz zu erfassen. Hierzu zählen unter anderem eine verkürzte Warnzeit, eine mangelnde Diskrimination zwischen Winden und z.B. dünnen Stuhlanteilen oder gelegentliches Stuhlschmieren. Diese Symptome werden nur auf gezieltes Befragen geäußert. Nur so lassen sich retrospektiv Hinweise auf vielleicht übersehene oder mit dem bloßen Auge nicht erkennbare (okkulte) Sphinkterverletzungen gewinnen.

Wie häufig frische *Sphinkterverletzungen übersehen* werden, ist nicht bekannt. Mangelnde Erfahrung in der Erkennung und Versorgung eines Dammrisses III. oder IV. Grades, verstärkte Blutungen, die die Anatomie unübersichtlich machen, und mangelhafte Assistenz sind sicher die wichtigsten Gründe für nichterkannte Läsionen.

Bei einer detaillierten Anamnese erhält die Patientin die Chance, das von ihr bis dahin meist aus Scham tabuisierte *Thema analer Inkontinenz* anzusprechen. Gelegentlich wird die gestörte Kontinenz auch als Preis für die vaginale Geburt empfunden.

Die *Korrelation* von Verletzungsausmaß des Analsphinkters und Funktionseinbuße konnte bisher nicht zweifelsfrei bewiesen werden. Bei Sorensen hatten 40 bis 47 % aller Patientinnen mit einer mehr als 50 %igen bzw. vollständigen Sphinkterdurchtrennung Inkontinenzsymptome. Obwohl dies nur bei 25 % der Patientinnen mit oberflächlicher Sphinkterverletzung der Fall war, war der Unterschied statistisch nicht signifikant (Tab. 16-6) [77]. Haadem fand im Rahmen einer Befragung von Patientinnen mit Dammriß III. Grades durchschnittlich 4,5 Jahre nach der Geburt in 48 % Symptome partieller Inkontinenz, bei einem Dammriß IV. Grades stieg diese Rate hingegen auf 88 % an [33, 35].

Die Bedeutung eines Dammrisses III. Grades für das Risiko analer Inkontinenz *nach einer weiteren vaginalen Geburt* wurde von Bek und Laurberg im Rahmen einer retrospektiven Patientenbefragung untersucht. Von 152 Patientinnen mit Dammriß III. Grades hatten 56 nochmals vaginal geboren. Von diesen Patientinnen hatten 41 % nach der ersten Geburt nur vorübergehende, zum Zeitpunkt der nächsten Geburt nicht mehr vorhandene Inkontinenzbeschwerden; bei 7 % waren die Beschwerden persistierend. Das Risiko für eine Analinkontinenz war bei den Patientinnen mit passageren Beschwerden im Vergleich zu den unvorbelasteten Patientinnen durch die erneute Geburt statistisch signifikant höher (Tab. 16-7) [11].

Tabelle 16-7 Inzidenz von analer Inkontinenz nach erneuter vaginaler Geburt im Zustand nach komplettem Dammriß III. Grades mit vorübergehender analer Inkontinenz (n = 52, nach Bek und Laurberg [11]).

Analinkontinenz nach komplettem Dammriß (frühere Geburt)	Analinkontinenz nach der nächsten vaginalen Geburt		p
	ja	nein	
Ja	9	14	< 0,005
Nein	2	27	

Einfluß des Geburtsmodus und der Episiotomie auf die Rate an Dammrissen III. Grades

Spontangeburt und Episiotomie: Nach Spontangeburt muß in 0,4 bis 6% mit Dammrissen III. Grades gerechnet werden. Nach Bek ist ihre Häufigkeit abhängig von den in Tabelle 16-3 genannten Faktoren. Für den Geburtshelfer ist wichtig, daß eine Korrelation zwischen mediolateraler Episiotomie und Dammriß III. Grades gefunden wurde [10]. Nach heute üblicher Lehrmeinung ist gerade die Vermeidung einer weitergehenden unkontrollierten Dammverletzung eine wichtige Begründung für die Anlage eines Dammschnitts. Allerdings gibt es bis heute keine Studie, die nachweisen konnte, daß eine Episiotomie die Inzidenz der Dammrisse III. Grades senken kann [5, 16, 71].

Die Argentine Episiotomy Trial Collaborative Group hat 1993 die bisher weltweit größte prospektive randomisierte Studie zur Bedeutung einer routinemäßigen und streng selektiv indizierten Episiotomie publiziert. Als „selektiv" wurde eine Episiotomie dann eingestuft, wenn sie nur bei fetaler Notsituation oder drohendem massivem Dammtrauma angelegt wurde. Die Rate selektiver und routinemäßiger Episiotomien betrug 30,1 bzw. 82,6%. Von den 2606 Geburten verliefen 98% spontan. Das Risiko eines höhergradigen Dammtraumas war in beiden Episiotomiegruppen gleich. Es wurde errechnet, daß die Routine-Episiotomie im günstigsten Fall nur bei einer von 167 Patientinnen ein höhergradiges Dammtrauma verhindern könnte.

Bisher konnte auch nicht nachgewiesen werden, daß die Routine-Episiotomie zur *Reduktion postpartaler analer Inkontinenz* (ohne Dammriß III. Grades) und Streßharninkontinenz beitragen kann. Nach eigener Erfahrung ist eher das Gegenteil der Fall. Im Rahmen einer retrospektiven Analyse wiesen eineinhalb Jahre nach Spontangeburt 89% der Patientinnen mit rechtsmediolateraler Episiotomie Abweichungen von der maximalen Punktzahl 36 im modifizierten Kelly-Score auf. Nach medianer Episiotomie und „Damm intakt" war dies in 50 bzw. 35% der Fall. Der Unterschied war signifikant.

Da auch die Bedeutung der Routine-Episiotomie hinsichtlich einer Deszensusprophylaxe nie belegt werden konnte, ist nach heutigem Kenntnisstand eher eine *restriktive Anwendung der Episiotomie anzustreben*. Die oben angeführte argentinische Studie kommt zu dem Schluß, daß eine über 30%ige Episiotomierate wissenschaftlich nicht begründet werden kann, vor allem auch deshalb, weil auch nahezu alle zusätzlich untersuchten Parameter (Rate an Scheidenrissen, Wundschmerzen, Hämatome, Wundheilungsstörungen) in beiden Gruppen nicht unterschiedlich waren [5]. Diese Forderung wird auch durch eine ältere Studie von Borgatta et al. unterstützt, die bei Nulliparae mit Spontangeburten nur eine 0,9- resp. 28%ige Rate an Dammrissen III. und IV. Grades fanden, wenn ohne bzw. mit Episiotomie entbunden wurde [14].

Auch Henriksen et al. befürworten eine konservative Politik in Hinblick auf die Episiotomie, die sich in einer maximal 20%igen Episiotomierate ausdrücken sollte. Die so betreuten Patientinnen hatten nicht nur eine höhere Chance auf einen intakten Damm, sondern auch ein geringeres Risiko für einen Dammriß III. Grades [39].

Vaginal-operative Entbindungen: Es gibt heute weitgehende Übereinstimmung darüber, daß die *Forzepsentbindung* die größte Gefahr für eine höhergradige Dammverletzung und die Denervierung des Beckenbodens darstellt. Der im Vergleich zur Vakuumglocke größere Platzbedarf der Zange führt zu einer stärkeren Überdehnung und Schädigung der Weichteile des Beckenbodens. Combs et al. haben im Rahmen einer multiplen Regressionsanalyse von 2832 Forzeps- und Vakuumextraktionen folgende *Risikofaktoren für einen Dammriß III. Grades* identifiziert: mediane Episiotomie, Nulliparität, Geburtsstillstand in der Austreibungsphase, Entbindung aus Beckenmitte oder Beckenboden (nicht hingegen bei Beckenausgang), Forzepsentbindung statt Vakuumextraktion, hintere Hinterhauptseinstellung, Lokalanästhesie und asiatische Rasse. Als Konsequenz für den Geburtshelfer wurde abgeleitet, daß bei Identifikation einer Risikopatientin der mediolateralen Episiotomie, der Vakuumextraktion und der Leitungsbetäubung der Vorzug gegeben werden sollte. Die Tatsache, daß das kindliche Geburtsgewicht und das Gestationsalter das Dammrißrisiko nicht erhöhten, wurde als Argument dafür gewertet, daß das Instrument selbst als entscheidender Risikofaktor anzusehen ist [23]. Der nicht vorgedehnte Damm einer Nullipara ist vermutlich die Erklärung dafür, daß bei vaginal-operativer Entbindung aus Beckenmitte und Beckenboden das Risiko höher ist als bei einer Beckenausgangssituation.

Die Bedeutung einer *Periduralanästhesie* wird heute kontrovers beurteilt. Die Befürworter vermuten eine bessere (protektive) Relaxation der Perinealmuskulatur, während andere Untersucher keinen Einfluß auf die Rate an Dammrissen III. Grades fanden [31, 54].

3.3.2 Okkulte Sphinkterdefekte

Okkulte, durch anale Endosonographie nachweisbare Analsphinkterdefekte wurden erstmals von Sultan et al. in überraschend hoher Zahl beschrieben. Während er durch die klinische Untersuchung unmittelbar nach der Geburt nur bei 3 % der Primiparae einen Dammriß III. oder IV. Grades gefunden hatte, waren sechs Wochen postpartal durch Sonographie bei den Primiparae (n = 79) in 35 % und bei den Multiparae (n = 48) in 44 % okkulte Defekte nachweisbar. Der M. sphincter ani internus war in 29 %, der M. sphincter ani externus in 19 % betroffen, beide Muskeln gleichzeitig in 13 % (Tab. 16-8 und 16-9).

Okkulte Externusläsionen waren nur dann zu finden, wenn gleichzeitig ein *Dammriß oder Dammschnitt* vorausgegangen war. Auch hier konnte ein protektiver Effekt durch die mediolaterale Episiotomie nicht nachgewiesen werden. Internusläsionen kamen auch bei intaktem Damm vor, nach Meinung des Autors als Ausdruck von Scherkräften durch den kindlichen Kopf. Acht von zehn Forzepsentbindungen führten zu Defekten, jedoch wurden bei keiner der fünf Patientinnen mit vorangegangener Vakuumextraktion Defekte festgestellt [84, 85]. Die klinische Bedeutung dieser Defekte, die auch noch sechs Monate postpartal nachgewiesen werden konnten, zeigte sich sowohl in statistisch signifikant gehäuften Darmsymptomen als auch in erniedrigten Ruhe- und Kontraktionsdrücken in der Sphinkter-Rektum-Manometrie. Zwanzig Prozent der Patientinnen hatten Inkontinenzbeschwerden, 36 % vermehrten Stuhldrang [85].

Tabelle 16-8 Inzidenz und Lokalisation okkulter Sphinkterdefekte nach der Geburt (nach Sultan [84])

Parität	Lokalisation des okkulten Defekts			
	Internus	Externus	Internus und Externus	Summe
Primiparae (n = 79)	16 %	6 %	13 %	35 %
Multiparae (n = 48)	15 %	4 %	25 %	44 %

Tabelle 16-9 Korrelation von okkulten Sphinkterdefekten und Beschwerden (nach Sultan [84])

Symptom	okkulter Defekt (n = 49)	kein Defekt (n = 78)	p
Vermehrter Stuhldrang	37 %	0 %	< 0,001
Analinkontinenz	20 %	1 %	< 0,001

Über die *langfristige Bedeutung* der okkulten Sphinkterdefekte gibt es derzeit nur wenige Erkenntnisse. Burnett et al. konnten bei 62 Patientinnen mit anorektaler Inkontinenz nach länger zurückliegender Geburt sonographisch in 90 % Externus-, in 65 % Internusdefekte und in 60 % Internus- und Externusdefekte nachweisen. Alle Läsionen waren zwischen 9 und 12 Uhr lokalisiert. Da keine genauen geburtshilflichen Daten zur damaligen Entbindung erhoben werden konnten, war ein Rückschluß auf die frühere Dammverletzung (Dammschnitt oder Dammriß) nicht mehr möglich. Die hohe Rate an Muskelläsionen läßt jedoch vermuten, daß es bei der früheren Geburt auch zu okkulten Defekten mit ungünstiger Langzeitprognose kam [19].

Die *Analsonographie* könnte sich aufgrund dieser Daten zu einem wichtigen diagnostischen Hilfsmittel bei der qualitativen und quantitativen Erfassung von perinealen Geburtstraumen erweisen. Die Arbeitsgruppe konnte in einer weiteren Studie durch simultane Elektromyographie bei 11 von 13 sonographischen Defekten keine elektrische Aktivität im Defekt nachweisen, ein weiterer Hinweis für die funktionelle Bedeutung dieser Läsionen und ihre klinische Relevanz [18].

3.4 Komplette Perineotomie

Unter kompletter Perineotomie versteht man die gewollte Durchtrennung des Dammes einschließlich der Sphinktermuskulatur, der Analhaut und der Rektumschleimhaut (Perineoproktotomie). Diese iatrogene Dammverletzung ist in ihrer Berechtigung umstritten. Ihre Befürworter wenden sie an, wenn die mediane Episiotomie in die Sphinktermuskulatur weiterzureißen droht. Diese Gefahr wird bei Erstgebärenden, medianer Episiotomie, unelastischem Damm, engem Schambogen und vaginal-operativen Entbindungen als erhöht angesehen. Wäre allerdings die Gefahr eines Weiterreißens einer medianen Episiotomie ohne die Anlage einer Perineotomie so groß, müßten Dammrisse III. und IV. Grades deutlich häufiger als in 0 bis 6 % auftreten.

Die Perineotomie wird auch damit begründet, daß ein Schnitt mit klarer Wundfläche besser zu nähen ist als ein Riß mit bizarren Wundrändern. Als wichtige Voraussetzung für die Anwendung der Perineotomie wird eine ausreichende Erfahrung mit der Versorgung von Rektum- und Sphinkterverletzungen genannt [44].

Die *Gegner* sehen in der kompletten Perineotomie eine zu ausgedehnte Dammverletzung mit einem er-

Tabelle 16-10 Versorgung Dammriß III. oder IV. Grades

- Herstellung übersichtlicher Wundverhältnisse (Blutstillung, Hervorluxation der retrahierten Sphinkterenden, ausreichende Assistenz)
- Naht der Rektumvorderwand (extramukös, Einzelknopf- oder fortlaufende Technik, synthetisches, resorbierbares, atraumatisches Nahtmaterial, z.B. 3×0 oder 4×0 Vicryl®)
- Adaptation der Sphinkterenden (Einzelknopftechnik, gleiches Nahtmaterial)
- Naht der Episiotomie
- Drainage des Wundgebiets (fakultativ)
- rektale Untersuchung (Ausschluß endoluminal gelegter Nähte und Hämatome)
- Begleitmaßnahmen: Antiphlogistika, Sitzbäder, Laxanzien (fakultativ)

höhten Risiko anorektaler Inkontinenz. Im Rahmen einer schriftlichen Umfrage ein bis fünf Jahre postpartal gaben 30% aller Frauen nach kompletter Perineotomie eine gelegentliche Windinkontinenz und 16% eine gelegentliche, vorübergehende Stuhlinkontinenz an [17, 78a].

Die Inzidenz von *rektovaginalen Fisteln nach Perineotomie* wird mit 0,5% angegeben. Auch diese Rate ist im Literaturvergleich hoch, sie wurde auf mangelnde Erfahrung bei der Wundversorgung zurückgeführt [44].

Die neueren Untersuchungen zu Indikation, Nutzen und Risiko der Episiotomie empfehlen eine *restriktive Anwendung,* die nicht über 30% liegen sollte.

3.5 Naht eines Dammrisses III. und IV. Grades

Bei der Naht eines Dammrisses III. oder IV. Grades müssen die Prinzipien jeder chirurgischen Wundversorgung berücksichtigt werden. Die einzelnen Schritte werden in der in Tabelle 16-10 angegebenen Reihenfolge durchgeführt.

Zu den begleitenden Maßnahmen *im Wochenbett* gehören die Gabe von Antiphlogistika und die Anwendung von Sitzbädern. Die Gabe von Antibiotika ist nicht erforderlich. Stuhlregulierende Laxanzien sind möglich, jedoch nicht obligat.

3.6 Therapie anorektaler Inkontinenz

3.6.1 Operative Therapie

Die Therapie anorektaler Inkontinenz kann konservativ und operativ erfolgen. Sie setzt eine sorgfältige Diagnostik und große Erfahrung voraus, vor allem wenn es um die Indikation zur Operation geht. Nachfolgend werden nur die *wichtigsten Prinzipien* der operativen Behandlung genannt.

Myogene Sphinkterschäden (z.B. ventrale Sphinkterdefekte) werden – im Gegensatz zu neurogen bedingter Kontinenzschwäche – mit akzeptablen Erfolgsraten operiert. Unbefriedigende Operationsergebnisse werden auch mit der oft gleichzeitig nachweisbaren Neuropathie erklärt. Laurberg et al. erzielten mit der überlappenden Sphinkternaht in 80% gute postoperative Resultate, wenn keine begleitende Pudendusneuropathie vorlag; mit Pudendusneuropathie betrug die Erfolgsrate nur 10% [47, 52]. Muskeldefekte sind fast immer an der vorderen, bei der Frau schwächeren Sphinkterzirkumferenz lokalisiert. Die in der Regel weit auseinandergewichenen Sphinkterenden werden in überlappender oder nichtüberlappender Technik vorne vereinigt. Die Erfolgsraten liegen zwischen 47 und 89% [6, 27, 47, 56, 88]. Bei multiplen Läsionen der Sphinkterzirkumferenz sind die Ergebnisse deutlich schlechter als bei eng umschriebenem Defekt [21].

Zur zusätzlichen Verlängerung des funktionell wirksamen Analkanals werden vor dem Rektum auch Muskelbäuche des M. puborectalis in der Medianen im Sinne einer Perineoplastik vereinigt. Bei großen Defekten muß gelegentlich ein gestielter Bulbocavernosus-Fettlappen eingeschwenkt werden [80, 82]. Eine temporäre Kolostomie ist meist nicht nötig, die antegrade Darmspülung wird jedoch zur Operationsvorbereitung empfohlen [61].

Der *günstigste Zeitpunkt zur Sphinkterrekonstruktion* wird heute kontrovers beurteilt. Das bislang empfohlene Intervall von drei bis sechs Monaten zwischen Geburt und Sphinkternaht wurde durch gute Ergebnisse der Rekonstruktion bereits sechs Tage nach dem Trauma in Frage gestellt [37]. Voraussetzung für diese frühe Naht sind saubere Wundverhältnisse mit frischem Granulationsgewebe.

Bei *neurogenem Muskelschaden* mit intakter Muskelzirkumferenz wurde bisher der sog. Post-anal-Repair durchgeführt. Man versteht hierunter die dorsale Vereinigung der Levatormuskulatur (M. puborectalis und M. pubococcygeus) und die Raffung der hinteren Zirkumferenz des M. sphincter ani externus [15, 20, 60]. Das Ziel dieser Operation besteht in einer Verlängerung und Engerstellung des Analkanals und in einer Wiederherstellung eines normalen anorektalen Winkels, der im Sinne eines Ventilmechanismus zur Kontinenz beiträgt. Die zuletzt publizierten, nicht befriedigenden Langzeitergebnisse mit dieser Technik

(4–50%) haben dazu geführt, daß statt des Post-anal-Repairs ein Pre-anal-Repair mit einer Sphinkterraffung oder beide Verfahren kombiniert angewendet wurden. In 40% konnte eine vollständige Kontinenz, in weiteren 15% eine deutliche Besserung erzielt werden [50, 63, 91]. Stelzner empfiehlt bei neurogener Inkontinenz das sublevatorielle Einbringen einer Silastic-Schlinge zur Engerstellung des Levatortrichters [81].

3.6.2 Konservative Therapie

Bei der konservativen Therapie werden in kurativer Absicht das gezielte Sphinkter- und Beckenbodentraining, die Elektrostimulation des Analsphinkters und verschiedene Biofeedback-Methoden eingesetzt. Zu den palliativen Maßnahmen zählen Verschlußstöpsel (sog. anal plugs), die medikamentöse Verlangsamung der Stuhlpassage (z.B. mit Loperamid) und die diätetische Beeinflussung der Stuhlkonsistenz.

Die *Ergebnisse* des Sphinktertrainings sind wesentlich von der Motivation der Patientin und Therapeutin für ein dauerhaftes Training abhängig; sie liegen zwischen 30 und 50%. Die Elektrostimulation kann entweder direkt am Muskel oder über den N. pudendus erfolgen [12]. Anale Verschlußstöpsel wirken wie die Harnröhreneinsätze (urethral plugs) okklusiv. Sie werden tagsüber getragen; bei Mortensen wurden 83% der Patientinnen beschwerdefrei [57]. Zu den Nachteilen zählen Probleme bei der Handhabung und Reizungen der bei der inkontinenten Patientin ohnehin mechanisch belasteten Perianalhaut.

3.6.3 Hämorrhoiden und Schwangerschaft

Die Zunahme des Blutvolumens in der Schwangerschaft, die Hyperämie der (Perineal-)Haut und Muskulatur, die Gewebeerweichung und -relaxation durch hormonelle Einflüsse und ein gestörter Blutrückfluß durch den erhöhten Druck im kleinen Becken können insbesondere ab der 2. Schwangerschaftshälfte zu einem Hämorrhoidalleiden führen.

Wegen des erhöhten Risikos für verstärkte Blutungen, vorzeitige Wehen und postoperativer lokaler Komplikationen (sekundäre Wundheilung) wird von chirurgischer Seite zunächst immer ein *konservativer Behandlungsversuch* angestrebt. Neben Sitzbädern, Suppositorien, Salbenbehandlungen und antiphlogistischen Maßnahmen wird die Sklerosierung mit Polidocanol empfohlen [68]. Auch der inkarzerierte Hämorrhoidalprolaps sollte zunächst konservativ und erst bei Beschwerdepersistenz durch *Hämorrhoidektomie* behandelt werden [42, 68]. Saleeby et al. empfehlen nur die Exzision der symptomatischen Hämorrhoidalknoten, allerdings mußten sich sechs von elf Patientinnen, bei denen im Primäreingriff weniger als drei Quadranten operiert wurden, einer erneuten Operation unterziehen [68].

4 Störungen in Zusammenhang mit der Gynäkologie

4.1 Vorbemerkungen

Auch anorektale Funktionsstörungen, die im Rahmen gynäkologischer Erkrankungen auftreten, sind häufig auf das lange zurückliegende Geburtstrauma zurückzuführen. Ein typisches Beispiel ist der Rektumprolaps neben einem ausgeprägten Descensus genitalis, der vom Grad des Geburtstraumas auf Nerven, Muskeln und Bindegewebe bestimmt sein kann. Hierzu wurde bereits im Abschnitt 3.2 Stellung bezogen. Die individuelle Gewebekonstitution und das Ausmaß weiterer akuter oder chronischer Beckenbodenbelastungen bestimmen die Häufigkeit morphologischer und funktioneller Veränderungen mit zunehmendem Alter.

Grundsätzlich müssen Störungen der Stuhlentleerung und Beeinträchtigungen der Kontinenz unterschieden werden. Gelegentlich kann beides gleichzeitig vorkommen. So führt in der Regel ein Descending-perineum-Syndrom zunächst zur Stuhlentleerungsstörung (siehe auch Abschnitt 2). Vermehrtes Pressen bedingt über die Jahre eine zunehmende Pudendusneuropathie mit Denervierung der Beckenboden- und Sphinktermuskulatur, die letztlich zur Inkontinenz führen kann (Abb. 16-5).

Die Aufgabe des Gynäkologen ist es nicht, jede Funktionsstörung des Anorektums zu diagnostizieren. Meist fehlt hierzu die nötige proktologische Erfahrung und technische Ausstattung. Allerdings sollte *immer nach typischen Symptomen gefragt werden*, insbesondere vor einer geplanten Operation und bei der Beurteilung der postoperativen Ergebnisse. Letztlich geht es für den Gynäkologen darum, anorektale Funktionsstörungen

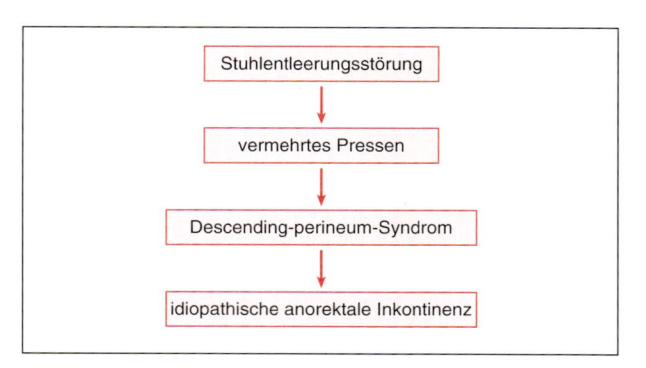

Abb. 16-5 Entstehung von anorektaler Inkontinenz bei Stuhlentleerungsstörung.

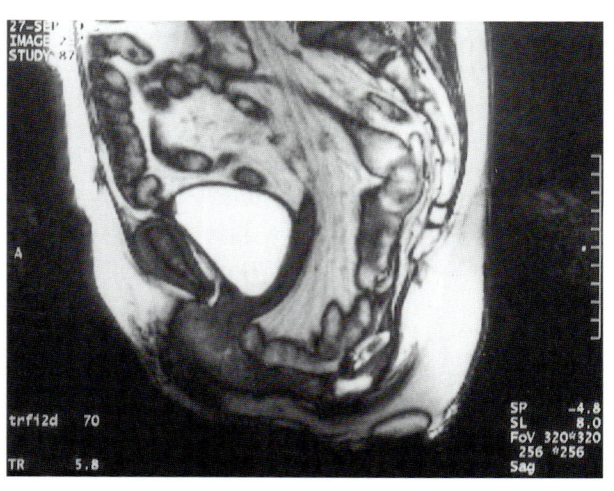

Abb. 16-6 Kompression des Rektums durch eine große Enterozele, durch Magnetresonanz-Kolpozystorektographie dargestellt. *Klinik:* Stuhlentleerungsstörung.

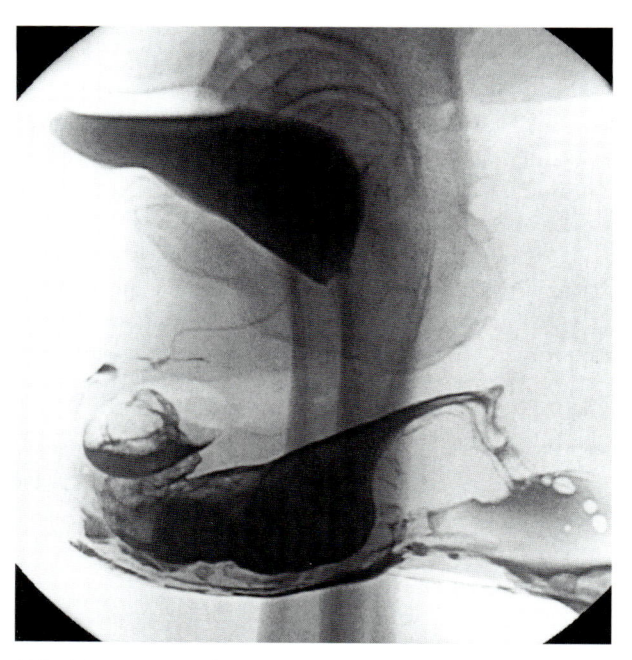

Abb. 16-7 Enterozele, gefüllt mit invertiertem Sigma-Rektum, durch Kolpozystorektographie dargestellt. *Klinik:* Stuhlentleerungsstörung.

wahrzunehmen, die ursächlich auf ein gynäkologisches Leiden zurückzuführen sind, nur als (zufälliger) Begleitbefund vorliegen oder durch gynäkologisch-operative Maßnahmen entstanden sind.

Nachfolgend werden anorektale Funktionsstörungen beschrieben, die im Zusammenhang mit einem Descensus genitalis bzw. einer Hysterektomie auftreten können. Auf anorektale Fisteln, die nach gynäkologischen Operationen oder nach Bestrahlung auftreten können, wird nicht näher eingegangen (siehe dafür Kap. 12).

4.2 Anorektale Funktionsstörung beim Descensus bzw. Prolaps genitalis

Enterozelen und Rektozelen entwickeln sich meist auf dem Boden einer chronischen Beckenbodenüberlastung. Darüber hinaus ist nach Operationen, die durch eine Ventralisation der Scheide zur Öffnung des mittleren und hinteren Kompartiments führen (z.B. Kolposuspension, abdominale Sakrokolpopexie) das Risiko einer Entero-/Rektozelenentstehung gegeben. Nach Kolposuspension wird eine Inzidenz von ca. 20% angegeben [29, 90].

Die begleitenden Stuhlentleerungsstörungen haben unterschiedliche Ursachen, eine klare kausale Zuordnung ist daher meist nicht möglich. Auch die Größe einer Rektozele und das Ausmaß der Beschwerden korrelieren nicht immer [8].

Eine *höhergradige Enterozele,* die große Teile des Dünndarmkonvoluts enthält, kann zur Kompression des Rektums und Entleerungsstörung führen, die mit dem Pressen der Patientin noch verstärkt wird (Abb. 16-6). Genaue Zahlen über die Häufigkeit dieses Phänomens gibt es nicht, da Enterozelen bis vor kurzer Zeit nicht direkt abgebildet werden konnten. In der bisher üblichen *Kolpozystorektographie (KCRG)* ist eine Enterozele nur indirekt an der Aufweitung des Raumes zwischen Rektum und Harnblase erkennbar. Die Strahlenbelastung der KCRG hat der Darstellung dynamischer Abläufe (z.B. bei der Stuhlentleerung) enge Grenzen gesetzt. Auch die *Defäkographie,* d.h. die radiologische Darstellung der gewollten Stuhlentleerung, ist mit diesen Problemen belastet. Sie ist in ihrer diagnostischen Aussagekraft und als Entscheidungshilfe vor einer Operation auch umstritten [43, 45]. Die neue Technik der dynamischen *Magnetresonanz-Kolpozystorektographie (MR-KCRG)* kann hingegen ohne Strahlenbelastung sehr genau die Abläufe beim Preßvorgang und die gegenseitige Organbeeinflussung erfassen. Allerdings gibt es derzeit noch keine größeren Fallzahlen zur Problematik Enterozele und Stuhlentleerungsstörung.

Selten können sich das Sigma und Teile des Rektums in einer Enterozele befinden. Die Stuhlentleerungsstörung ist dann rein mechanisch durch die Abknickung des Darmes bedingt (Abb. 16-7).

Enterozelen und *Rektozelen* liegen häufig nebeneinander vor. Die erschwerte Stuhlpassage bei einer Rektozele beruht darauf, daß sich die Stuhlsäule in der Rektozele oder in einem geschwächten Dammkörper (Perineozele) verfängt und nicht den Weg zum Analkanal findet. Auch hier wird die Problematik durch vermehrtes Pressen verstärkt. Manche Patientinnen lindern die Beschwerden durch manuelle Reposition der Rektozele.

Zur Stuhlentleerungsstörung kann auch ein begleitender Vorfall der Rektummukosa (innerer Mukosavorfall) oder der ganzen Rektumwand in den Analkanal (Intussuszeption) beitragen. Tabelle 16-11 zeigt die Inzidenz von anorektaler *Begleitpathologie* bei Patientinnen mit Rektozele und Stuhlentleerungsstörung.

Das Nebeneinander dieser Befunde erklärt die Schwierigkeit, Befund und Beschwerden genau zuzuordnen. Zur Vermeidung postoperativer Enttäuschungen ist es daher wichtig, die Patientin mit Rektozele und Stuhlentleerungsstörung *präoperativ einem erfahrenen Proktologen zum Ausschluß begleitender Ursachen der Stuhlentleerungsstörung vorzustellen* und sie auf die Zusammenhänge hinzuweisen [7]. Grundsätzlich sollte bei der Beurteilung einer gestörten Beckenbodenfunktion immer die interdisziplinäre Betrachtung angestrebt werden. Dabei spielt es keine Rolle, ob nun die Inkontinenz oder Entleerungsstörung im Vordergrund steht. Da gynäkologische und chirurgische Pathologie häufig miteinander verknüpft sind, reicht der Blick nur in die Vagina oder nur in das Rektum nicht aus.

Mellgren fand ein Jahr nach Kolporrhaphia posterior und Kolpoperineoplastik bei 88% der Patientinnen eine Verbesserung der Obstipation. Eine *Beschwerdepersistenz* trat vor allem bei präoperativ pathologischer Kolontransitzeit auf [55]. Nach einer eigenen Untersuchung wurden durch die Kolporrhaphia posterior nur 70% der Patientinnen mit Rektozele von ihren Stuhlentleerungsstörungen befreit. Operationsversager waren dann vermehrt, wenn ein innerer Mukosavorfall vorlag, der durch die hintere Plastik naturgemäß nicht behoben werden konnte [3].

Es ist im Einzelfall *mit dem Proktochirurgen abzustimmen*, welcher der Befunde zunächst behoben werden sollte. Das Ausmaß eventueller postoperativer Restbeschwerden entscheidet dann über die Notwendigkeit eines zweiten Eingriffs. Die Kombination transvaginaler und transanaler Chirurgie im Sinne einer einzeitigen Operation (z.B. Kolporrhaphia posterior und Resektion der Rektummukosa) wird wegen der höheren Komplikationsgefahr nicht empfohlen.

4.3 Rektozele: operative Behandlung

In der Literatur wurden bisher im wesentlichen drei Möglichkeiten zur Rektozelenkorrektur beschrieben. Von gynäkologischer Seite wird der transvaginale Zugang bevorzugt. Die proktochirurgischen Operateure favorisieren meist den transanalen, seltener den transperinealen Weg. Randomisierte Studien liegen kaum vor. In Tabelle 16-12 werden die Vorteile, Nachteile und Ergebnisse der verschiedenen Techniken dargestellt.

4.3.1 Kolporrhaphia posterior und Kolpoperineoplastik

Die *Kolporrhaphia posterior und Kolpoperineoplastik* zählen zu den gynäkologischen Standardoperationen. Sie müssen hier nicht näher beschrieben werden. Das Ziel der Operation besteht in der Versenkung des Rektums durch Raffung der Rektumpfeiler und der perirektalen Faszie. Nach Richardson muß besonders auf den Verschluß von umschriebenen, individuell sehr variablen Defekten im Septum rectovaginale geachtet werden, das von ihm aufgrund histologischer Untersuchungen

Tabelle 16-11 Inzidenz von anorektalen Begleitbefunden bei Stuhlentleerungsstörung und Rektozele (n = 305, nach Anthuber et al. [3])

Inzidenz Stuhlentleerungsstörung	21%
Befunde	
– Hämorrhoiden Grad I–IV	33,7%
– innerer Mukosaprolaps	7,6%
– Rektumprolaps	6,1%
– Analpolyp	3,0%
– Analstenose	1,5%
– Analsphinkterdyssynergie	1,5%

Tabelle 16-12 Inzidenz von prä- und postoperativer Stuhlentleerungsstörung: Literaturübersicht

Autor	Literatur-stelle	Jahr	n	Operations-technik	präoperativ (%)	postoperativ (%)
Sullivan	[83]	1967	151	transrektal	43	20
Khubchandani	[51]	1983	59	transrektal	?	20
Sehapayak	[69]	1985	355	transrektal	82	15
Janssen	[48]	1994	76	transrektal	57	16
Infantino	[46]	1995	13	transrektal	100	9
			8	transvaginal	100	25
Mellgren	[55]	1995	25	transvaginal	76	12

als eine Schicht aus starkem Bindegewebe beschrieben wird [66].

Bei der Kombination einer Rektozele mit gestörter Stuhlentleerung oder Kontinenz sind *prä-und intraoperativ* einige *Besonderheiten* zu beachten.

Nach Nichols sollte bei der Rektozelenkorrektur die normale Mobilität zwischen Rektum, mittlerem und oberem Drittel der Vagina erhalten werden. Kommt es hier durch falsche Präparationstechnik zur adhäsionsbedingten, festen Verbindung, kann es durch Einschränkung der Beweglichkeit von Darm- und Vaginalwand zu (persistierenden) Entleerungsstörungen kommen [59]. Im Bereich des Perinealkörpers ist allerdings eine feste Verbindung beider Strukturen physiologisch.

Die Kolpotomie muß über die Rektozele hinausgeführt werden, um diese durch Raffung der perirektalen Faszie und der Rektumpfeiler hoch genug zu versenken. Anderenfalls ist mit der Persistenz bzw. dem frühen Rezidiv einer hohen Rektozele zu rechnen. Läßt sich bei der Palpation eine sehr dünn ausgezogene Submukosa der Rektumvorderwand feststellen, empfiehlt Nichols zur zusätzlichen Verkleinerung des Stuhlreservoirs eine fortlaufend-überwendliche Naht der perirektalen Faszie und der Muskularis der Rektumwand. Die Submukosa oder Mukosa sollte dabei nicht mitgefaßt werden. Erst bei persistierender Entleerungsstörung kommt nach seiner Meinung eine transanale Rektozelenkorrektur durch Entfernung und/oder Raffung der Rektummukosa in Betracht [59] (siehe auch Abschnitt 4.3.2).

An die Kolporrhaphia posterior schließt sich in der Regel die Kolpoperineoplastik zur Korrektur eines defekten Dammes bzw. einer Perineozele und zur Einengung des Hiatus genitalis an. Es ist umstritten, ob dabei die Levatormuskulatur direkt gefaßt und in der Medianen vereinigt werden sollte. Nichols sieht darin nur die erhöhte Gefahr der Atrophie der Levatormuskulatur und postoperativer Kohabitationsbeschwerden. Er hält die durch die „indirekte" Annäherung der Levatorschenkel und die Naht von Vagina und Dammuskulatur erzielte Einengung des Hiatus genitalis für ausreichend [58]. Besteht allerdings eine begleitende anorektale Inkontinenz, kann durch die Vereinigung der Levatorschenkel eine Verlängerung des funktionell wirksamen Analkanals und eine Verbesserung der Kontinenz erreicht werden. Diese Erfahrung wurde auch von Williams bei der Behandlung des Rektumprolapses durch *perineale Rektumexstirpation* gemacht; die isolierte Rektumentfernung verbesserte nur 46% der Patientinnen, die Kombination mit der Levatorplastik hingegen 91% [89].

4.3.2 Transrektale Rektozelenkorrektur

Von chirurgischer Seite wird der transrektale Weg zur Rektozelenkorrektur empfohlen. Dabei wird die Rektummukosa oberhalb des Analkanals mit oder ohne Mukosektomie gerafft [13, 51, 69, 83]. Der transrektale Zugang erlaubt jedoch nur die Korrektur tiefer und mittelhoher Rektozelen. Die häufig zusätzlich vorliegenden Enterozelen und Zystozelen bleiben ebenso wie die höher gelegenen Rektozelen unberührt. Daher kommt dieses Verfahren *nur bei isolierten tiefen Rektozelen mit Beschwerden* in Betracht. Als Vorteil wird die Möglichkeit der gleichzeitigen Korrektur anderer pathologischer Befunde im Anorektum genannt.

Die bisher publizierten *Heilungs- bzw. Besserungsraten* schwanken zwischen 50 und 100%. Eine Literaturübersicht über die Ergebnisse nach den verschiedenen Techniken der Rektozelenkorrektur ist in Tabelle 16-12 ersichtlich. Nur wenige Autoren haben die transvaginale und transabdominale Technik vergleichend untersucht, die Resultate waren im wesentlichen identisch [7, 46]. In nahezu allen Publikationen fehlen Angaben zur Häufigkeit begleitender Entero- und Zystozelen, auch Langzeitergebnisse mit der Angabe von Rezidivraten sind kaum zu finden.

4.4 Hysterektomie und Funktion des Anorektums

4.4.1 Anatomische Vorbemerkungen

Die *parasympathische Innervation* des Sigmas und Rektums entspringt vom 2. bis 4. Sakralnerv; die Ganglien und Nervengeflechte sind nahe am oder in der Wand des Erfolgsorgans selbst lokalisiert, z.B. lateral des Rektums, der Zervix, des Scheidenendes und an der Blasenhinterwand. Die *sympathische Innervation* erfolgt über den Grenzstrang (2., 3. und 4. Lumbalganglion des Plexus hypogastricus) und über prävertebrale Ganglien; die postganglionären Nervenfasern (Nn. splanchnici) verlaufen entlang der Wände der großen Arterien zu den Eingeweiden. Die enge räumliche Beziehung der Beckenorgane und ihrer autonomen Nervenversorgung macht verständlich, daß es abhängig von der Radikalität einer Hysterektomie zu Schäden an vegetativ innervierten Organen kommen kann.

4.4.2 Einfache extrafasziale Hysterektomie

Bei der einfachen extrafaszialen Hysterektomie werden die intra- und parazervikalen Nervenstrukturen zerstört. Dabei kann auch die nervale Versorgung des Rektums beeinträchtigt werden. Der den M. puborectalis versorgende N. levatorius und der N. pudendus sind hingegen weit außerhalb des Operationsgebiets; anorektale Kontinenzeinbußen sind daher ebenso nicht zu erwarten wie eine relevante Störung der Topographie des Beckenbodens [70].

In vereinzelten Studien wurden als *anorektale Folgestörungen* der Hysterektomie das sog. Irritable-bowel-Syndrom (IBS, Reizdarm) und die chronische Obstipation genannt [22, 36, 38, 65, 68, 72, 86].

Prior beschrieb eine postoperativ gesteigerte Sensitivität des Rektums (und der Blase) ohne Veränderung der Rektum-Compliance und ohne Entwicklung von gastrointestinalen Beschwerden. Es bestand kein Unterschied zwischen vaginaler und abdominaler Hysterektomie. Die Ätiologie der Sensitivitätssteigerung blieb unklar. Es wurde vermutet, daß nach Uterusentfernung afferente Reize von Nachbarorganen ungehinderter einströmen können und relativ vermehrt zum Tragen kommen [64]. Ergebnisse einer weiteren prospektiven Studie zeigen, daß die Hysterektomie in 60% zu einer Besserung und in 20% zu einer Verschlechterung eines IBS führte. In 5% kam es zu De-novo-Symptomen eines IBS vom Obstipationstyp. Eine Korrelation zwischen De-novo-Obstipation und Blasenfunktionsstörungen wurde nicht gefunden [65].

Taylor fand hingegen im Rahmen einer Fragebogenaktion eine signifikante Korrelation zwischen Hysterektomie, postoperativer Obstipation und erhöhter Miktionsfrequenz. Auch dies wurde auf eine operationsbedingte autonome Denervation zurückgeführt [86]. Roe konnte bei Patientinnen mit Posthysterektomie-Obstipation keine manometrischen Unterschiede zu nichthysterektomierten Patientinnen nachweisen. Er wies darauf hin, daß der Zusammenhang zwischen Hysterektomie und Obstipation noch nicht ausreichend geklärt ist, auch was die Rolle hormonaler Faktoren (z.B. erniedrigter Prostaglandinspiegel) angeht [67].

In einer eigenen Studie konnten wir nach vaginaler (n = 11) und abdominaler einfacher Hysterektomie (n = 21) weder in subjektiver noch in manometrischer Hinsicht eine Verschlechterung der Funktion des Anorektums nachweisen. Die Kontinenz- und Entleerungsfunktion blieb vollständig erhalten. Vielmehr beurteilten vier Patientinnen nach einfacher abdominaler und eine Patientin nach vaginaler Hysterektomie mit Kolporrhaphia posterior das postoperative Darm- und Stuhlgangsverhalten als gebessert.

Die Ergebnisse der einzelnen Studien zeigen die kontroverse Beurteilung der Rolle der Hysterektomie für die Funktion des Anorektums. Eine endgültige Beurteilung ist derzeit noch nicht möglich.

Ob zervixerhaltende Operationstechniken die beschriebenen Phänomene vermeiden können, wurde bisher nicht systematisch untersucht. Da die abdominale suprazervikale Uterusamputation wegen der Gefahr der Zervixstumpfkarzinome weitgehend verlassen wurde, können vermutlich nur die Ergebnisse zervixerhaltender laparoskopischer Hysterektomietechniken (CISH, CASH) weitere Informationen hierzu liefern (siehe auch Kap. 14, Abschnitt 2.3.10) [70].

4.4.3 Radikale Hysterektomie

Die Entfernung der Parametrien und der pelvinen/paraaortalen Lymphknoten bei der radikalen Hysterektomie führt im Vergleich zur einfachen Hysterektomie zur Zerstörung eines wesentlich größeren Anteils autonomer Nervenstrukturen. Dem Gynäkologen vertraut sind z.B. die auf dem Boden der Denervierung entstandenen und von der Operationsradikalität abhängigen Blasenentleerungsstörungen.

Auch die *Funktion des Anorektums* kann auf diese Weise beeinträchtigt werden. Barnes fand bei 50% der Patientinnen eine Woche nach radikaler Hysterektomie wegen eines Zervixkarzinoms im Stadium I eine reduzierte Sensibilität für die Rektumfüllung und ein vermindertes Stuhldranggefühl. Diese Symptome waren allerdings nur bei sehr radikalen Operationen nachweisbar; bei weniger radikalen Eingriffen wurden von keiner Patientin anorektale Funktionsstörungen verspürt. Nach sechs bis zwölf Wochen waren bei der Mehrzahl der Patientinnen die Symptome deutlich rückläufig, lediglich drei von 15 Patientinnen gaben nach einem Jahr noch Beschwerden an. Die Kontinenz war bei allen Patientinnen uneingeschränkt erhalten. Manometrisch konnten ein erhöhtes Rektumvolumen zur Auslösung des Internusreflexes und eine veränderte

Internusrelaxation nachgewiesen werden. Die Reflexmuster waren individuell jedoch sehr verschieden, ein typisches Posthysterektomie-Manometriemuster konnte nicht beschrieben werden. Darüber hinaus bestand keine strenge Korrelation der Manometrieergebnisse zu den Symptomen der Patientinnen. Dies wurde mit der Komplexität der Anatomie und der physiologischen Abläufe erklärt [9].

Literatur

1. Allen, R. E., G. L. Hosker, A. R. B. Smith, D. W. Warrell: Pelvic floor damage and childbirth: a neurophysiological study. Brit. J. Obstet. Gynaec. 97 (1990) 770–779.
2. Anthuber, C., S. Anthuber, B. Föst, G. Huber, U. Janssen, K. Maag: Manometrische und klinische Langzeitergebnisse nach Dammriß III. Grades. Gynäkl. Geburtsh. Rdsch. 35 (Suppl. 1) (1995) 137–141.
3. Anthuber, C., N. von Obernitz, H. Denecke: Stool-outlet-obstruction bei Rekto-Enterozele. Inzidenz, Diagnostik und postoperative Ergebnisse. Gynäk. Rdsch. 29 Suppl. (1989) 59–60.
4. Anthuber, C., M. Schmidt, T. Dimpfl, W. Müller-Felber, B. Schüssler: Parity and denervation of the external anal sphincter and puborectalis muscle: a histomorphological study. Neurourol. Urodyn. 15 (1996) 366–367.
5. Argentine Episiotomy Trial Collaborative Group: Routine vs selective episiotomy: a randomised controlled trial. Lancet 342 (1993) 1517–1518.
6. Arnaud, A., J. C. Sarles, I. Sielezneff, P. Orsoni, J. Annick: Sphincter repair without overlapping for fecal incontinence. Dis. Colon Rectum 34 (1991) 744–747.
7. Arnold, M. W., W. R. Stewart, P. S. Aguilar: Rectocele repair: four years' experience. Dis. Colon Rectum 33 (1990) 684–687.
8. Bachmann Nielsen, M., B. Buron, J. Christiansen, V. Hegedüs: Defecographic findings in patients with anal incontinence and constipation and their relation to rectal emptying. Dis. Colon Rectum 36 (1993) 806–809.
9. Barnes, W., S. Waggoner, G. Delgado et al.: Manometric characterisation of rectal dysfunction following radical hysterectomy. Gynec. Oncol. 42 (1991) 116–119.
10. Bek, K. M., S. Laurberg: Intervention during labor: risk factors associated with complete tear of the anal sphincter. Acta obstet. gynaec. scand. 71 (1992) 520–524.
11. Bek, K. M., S. Laurberg: Risks of anal incontinence from subsequent vaginal delivery after a complete obstetric anal sphincter tear. Brit. J. Obstet. Gynaec. 99 (1992) 724–726.
12. Binnie, N. R., B. M. Kawimbe, M. Papachrysostomou, A. N. Smith: Use of the pudendo-anal reflex in the treatment of neurogenic faecal incontinence. Gut 31 (1990) 1051–1055.
13. Block, I. R.: Transrectal repair of rectocele using obliterative suture. 29 (1986) 707–711.
14. Borgatta, L., S. L. Piening, W. R. Cohen: Association of episiotomy and delivery position with deep perineal laceration during spontaneous delivery in nulliparous women. Amer. J. Obstet. Gynec. 160 (1989) 294–297.
15. Browning, G. G. P., A. G. Parks: Postanal repair for neuropathic fecal incontinence: correlation with clinical results and anal canal pressures. Brit. J. Surg. 70 (1983) 101–104.
16. Buekens, P., R. Lagasse, M. Dramaix, E. Wollast: Episiotomy and third degree tears. Brit. J. Obstet. Gynaec. 92 (1985) 820–823.
17. Bürklen, A.: s. 78a.
18. Burnett, S. J. D., C. T. M. Speakman, M. A. Kamm, C. I. Bartram: Confirmation of endosonographic detection of external anal sphincter defects by simultaneous electromyographic mapping. Brit. J. Surg. 78 (1991) 448–450.
19. Burnett, S. J. D., C. Spence-Jones, C. T. M. Speakman, M. A. Kamm, C. N. Hudson, C. I. Bartram: Unsuspected sphincter damage following childbirth revealed by endosonography. Brit. J. Radiol. 64 (1991) 225–227.
20. Christiansen, J.: Advances in the surgical management of anal incontinence. Baillière's Clin. Gastroent. 6 (1992) 43–57.
21. Christiansen, J., I. K. Petersen: Traumatic anal incontinence: results of surgical repair. Dis. Colon Rectum 30 (1987) 189–191.
22. Clarke, A., N. Black, P. Rowe, S. Mott, K. Howle: Indications and outcome of total abdominal hysterectomy for benign disease: a prospective cohort study. Brit. J. Obstet. Gynaec. 102 (1995) 611–620.
23. Combs, A. C., P. A. Robertson, L. K. Russel: Risk factors for third-degree and fourth-degree perineal lacerations in forceps and vacuum deliveries. Amer. J. Obstet. Gynec. 163 (1990) 100–104.
24. Crawford, L. A., E. H. Quint, M. L. Pearl, J. O. L. DeLancey: Incontinence following rupture of the anal sphincter during delivery. Obstet. and Gynec. 82 (1993) 527–531.
25. Dixon, J., J. Gosling, J.: Histomorphology of pelvic floor muscle. In: Schüssler, B., J. Laycock, P. Norton, S. Stanton (eds.): Pelvic Floor Re-Education. Principles and Practice, pp. 28–33. Springer, Berlin – Heidelberg – New York 1994.
26. Dubowitz, D.: Muscle Biopsy. A Practical Approach, 2. ed. Baillière Tindall, London – Philadelphia – Toronto 1985.
27. Fleshman, J. W., W. R. Peters, E. I. Shemesh, R. D. Fry, J. J. Kodner: Anal sphincter reconstruction: anterior overlapping muscle repair. Dis. Colon Rectum 34 (1991) 739–743.
28. Frey, S., K. Fuchs, J. Heimbucher, G. Beese, A. Thiede: Vektorvolumenbestimmung des analen Sphinktersystems. Kontinenz 2 (1993) 67–70.
29. Gillon, G., S. L. Stanton: Long-term follow-up of surgery for urinary incontinence in elderly women. Brit. J. Urol. 56 (1984) 478–481.
30. Gilpin, S. A., J. A. Gosling, A. R. B. Smith, D. W. Warrell: The pathogenesis of genitourinary prolapse and stress incontinence of urine: a histological study. Brit. J. Obstet. Gynaec. 96 (1989) 15–23.
31. Green, J. R., S. L. Soo Ho: Factors associated with rectal injury in spontaneous deliveries. Obstet. and Gynec. 73 (1989) 732–738.
32. Haadem, K.: Anal sphincter competence in women, as related to delivery, tears, menopause and urinary incontinence. Acta obstet. gynaec. scand. 71 (1992) 251–252.
33. Haadem, K., J. A. Dahlström, L. Ling, S. Ohrlander: Anal sphincter function after delivery rupture. Obstet. and Gynec. 70 (1987) 53–56.
34. Haadem, K., J. A. Dahlström, G. Lingman, G.: Anal sphincter function after delivery: a prospective study in women with sphincter rupture and controls. Europ. J. Obstet. Gynaec. 35 (1990) 7–13.
35. Haadem, K., S. Ohrlander, G. Lingman: Long-term ailments due to anal sphincter rupture caused by delivery: a hidden problem. Europ. J. Obstet. Gynaec. 27 (1988) 27–32.
36. Hasson, H. M.: Cervical removal at hysterectomy for benign disease: risks and benefits. J. reprod. Med. 38 (1993) 781–790.
37. Hauth, J. C., L. C. Gilstrap, S. C. Ward, G. D. V. Hankins:

Early repair of an external sphincter ani muscle and rectal mucosal dehiscence. Obstet. and Gynec. 67 (1986) 806–809.
38. Heaton, K. W., D. Parker, H. Cripps: Bowel function and irritable bowel symptoms after hysterectomy and cholecystectomy: a population based study. Gut 34 (1993) 1108–1111.
39. Henriksen, T. B., K. Moller Bek, M. Hedegaard, N. Secher: Episiotomy and perineal lesions in spontaneous vaginal deliveries. Brit. J. Obstet. Gynaec. 99 (1992) 950–954.
40. Henry, M. M.: Descending perineum syndrome. In: Henry, M. M., M. Swash (eds.): Coloproctology and the Pelvic Floor, pp. 299–302. Butterworths, London 1985.
41. Henry, M. M., A. G. Parks, M. Swash: The pelvic floor musculature in the descending perineum syndrome. Brit. J. Surg. 69 (1982) 470–473.
42. Hesterberg, R.: Proktologische Komplikationen. In: Beck, L., H. G. Bender (Hrsg.): Intra- und postoperative Komplikationen in der Gynäkologie und Geburtshilfe, S. 281. Thieme, Stuttgart–New York 1996.
43. Hiltunen, K. M., H. Kolehmainen, M. Matikainen: Does defecography help in diagnosis and clinical decision-making in defecation disorders? Abdom. Imaging 19 (1994) 355–358.
44. Hirsch, H. A.: Episiotomie und Dammriß, S. 38–45. Thieme, Stuttgart–New York 1989.
45. Hock, D., R. Lombard, C. Jehaes et al.: Colpocystodefecography. Dis. Colon Rectum 36 (1993) 1015–1021.
46. Infantino, A., A. Masin, E. Melega, G. Dodi, M. Lise: Does surgery resolve outlet obstruction from rectocele? Int. J. colorectal Dis. 10 (1995) 97–100.
47. Jacobs, P. P. M., M. Scheuer, J. H. C. Kuijpers, M. H. Vingerhoets: Obstetric fecal incontinence. Dis. Colon Rectum 33 (1990) 494–497.
48. Janssen, L. W. M., C. F. van Dijke: Selection criteria for anterior rectal wall repair in symptomatic rectocele and anterior rectal wall prolapse. Dis. Colon Rectum 37 (1994) 1100–1107.
49. Jünemann, K. P., T. F. Lue, R. A. Schmidt, E. A. Tanagho: Clinical significance of sacral and pudendal nerve anatomy. J. Urol. 139 (1988) 74–80.
50. Keighley, M. R. B., M. Oya, M. Pinho, J. Asperer, G. Chattaphaday: What is optimum pelvic floor repair for neuropathic faecal incontinence? Dis. Colon Rectum 34 (1991) 6–9.
51. Khubchandani, I. T., J. A. Sheets, J. J. Stasik, A. R. Hakki: Endorectal repair of rectocele. Dis. Colon Rectum 26 (1983) 792–796.
52. Laurberg, S., M. Swash, M. M. Henry: Delayed external sphincter repair for obstetric tear. Brit. J. Surg. 75 (1988) 786–788.
53. Law, P. J., M. A. Kamm, C. I. Bartram: A comparison between electromyography and anal endosonography in mapping external anal sphincter defects. Dis. Colon Rectum 33 (1990) 370–373.
54. Legino, L. J., M. P. Woods, W. F. Rayburn, L. S. McGoogan: Third- and fourth degree perineal tears: 50 years' experience at a university hospital. J. reprod. Med. 33 (1988) 423–426.
55. Mellgren, A., B. Anzen, B. Y. Nilsson et al.: Results of rectocele repair: a prospective study. Dis. Colon Rectum 38 (1993) 7–13.
56. Miller, R., W. J. Orrum, H. Cormes, G. Duthie, D. C. C. Bartolo: Anterior sphincter plication and levatorplasty in the treatment of fecal incontinence. Brit. J. Surg. 76 (1989) 1058–1060.
57. Mortensen, N., M. Smilgin Humphreys: The anal continence plug: a disposable device for patients with anorectal incontinence. Lancet 338 (1991) 295–297.
58. Nichols, D. H.: Posterior colporrhaphy and perineorrhaphy: separate and distinct operations. Amer. J. Obstet. Gynec. 164 (1991) 714–721.
59. Nichols, D. H., R. R. Genadry: Pelvic relaxation of the posterior compartment. Curr. Opin. Obstet. Gynec. 5 (1993) 458–464.
60. Parks, A. G.: Anorectal incontinence. Proc. roy. Soc. Med. 68 (1975) 1187–1189.
61. Penninckx, F.: Fecal incontinence: indications for repairing the anal sphincter. World J. Surg. 16 (1992) 820–825.
62. Percy, J. P., M. E. Neill, M. Swash, A. G. Parks: Electrophysiological study of motor nerve supply of the pelvic floor. Lancet I (1981) 16–17.
63. Pinho, M., J. Ortiz, M. Oya, B. Panagamuwa, J. Asperer, M. R. B. Keighley: Total pelvic floor repair for the treatment of neuropathic fecal incontinence. Amer. J. Surg. 163 (1992) 340–343.
64. Prior, A., A. R. B. Smith, N. W. Read: Effect of hysterectomy on anorectal and urethrovesical physiology. Gut 33 (1992) 264–267.
65. Prior, A., K. M. Stanley, A. R. B. Smith, N. W. Read: Relation between hysterectomy and the irritable bowel: a prospective study. Gut 33 (1992) 814–817.
66. Richardson, C. A.: The rectovaginal septum revisited: its relation to rectocele and its importance in rectocele repair. Clin. Obstet. Gynec. 36 (1993) 976–983.
67. Roe, A. M., M. S. Bartolo, N. J. Mortensen: Slow transit constipation: comparison between patients with or without previous hysterectomy. Dig. Dis. Sciences 33 (1988) 1159–1163.
68. Saleeby, R. G., L. Rosen, J. J. Stasik, R. D. Riether, J. Sheets, I. T. Khubchandani: Hemorrhoidectomy during pregnancy: risk or relief? Dis. Colon Rectum 34 (1991) 260–261.
69. Sehapayak, S.: Transrectal repair of rectocele, an extended armamentarium of colorectal surgeons: a report of 355 cases. Dis. Colon Rectum 28 (1985) 422–433.
70. Semm, K.: Hysterektomie per laparotomiam oder per pelviscopiam. Geburtsh. u. Frauenheilk. 51 (1991) 996–1003.
71. Sleep, J., A. Grant, J. Garcia, D. Elbourne, J. Spencer: West Berkshire perineal management trial. Brit. med. J. 289 (1984) 587–590.
72. Smith, A. N., J. S. Varma, N. R. Binnie, M. Papachrysostomou: Disordered colorectal motility in intractable constipation following hysterectomy. Brit. J. Surg. 77 (1990) 1361–1366.
73. Snooks, S. J.: Fecal incontinence due to external sphincter division in childbirth is associated with damage to the innervation of the pelvic floor musculature: a double pathology. Brit. J. Obstet. Gynaec. 92 (1985) 824–828.
74. Snooks, S. J., M. M. Henry, M. Swash: Anorectal incontinence and rectal prolapse: differential assessment of the innervation to puborectalis and external anal sphincter muscles. Gut 26 (1985) 470–476.
75. Snooks, S. J., M. M. Henry, M. Swash, M. Setchell: Risk factors in childbirth causing damage to the pelvic floor innervation. Brit. J. Surg. 72 (Suppl.) (1985) 15–17.
76. Snooks, S. J., M. Setchell, M. M. Henry, M. Swash: Injury to innervation of pelvic floor musculature in childbirth. Lancet II (1984) 546–550.
77. Sorensen, M., T. Tetzschner, O. O. Rasmussen, J. Bjarnesen, J. Christiansen: Sphincter rupture in childbirth. Brit. J. Surg. 80 (1993) 392–394.
78. Sorensen, S. M., H. Bondesen, O. Istre, P. Vilmann: Perineal rupture following vaginal delivery: long-term consequences. Acta obstet. gynaec. scand. 67 (1988) 315–318.
78a. Steckenbiller, A.: Heilungsergebnisse nach Episiotomien: eine Fragebogenerhebung. Dissertation, Tübingen 1993.
79. Stelzner, F.: Die anorektalen Fisteln, 2. Aufl. Springer, Berlin–Heidelberg–New York 1976.
80. Stelzner, F.: Die anorectale Inkontinenz: Ergebnisse der chirurgischen Behandlung. Chirurg 48 (1977) 451–456.
81. Stelzner, F.: Das Faszienskelett der Bauchhöhle-Hernien und anorektale Inkontinenz. Langenbecks Arch. Chir. 376 (1991) 108–120.
82. Stelzner, F.: Die anorektale Inkontinenz: Ursache und Behandlung. Chirurg 62 (1991) 17–24.
83. Sullivan, E. S., G. H. Leaverton, C. Hardwick: Transrectal pe-

rineal repair: an adjunct to improved function after anorectal surgery. Dis. Colon Rectum 11 (1967) 106–114.
84. Sultan, A. H., M. A. Kamm, C. L. Bartram, C. N. Hudson: A prospective study of anal sphincter disruption during vaginal delivery. New Engl. J. Med. 329 (1993) 1905–1911.
85. Sultan, A. H., M. A. Kamm, C. L. Bartram, C. N. Hudson: Anal sphincter trauma during instrumental delivery: a comparison between forceps and vacuum extraction. Int. J. Obstet. and Gynec. 43 (1993) 263–270.
86. Taylor, T., A. N. Smith, P. M. Fulton: Effect of hysterectomy on bowel function. Brit. med. J. 299 (1989) 300–301.
87. Venkatesh, K. S., P. S. Ramanujam, D. M. Larson, M. A. Haywood: Anorectal complications of vaginal delivery. Dis. Colon Rectum 32 (1989) 1039–1041.
88. Wexner, S. D., F. Marchetti, D. G. Jagelmann: The role of sphincteroplasty for fecal incontinence reevaluated: a prospective physiologic and functional review. Dis. Colon Rectum 34 (1991) 22–30.
89. Williams, J. G., D. A. Rothenberger, R. D. Madoff, S. M. Goldberg: Treatment of rectal prolapse in the elderly by perineal rectosigmoidectomy. Dis. Colon Rectum 35 (1992) 830–834.
90. Wiskind, A., S. M. Creighton, S. L. Stanton: The incidence of genital prolapse after the Burch colposuspension. Amer. J. Obstet. Gynec. 167 (1992) 399–405.
91. Yoshioka, K., M. R. B. Keighley: Critical assessment of the quality of continence after post anal repair for faecal incontinence. Brit. J. Surg. 76 (1989) 1054–1057.

Kinder- und Jugendgynäkologie

17 Kinder- und Jugendgynäkologie

M. Heinz

Inhalt

1	Einführung	262
2	Physiologische Grundlagen	262
3	Untersuchungsmethoden	264
3.1	Anamnese	264
3.2	Klinische Untersuchung	265
3.3	Gynäkologische Untersuchung	265
3.4	Bildgebende Verfahren	268
4	Entzündungen und Infektionen	269
4.1	Vulvovaginitis	269
4.1.1	Bakterielle Infektionen	270
4.1.2	Dyshormonaler Fluor	273
4.1.3	Viruserkrankungen	273
4.1.4	Äußere Einflüsse	274
4.2	Nichtinfektiöse Vulvaveränderungen	274
4.2.1	Lichen sclerosus	274
4.2.2	Synechie der kleinen Labien	274
4.2.3	Hyperplasie der kleinen Labien	275
4.3	Adnexitis	275
5	Genitale Blutungen bei kleinen Mädchen	276
6	Störungen der Pubertätsentwicklung	277
6.1	Physiologie der Pubertät	277
6.2	Vorzeitige Pubertätsentwicklung (Pubertas praecox)	278
6.2.1	Idiopathische Pubertas praecox	278
6.2.2	Pubertas praecox bei Erkrankungen des zentralen Nervensystems	279
6.2.3	Pseudopubertas praecox	279
6.3	Verspätete Pubertät (Pubertas tarda)	279
6.3.1	Konstitutionelle Entwicklungsverzögerung	279
6.3.2	Idiopathische Pubertas tarda	280
6.4	Menstruationsstörungen	280
6.4.1	Primäre Amenorrhö	280
6.4.2	Sekundäre Amenorrhö	280
6.4.3	Regeltypusstörungen	282
6.4.4	Regeltempostörungen	282
6.5	Störungen der Brustentwicklung	283
6.6	Störungen der anatomischen und genetischen Entwicklung einschließlich Intersexualität	283
6.6.1	Anatomische Entwicklungsstörungen	283
6.6.2	Gestörte Geschlechtsdifferenzierung und -entwicklung	286
6.6.2.1	Gonadendysgenesie	287
6.6.2.2	Intersexualität	288
7	Genitaltumoren	289
7.1	Tumoren der Vulva	289
7.1.1	Gutartige Tumoren	289
7.1.2	Bösartige Tumoren	290
7.2	Tumoren der Vagina	290
7.2.1	Gutartige Tumoren	290
7.2.2	Bösartige Tumoren	291
7.3	Tumoren des Uterus	291
7.3.1	Tumoren der Cervix uteri	291
7.3.2	Tumoren des Corpus uteri	292
7.4	Tumoren des Ovars	292
8	Sexueller Mißbrauch	294

1 Einführung

Die Kinder- und Jugendgynäkologie ist eine ärztliche Subspezialisierung zur Diagnostik und gegebenenfalls Therapie gynäkologischer Erkrankungen bei kleinen und heranwachsenden Mädchen. Entscheidend ist die Kenntnis der altersabhängigen physiologischen Entwicklung, um Normvarianten von echter Pathologie unterscheiden zu können.

Dabei spielen fachübergreifende Symptome und Erkrankungen eine große Rolle, so daß die *interdisziplinäre Zusammenarbeit* zwischen Gynäkologen, Pädiatern, Kinderchirurgen, -urologen und -psychologen oberstes Gebot ist.

Integrierter Bestandteil der Kinder- und Jugendgynäkologie ist die altersgemäße *Beratung* zur Intimhygiene, zur Schwangerschaftsverhütung und zu Partnerschaftsproblemen Jugendlicher (Tab. 17-1).

Tabelle 17-1 Aufgabenstellung der Kinder- und Jugendgynäkologie

Prävention	Diagnostik/Therapie	Nachsorge
Intimhygiene	Infektionen des äußeren und inneren Genitales	klinische Kontrollen nach Organpathologie
Sexualerziehung		psychologische Begleitung bei Fehlbildungen, Intersexualität, Störungen der Brustentwicklung usw.
Partnerprobleme	genitale Blutungen kleiner Mädchen	
	genitale Fehlbildungen	
Schwangerschaftsverhütung		
	Störungen der Pubertätsentwicklung, der Menstruation und der Mamma	
Sterilitätsprophylaxe durch rechtzeitige Diagnostik von:		
– Gynatresien, bes. Hymenalatresie	Genitaltumoren	
– STD-Erregern, Adnexitis (DD: Appendizitis)		
– durch vermeidbaren Schwangerschaftsabbruch	sexueller Mißbrauch	
– durch fertilitätserhaltende Operationen bei Ovarialtumoren, inkarzerierten Ovarien bei Hernien u.a.		

2 Physiologische Grundlagen

Prinzipiell sind in Abhängigkeit von der hormonalen Stimulation drei *Entwicklungsphasen* in der Kinder- und Jugendgynäkologie zu beachten: die Neugeborenenperiode, die sog. Ruheperiode (Kindheit) und die Reifeperiode, untergliedert in präpuberale und puberale Phase. Die altersbezogenen Übergänge sind fließend und entsprechend dem endokrinologischen Entwicklungsstand von großer Variationsbreite (siehe auch Bd. 1, Kap. 3).

Neugeborenenperiode: Unter dem Einfluß der intrauterinen plazentaren Sexualsteroide ist das äußere und innere Genitale des neugeborenen Mädchens zunächst noch stimuliert (Tab. 17-2). Etwa innerhalb von 14 Tagen werden die mütterlichen Östrogene über Nieren und Darm des Neugeborenen ausgeschieden, wobei sichtbare Östrogeneffekte, wie sukkulente Vulva und Hymen, Portioektropium und neonataler Fluor allgemein bis zur 6. Lebenswoche verschwinden, in Ausnahmefällen aber bis zum 6. Lebensmonat vorhanden sein können. Bei bis zu 1 % aller neugeborenen Mädchen kann eine physiologische uterine Blutung infolge des Entzugs mütterlicher Östrogene auftreten (sog. Halban-Reaktion). Ein hervorragender Gradmesser für vorhandene oder fehlende östrogene Stimulierung ist die genaue Inspektion des äußeren Genitales (Abb. 17-1 bis 17-3) unter besonderer Beachtung der Beschaffenheit des Hymens.

Ruheperiode: Infolge fehlender östrogener Stimulierung kommt es zur Involution des äußeren und inneren Genitales (Tab. 17-2), wobei die Ovarien im Unterschied

Tabelle 17-2 Entwicklungsperioden in der Kinder- und Jugendgynäkologie

	Neugeborenenperiode	Ruheperiode	Reifeperiode präpuberal	Reifeperiode puberal
Endokrinium				
Östrogene	erhöht = mütterlicher Einfluß	niedrig = Ruheperiode der Ovarien, Basissekretion aus NNR	niedrig	kontinuierlicher Anstieg = ovariell
Gonadotropine	niedrig	FSH bis 3. Lebensjahr ansteigend, dann abfallend	FSH allmählich ansteigend, LH niedrig	FSH und LH basal ansteigend
Androgene	abfallend	niedrig	gesteigerte adrenale Bildung = Adrenarche	Anstieg
Genitale				
Hymen	ödematös, Fimbrien	glattwandig, scharfkantig, keine Fimbrien	wie Ruheperiode	ödematös, Fimbrien
Vaginalepithel				
Östrogenisierung	vorhanden: Superfizial- und Intermediärzellen	fehlt: Parabasal- und Basalzellen	fehlt, evtl. wenige Intermediärzellen	vorhanden: reichlich Superfizial- und Intermediärzellen
Laktobakterien	vorhanden	fehlen	fehlen	vorhanden
pH-Wert	sauer	alkalisch	alkalisch	sauer
Uterus				
durchschnittliches Gewicht	4 g	2 g	4 g	40 g
durchschnittliches Volumen sonographisch	6 cm^3	<3 cm^3	5–20 cm^3	>20 cm^3
Relation Zervix/Portio	3:1	2:1	1:1	1:3
Portio	PT1 = Portio neonatalis: Portioknospe mit Ektropium	PT2 = Portio infantilis: kein Ektropium	PT3 = Portio praepuberalis: Zapfenportio mit Ektropium	PT4 = Portio puberalis: reife Portio mit Transformation
	Fluor neonatalis	kein Fluor	Fluor praepuberalis	Fluor puberalis
Ovarien				
durchschnittliches Volumen	0,4 cm^3	<1 cm^3	1–1,5 cm^3	>2 cm^3

zum Uterus ein lineares Wachstum zeigen. Dieser Zeitraum dauert etwa bis zum vollendeten 8. Lebensjahr. Vaginale Blutungen und Fluor sind während dieser Zeit immer pathologisch.

Reifeperiode: Mit Einsetzen der hypothalamisch-hypophysären Regelfunktionen kommt es zur Induktion der ovariellen Follikelentwicklung und Steroidhormonsynthese und damit zu einem rasch fortschreitenden Wachstum der Genitalorgane (Tab. 17-2).

Die präpuberale Phase endet mit Eintritt der Menarche zwischen dem 11. und 13. Lebensjahr (durchschnittliches Menarchealter: 12,4 Jahre). Jenseits der Menarche beginnt die puberale Phase, die individuell mit erheblichen zeitlichen Schwankungen zwischen dem 15. und 18. Lebensjahr in die Adoleszenz übergeht, d.h. volle Geschlechtsreife, Wachstumsstillstand, ovulatorischer Zyklus, volle Funktion des Systems Hypothalamus–Hypophyse–Ovar–Nebennierenrinde.

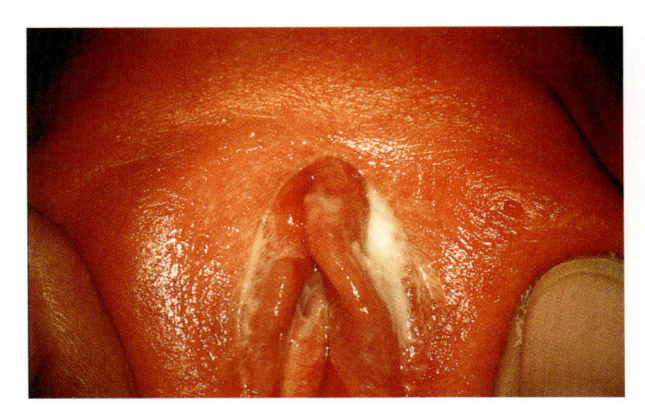

Abb. 17-1 Äußeres Genitale in der Neugeborenenperiode (drei Tage alt). Vulva sukkulent, ödematös; Hymen verquollen, Fimbrien vorhanden; Fluor weißlich, reichlich (sog. neonataler Fluor).

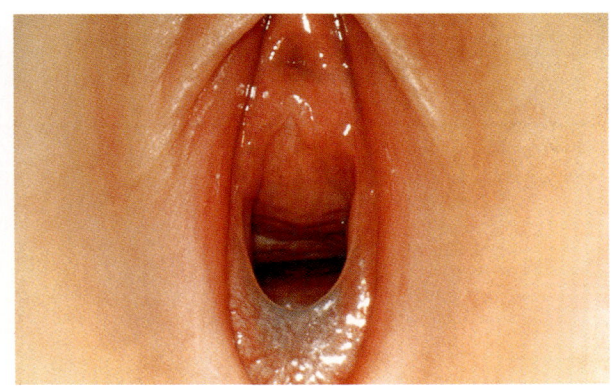

Abb. 17-2 Äußeres Genitale in der sog. hormonalen Ruheperiode (sechsjähriges Mädchen). Vulva atrophisch; Hymen scharfkantig, glattwandig, dünn, keine Fimbrien; Fluor nicht vorhanden.

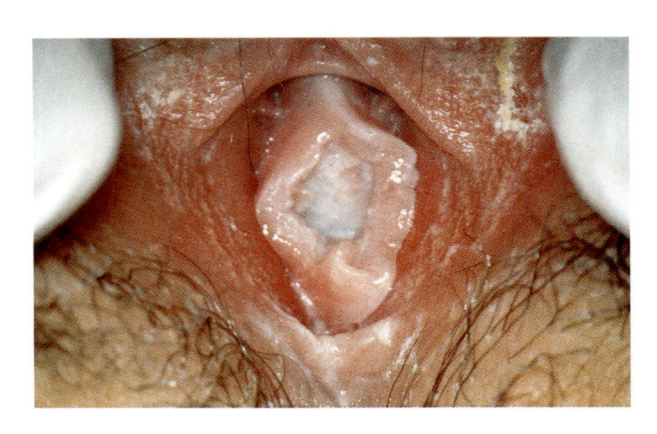

◁ **Abb. 17-3** Äußeres Genitale in der puberalen Reifeperiode (14jähriges Mädchen). Vulva fettreich; Hymen sukkulent, Fimbrien vorhanden; Fluor weißlich, reichlich (sog. puberaler Fluor). (*Original:* Frau Dr. Francesca Navratil, Zürich)

3 Untersuchungsmethoden

Grundsätzlich darf unabhängig vom Alter keine Untersuchung gegen den Willen des Mädchens erzwungen werden. Prinzipiell stehen die gleichen Untersuchungsmethoden wie in der Erwachsenengynäkologie zur Verfügung, sollten aber in Abhängigkeit vom Beschwerdebild und Alter des Kindes bei der Erstkonsultation nicht „routinemäßig" eingesetzt werden.

Je nach Alter und davon abhängiger Verständigung muß das Mädchen beim entscheidenden Erstbesuch spüren, daß es als Partnerin des Arztes gefragt und akzeptiert ist. Die Kunst dieser ersten Kontaktaufnahme besteht in der Diplomatie, durch geschicktes Verhalten das Vertrauen der kleinen Patientin und ihrer Begleitung zu gewinnen. Nicht selten sind die Ängste der Mütter vor einer gynäkologischen Untersuchung ihrer Töchter größer als bei der kleinen Patientin selbst und werden, häufig eher aber unbewußt, auf das Mädchen übertragen.

3.1 Anamnese

Eine sorgfältige, symptombezogene Anamnese ist unverzichtbar. Sie kostet Zeit, kann aber vielfach ätiologische Zusammenhänge klären und damit unnötige Untersuchungen vermeiden (Tab. 17-3). Für viele anamnestische Angaben ist die Mitarbeit der Mutter natürlich notwendig. Aber zu Einzelheiten der Intimhygiene, zum Wechsel der Unterwäsche, zur täglichen Körperpflege, zum Miktionsverhalten, zur Technik der Säuberung nach dem Stuhlgang und vieles andere mehr erhält man bereits vom kleinen Mädchen unverfälschte und daher der Wahrheit näherkommende Informationen als von der Mutter.

Tabelle 17-3 Anamnese und mögliche Zusammenhänge mit Symptomen

Frage	Eventueller Zusammenhang
Familienanamnese	
Kleinwuchs?	– familiärer Kleinwuchs DD: genetische Störung
Menarche der Mutter?	– Frühmenarche, Spätmenarche DD: genetische, endokrinologische Störung
Behaarungstyp des Vaters?	– familiärer idiopathischer Hirsutismus DD: adrenal, ovariell
Stillverhalten der Mutter?	– prämature Thelarche DD: Pubertas praecox
Diabetes?	– symptombezogen
Geschwulsterkrankungen?	– symptombezogen
Eigenanamnese	
Schwangerschaftsverlauf?	– somatische und psychische Entwicklungsstörungen
Geburt: Gewicht? Länge? Entbindungsmodus?	
Hygienegewohnheiten?	– Vulvovaginitis
Oxyuren?	– rezidivierende Vulvovaginitis, nächtliches Aufwachen wegen Schmerzen am Genitale
Gehäuft Infektionen der oberen Luftwege?	– rezidivierende Vulvovaginitis
Gehäuft Harnwegsinfektionen?	– rezidivierende Vulvovaginitis, Anomalien des Meatus externus urethrae
Kürzlich durchgemachte Kinderkrankheiten? Otitis? Konjunktivitis?	– sekundärbedingte Vulvovaginitis
Starke Gewichtsschwankungen, bes. Abnahme?	– sekundäre Amenorrhö
Leistungssport?	– primäre/sekundäre Amenorrhö
Intim-/Menstruationshygiene?	– Vulvovaginitis
Medikamenteneinnahme? – Dauermedikation? – kürzliche Antibiotikagabe?	– abhängig von Grunderkrankung – Soorvulvitis
Jetzige Anamnese	
Symptomabhängig möglichst genaue Angaben über Beginn, Art der Beschwerden, zeitliche Abläufe usw.	

3.2 Klinische Untersuchung

Heranwachsende Mädchen sollten nach Beendigung des Vorgesprächs und nach Erklärung des weiteren Untersuchungsgangs gefragt werden, ob die Mutter während der Untersuchung im Raum bleiben soll. Bei kleinen Mädchen sollte die Mutter anwesend sein.

Die klinische Untersuchung dient wesentlich der Erfassung auxologischer Daten [12] und beginnt mit der *Ganzkörperbetrachtung*. Die Entwicklungsstadien des Mädchens sind generell nach der bekannten Einteilung von Tanner zu dokumentieren (siehe auch Bd. 1, Kap. 3, Abschnitt 3). Bei Verdacht auf Diskrepanzen zwischen Lebensalter und normalerweise zu erwartender körperlicher Entwicklung sollten *Somatogramme* angelegt und im Verlauf kontrolliert werden (Abb. 17-4 und 17-5). Dabei ist auf sog. Perzentilensprünge zu achten, die eine weitere Diagnostik erfordern (z.B. Turner-Syndrom, Pubertas praecox).

3.3 Gynäkologische Untersuchung

Bei der *Erstuntersuchung* ist der Umfang der gynäkologischen Untersuchung abhängig von der Symptomatik und der Bereitschaft des Mädchens, dem ihm erklärten Untersuchungsgang zu folgen. Wenn ein kleines Mädchen bei dringlicher Indikation (z.B. vaginale Blutung, Verdacht auf intravaginalen Fremdkörper) sich absolut verweigert, ist die Narkoseuntersuchung angezeigt. Diese Fälle sind selten.

Die *Lagerung* des Mädchens auf dem gynäkologischen Untersuchungsstuhl erfolgt zunächst in Rückenlage und ist in allen Altersgruppen unproblematisch. Bei ganz kleinen Mädchen werden die Oberschenkel im Hüftgelenk durch die Schwester abduziert und gehalten. Die Mutter steht auf der anderen Seite des Kindes.

Die Untersuchung beginnt mit der *Inspektion des äußeren Genitales*. Sie erfolgt nach der Separations- und Traktionsmethode, d.h. Spreizen der Schamlippen und leichter Zug nach unten (Abb. 17-6). Zur detaillierten Befunderhebung sind gute Lichtverhältnisse und eine Lupenvergrößerung unabdingbar. Mit dem üblicherweise an jedem gynäkologischen Untersuchungsstuhl montierten Kolposkop ist diese Voraussetzung ideal gegeben. Falls das kleine Mädchen den gynäkologischen Untersuchungsstuhl verweigert, kann die Lagerung auf dem Schoß der Mutter zunächst ein Kompromiß sein.

Der *weitere Untersuchungsgang* ist symptom- und altersabhängig (Tab. 17-4). Bei ausschließlicher Fluorsymptomatik kleiner Mädchen beschränken wir uns zunächst auf die Entnahme von Sekret aus dem hinteren Scheidengewölbe zur *mikrobiologischen Diagnostik* (siehe Tab. 17-7 und 17-9). *Funktionszytologische Abstriche* aus der seitlichen Scheidenwand sind angezeigt bei Verdacht auf vorzeitige Östrogenisierung (Pubertas praecox) oder bei auffälligen Entwicklungsverzögerungen (Gonadendysgenesie? Pubertas tarda?).

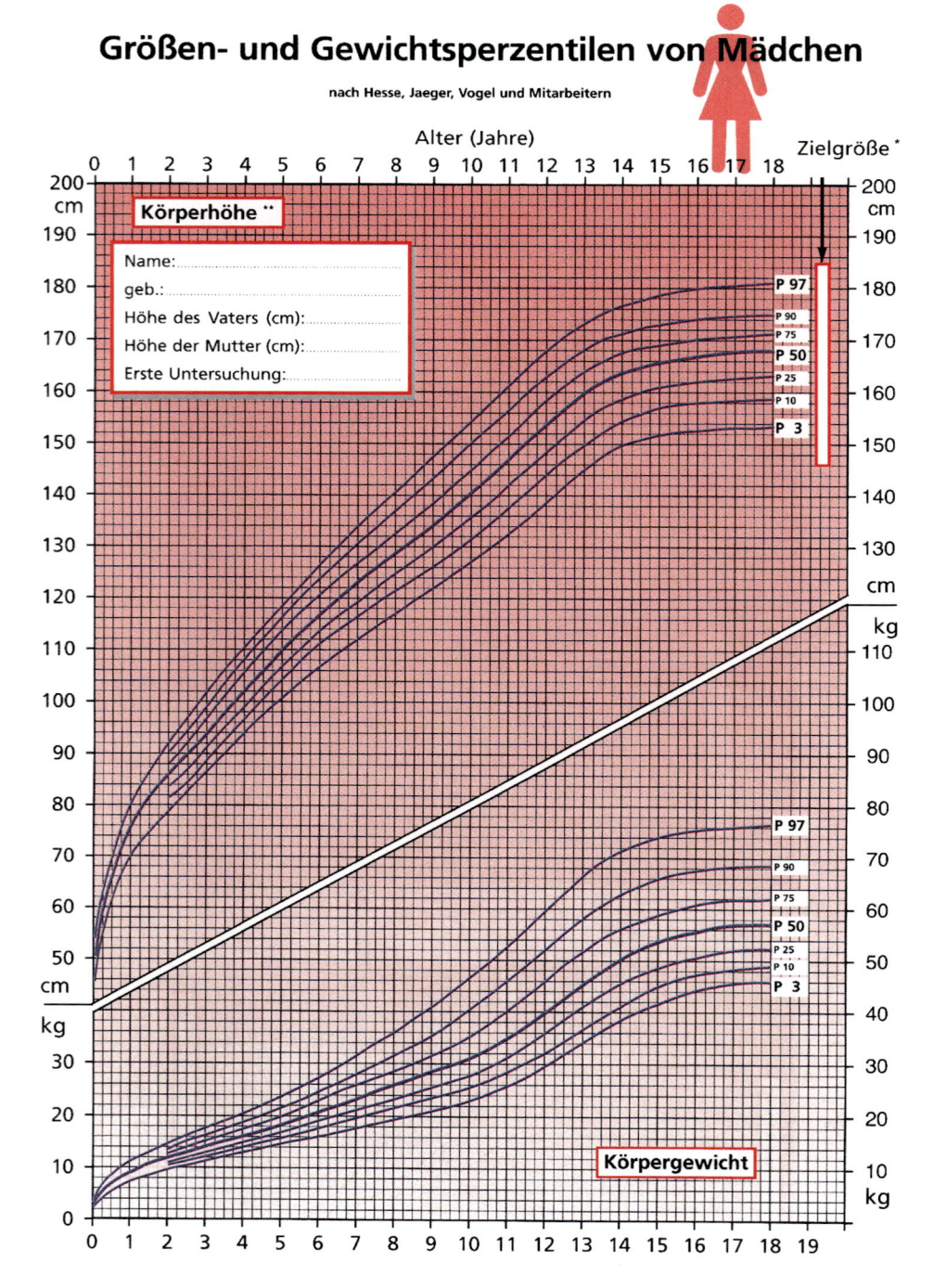

Abb. 17-4 Größen- und Gewichtsperzentilen von Mädchen, 0 bis 18 Jahre (nach Hesse et al. [12]; Bezugsquelle der Kurven: Novo Nordisk Pharma GmbH, Brucknerstr. 1, 55127 Mainz).
* Zielgröße = (Höhe des Vaters + Höhe der Mutter): 2 – 6,5 cm
** Die Daten des ersten Lebensjahrs entsprechen der Körperlänge (Messung im Liegen)

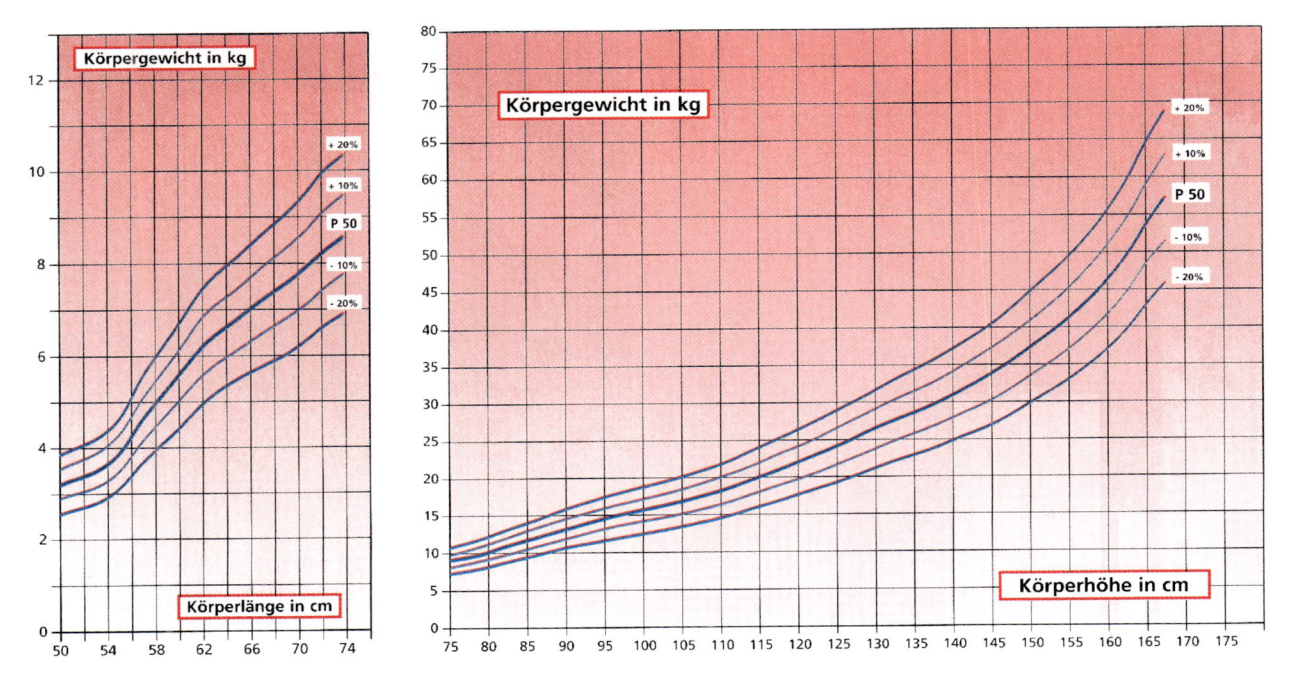

Abb. 17-5 Körperhöhebezogenes Gewicht von Mädchen, 0 bis 18 Jahre. Die Prozentangaben des Körpergewichts (ausgedrückt als Relativgewicht) dienen der orientierenden Einschätzung von Übergewicht und Untergewicht. Befindet sich das gemessene Gewicht oberhalb von +20%, wird ein Übergewicht, bei einer Gewichtsreduktion von mehr als −20% wird ein Untergewicht angenommen; der Bereich von ±10% bis ±20% gilt als Grenzbereich. P 50 = durchschnittliches Körpergewicht bei der auf der Abszisse jeweils angegebenen Körperhöhe (nach Hesse et al. [12]; Bezugsquelle der Kurven: Novo Nordisk Pharma GmbH, Brucknerstr. 1, 55127 Mainz).

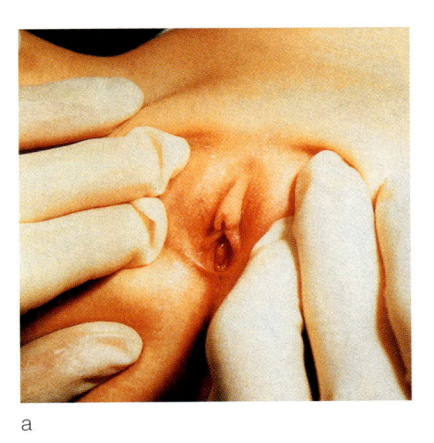

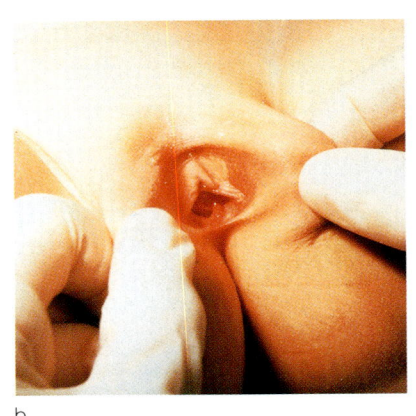

Abb. 17-6 Inspektion des äußeren Genitales in Rückenlage.
a) Separationsmethode, b) Traktionsmethode
(Original: Frau Dr. Francesca Navratil, Zürich)

Die *Vaginoskopie* führen wir nur durch bei vaginalen Blutungen kleiner Mädchen, Verdacht auf intravaginalen Fremdkörper, therapieresistentem Fluor und zum Tumorausschluß.

Bei Fluorsymptomatik in der Präpubertät bis Adoleszenz fragen wir die Mädchen, ob sie mit einer *Spekulumuntersuchung* und mit einer *Untersuchung des inneren Genitales* einverstanden sind. Die Untersuchung des inneren Genitales findet allgemein rektal statt. Dazu zwei Gründe:

– Rektale Untersuchungen sind den Mädchen vertraut, zumindest vom Fiebermessen in ihrer Kindheit.
– Die vaginale Untersuchung wird überwiegend als unangenehm empfunden, obgleich sie bei regelrechter Hymenalöffnung problemlos möglich ist.

Eine Untersuchung in Knie-Ellenbogen-Lage (Abb. 17-7) ist angezeigt bei unklaren bzw. abnorm erscheinenden Hymenalbefunden zur Beurteilung des

Tabelle 17-4 Gynäkologisches Untersuchungsprogramm

Art der Untersuchung	Fragestellung
Lagerung auf dem gynäkologischen Untersuchungsstuhl Inspektion des äußeren Genitales – in Rückenlage – evtl. in Knie-Ellenbogen-Lage	Entwicklungsstand? hormonale Ruheperiode? Östrogenisierung? Sexualdelikt? Beurteilung des dorsalen Hymenalrands und der Analregion
Kolposkop benutzen!	*Vulva:* Rötung? Beläge? Hautveränderungen? *Analgegend:* Rötung? Kratzspuren? *Hymen:* Form? Altersentsprechend? Verletzungen? *Fluor:* vorhanden? serös? eitrig? blutig? schleimig-pastös? fötide? Meatus externus? Hintere Kommissur? Urethro-vaginaler Reflux möglich?
Vaginoskopie	Indiziert bei: vaginaler Blutung Fremdkörperverdacht blutigem Fluor therapieresistentem Fluor
Bimanuelle (rektale) Untersuchung	Beschaffenheit des inneren Genitales?

Tabelle 17-5 Indikationen für bildgebende Verfahren in der Kinder- und Jugendgynäkologie

Art der Untersuchung	Indikation
Sonographie des kleinen Beckens (abdominal, volle Blase) + Nierensonographie	– Verdacht auf anatomische, genetische, endokrinologische Entwicklungsstörungen – Menstruationsstörungen – Verdacht auf gynäkologische Tumorbildungen – unklare Palpationsbefunde – Fehlbildungen des Genitales
Mammasonographie	– palpabler Mammatumor (Beginnende asymmetrische Thelarche ist keine Indikation, da Normvariante!)
Röntgen – linke Hand, ganz und proximale Ulna-Radius-Epiphysen – Sella – i.v. Urogramm	 – Knochenalterbestimmung (Pubertas praecox und tarda, evtl. prämature Thelarche, Hochwuchs, Minderwuchs) – sekundäre Amenorrhö (Hyperprolactinämie!) – Uterusfehlbildungen – Gartner-Gang-Zysten
Computertomographie Schädel	– Pubertas praecox (Tumorausschluß)
Magnetresonanztomographie	– Tumorlokalisation

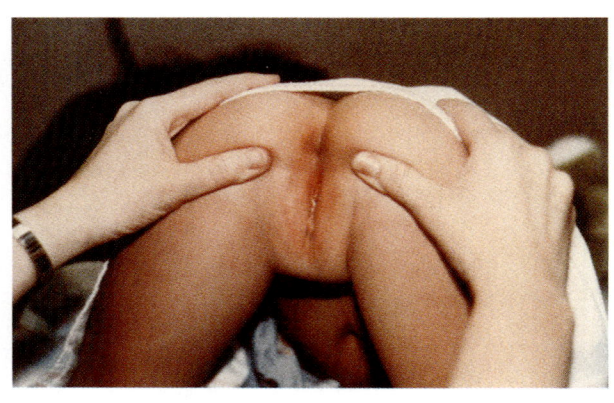

Abb. 17-7 Knie-Ellenbogen-Lage.
(*Original:* Frau Dr. Francesca Navratil, Zürich)

dorsalen (hinteren) Hymenalrands (Narbenbildung?) und der Analgegend bei Verdacht auf chronischen sexuellen Mißbrauch (siehe auch Abschnitt 8).

3.4 Bildgebende Verfahren

Neben der klinischen und gynäkologischen Untersuchung sind Ultraschalluntersuchungen des kleinen Beckens bei jedem unklaren gynäkologischen Palpationsbefund und immer dann angezeigt, wenn Diskrepanzen zwischen Lebensalter und körperlicher Entwicklung bestehen (Pubertas praecox, Pubertas tarda), über unklare Unterbauchschmerzen geklagt wird (Tumorausschluß!) oder der Verdacht auf Entwicklungsanomalien (Fehlbildungen, Intersexualität) besteht (Tab. 17-5).

Die *sonographischen Untersuchungen* werden in der Kinder- und Jugendgynäkologie abdominal bei voller Blase mit einem hochauflösenden Sektorscanner mit Prüffrequenzen um 5 MHz durchgeführt. Tabelle 17-6 zeigt sonographisch ermittelte Normwerte bei Mädchen bis zum 16. Lebensjahr [20, 21].

Weitere aufwendige bildgebende Verfahren sind spezifischen Fragestellungen vorbehalten (Tab. 17-5).

Kostenaufwendige endokrinologische und genetische Untersuchungen sind bei Entwicklungsstörungen entsprechend der Leitsymptomatik gezielt einzusetzen (siehe auch Abschnitt 6).

Tabelle 17-6 Normwerte des inneren Genitales bei Mädchen, ermittelt mit Hilfe des Ultraschalls (aus Pelzer [20, 21])

Alter	1.–4. Woche	2.–12. Monat	1–3 Jahre	4–6 Jahre	7–8 Jahre	9–10 Jahre	11–12 Jahre	13–14 Jahre	15–16 Jahre
Anzahl (n_{gesamt} = 230)	26	24	21	25	33	27	23	34	17
Uterus – längs (mm) Mittelwerte Standard-A. Minimum/Maximum	44 ±6 54/29	26 ±6 37/18	27 ±5 43/19	28 ±6 43/20	32 ±6 51/23	36 ±8 52/22	49 ±15 80/25	61 ±10 80/40	66 ±10 87/46
Korpus – längs (mm) Mittelwerte Standard-A. Minimum/Maximum	13 ±2 18/10	11 ±2 15/9	13 ±3 22/10	15 ±3 20/10	19 ±4 25/11	22 ±4 29/15	31 ±13 54/13	39 ±8 48/19	43 ±10 60/29
Zervix – längs (mm) Mittelwerte Standard-A. Minimum/Maximum	31 ±5 39/16	14 ±4 20/9	15 ±3 21/9	15 ±4 24/10	15 ±4 27/9	16 ±2 20/13	20 ±5 29/14	23 ±3 27/19	25 ±6 34/17
Korpus : Zervix Mittelwerte Standard-A. Minimum/Maximum	1 : 2,3 0,4 ± 0,1 0,81/0,30	1 : 1,2 0,8 ± 0,1 1,00/0,73	1 : 1,1 0,9 ± 0,2 1,23/0,67	1 : 1 1,0 ± 0,2 1,45/0,63	1 : 0,8 1,3 ± 0,3 2,00/0,79	1 : 0,8 1,3 ± 0,3 1,85/1,07	1 : 0,6 1,6 ± 0,4 2,19/0,81	1 : 0,6 1,8 ± 0,4 2,26/0,83	1 : 0,6 1,7 ± 0,3 2,22/1,15
Uterus – quer (max) (mm) Mittelwerte Standard-A. Minimum/Maximum	18 ±3 25/12	12 ±4 21/7	11 ±2 16/8	14 ±3 20/7	14 ±3 20/8	19 ±5 32/10	28 ±10 44/12	32 ±8 46/18	32 ±5 41/25
Korpus – quer (mm) Mittelwerte Standard-A. Minimum/Maximum	11 ±2 18/8	10 ±2 12/7	10 ±2 16/7	12 ±3 18/7	14 ±3 20/8	18 ±6 32/9	26 ±11 44/10	29 ±9 46/14	32 ±4 40/28
Zervix – quer (mm) Mittelwerte Standard-A. Minimum/Maximum	19 ±3 25/12	10 ±3 16/7	11 ±2 15/8	11 ±3 15/7	12 ±3 18/7	15 ±4 25/9	19 ±8 36/10	23 ±6 31/12	25 ±6 35/17
Uterus – a.p. (max) (mm) Mittelwerte Standard-A. Minimum/Maximum	15 ±3 20/8	9 ±2 13/6	7 ±2 11/4	8 ±2 12/5	8 ±2 14/6	12 ±4 20/7	18 ±9 34/6	23 ±6 5/7	24 ±4 33/19
Korpus – a.p. (mm) Mittelwerte Standard-A. Minimum/Maximum	9 ±2 16/7	7 ±2 10/5	6 ±1 9/4	7 ±2 12/4	8 ±2 13/5	11 ±4 20/6	18 ±8 34/5	21 ±8 35/5	24 ±4 33/19
Zervix – a.p. (mm) Mittelwerte Standard-A. Minimum/Maximum	15 ±3 20/8	9 ±3 13/6	7 ±2 10/4	7 ±2 10/5	7 ±2 14/4	10 ±4 20/6	15 ±7 24/6	17 ±5 29/7	19 ±5 27/11
Uterusvolumen (cm^3) Mittelwerte Standard-A. Minimum/Maximum	6,6 ±2,9 12,9/1,5	1,6 ±0,9 3,3/0,5	1,2 ±0,5 2,4/0,5	1,8 ±0,9 4,1/0,4	2,1 ±1,2 5,9/0,9	4,8 ±3,5 15,5/1,8	18,6 ±18,2 62,7/1,1	24,3 ±13,2 57,5/2,8	26,7 ±8,3 45,6/14,0
Ovarvolumen (cm^3) Mittelwerte Standard-A. Minimum/Maximum	0,43 ±0,29 1,66/0,15	0,39 ±0,22 0,81/0,17	0,40 ±0,18 0,68/0,06	0,55 ±0,26 1,07/0,07	0,91 ±0,29 1,40/0,37	1,32 ±0,61 2,68/0,46	2,11 ±0,96 3,75/0,40	2,64 ±0,88 4,67/0,94	3,17 ±1,44 7,21/0,57

4 Entzündungen und Infektionen

Entzündliche Erkrankungen des äußeren Genitales (Vulvovaginitis) sind mit 40 bis 60 % das häufigste Erkrankungsbild in der Kinder- und Jugendgynäkologie [9, 11, 13, 14, 26]. Aszendierende Infektionen (Adnexitiden) treten bei kleinen Mädchen in der sog. hormonalen Ruheperiode nicht auf, steigen aber nach Eintritt der Menarche und schließlich nach Aufnahme des Geschlechtsverkehrs sprunghaft an.

4.1 Vulvovaginitis

Hauptsymptome sind Fluor unterschiedlicher Beschaffenheit, Rötung des äußeren Genitales, Juckreiz und Dysurie. Bereits die Beschaffenheit des Fluors kann wertvolle Hinweise auf die möglichen Ursachen und die Art der notwendigen mikrobiologischen Untersuchung geben (Tab. 17-7). Die auslösenden *Ursachen*

17 Kinder- und Jugendgynäkologie

Tabelle 17-7 Zusammenhänge von klinischem Bild, Verdachtsdiagnose und mikrobiologischer Untersuchung bei Vulvovaginitis

Fluorqualität/Symptome	Verdachtsdiagnose/Altersgruppe	mikrobiologische Untersuchung
Eitrig, gelb-zähflüssig/ plötzlicher Beginn!	Gonorrhö *alle Altersperioden*	Methylenblau oder Gram-Präparat, Go-Kultur
Eitrig, grünlich-gelblich bis serös Rötung der Vulva	unspezifische aerobe und anaerobe Mischflora/*Kindheit*	Aerobier-, Anaerobier-Kultur und Resistenz
	Begleitvulvovaginitis bei extragenitalen Infektionen ausschließen!	keine! Grunderkrankung behandeln!
Fötide-blutig	intravaginaler Fremdkörper/*Kindheit*	keine!
Serös/Rötung des Introitus vag. bis Analgegend, Kratzspuren	Darmparasiten/*Kindheit*	Oxyurenausschluß! mikrobiologisch: E. coli/Enterokokken
Dünnflüssig, gräulich-weißlich/ fader bis fischartiger Geruch	Gardnerella, Anaerobier/ bevorzugt *Pubertät, Adoleszenz*	Nativ, Gram Anaerobierkultur
Weißlich-zähflüssig, krümelig/ Juckreiz, Rötung bis Erosionen der Vulva	Pilze/*Pubertät, Adoleszenz* aber auch Kleinkind	Pilzkultur
Gelblich-schaumig/ „übler Geruch"	Trichomonaden, Anaerobier/ *Pubertät, Adoleszenz*	Nativ-, Gram-Präparat Anaerobierkultur
Uncharakteristisch/ evtl. + Unterbauchschmerzen	Chlamydien, Mykoplasmen/ *Adoleszenz*	Direktnachweis Zellkultur
Schleimig-pastös, weißlich-gelblich „geruchlos" sporadisch wechselnde Mengen	dysfunktionell: Östrogenmangel, hyperöstrogen/*ab Präpubertät*	Ausschlußdiagnose!

Das mikroskopische Übersichtspräparat ist bei jedem Fluor als Screening angezeigt!

Tabelle 17-8 Ursachen der Vulvovaginitis in Abhängigkeit vom hormonalen Reifezustand

Ursachen	Kindheit	Pubertät	Adoleszenz
Bakterielle Infektionen			
– unspezifisch	+++	++	+
– spezifisch (STD)	(+)	++	+++
Endogen			
– endokrinologisch dysfunktionell	–	+++	+
– bei Allgemeinerkrankungen	+++	+	(+)
Äußere Noxen			
– Darmparasiten	+++	+	(+)
– Fremdkörper	+++	(+)	(+)
– chemische und mechanische Reize	+	+	+
– allergische Reize	+	+	+
Viruserkrankungen			
– Herpes simplex	+	(+)	++
– Varizellen	+	(+)	(+)
– Condylomata acuminata	+	+	+
– Molluscum contagiosum	+	+	+

hängen wesentlich mit dem hormonellen Reifezustand des Mädchens zusammen (Tab. 17-8).

4.1.1 Bakterielle Infektionen

Im nichtöstrogenisierten Milieu, also in der Kindheit, kommen hauptsächlich unspezifische aerobe und anaerobe Erreger in Betracht (sog. Mischflora), während jenseits der Menarche und schließlich mit Aufnahme sexueller Beziehungen die sog. STD-Erreger dominieren (siehe auch Bd. 8, Kap. 7).

Unspezifische Vulvovaginitis

Die unspezifische Vulvovaginitis bevorzugt kleine Mädchen und wird durch ein breites Spektrum aerober und anaerober *Erreger* verursacht. Das atrophische, nicht östrogengeschützte Vaginalepithel mit seinem alkalischen pH-Wert ist Erregern aus dem Darmbereich (E. coli, Enterokokken) und aus extragenitalen Be-

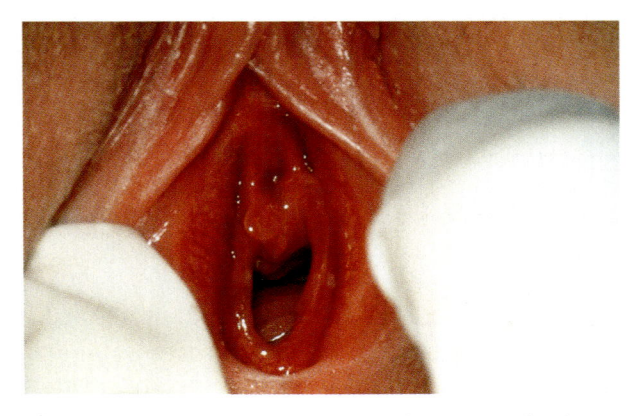

Abb. 17-8 Unspezifische Vulvovaginitis bei einem zehnjährigen Mädchen (Kolibakterien, Enterokokken).

reichen (Streptokokken, Staphylokokken) durch Schmierinfektion ungeschützt ausgesetzt und reagiert mit Rötung und Fluor (Abb. 17-8).

Zum Ausschluß eines *urethro-vaginalen Refluxes* als Ursache einer Vulvovaginitis sind bei kleinen Mädchen die Miktionsgewohnheiten detailliert zu erfragen und Auffälligkeiten des Meatus externus zu beachten (Synechie der kleinen Labien, sehr hohe hintere Kommissur).

Zur Objektivierung der Keimflora sind die *Abstriche* ohne Touchierung des äußeren Genitales aus dem hinteren Scheidengewölbe zu entnehmen. Zur Übersichtsdiagnostik hat sich die *mikroskopische Sofortuntersuchung* im Nativ- und/oder Methylenblau- bzw. Gram-Präparat bewährt (Tab. 17-9). Die Problematik der Interpretation mikrobiologischer Befunde aus dem Vaginalsekret liegt unter anderem darin, daß in mehr als 60% eine Mischflora vorliegt, bevorzugt mit Enterokokken oder E. coli. Für die klinische Praxis ist es wichtig, im Zusammenhang mit dem klinischen Bild die Qualität und Quantität der nachgewiesenen Keime richtig zu interpretieren.

Die *Therapie* richtet sich nach der wahrscheinlichen Ursache im Zusammenhang mit dem Erregerspektrum. Ist die Vulvovaginitis eindeutig in Begleitung einer akuten extragenitalen fieberhaften Erkrankung aufgetreten (Kinderkrankheiten, Angina, Otitis, Konjunktivitis), so wird sie mit erfolgreicher Therapie der auslösenden Grunderkrankung ohne Zusatzbehandlung beseitigt.

Bei massivem Befall der Vagina mit Fäkalkeimen genügt häufig bereits eine *Korrektur falscher Hygienegewohnheiten,* wie übertriebene Seifenwaschungen, falsche Hygiene nach dem Stuhlgang, mangelhafte Hygiene. Symptomlindernd wirken medizinische Bäder (z.B. mit Kaliumpermanganat als rosagefärbte Lösung, Eichenbaumrinde) und bakteriostatische Salben. Ein *Oxyurenbefall* muß ausgeschlossen bzw. saniert werden.

Bei isolierter eitriger Sekretion *(Gonorrhöausschluß!)* durch Problemkeime (Proteus, Klebsiella) können selten *lokale Antibiotikagaben* intravaginal entsprechend dem Resistogramm erforderlich werden. Da industriell gefertigte Vaginalia für kleine Mädchen nicht verfügbar sind, können bis zum 4. Lebensjahr Antibiotikalösungen aus Ophthalmologie und HNO-Bereich in vier- bis sechsfacher Dosierung zweimal täglich unter Beckenhochlagerung des Kindes in die Vagina mittels Pipette eingebracht werden. Bei Mädchen ab dem 4. Lebensjahr sollten kindgerechte Vaginalia durch die Apotheke hergestellt werden, z.B. 300 mg Ampicillin/Supp., 100 mg Tetracyclin-Supp., Füllstoff Lanettewachs. Die Behandlungsdauer beträgt bei Kindern sechs bis sieben Tage. Ab der Präpubertät werden bei intravaginaler Antibiotikabehandlung zusätzlich fungistatische Salben verordnet, um einen iatrogen ausgelösten Soor zu verhindern.

Tabelle 17-9 Mikrobiologisches Untersuchungsprogramm bei Vulvovaginitis

Methode	Fragestellung
Mikroskopisch	
– Nativpräparat	Laktobakterien? Gardnerella? Pilze? Trichomonaden?
– Grampräparat	Mikrobielle Übersicht! Go-Screening! Pilze?
Kulturell	
– Aerobier, Anaerobier	Klassifizierung und Resistenzbestimmung!
– Pilze	Candida albicans?
– Gonokokken	Gonorrhö?
Antigennachweis	
– oder Direkt	Chlamydien?
Erweitertes Programm	Stuhluntersuchung auf Darmparasiten Urinkultur Virus-Zellkulturen Mykoplasmen

Tabelle 17-10 Therapieprogramm bei bakteriell bedingter Vulvovaginitis (außer Gonorrhö)

Ursache	Therapie
Unspezifische Vulvovaginitis	Antibiotisch lokal und intravaginal entsprechend Resistogramm
– bei Anaerobier-Beteiligung	*Kinder:* Zusätzlich Metronidazol, oral 10–20 mg/kg KG/Tag; 7 Tage lang *Jugendliche:* Zusätzlich Metronidazol, oral 3–4 × 250 mg/Tag; 7 Tage lang *oder* Tinidazol, 2 g Einmaldosis
Spezifische Vulvovaginitis	
– Soor	*Kinder:* Nystatin, Clotrimazol als Creme, Lösung 6–10 Tage lang *Jugendliche:* Nystatin, Clotrimazol, Econazol, Miconazol als Vaginalia 6–10 Tage lang, evtl. Fluconazol 150 mg Einmaldosis
– bei Magen-Darm-Trakt-Befall und Rezidiven	*Kinder:* Zusätzlich Nystatin oral 4–6 × 100 000 E/Tag; 10 Tage lang oder Ketoconazol 2,5–5 mg/kg KG/Tag, bis Pilzfreiheit *Jugendliche:* Ketoconazol 200–400 mg/Tag, bis Pilzfreiheit
– Gardnerella	Wie Anaerobier
– Trichomonaden	Wie Anaerobier, 1–2 Tage lang
– Chlamydien	*Jugendliche:* Doxycyclin, 200–100 mg/Tag; 7–14 (21) Tage lang möglichst Partnermitbehandlung!

Bei *Anaerobierbeteiligung* ist auch bereits bei kleinen Mädchen eine zusätzliche orale Metronidazolbehandlung indiziert (Tab. 17-10).

Eine *systemische Antibiotikatherapie* sollte bei Vulvovaginitis nur dann verordnet werden, wenn wiederholt identische pathogene Keime im Nasenrachenraum, den Ohren, den Augen und in der Vagina vorhanden sind, z.B. beta-hämolysierende Streptokokken der Gruppe A.

Spezifische Vulvovaginitis

Die spezifische Vulvovaginitis wird überwiegend durch Keime verursacht, die zu den sog. genitalen Kontaktinfektionen (STD) führen. Sie steigen nach Eintritt der Menarche und schließlich mit Aufnahme sexueller Beziehungen sprunghaft an.

Bei Neugeborenen können die mütterlichen infizierten Geburtswege die Ursache sein. Bei kleinen und präpuberalen Mädchen sind auch nichtsexuelle Übertragungswege wahrscheinlich und beschrieben. Allerdings sollte bei Nachweis von Gonokokken, Gardnerella, Chlamydien und Condylomata acuminata immer an ein Sexualdelikt gedacht werden (siehe auch Abschnitt 8).

Die *Therapie* der spezifischen bakteriellen Vulvovaginitis entspricht den Grundsätzen der erwachsenen Frau (Tab. 17-10; siehe auch Bd. 8, Kap. 1, 2 und 7).

Mykosen: Der Erreger ist in mehr als 90% Candida albicans. Eine wesentliche Ursache für den Anstieg von Soorerkrankungen bereits bei kleinen und präpuberalen Mädchen ist offensichtlich in einer einseitigen, zu stark zuckerhaltigen Ernährung bei unzureichender Zufuhr von Ballaststoffen zu suchen. Weitere begünstigende Faktoren sind wiederholte systemische oder intravaginale Antibiotikagaben, Diabetes mellitus, Immunabwehrstörungen und mangelhafte Intimhygiene. Übertragungen durch nichtsexuelle Schmierinfektionen sind gesichert.

Das klassische *klinische Bild* imponiert durch die hochrote Vulva mit krümeligen Belägen. Leitsymptom ist der unerträgliche Juckreiz (Abb. 17-9).

Bei *Rezidivneigung* ist eine Reinfektion über Darm und Mundhöhle auszuschließen.

Gardnerella vaginalis (sog. Aminkolpitis): Im östrogenisierten Milieu kann Gardnerella vaginalis durch Synergismus mit Anaerobiern erheblich an Quantität zunehmen und die normale Laktobakterienflora verdrängen. Rezidive können durch die zunehmende Alkalität

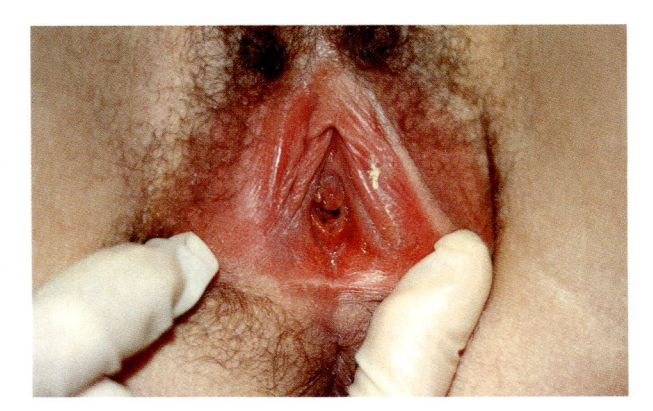

Abb. 17-9   Akute Soorvulvitis bei einer Zwölfjährigen.

des Scheiden-pH-Werts im Zusammenhang mit der Menstruation, bei Blutungsstörungen oder nach Antibiotikabehandlung begünstigt werden. Auch bereits bei präpuberalen Mädchen ohne Sexualkontakte wird Gardnerella als Ursache eines klassisch homogenen, wäßrigen, gräulichen Fluors („Fischgeruch") nachgewiesen.

Unbehandelt können jenseits der Menarche durch Keimaszension entzündliche Adnexerkrankungen entstehen.

Trichomonaden: Ihre Existenz verlangt ein östrogenisiertes Scheidenmilieu. Die Bedeutung der Trichomonaden für das Entstehen einer Vulvovaginitis bei jungen Mädchen ist seit Jahren rückläufig.

Gonorrhö: Charakteristisch ist *bei kleinen Mädchen* eine plötzlich „wie aus heiterem Himmel" auftretende, massive eitrige Sekretion aus der Vagina bei allgemeinem Wohlbefinden der Kinder. Ein Sexualdelikt ist unbedingt auszuschließen, aber nicht zwingend ursächlich. Schmierinfektionen ohne sexuelle Kontakte sind in dieser Altersgruppe nachgewiesen. Die Infektion bleibt auf die Vagina begrenzt.

Bei Mädchen *jenseits der Menarche* wurde bisher immer ein sexueller Kontakt als Ursache gefunden. Aszendierende Infektionen sind bei nicht rechtzeitiger Behandlung obligat.

Die *Verdachtsdiagnose* kann sofort durch Methylenblau- oder Gram-Präparat gestellt werden, muß aber immer kulturell gesichert werden, um andere gramnegative Diplokokken (Neisseria catarrhalis) auszuschließen. Nach kulturell gesicherter Diagnose sind Umgebungsuntersuchungen (Familie, andere Kontaktpersonen) dringend geboten.

Therapie der Wahl ist unverändert ein Penicillin mit Depotwirkung (Benzylpenicillin-Procain und Benzylpenicillin-Natrium) in Einmaldosis. Bei Penicillinunverträglichkeit kommt bei kleinen Mädchen Erythromycin in Betracht. Resistenzbestimmungen können angezeigt sein.

Chlamydien: Neugeborene Mädchen können durch Infektion über die mütterlichen Geburtswege eine Chlamydienblenorrhö oder sogar eine Pneumonie entwickeln. Intrapartal übertragene Chlamydien können bis zu drei Jahren nach der Geburt im Nasenrachenraum nachgewiesen werden. Auch bei älteren Mädchen mit Chlamydiennachweis im Vaginalsekret sind nichtsexuelle Übertragungswege möglich, allerdings ist der Verdacht auf sexuellen Mißbrauch erheblich [16].

Bei jungen *Mädchen mit Sexualkontakten* sollte an eine Chlamydieninfektion immer dann gedacht werden, wenn bei uncharakteristischem gelblichem Fluor unklare ziehende Unterbauchschmerzen bestehen, sog. Spottings unter hormonaler Kontrazeption auftreten, die Untersuchungen auf andere STD-Erreger negativ sind und im mikroskopischen Ausstrichpräparat auffallend hohe Leukozytenzahlen gefunden werden. Rechtzeitige Diagnose und Therapie sind deshalb wichtig, weil aszendierende Infektionen wesentliche Ursache einer tubaren Sterilität werden können. Partnermitbehandlung ist auch bei Beschwerdefreiheit des Partners angezeigt.

4.1.2 Dyshormonaler Fluor

Mit beginnender Reifeentwicklung der Mädchen entsteht infolge diskontinuierlicher östrogener Einflüsse auf das Vaginalepithel in der Präpubertät ein sog. Östrogenmangelfluor und in der Pubertät ein sog. hyperöstrogener Fluor. Beide haben ihre Ursache in der noch instabilen Achse Hypothalamus–Hypophyse–Ovar. In der Präpubertät ist dieser Fluor eher wäßrig, in der Pubertät mehr milchig-zähflüssig. Die Beschwerden können sehr lästig sein.

Dyshormonaler Fluor ist eine *Ausschlußdiagnose*. Im mikroskopischen Präparat finden sich wenige bis sehr viele Laktobakterien, keine erhöhten Leukozytenzahlen und keine pathologische Begleitflora. Die mikrobiologischen kulturellen Untersuchungen sind negativ. In diesem Falle sind die Mädchen dahingehend zu beraten, daß es sich um entwicklungsbedingte Beschwerden handelt. Hinweise zu richtiger Körper- und Menstruationshygiene werden dankbar angenommen.

4.1.3 Viruserkrankungen

Viruserkrankungen im Genitalbereich zählen ebenfalls zu den STD.

Herpes genitalis: Neugeborene können über den mütterlichen Geburtskanal eine schwere generalisierte Herpesinfektion erleiden. Lokale genitale Herpesinfektionen sind bei kleinen Mädchen äußerst selten. Bei Nachweis von Herpes-simplex-Virus Typ II muß an einen sexuellen Mißbrauch gedacht werden. Adoleszentinnen mit genitaler Herpesinfektion hatten ausnahmslos sexuelle Kontakte.

Die *Symptome* bestehen in sehr schmerzhafter Schwellung der Vulva mit multiplen, bis stecknadelkopfgroßen Bläschen und partieller Ulzeration. Das Allgemeinbefinden ist mit Fieber bis über 39 °C erheblich beeinträchtigt.

Die *Diagnose* kann in typischen Fällen klinisch gestellt werden. Für die Praxis stehen direkte immunologische Nachweise des Virusantigens oder serologische Nachweise (nur bei Primärinfektionen sinnvoll!) zur Verfügung.

Therapie der Wahl ist Aciclovir, je nach Schweregrad intravenös, oral oder lokal.

Condylomata acuminata werden verursacht durch HPV 6 und 11. Die Diagnose wird allgemein klinisch gestellt und später histologisch gesichert.

Infektionen können auch bereits bei kleinen Mädchen vorkommen (Abb. 17-10). Ein Sexualdelikt sollte in Erwägung gezogen werden, nichtsexuelle Kontaktinfektionen sind aber nach eigenen Erfahrungen offensichtlich möglich. Die Therapie besteht am günstigsten in der Laserbehandlung.

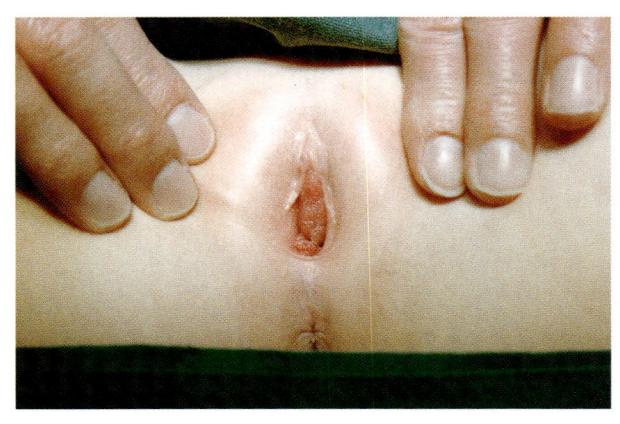

Abb. 17-10   Condylomata acuminata bei einer Vierjährigen.

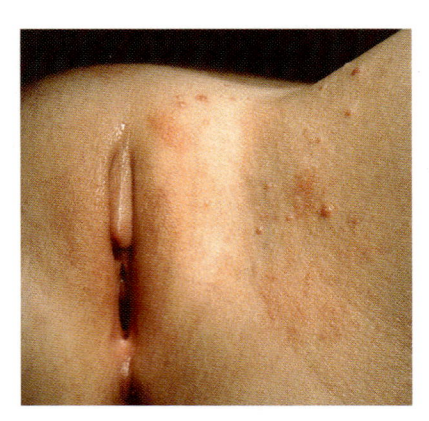

Abb. 17-11   Mollusca contagiosa bei einer Achtjährigen.

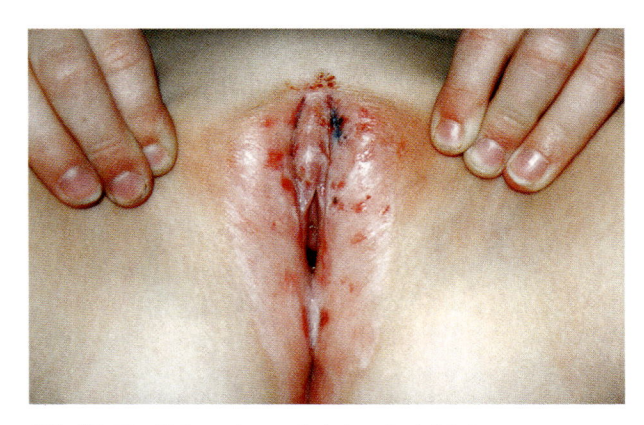

Abb. 17-12   Lichen sclerosus bei einer Sechsjährigen.

Molluscum contagiosum: Erreger sind Viren aus der Poxovirusgruppe. Obgleich die Übertragung ebenfalls bevorzugt durch sexuellen Kontakt angegeben wird, sind bei kleinen Mädchen nichtsexuelle Übertragungswege begründet anzunehmen.

Das *klinische Bild* ist charakteristisch aufgrund der sog. Dellwarzen: disseminierte, bis ca. 5 mm große Papeln mit zentralem Hornkegel oder zentraler napfartiger Einsenkung (Abb. 17-11).

Die *Therapie* besteht in der subtilen chirurgischen Exprimation des Warzeninhalts (Lupe!).

4.1.4 Äußere Einflüsse

Darmparasiten können dann ursächlich für eine Vulvovaginitis in Betracht kommen, wenn sich Rötungen des äußeren Genitales bis zur Analgegend ziehen und ein seröser, nichteitriger Fluor besteht.

Fremdkörper in der Vagina verursachen einen typischen, fötiden, gelblich-eitrigen bis blutigen Fluor. Meist erinnern sich die kleinen Mädchen nicht mehr daran, wann und welchen Gegenstand sie im Spiel oder aus Neugier in die Vagina gesteckt haben. Zur Diagnosestellung ist die *Vaginoskopie* unumgänglich. Der Fremdkörper muß entfernt werden, eine anschließende Scheidenspülung mit bakteriostatischen Lösungen ist empfehlenswert.

4.2 Nichtinfektiöse Vulvaveränderungen

4.2.1 Lichen sclerosus

Die genitale Lokalisation des Lichen sclerosus betrifft bevorzugt Mädchen zwischen dem 3. und 6. Lebensjahr. Die Ursache ist unbekannt, möglicherweise spielt das nichtöstrogenisierte Milieu eine Rolle. Histopathologisch bestehen Hyperkeratose, atrophisch verschmälerte Epidermis und Verlust an elastischen Fasern.

Das *klinische Bild* ist typisch: Rötung der Vulvahaut mit zum Teil pergamentartiger Oberfläche und mattem Glanz, eventuell kleine subepitheliale Bläschen, in die es hineinblutet (Abb. 17-12). Die Mädchen können unter quälendem Juckreiz leiden. Durch Kratzen entstehen möglicherweise weitere Einblutungen, Ulzerationen und Superinfektionen. Diese Mädchen werden nicht selten wegen genitaler Blutungen oder unter dem Verdacht einer sexuellen Ausbeutung vorgestellt. Der Verlauf ist bis zum Eintritt der Pubertät durch Phasen von Exazerbation und Stillstand gekennzeichnet. Nach Menarcheeintritt sistiert das Krankheitsbild.

Die *Therapie* ist symptomatisch: schonende Intimhygiene (nur Wasser), temporäre lokale Behandlung mit Estriolsalbe, bei Superinfektionen bakteriostatische Cremes. Erfolge mit thymusextrakthaltigen Salben sind beschrieben.

Maligne Entartungen sind bei Mädchen nicht bekannt. *Differentialdiagnostisch* ist die Depigmentation bei Vitiligo abzugrenzen, die allerdings keine Beschwerden macht.

4.2.2 Synechie der kleinen Labien

Die Adhäsion der Labia minora betrifft fast nur kleine Mädchen, bevorzugt zwischen dem 2. und 4. Lebensjahr (Abb. 17-13).

Die *Ursache* ist unbekannt, möglicherweise spielen Entzündungen oder übertriebene Salbenbehandlung eine Rolle. Die kleinen Labien sind mehr oder weniger vollständig verklebt. Als Folge können Miktions-

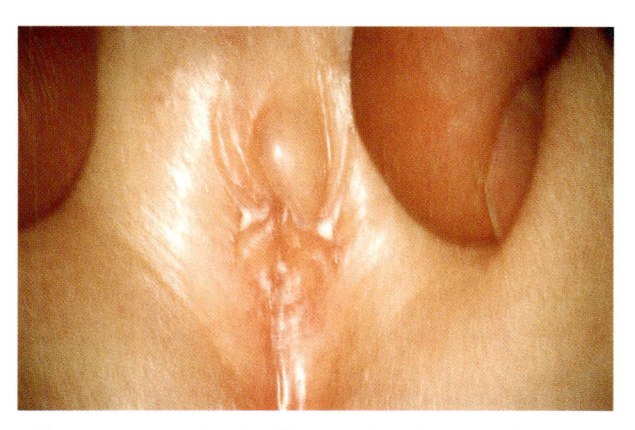

Abb. 17-13 Synechie der kleinen Labien bei einer dreijährigen Patientin. Urethralöffnung verdeckt, daher urethro-vaginaler Reflux; Miktionsstörungen bis Harnverhaltung sind möglich.

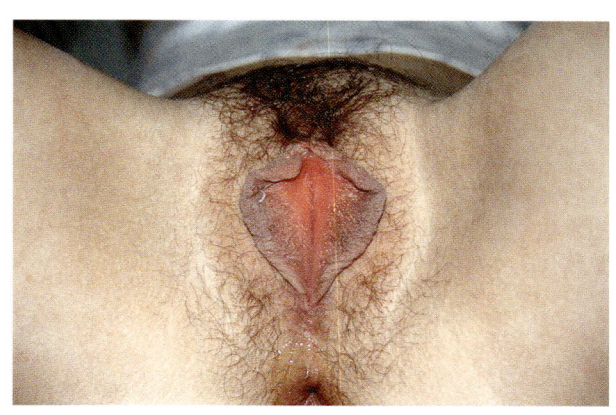

Abb. 17-14 Hyperplasie der kleinen Labien bei einer 14jährigen.

störungen, urethro-vaginaler Reflux oder gar eine Harnverhaltung entstehen. Nicht selten wird die Fehldiagnose einer Hymenalatresie oder Scheidenaplasie gestellt.

Therapie der Wahl ist die allmähliche Lösung der Synechie durch tägliches Auftragen von Estriolsalben bis zu vier bis sechs Wochen Dauer. Bei subtotaler Synechie mit Verlegung der Urethralöffnung ist dies aber zu langwierig, so daß hier, zur Vermeidung von Harnverhaltung und urethro-vaginalem Reflux, immer noch die Sondenspaltung angezeigt ist, die ohne Traumatisierung des Mädchens sofort in der Sprechstunde möglich ist. Eine sechswöchige Nachbehandlung der ursprünglichen Verklebungsstellen mit Estriolsalbe zur Rezidivprophylaxe ist geboten.

4.2.3 Hyperplasie der kleinen Labien

Die Hyperplasie der Labia minora ist eine in der Präpubertät beginnende Größenzunahme einer oder beider kleinen Schamlippen (Abb. 17-14). *Ursache* dafür ist wahrscheinlich eine vermehrte Ansprechbarkeit der Östrogenrezeptoren auf die entwicklungsbedingt ansteigende Östrogenproduktion.

Viele Mädchen empfinden sich als abnorm. Bei ausgeprägter Hyperplasie reiben die Schamlippen aneinander, es können Juckreiz und mechanische Irritationen entstehen.

Vielfach hilft das aufklärende Gespräch über die Normalität der Veränderungen. In ausgeprägten Fällen und bei hohem Leidensdruck ist die chirurgische Korrektur angezeigt. Die Resektion mit Laser bietet kosmetisch die besten Ergebnisse. Die Korrektur sollte aber erst nach Menarcheeintritt erfolgen, da erfahrungsgemäß bis zu diesem Zeitpunkt ein weiteres Wachstum der Labien möglich ist.

4.3 Adnexitis

Aszendierende Infektionen kommen erst nach Eintritt der Menarche und ansteigend mit Aufnahme sexueller Beziehungen und dann bevorzugt durch STD-Erreger vor. Bei Nichterkennung ist eine tubare Sterilität vorprogrammiert.

Das *klinische Bild* entspricht dem der erwachsenen Frau (siehe auch Bd. 8, Kap. 6).

Zur *Sicherung der Diagnose* sollte bei jungen Mädchen möglichst schnell die Laparoskopie eingesetzt werden. Damit besteht bei bestätigter Diagnose neben der objektiven Beurteilung des Ausmaßes des Befunds auch die Möglichkeit einer Sekretgewinnung aus Douglas und Fimbrientrichter (Chlamydien!) oder durch Tubenpunktion zur differenzierten mikrobiologischen Diagnostik. Das ist die Voraussetzung zur gezielten antibiotischen Behandlung, die unter stationären Bedingungen erfolgen sollte.

5 Genitale Blutungen bei kleinen Mädchen

Genitale Blutungen in der sog. *hormonalen Ruheperiode* sind immer pathologisch. Ihre Ursachen sind äußerst vielfältig (Tab. 17-11). Die Häufigkeit des Symptoms liegt bei etwas über 1% aller kindergynäkologischen Erkrankungen [10].

Tabelle 17-11   Ursachen genitaler Blutungen im Kindesalter

Vulvovaginitis
Verletzungen, akzidentell und Sexualdelikte
Intravaginale Fremdkörper
Passagere Östrogenisierung des Vaginalepithels
Tumoren, benigne (Hämangiom) und maligne (S. botryoides)
Exogene Östrogenzufuhr
Simulation
(Pseudo-)Pubertas praecox
Extragenital: – Urethralpolyp, -prolaps   – rektale Erkrankungen
Mütterliche Hormone in der Neugeborenenperiode (bis ca. 4.–6. Lebenswoche physiologisch)

Grundsätzlich sind drei *Fragen zu klären,* wenn bei einem Mädchen bis zum 8. Lebensjahr Blutungen im Genitalbereich auftreten:

– Bestehen gleichzeitig Zeichen einer vorzeitigen Reife wie Brustwachstum, Schambehaarung und Akzeleration des Knochenalters? Dann ist eine Pubertas oder Pseudopubertas praecox auszuschließen.
– Ist die Blutung bei einem altersentsprechend entwickelten Mädchen aufgetreten?
– Kommt die Blutung tatsächlich aus der Vagina oder könnte sie extragenital aus Urethra oder Rektum bedingt sein?

Die bei *neugeborenen Mädchen* vorkommende und innerhalb der ersten vier bis sechs Lebenswochen mögliche vaginale Blutung ist eine physiologische uterine Entzugsblutung infolge abfallender mütterlicher Östrogeneinwirkung (sog. Halban-Reaktion). Eine Therapie ist daher nicht erforderlich.

Im folgenden wird ausschließlich auf die genitale Blutung kleiner Mädchen ohne Zeichen vorzeitiger Reifeentwicklung eingegangen.

Diagnostik

Die gezielte *Anamnese* beantwortet folgende Fragen:

– Könnte sich das Mädchen verletzt haben? Sexualdelikt?
– War vor dem Auftreten der Blutung Fluor vorhanden?
– Bestanden vor dem Auftreten der Blutung Infektionskrankheiten, Infektionen der oberen Luftwege, der Ohren, der Augen oder bestehen sie noch?
– Besteht ein Wurmbefall?
– Sind Miktionsbeschwerden vorhanden?
– Hat das Kind Zugriff zu Arzneimitteln, insbesondere zur „Pille" der Mutter?
– Könnten Gerinnungsstörungen vorliegen? häufiges Nasenbluten? Neigung zu „blauen Flecken"?

Die *klinische Untersuchung* beginnt mit der Ganzkörperbetrachtung des Mädchens. Wenn Körpergröße und Entwicklungsstadien nach Tanner im altersentsprechenden Normbereich liegen, ist eine Pubertas praecox nicht anzunehmen. Anschließend wird das Mädchen auf dem gynäkologischen Untersuchungsstuhl gelagert. Mit Hilfe des Kolposkops wird das äußere Genitale nach möglichen Blutungsquellen untersucht. Die nachfolgende *Vaginoskopie* ist bei jeder genitalen Blutung kleiner Mädchen oder ihrem Verdacht obligat. Ihre Unterlassung ist ein schwerer Fehler. Mit der Lupenvergrößerung können Veränderungen der Portio, wie das im Kindesalter unphysiologische Zervixektropium [29], Tumoren der Scheide und Portio und Blutungen aus dem Uterus zuverlässig diagnostiziert werden. Gleichzeitig können über das Vaginoskop kleinere Fremdkörper extrahiert werden, und es kann gezielt Vaginalsekret zur mikrobiologischen und funktionszytologischen Diagnostik entnommen werden.

Die *Untersuchung des inneren Genitales* erfolgt bei kleinen Mädchen bimanuell rektal/abdominal und sollte unbedingt durch die Sonographie mit Beurteilung von Uterusgröße, Endometrium, Ovarien und eventuell der Nieren objektiviert werden.

Ursachen

Mehr als 60% aller vaginalen Blutungen in der Kindheit sind durch eine primäre oder sekundäre *Vulvovagi-*

Kinder- und Jugendgynäkologie 17

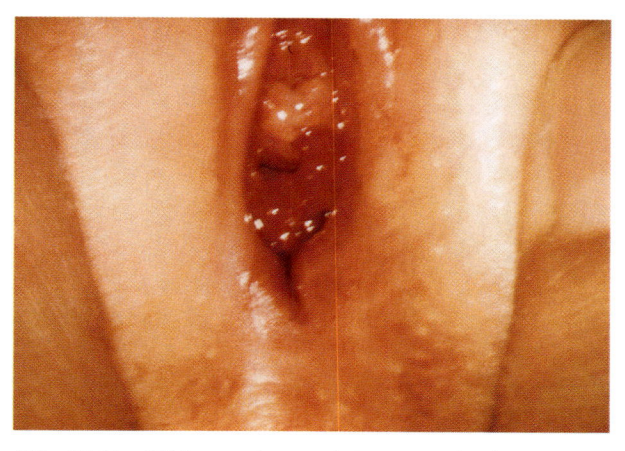

Abb. 17-16 Pfählungsverletzung bei einer Sechsjährigen durch Sturz auf Fahrradstange. *Differentialdiagnose:* Sexualdelikt (Anamnese!).

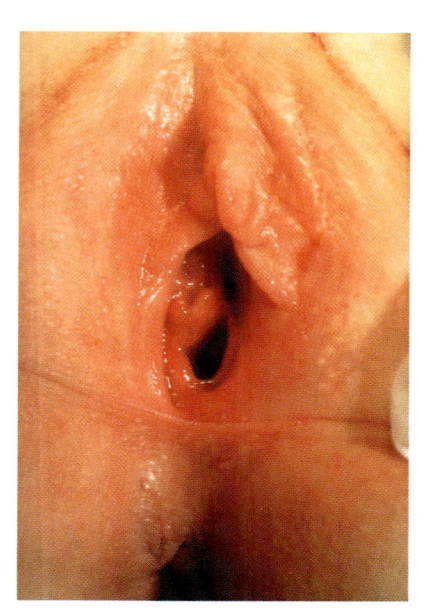

Abb. 17-15 Vaginale Blutung bei einer sechsjährigen Patientin, verursacht durch beta-hämolysierende Streptokokken (Normvariante des Hymens!). *Differentialdiagnose:* Sexualdelikt?

nitis bedingt, bevorzugt durch beta-hämolysierende Streptokokken der Gruppe A (Abb. 17-15), aber auch durch aerobe Mischflora (E. coli, Enterokokken, Proteus) mit Anaerobierbeteiligung.

Verletzungen des äußeren Genitales bluten häufig im Verhältnis zum Ausmaß der Wunde unverhältnismäßig stark. Sexualdelikte sind in diesen Fällen ebenso auszuschließen wie beim Nachweis von STD-Erregern (Abb. 17-16).

Intravaginale *Fremdkörper* verursachen typischerweise einen fötiden Geruch, der die vaginale Schmierblutung begleitet.

Tumoren des äußeren und inneren Genitale sind selten Ursache einer genitalen Blutung bei Kindern. Zum sicheren Ausschluß von Malignität ist bei jeder Tumorbildung eine genügend große Biopsie aus mehreren Stellen erforderlich. Das embryonale Rhabdomyosarkom (Sarcoma botryoides) ist zwischen dem 2. und 4. Lebensjahr der häufigste maligne Genitaltumor (siehe auch Abschnitt 7).

Die *passagere Östrogenisierung* des Vaginalepithels ist eine Ausschlußdiagnose. Sie liegt dann vor, wenn alle anderen Ursachen genitaler Blutungen sicher ausgeschlossen sind, keine Pubertas praecox vorliegt und als einziger pathologischer Befund eine Östrogenisierung des Vaginalepithels des von der seitlichen Scheidenwand entnommenen Abstrichs gefunden wird. Sonographisch können kleine Follikelzysten vorliegen. Die Mädchen müssen klinisch, funktionszytologisch und sonographisch kontrolliert werden. Der vorübergehende Östrogeneffekt verschwindet ohne Therapie, und die Blutung tritt nicht mehr auf.

Extragenitale Blutungen aus Urethra oder Rektum können genitale Blutungen vortäuschen.

6 Störungen der Pubertätsentwicklung

Beginn und Abschluß der weiblichen Pubertätsentwicklung sind abhängig von genetischen Determinanten, soziokulturellen Einflüssen, Ernährungsfaktoren und dem individuellen Gesundheitszustand. Die Variationsbreite ist groß. Äußerliches Zeichen des Beginns der präpuberalen Phase ist das Auftreten der sekundären Geschlechtsmerkmale, die in der bekannten Klassifizierung nach Tanner immer dokumentiert werden sollten (siehe auch Bd. 8, Kap. 3). Bei Normabweichungen empfiehlt sich zusätzlich das Anlegen von Somatogrammen (siehe Abb. 17-4 und 17-5).

6.1 Physiologie der Pubertät

Mit Beginn der Präpubertät, etwa um das 7. bis 8. Lebensjahr, kommt es zu einer vermehrten Produktion von Dehydroepiandrosteron (DHEA) und seinem

17 Kinder- und Jugendgynäkologie

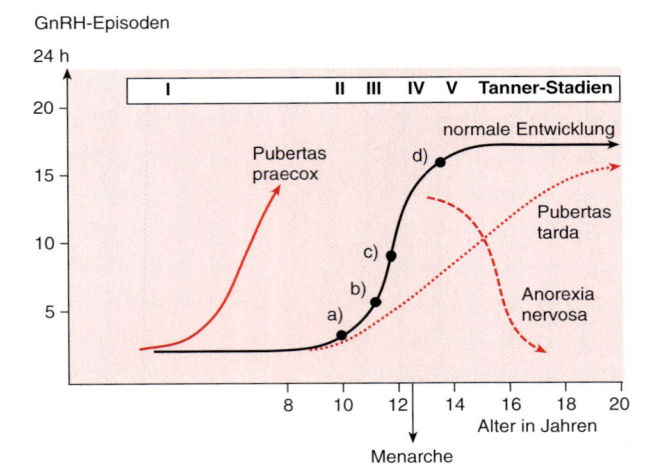

Abb. 17-17 Verlauf der GnRH- bzw. LH-Pulsatilität (nach Wolf [32]).
Im Verlauf der Entwicklung wird das normale, reife Pulsationsmuster über mehrere Schritte erreicht: a) zunächst vereinzelte GnRH-Episoden; b) schlafassoziierte GnRH-Pulse; (c) Pulsation führt zum Anstieg des Estradiols als Zeichen der ovariellen Reaktion; d) adultes (zirkhorales) GnRH-Freisetzungsmuster. Typische krankhafte Abweichungen wie Pubertas praecox, Pubertas tarda und Anorexia nervosa bzw. hypothalamische Amenorrhö sind gekennzeichnet.

Sulfat (DHEA-S) durch die Nebennierenrinde (sog. Adrenarche). In der Folge nimmt die Hemmung des zentralen Nervensystems auf den hypothalamischen GnRH-Pulsgenerator ab, die Frequenz der GnRH-Pulse steigert sich schrittweise, und LH und FSH werden vermehrt ausgeschieden. Die Ovarien nehmen an Größe zu, die Östrogenproduktion steigt an. Korrelierend mit der Stabilisierung der Achse Hypothalamus–Hypophyse–Ovar sind Thelarche, Pubarche, Menarche und das Wachstum des Uterus. Diese natürliche Pubertätsentwicklung kann in jeder beliebigen Phase gestört werden (Abb. 17-17; siehe auch Bd. 1, Kap. 3) [32].

In der klinischen Praxis ist zur *Beurteilung der Pubertätsentwicklung* die Orientierung an den Tanner-Stadien unter Beachtung ihrer synchronen Entwicklung, von Lebensalter, Körpergröße und Gewicht ganz wesentlich. Somatogramme dienen der Kontrolle des Wachstumsverlaufs (siehe Abb. 17-5). Neben der klinischen und gynäkologischen Untersuchung bringt die sonographische Beurteilung des inneren Genitales zusätzliche Informationen, ob das Mädchen altersentsprechend entwickelt ist (siehe Tab. 17-6).

Aufwendige endokrinologische und bildgebende Diagnostik ist nur bei Normabweichungen gezielt in Abhängigkeit von der klinischen Symptomatik einzusetzen.

6.2 Vorzeitige Pubertätsentwicklung (Pubertas praecox)

Eine vorzeitige Pubertätsentwicklung liegt dann vor, wenn sekundäre Geschlechtsmerkmale vor dem 8. Lebensjahr auftreten. Dabei sind die isoliert auftretende Brustdrüsenentwicklung (prämature Thelarche) und Schambehaarung (prämature Pubarche) von der generalisierten vorzeitigen Pubertätsentwicklung (Pubertas praecox) abzugrenzen. Die Übergänge zur konstitutionellen frühnormalen Pubertät sind mit Beginn im 9. Lebensjahr fließend. Hier kann die Familienanamnese wertvoll sein.

6.2.1 Idiopathische Pubertas praecox

Sie ist bedingt durch eine vorzeitige Aktivierung der Achse Hypothalamus–Hypophyse–Ovar. Neben dem Auftreten sekundärer Geschlechtsmerkmale einschließlich Menarche vor dem 8. Lebensjahr ist zunächst ein gesteigertes Längenwachstum charakteristisch. Durch vorzeitigen Epiphysenschluß sind die Mädchen letztendlich kleiner (Abb. 17-18).

Die idiopathische Pubertas praecox ist eine *Ausschlußdiagnose*. Bei etwa 80% aller Mädchen mit vorzeitiger Pubertätsentwicklung läßt sich keine pathologische Ursache finden. Neben der allgemeinen, gynäkologischen und sonographischen Untersuchung ist der GnRH-Belastungstest entscheidend. Bei idiopathischer Pubertas praecox steigen die Gonadotropine an, der LH-/FSH-Quotient liegt über 1. Dagegen bleibt diese Erhöhung bei der prämaturen Thelarche und bei Pseudopubertas praecox aus. Falls der GnRH-Test positiv ausfällt, muß durch Schädel-Computertomographie bzw. -Magnetresonanztomographie ein Hirntumor ausgeschlossen werden. Die ophthalmologische Untersuchung mit Gesichtsfeldprüfung und die neurologische Untersuchung einschließlich EEG müssen weitere zentrale Ursachen ausschließen. Die röntgenologische Bestimmung des Knochenalters (linke Hand und proximale Ulnar- und Radiusepiphyse) zeigt eine deutliche Akzeleration.

Die idiopathische Pubertas praecox wird gegenwärtig am günstigsten mit Depot-GnRH-Analoga *behandelt*, die vierwöchentlich in einer Dosis von 75 µg/kg i.m. verabfolgt werden. Nebenwirkungen sind allgemein nicht vorhanden. Der Zeitpunkt der Therapiebeendigung ist noch unklar. Allgemein wird die Behandlung gegenwärtig bei einem Knochenalter von ca. 14 Jahren abgebrochen. Bei zu später Beendigung kann eine Verminderung der Knochendichte induziert

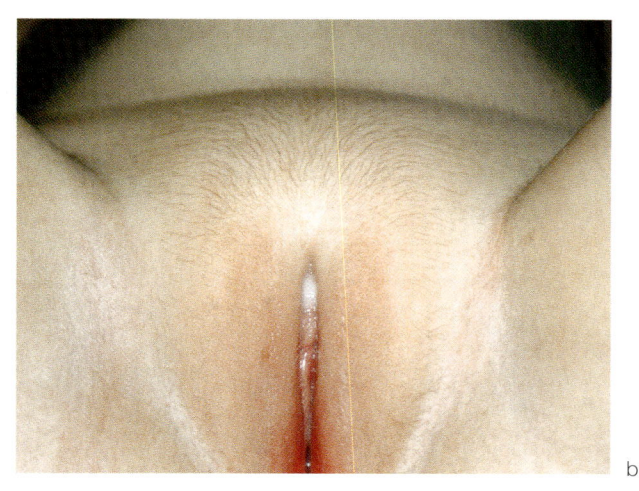

Abb. 17-18 Idiopathische Pubertas praecox bei einem 5½ jährigen Mädchen.
a) klinisches Bild: Tanner-Stadien B3, P2; Körpergröße >95. Perzentile; Rö.-Knochenalter >2 Jahre voraus; GnRH-Belastungstest positiv; Tumor ausgeschlossen
b) Vulva derselben Patientin: P2, typischer Fluor praepuberalis

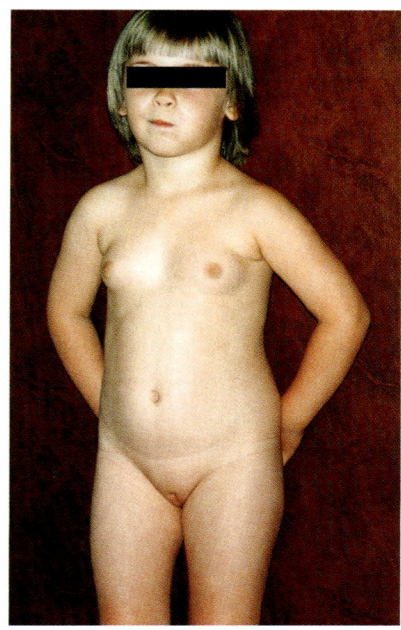

werden. Nach Behandlungsende ist eine schnelle Progression der Restpubertät zu erwarten.

6.2.2 Pubertas praecox bei Erkrankungen des zentralen Nervensystems

Sowohl Tumoren (Hamartome, Astrozytome, Optikusgliome, Ependymome, Pinealistumoren, Kraniopharyngeome) als auch nichttumoröse Erkrankungen des zentralen Nervensystems (Entzündungen, Fehlbildungen, Trauma) können den GnRH-Pulsgenerator aktivieren und für eine Pubertas praecox verantwortlich sein. Die Therapie richtet sich nach der Grunderkrankung bzw. ist nicht möglich.

6.2.3 Pseudopubertas praecox

Sie ist in ihrer *isosexuellen Form* verursacht durch östrogenproduzierende Tumoren des Ovars (besonders Granulosa-, Thekazelltumoren) oder durch exogene Östrogenzufuhr. Eine Sonderform ist das McCune-Albright-Syndrom.

Die *heterosexuelle Form* beruht auf bei kleinen Mädchen sehr seltenen androgenproduzierenden Tumoren des Ovars oder der Nebennierenrinde. Die Therapie besteht bei Tumorbildung in der Operation.

6.3 Verspätete Pubertät (Pubertas tarda)

Eine verspätete Geschlechtsentwicklung liegt dann vor, wenn die Pubertätsentwicklung der Mädchen jenseits des 14. Lebensjahrs noch nicht begonnen hat oder nach Beginn wieder zum Stillstand gekommen ist oder vom Eintritt der Thelarche B2 bis zur Menarche mehr als fünf Jahre vergangen sind [23, 24].

6.3.1 Konstitutionelle Entwicklungsverzögerung

Die konstitutionelle Entwicklungsverzögerung, sog. Spätentwicklung, ist eine genetisch determinierte Normvariante, wobei die gesunden Mädchen im Verhältnis zu ihrem Lebensalter auf allen Ebenen gleichmäßig in ihrer Entwicklung verzögert sind. Entscheidend ist, daß alle Parameter zeitgleich verlangsamt sind, d.h. z.B. das Knochenalter entspricht dem zur Zeit bestehenden Tanner-Stadium, nicht aber dem chronologischen Alter. In der Familienanamnese finden sich häufig ähnliche Pubertätsverläufe.

Die konstitutionelle Pubertas tarda ist eine *Ausschlußdiagnose*. In der *Differentialdiagnose* sind rechtzeitig echte pathologische Ursachen, wie hypergonadotroper Hypogonadismus oder der zentralbedingte hypogonadotrope Hypogonadismus zu unterscheiden. Daher müssen Mädchen mit der Annahme einer konstitutionellen Pubertas tarda kontinuierlich bis zur Geschlechtsreife beobachtet werden.

6.3.2 Idiopathische Pubertas tarda

Hierbei handelt es sich um einen verzögerten Pubertätsbeginn mit verzögerter Entwicklung aller Pubertätsstadien. Betroffen sind besonders Mädchen mit massiven Körperbildstörungen (Anorexia nervosa, Bulimie) und junge Mädchen im Ausdauerleistungssport, die bereits im Kindesalter mit dem Leistungssport begonnen haben [31]. Wegen des verzögerten Epiphysenschlusses sind die zunächst recht kleinen Mädchen später häufig größer als gleichaltrige.

6.4 Menstruationsstörungen

Zyklusstörungen junger Mädchen und Beschwerden während oder im Zusammenhang mit der Menstruation sind in der Kinder- und Jugendgynäkologie nach den Entzündungen das häufigste Beschwerdebild.

Während die primäre Amenorrhö wichtiges Symptom bevorzugt einer organischen oder genetischen Grunderkrankung ist, sind die übrigen Zyklusstörungen bei jungen Mädchen wesentlich Ausdruck einer entwicklungsbedingten *Instabilität der Achse Hypothalamus–Hypophyse–Ovar;* d.h. das Symptom Menstruationsstörung ist überwiegend passager. Die Übergänge zu einer manifesten pathologischen Entwicklung sind fließend.

Alle mit Östrogenmangelzuständen einhergehenden Zyklusstörungen junger Mädchen sollten mit Östrogen-Progestagen-Kombinationen *behandelt* werden [3].

Östrogene spielen eine große Rolle bei der Ausbildung und Reifung der Knochenmatrix als Grundlage für die maximale Knochendichte (sog. *Peak-Bone-Mass*). Dieser Prozeß ist durchschnittlich bis zum 25. Lebensjahr beendet. Die Qualität des Knochenmassewerts ist offensichtlich wesentlich für ein späteres Osteoporoserisiko.

Zur *Substitution* sollten unter anderem wegen ihrer stoffwechselgünstigen Wirkung ausschließlich sog. natürliche Östrogene angewendet werden: konjugierte Östrogene 1,25 mg, Estradiolvalerat 2,0 mg oder mikronisiertes Estradiol. Wegen der vielfach in der Adoleszenz vorhandenen Androgenimbalance empfehlen sich Gestagene mit geringer androgener Partialwirkung (Desogestrel, Gestoden) bzw. mit antiandrogener Wirkung (Chlormadinonacetat, Cyproteronacetat, Dienogest). Bei gleichzeitig notwendiger Kontrazeption kommen niedrigdosierte Kombinationspräparate zur Anwendung, wobei auch hier die antiandrogene Gestagenkomponente bei entsprechender Konstitution beachtet werden sollte.

6.4.1 Primäre Amenorrhö

Ist bei einem Mädchen die *Menarche nicht bis zum vollendeten 15. Lebensjahr eingetreten,* trifft die Definition „primäre Amenorrhö" zu, und es ist eine Diagnostik einzuleiten. Falls bis zum 13. Lebensjahr noch keine Pubertätsentwicklung eingesetzt hat, ist spätestens ab diesem Zeitpunkt die Ursache dafür zu klären. In der Praxis bewährt hat sich die *ursächliche Klärung nach Leitsymptomen* [30]. Damit können unnötige Untersuchungen vermieden werden, die richtige Diagnose wird schneller gestellt, und die richtige Behandlung kann schneller beginnen.

Grundlagen jeder Differentialdiagnose sind die sorgfältige Anamnese und die allgemeine klinische, die gynäkologische und die sonographische Untersuchung. Die weiteren diagnostischen Maßnahmen richten sich nach der vermuteten Ursache der Amenorrhö (Tab. 17-12).

6.4.2 Sekundäre Amenorrhö

Bleibt nach bereits eingetretener Menarche die Regelblutung länger als vier bis sechs Monate aus, trifft die Definition der sekundären Amenorrhö zu. Bei der Abklärung und Therapie dieses Symptoms spielt beim jungen Mädchen – anders als bei der erwachsenen Frau – noch nicht die Erfüllung des Kinderwunsches die entscheidende Rolle, sondern die Frage nach möglichen negativen Auswirkungen auf spätere manifeste Zyklusstörungen, Fertilität und Gesundheit:

– Liegt eine Organerkrankung (selten!) vor, die sofortiger Therapie bedarf?
– Besteht ein Östrogenmangel (häufig!) mit möglichen späteren Risiken für eine Osteoporose?
– Besteht ein einseitiger Östrogenüberschuß mit möglichen späteren Risiken eines Endometrium- oder Mammakarzinoms?
– Besteht eine Hyperandrogenämie (häufig!) mit späteren Risiken für eine Sterilität?
– Wie hoch ist der Leidensdruck, die Regelblutung kaum oder zu selten zu bekommen?
– Besteht gleichzeitig die Notwendigkeit einer Kontrazeption?

Bei sekundärer Amenorrhö sollten neben der klinischen und gynäkologischen Untersuchung folgende Parameter in Abhängigkeit von klinischen Zusatzkri-

Tabelle 17-12 Primäre Amenorrhö: Orientierung nach Leitsymptomen, Diagnostik und Therapie

Leitsymptom: normale Pubertätsentwicklung		
Ursache	Diagnostik	Therapie: Zeitpunkt und Art
Hymenalatresie	– gynäkologische Untersuchung (Inspektion!) – Sonographie	– *sofort:* Hymenalresektion – bei Verdacht auf Hämatosalpinx: + Laparoskopie, – Breitbandantibiotikum
partielle Vaginalatresie Zervixatresie asymmetrische Doppelbildungen	– gynäkologische Untersuchung – Sonographie – evtl. Laparoskopie	– *sofort:* operative fertilitätserhaltende Revision
uterovaginale Agenesie	+ Chromosomenanalyse + Nierensonographie	– *bei Partnerbeziehung* (nicht vor dem 16. Lebensjahr!): operative Scheidenbildung, vorher Laparoskopie
chromosomale Störung (testikuläre Feminisierung)	– Anamnese: „Leistenbrüche" + s. o.	– *ab 18. Lebensjahr:* Gonadenexstirpation, anschl. Östrogen-Progestagen + evtl. operative Neovagina
Leitsymptom: verzögerter Pubertätsbeginn ohne Zusatzkriterien		
Ursache	Diagnostik	Therapie: Zeitpunkt und Art
konstitutionell	– Familienanamnese Mutter ?	– keine
idiopathische Pubertas tarda	– Leistungssport? Rö.-Knochenalter, evtl. LH, FSH und GnRH-Test	– *ab 16. Lebensjahr:* Östrogen-Progestagen
Leitsymptom: Infantilismus/Minderwuchs		
Ursache	Diagnostik	Therapie: Zeitpunkt und Art
Gonadendysgenesie (Turner-Syndrom)	– FSH – LH – Chromosomenanalyse	– *Knochenalter 11–12 Jahre:* Östrogene, ab B3 Östrogen-Progestagen
Ovarialdysgenesie XY (Swyer-Syndrom)	s. o.	– *sofort:* Gonadenexstirpation – *anschließend:* hormonell wie Turner-Syndrom
hypothalamische Amenorrhö (Anorexia nervosa)	+ evtl. GnRH-Test	– *sofort:* psychosomatisch bis psychiatrisch – *ab 16. Lebensjahr:* Östrogen-Progestagen
ZNS-Tumor (Kraniopharyngeom)	– Rö.-Sella – zerebrales CT, MRT	– *sofort:* operativ – *anschließend:* Östrogen-Progestagen
Hypophyseninsuffizienz	LH, FSH, evtl. Hypophysen-Kombinationstest	– *ab 16. Lebensjahr:* Östrogen-Progestagen
STH-Mangel	STH	– *sofort:* Wachstumshormon – *nach Wachstumsabschluß:* evtl. Östrogen-Progestagen
Leitsymptom: intersexuelles Genitale		
Ursache	Diagnostik	Therapie: Zeitpunkt und Art
Adrenogenitales Syndrom	– Testosteron, DHEA-S, 17α-Hydroxyprogesteron – Sonographie	– *sofort:* Glukokortikoide
NNR-Tumor	– Dexamethason-Hemmtest + evtl. Chromosomenanalyse – evtl. Laparoskopie	– *sofort:* Operation
Leitsymptom: Hirsutismus, Virilismus		
Ursache	Diagnostik	Therapie: Zeitpunkt und Art
PCO-Syndrom	– Sonographie – Testosteron, DHEA-S SHBG, LH/FSH – Insulinspiegel mit Glucosetoleranztest – Fettstoffwechseldiagnostik	*ab Diagnose:* Östrogen-Progestagen, Antiandrogene
Late-onset Typ AGS	– Androstendion, – DHEA-S, Testosteron, 17α-Hydroxyprogesteron – Dexamethason-Hemmtest	*ab Diagnose:* Glukokortikoide
Androgenbildender Tumor (NNR, Ovar)	– Sonographie	*sofort:* Operation

Tabelle 17-13 Sekundäre Amenorrhö: Ursachen und Therapie

Ursache	Therapie: Zeitpunkt und Art
Hyperprolactinämische Amenorrhö (selten) (Mikroprolactinom)	*auf Wunsch der Patientin:* Prolactinhemmer, sonst Kontrolle
Hyperandrogenämische Amenorrhö (häufig) (PCO-Syndrom)	*sofort:* Gewichtsreduktion bei Adipositas, Antiandrogene (Cyproteronacetat, Dienogest)
Metabolisch-endokrine Amenorrhö (häufig) – Hypothyreose – Diabetes mellitus – Übergewicht – Untergewicht	*sofort:* entsprechend Grunderkrankung *sofort:* Jodsalz, Schilddrüsenhormone *sofort:* optimale Insulineinstellung *sofort:* Gewichtsreduktion, Psychotherapie *sofort:* Gewichtsregulierung, Psychotherapie + evtl. Östrogen-Progestagen
Hypophysen-, ZNS-Tumor (selten)	*sofort:* Operation *postoperativ:* evtl. Östrogen-Progestagen
Hypothalamische Amenorrhö (häufig) – psychogen, Anorexia nervosa – Sportleramenorrhö	*sofort:* psychosomatisch bis psychiatrisch *sofort:* beratendes Gespräch + Östrogen-Progestagen

terien bestimmt werden: LH/FSH, Prolactin, Testosteron, DHEA-S, SHBG, T_3/T_4; Glucosetoleranztest mit Insulinspiegel, Fettstoffwechseldiagnostik; Unterbauchsonographie, eventuell einschließlich Nebennierenrinde; Röntgen-Sella, eventuell zerebrale Computertomographie bzw. Magnetresonanztomographie.

Sind alle Ergebnisse unauffällig, ist *per exclusionem* eine hypothalamische Amenorrhö anzunehmen. Tabelle 17-13 zeigt die bei jungen Mädchen empfohlene Therapie der sekundären Amenorrhö nach ihrer Ursache.

6.4.3 Regeltypusstörungen

Die juvenile Blutung ist eine dysfunktionelle Blutung ohne erkennbaren Zykluszusammenhang. Auf der Grundlage einer *Follikelpersistenz* entsteht eine östrogenbedingte Überproliferation des Endometriums, die schließlich nicht mehr aufrechterhalten werden kann und infolge relativen Östrogenmangels zur Dauerblutung führt. Zur Blutstillung und zum Zyklusaufbau werden Östrogen-Gestagen-Kombinationspräparate mit mindestens 30 µg Ethinylestradiol eingesetzt.

Eine Therapie der übrigen Regeltypusstörungen ist abhängig von ihrer Ausprägung und den Beschwerden (Tab. 17-14).

Bei sekundärer und therapieresistenter *Dysmenorrhö* sollte eine Endometriose laparoskopisch ausgeschlossen werden.

Tabelle 17-14 Regeltypusstörungen: Einteilung und Therapie

Art	Therapie: Zeitpunkt und Art
Juvenile Blutung	– *sofort bei Dauerblutung:* Östrogen-/Progestagen-Prophylaxe – *bei Rezidivgefahr:* Progestagen 13.–24. Zyklustag
Hypermenorrhö/Menorrhagie	– *falls erforderlich:* Uterotonika, Antifibrinolytika – Progestagen 13.–24. Zyklustag
Hypomenorrhö	keine
Dysmenorrhö	– Beratung, Entspannungstherapie – Prostaglandinsynthese-Inhibitoren (Ibuprofen, Acetylsalicylsäure, Naproxen) – Progestagen 13.–24. Zyklustag – orale Kontrazeption

6.4.4 Regeltempostörungen

Blutungen im Intervall von weniger als 25 Tagen werden als *Polymenorrhö* und von mehr als 35 Tagen als *Oligomenorrhö* bezeichnet. Ursächlich liegt bei jungen Mädchen überwiegend eine Corpus-luteum-Insuffizienz infolge instabiler GnRH-Sekretion vor. Ursache der Oligomenorrhö kann auch eine ovarielle Störung mit erhöhten Androgen- und LH-Werten sein, seltener kommt bei Jugendlichen eine Hyperprolactinämie in Betracht. Die länger als ein Jahr andauernde Oligomenorrhö sollte wegen des häufig bestehenden Östrogenmangels mit Östrogen-Gestagen-Kombinationen behandelt werden (Tab. 17-15).

Tabelle 17-15 Regeltempostörungen: Einteilung und Therapie

Art	Therapie: Zeitpunkt und Art
Polymenorrhö	– *auf Wunsch:* Progestagen 13.–24. Zyklustag Östrogen-Progestagen
Oligomenorrhö	– *länger als 1 Jahr:* Östrogen-Progestagen – *bei ausreichender Basis-Östrogensekretion:* Progestagen 13.–24. Zyklustag

6.5 Störungen der Brustentwicklung

Brustdrüsenveränderungen und -erkrankungen in der Kindheit, Pubertät und Adoleszenz unterscheiden sich von denen bei der erwachsenen Frau dadurch, daß allgemein keine pathologischen Veränderungen der Brustdrüsenstruktur vorliegen. Vielmehr handelt es sich um genetisch determinierte und anlagebedingte Störungen, um von der Norm abweichende Entwicklungen infolge Endokrinopathien und häufig um entwicklungsbedingte, zum Teil passagere Normvarianten. Maligne Tumorbildungen sind eine Rarität [19], müssen aber differentialdiagnostisch in Erwägung gezogen werden.

Von der Norm abweichende Veränderungen der kindlichen und heranwachsenden Brust werden von den Eltern und in der weiteren Entwicklung von den Mädchen selbst sehr aufmerksam registriert und sind auch bei kleinsten Auffälligkeiten Anlaß für einen Arztbesuch, der häufig von großer Sorge getragen ist. Deshalb ist auch die Kenntnis der Normvarianten unerläßlich für den kindergynäkologisch tätigen Arzt; einerseits muß er entwicklungsbedingte passagere Veränderungen erkennen und richtig interpretieren, andererseits sind pathologische Befunde rechtzeitig zu diagnostizieren und zu behandeln.

Bei der *klinischen Untersuchung* ist auf Diskrepanzen zwischen Lebensalter und Entwicklungsstand der Mammae zu achten. Dabei hat sich wiederum die Stadieneinteilung nach Tanner bewährt (siehe auch Bd. 1, Kap. 3). Die Palpation des Drüsenkörpers wird bei abweichender Größenentwicklung durch die Messung ergänzt; geeignet sind Meßpunkte von 3 nach 9 und von 12 nach 6 Uhr.

Eine Übersicht der Brustdrüsenerkrankungen und -veränderungen einschließlich therapeutischer Hinweise gibt Tabelle 17-16.

Bei *Tumorbildungen* ist die Sonographie und nur ausnahmsweise die Mammographie indiziert. Keinesfalls darf die häufig einseitig beginnende Thelarche mit einem Tumor verwechselt werden!

Die *psychologische Führung* der betroffenen Mädchen und ihrer Eltern ist von großer Bedeutung. Insbesondere bei kosmetisch auffälligen Veränderungen wie Asymmetrie (Abb. 17-19), Rüsselbrust (Abb. 17-20), Hypoplasie und Hyperplasie (Abb. 17-21) sind regelmäßige Gespräche sehr wertvoll. Sie helfen Minderwertigkeitsgefühle abzubauen, ungerechtfertigte Vorstellungen über Schönheitsideale zu korrigieren und die Zeit bis zur indizierten operativen Korrektur für die Mädchen erträglicher zu gestalten. Sinnvoll kann auch die großzügige Verordnung von BH-Einlagen zum Form- oder Größenausgleich sein [25].

6.6 Störungen der anatomischen und genetischen Entwicklung einschließlich Intersexualität

Diskrepanzen in der Übereinstimmung von chromosomaler, genitaler und endokrinologischer Entwicklung können die regelrechte somatische, sexuelle und psychosexuelle Entwicklung stören. Sie führen zu Anomalien der Genitalanlage und der geschlechtlichen Zuordnung einschließlich Anomalien im Erscheinungsbild und können regelrechte endokrinologische Abläufe behindern (siehe auch Bd. 1, Kap. 1 und 14).

6.6.1 Anatomische Entwicklungsstörungen

Sie können infolge *ausbleibender oder gestörter Differenzierung der Müller-Gänge* entstehen zwischen der 6. und 9. Schwangerschaftswoche (Uterus-/Vaginalaplasie), zwischen der 10. und 12. Schwangerschaftswoche (Doppelbildungen) und bis zur 20. Schwangerschaftswoche (hymenale und suprahymenale Atresie). Wegen der eng verknüpften Embryonalentwicklung von Wolff- und Müller-Gang-Systemen sind häufig Fehlbildungen im harnableitenden System vorhanden. Anatomische Entwicklungsstörungen sind nicht mit Chromosomenanomalien verbunden.

Beschwerden treten bei vorhandenem Uterus immer erst in der Pubertät auf, wenn das Menstrualblut keinen freien Abfluß hat. Wegen der zunächst regelrechten weiblichen Entwicklung werden keinerlei Störungen angenommen, so daß Mädchen mit nicht vorhandenem Uterus den Arzt erst aufsuchen, wenn zur erwarteten Zeit die Menarche ausbleibt. Die selteneren *asymmetrischen Doppelbildungen* mit einseitig regelrechter Entwicklung von Uterus und Vagina und kontralateraler inkompletter Atresie von Uterus und/oder Vagina können erhebliche diagnostische

Tabelle 17-16 Brustdrüsenveränderungen und -erkrankungen bei kleinen und heranwachsenden Mädchen

	Ursache	Therapie
Fehlbildungen		
Athelie, Amastie	– genetisch, rezessiv X-chromosomal gebunden	– Augmentation ab ca. 16. Lebensjahr
Polythelie, Polymastie	– anlagebedingt, nicht bekannt	– keine – auf Wunsch oder bei Beschwerden Resektion
Asymmetrie	– äußere Noxen (Strahlen, Operationen) – anlagebedingt, nicht bekannt	– keine – auf Wunsch Reduktion mit Lifting bzw. Augmentation ab ca. 19. Lebensjahr
Tubuläre Brust (Rüsselbrust)	– anlagebedingt	– chirurgische Korrektur ab ca. 18. Lebensjahr
Poland-Syndrom	– anlagebedingt	– chirurgische Korrektur
Hohlwarze	– zu kurze Milchgänge	– auf Wunsch chirurgische Korrektur
Mamillenhyperplasie	– nicht bekannt	– auf Wunsch chirurgische Korrektur
Hyperplasie der Montgomery-Drüsen	– nicht bekannt	– auf Wunsch chirurgische Korrektur
Funktionelle Anomalien		
Makromastie		
– neonatale Makromastie	– mütterliche Hormone – kindliche Prolactine	– keine, physiologisch!
– pubertäre Makromastie	– nicht bekannt – Rezeptorüberempfindlichkeit?	– Reduktionsplastik ab ca. 17. Lebensjahr
Prämature Thelarche (Makromastie)	– gesteigerte Sensitivität des Brustdrüsengewebes – temporär erhöhte gonadotrope und ovarielle Aktivität	– keine – Pubertas praecox ausschließen
Mikromastie	– konstitutionell – Rezeptorschwäche?	– psychologische Begleitung – in Extremfällen: Augmentation
Mastodynie/Galaktorrhö	– entwicklungsbedingt – Ovarialinsuffizienz? – Hyperthyreose	– Beratung, evtl. progesteronhaltige Salben – Beseitigung der hormonellen Dysregulation
Mastopathie	– familiär – Ovarialinsuffizienz?	Beratung, evtl. Gestagene
Striae	– Reißen der elastischen Fasern	– psychologische Führung – keine kausale Therapie möglich
Juvenile Ptosis	– vorzeitiger Alterungsprozeß	– evtl. Lifting ab ca. 19. Lebensjahr
verzögerte Brustentwicklung	– Kallmann-Syndrom – Pubertas tarda	– Gonadotropine – zunächst abwartend – Östrogen-Progestagene
ausbleibende Brustentwicklung	– Gonadendysgenesie – adrenogenitales Syndrom – Kallmann-Syndrom	– Östrogen-Progestagene – Cortison – Gonadotropine
Entzündungen		
Neugeborenenmastitis	– Keiminvasion	– Antibiotika
Mastitis nonpuerperalis	– Keiminvasion	– Antibiotika und Prolactinhemmer
Tumoren	– nicht bekannt	
Benigne		
Fibroadenom		– abwarten unter sonographischen Kontrollen – bei > 2 cm Exzision
Cystosarcoma phylloides		– Exzision
Intramammäres Hämangiom		– Exzision
Maligne		
malignes Cystosarcoma phylloides		– Mastektomie, evtl. mit Wiederaufbau – axilläre Lymphonodektomie nicht obligat
Karzinom		– Operation mit individueller Planung
Sarkom		– Mastektomie
Hämangioperizytom Rhabdomyosarkom Liposarkom		– Radikaloperation
Leukämische und myeloische Infiltrate	– akute Leukämie	– systemisch

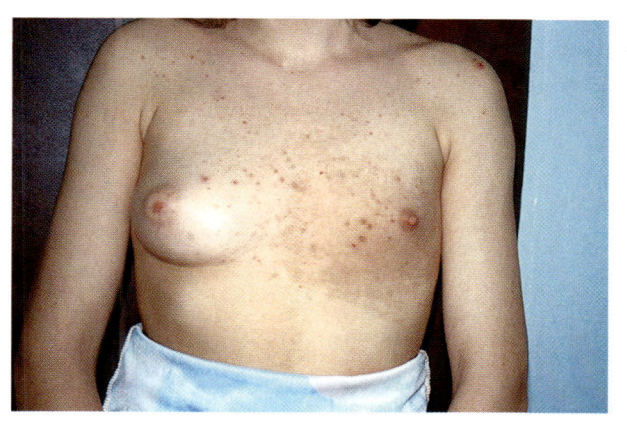

Abb. 17-19 Ausgeprägte Mammaasymmetrie bei einer 13jährigen.

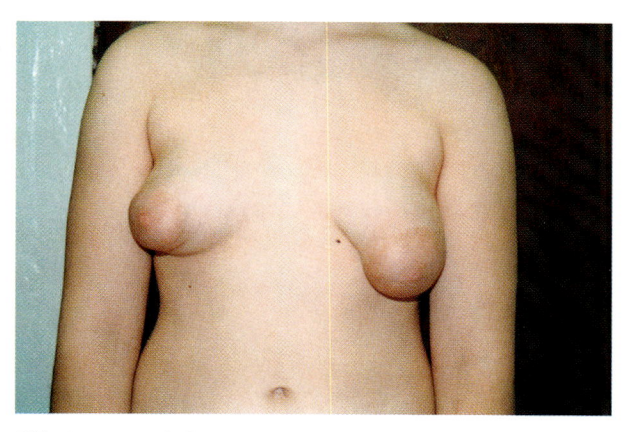

Abb. 17-20 Tubuläre Brust (Rüsselbrust) bei einer 15jährigen.

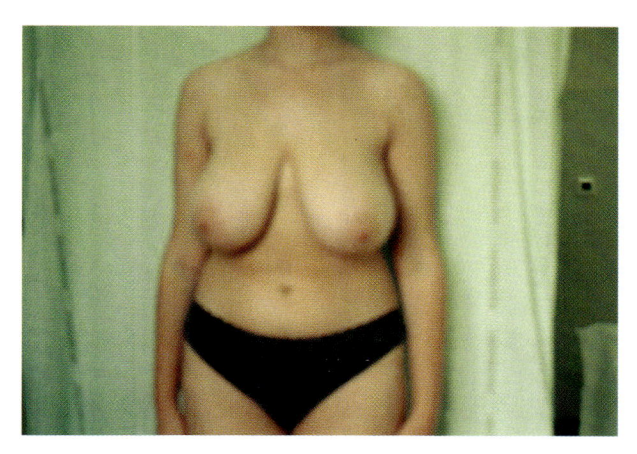

Abb. 17-21 Pubertätsmakromastie (juvenile Makromastie) bei einer 16jährigen.

Schwierigkeiten bereiten, da nach bereits eingetretener Menarche bei nunmehr bestehendem akuten Abdomen an die Möglichkeit einer atretischen Doppelbildung zunächst nicht gedacht wird.

Atresien

Wichtig ist die Kenntnis der zahlreichen *Normvarianten des Hymens,* wie z.B. Hymen bifenestratus (Abb. 17-22), H. cribriformis, H. altus (Abb. 17-23). Sie sind harmlos, können aber eine gewünschte Tamponhygiene unmöglich machen oder ein Kohabitationshindernis sein.

Die *Hymenalatresie* ist wahrscheinlich durch eine Persistenz der Membran am Müller-Hügel bedingt. Die richtige *Diagnose* müßte in heutiger Zeit bereits immer *beim neugeborenen Mädchen* gestellt werden können, wenn Geburtshelfer, Hebamme und Kinderarzt auch das äußere Genitale genau betrachten. Wenn der Hymenalverschluß über den Zeitpunkt des Menarcheeintritts hinaus besteht, entstehen unweigerlich Hämatokolpos, -metra und -salpinx mit allen bei rechtzeitiger Diagnostik vermeidbar gewesenen Folgen einer möglichen tubaren Sterilität.

Die *Therapie* besteht, unabhängig vom Zeitpunkt der Diagnosestellung, in der Teilresektion des Hymens, am günstigsten mit Laser. In der Pubertät sollten neben der Hämatokolpos, die gewaltige Ausmaße annehmen kann, laparoskopisch Hämatometra und -salpinx ausgeschlossen werden. Falls sich ein Rückstau über den Uterus hinaus bestätigt, ist eine Behandlung mit Breitbandantibiotika unter stationären Bedingungen angezeigt.

Mädchen *nach Hymenalatresie* sollten langfristig inspektorisch und zytologisch kontrolliert werden, da in der Vagina vorhandene Zylinderepithelinseln bei ihrem Umbau in Plattenepithel dysplastische Veränderungen aufweisen können (Adenosis vaginae) [29].

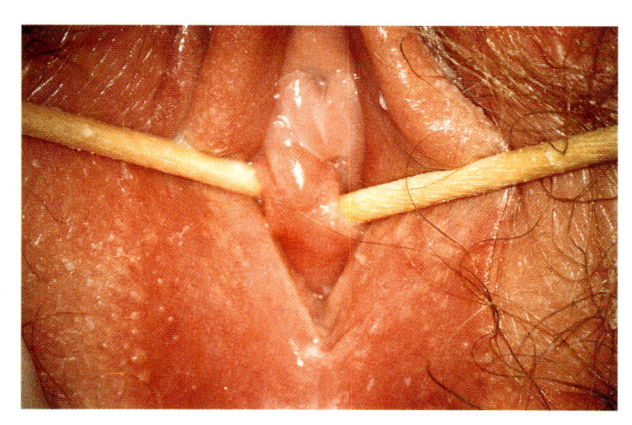

Abb. 17-22 Hymen bifenestratus bei einer Zwölfjährigen.

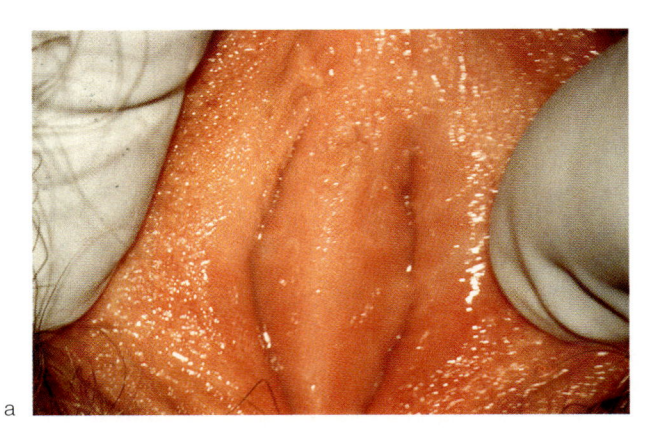

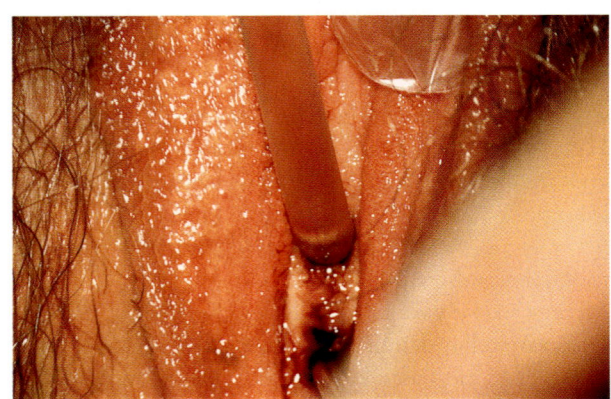

Abb. 17-23 Hymen altus bei einer 16jährigen.
a) *Differentialdiagnose:* Hymenalatresie, aber: Menstruation regelmäßig
b) Hymenalöffnung erst bei Menstruation sichtbar

Suprahymenale Atresien und die sehr seltene *Zervixatresie* werden meist erst nach der Menarche diagnostiziert. Ihre erfolgreiche operative Therapie ist um so schwieriger, je höher die Atresie gelegen ist.

Aplasien

Auch die seltene *Aplasie der Vagina bei vorhandenem Uterus* wird meist erst nach Menarcheeintritt diagnostiziert. Die Schwierigkeiten einer erfolgreichen Operation bestehen darin, zwischen operativ gebildeter Neovagina und Uterus eine dauerhafte Verbindung aufrechtzuerhalten.

Häufiger ist die *Aplasie der Vagina bei funktionsunfähigem Uterus (Mayer-Rokitansky-Küster-Hauser-Syndrom)* mit einem auf 5000 neugeborene Mädchen. Die primäre Amenorrhö führt die regelrecht entwickelten Mädchen zum Arzt, mitunter sind es auch vergebliche Kohabitationsversuche.

Die *Diagnose* ist ziemlich einfach zu stellen. Hinter dem Hymenalsaum findet sich ein muldenförmiger Introitus mit verschlossener Vagina, bei rektaler Untersuchung ist kein Uterus palpabel, sonographisch sind Ovarien und Tuben regelrecht, ein Scheidenecho fehlt, an Stelle des Uterus sieht man höchstens eine solitäre Knospe. Kombinationen mit Fehlbildungen des harnableitenden Systems sind häufig.

Differentialdiagnostisch ist die testikuläre Feminisierung (Chromosomensatz 46, XY) abzugrenzen (siehe Abschnitt 6.6.2.2).

Von den vielfältigen *Operationsverfahren* zur Bildung einer Neovagina (Tab. 17-17) haben sich im deutschsprachigen Raum die Methode nach Vecchietti und die Peritonealscheide durchgesetzt (siehe auch Kap. 14, Abschnitt 2.3.8, und Bd. 8, Kap. 2, Abschnitt 1.2).

Doppelbildungen

Für die Kinder- und Jugendgynäkologie relevant sind asymmetrische Doppelbildungen mit einseitiger Abflußbehinderung. Die operative Therapie ist individuell unter Berücksichtigung der Fertilitätserhaltung zu gestalten.

6.6.2 Gestörte Geschlechtsdifferenzierung und -entwicklung

Chromosomale und gonadale Anomalien, Gen- und Rezeptordefekte oder – seltener – exogene Faktoren können ursächlich für eine ausbleibende oder unter-

Tabelle 17-17 Methoden zur Behandlung der Vaginalaplasie

Unblutige Verfahren
– Dehnungsmethode nach Frank (1938)

Chirurgische Methoden mit Hauttransplantation
– gestielter Hautlappen (Küstner 1983, Grossmann 1947)
– freie Spalthauttransplantation nach Kirschner und Wagner (1930), McIndoe und Barnister (1938)
– freie Dermistransplantation (Bruck et al. 1971)
– freie Spalthauttransplantation als Maschentransplantat (Lange et al. 1973)

Chirurgische Methoden mit Epithelialisierung von der äußeren Haut her
– einfache Bildung eines Scheidenrohrs mit Prothesenbehandlung (Wharton 1938)
– Auskleidung des Vaginalrohrs durch Eihäute (Brindeau 1943, Burger 1947)
– Vereinigung der Labia majora (Williams 1964)
– Auskleidung des Vaginalrohrs durch Peritoneum (Davidov 1969, Friedberg 1974)
– Methode nach Vecchietti (1979)

Chirurgische Methoden mit Darmtransplantation
– Sigmascheide (Schmid 1956)
– Auskleidung des Vaginalrohrs mit einem freien Mucosa-muscularis-Transplantat aus Dünndarm (Wilfinger 1971)

brochene Pubertätsentwicklung oder für Diskrepanzen zwischen chromosomalem, gonadalem und genitalem Geschlecht verantwortlich sein (siehe auch Bd. 1, Kap. 9).

6.6.2.1 Gonadendysgenesie

Durch ausbleibende Trennung der *Chromosomen* (nondisjunction) oder ihre strukturelle Veränderung (Translokation, Deletion, crossing-over, Inversion) kann ein Geschlechtschromosom fehlen, oder es können überzählige Geschlechtschromosomen und vielfältige Mosaikformen entstehen. An Stelle funktionsfähiger Ovarien finden sich dann bindegewebige Leisten (streak gonads, Streifengonaden), die keine Follikel enthalten und keine Hormone produzieren können. Diese funktionslosen Gonaden können aber auch bei normalem weiblichen oder männlichen Chromosomensatz vorkommen.

Leitsymptome sind primäre Amenorrhö und fehlende Sexualentwicklung. Endokrinologisch typisch sind hohe FSH- und eventuell auch LH-Werte bei sehr niedrigen Estradiolspiegeln. Es besteht ein hypergonadotroper Hypogonadismus. Das Knochenalter ist retardiert. Die Chromosomenanalyse reicht von X0 über Mosaike bis zu normal weiblichem und männlichem Karyotyp. Entsprechend dieser genetischen Vielfalt ist auch der Phänotyp der Mädchen sehr variabel. Vereinzelt können bei Mosaikformen auch Östrogene produziert werden. Auf Abweichungen der Körpergröße (Minder- oder Hochwuchs) sollte ebenso geachtet werden wie auf Fehlbildungen des Skelettsystems, des kardiovaskulären Systems und des Harntrakts.

Das Prinzip der *Therapie* besteht in der Substitution der fehlenden Ovarialhormone mit sog. natürlichen Östrogenen. Zur Reifeinduktion werden ab einem Knochenalter von ca. elf bis zwölf Jahren zunächst einschleichend 0,2 mg Estradiolvalerat pro Tag für sechs Monate und für weitere sechs Monate 0,5 mg als Monotherapie bis zum Tanner-Stadium B3/P3 verordnet. Erst ab dem 2. Behandlungsjahr sollte dann die volle Substitutionstherapie erfolgen, um das Körperlängenwachstum nicht vorzeitig zu bremsen. Verordnet werden dann z.B. 2 mg Estradiol mikronisiert oder 2 mg Estradiolvalerat oder 0,625 bis 1,25 mg konjugierte Östrogene in Kombination mit einem Progestagen ab dem 12. Zyklustag für zehn bis zwölf Tage [3].

Das *Ullrich-Turner-Syndrom* ist mit 1:2000 bis 1:2500 die häufigste Form der Gonadendysgenesie mit dem typischen Karyotyp 45,X0. In mehr als 50 % liegen

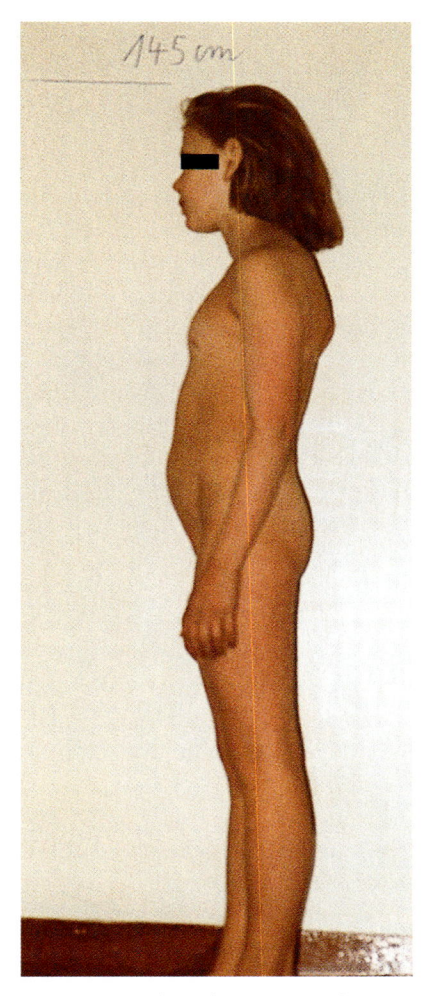

Abb. 17-24 Turner-Syndrom bei einer 16jährigen. Chromosomenkonstellation 45,X0; Kleinwuchs, keine sekundären Geschlechtsmerkmale; primäre Amenorrhö.

Mosaikformen vor. Klinisch besteht neben Amenorrhö und ausbleibender Sexualentwicklung ein Minderwuchs (Abb. 17-24).

Die Ausprägung der Symptome einschließlich assoziierter Fehlbildungen ist sehr variabel.

Das *Swyer-Syndrom* (reine Gonadendysgenesie) ist wesentlich seltener und charakterisiert durch den männlichen Karyotyp 46,XY. Seltene weibliche Karyotypen 46,XX sind gegenüber einer Ovarhypoplasie letztendlich nur durch die Gonadenbiopsie abzugrenzen: bei 46,XX-Gonadendysgenesie nur bindegewebige Streifengonaden, bei Ovarhypoplasie Parenchym mit atretischen Follikeln. „Mädchen" mit XY-Gonadendysgenesie sind eher hochwüchsig, knabenhaft schlank und zwangsläufig unbehandelt ohne sekundäre Geschlechtsmerkmale. Die operative Entfernung der funktionslosen Gonaden ist bei Diagnosestellung – unabhängig vom Alter – obligat, da in ca. 30% maligne Gonadoblastome und Dysgerminome entstehen können.

Die noch seltenere *gemischte Gonadendysgenesie* ist charakterisiert durch gleichzeitiges Vorliegen einer Streifengonade und eines mehr oder weniger ausgebildeten Hodens. Die Chromosomenanalyse ergibt 45,X0/46,XY und andere Y-chromosomale Mosaike. Auch hier sind, wie bei allen Mosaikformen, die ein Y-Chromosom enthalten, die Gonaden mit Diagnosestellung zu entfernen. Vom Phänotyp her kann die gemischte Gonadendysgenesie durch variabel ausgeprägte Virilisierung des äußeren Genitales der Intersexualität zugeordnet werden.

6.6.2.2 Intersexualität

Unterschiede zwischen phänotypischem Bild und chromosomalem bzw. gonadalem Geschlecht werden als Intersexualität bezeichnet. Die Geschlechtszuweisung des betroffenen Individuums kann problematisch sein.

Pseudohermaphroditismus masculinus (= Intersexualität bei Vorhandensein normaler Hoden)

Am häufigsten ist die *testikuläre Feminisierung* (androgen-insensitivity syndrome). Infolge eines genetisch oder enzymatisch bedingten Androgenrezeptordefekts besteht eine Androgenresistenz. Die Differenzierung der Wolff-Gänge unterbleibt, und die Müller-Gänge bilden sich über das im embryonalen Hoden gebildete Anti-Müller-Hormon (AMH) zurück. Uterus und Tuben fehlen, die Vagina ist mehr oder weniger vollständig angelegt. Der Karyotyp ist 46,XY. Der Phänotyp ist weiblich. Die Brüste sind gut entwickelt, Axillar- und Pubesbehaarung fehlen bzw. sind spärlich (hairless women, Abb. 17-25). Es besteht eine primäre Amenorrhö. Die schlanken Mädchen sind eher größer als der Durchschnitt.

Nach Abschluß der körperlichen Entwicklung ist eine Exstirpation der intraabdominal oder im Leistenkanal gelegenen Hoden angezeigt, da sie potentiell maligne entarten. Die anschließende Östrogensubstitution ist obligat. Um Identifikationsprobleme zu vermeiden, sollte man den Betroffenen, die sich immer als weiblich empfinden, das chromosomale Geschlecht nicht mitteilen.

Pseudohermaphroditismus femininus (= Intersexualität bei Vorhandensein normaler Ovarien)

Infolge von Enzymstörungen der Steroidhormonsynthese (adrenogenitales Syndrom = AGS) oder exogener Androgeneinwirkung (transplazentare Virilisierung) kann bei weiblichem Karyotyp und vorhandenen Ovarien eine unterschiedlich ausgeprägte Virilisierung des äußeren Genitales entstehen, die am besten in der Einteilung nach Prader dokumentiert wird [22] (siehe auch Bd. 1, Kap. 9, Abb. 9-5).

Für die Kinder- und Jugendgynäkologie ist das *Late-onset-AGS* von Bedeutung. Nach regelrechter Sexualentwicklung kommt es in der Pubertät oder Adoleszenz zu Androgenisierungserscheinungen, wie Hirsutismus, Klitorishypertrophie und tiefere Stimme. Der Menstruationszyklus mündet über die Oligomenorrhö schließlich in eine Amenorrhö. Testosteron, Androstendion, DHEA-S und 17α-Hydroxyprogesteron sind erhöht.

Differentialdiagnostisch ist ein androgenbildender Tumor durch bildgebende Verfahren abzugrenzen. Die erhöhten Androgenwerte sind im Dexamethasontest unterdrückbar. Die *Therapie* besteht in der Gabe von Glukokortikoiden.

Hermaphroditismus verus

Bei dieser seltenen Konstellation findet man Ovarien und Hoden.

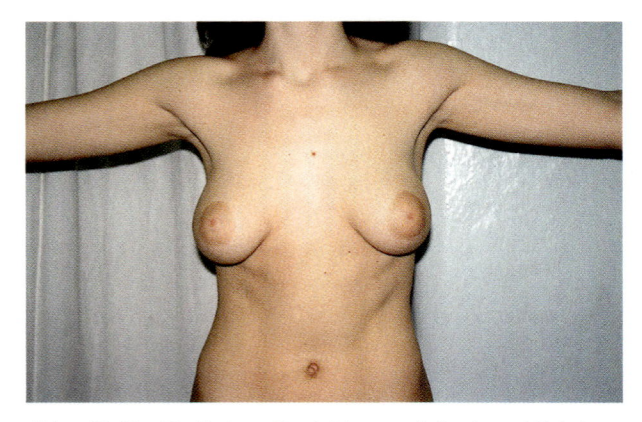

Abb. 17-25 Testikuläre Feminisierung bei einer 17jährigen. Chromosomenkonstellation 46,XY; keine Axillarbehaarung, Körpergröße 173 cm, primäre Amenorrhö.

7 Genitaltumoren

Fast alle Arten von Genitaltumoren kommen auch bereits bei kleinen und jugendlichen Mädchen vor, manchmal sind nur ein bis zwei Fälle in der Weltliteratur beschrieben. Maligne Neubildungen sind eine Rarität; nur ca. 1 % aller bösartigen Genitaltumoren betreffen weibliche Kinder und Jugendliche.

Charakteristisch für kindliche Genitaltumoren ist ihr Aufbau aus morphologisch unreifem Gewebe embryonalen Ursprungs und der relativ hohe Anteil an Sarkomen.

Jede verschleppte Diagnostik und Therapie von Malignomen beeinflußt das individuelle Schicksal des Mädchens gravierend, also muß *jede Tumorbildung unverzüglich kausal geklärt werden,* bis das Malignom mit Sicherheit ausgeschlossen ist. Da es sich um seltene Erkrankungen handelt, bestehen ausreichend Kenntnisse nur in Zentren. Im Zweifelsfalle empfiehlt sich also die Überweisung des Mädchens dorthin, wo infolge einer Konzentration von Tumorbildungen bei Mädchen bereits Erfahrungen bestehen. Es ist Verpflichtung des kinder- und jugendgynäkologisch tätigen Arztes, einerseits Leichtfertigkeit bei Tumorerkrankungen zu vermeiden und andererseits die Eltern bzw. das Mädchen nicht voreilig zu verunsichern und zu ängstigen.

Bei malignen Tumoren im Kindesalter ist bevorzugt das Ovar befallen. Die Organverteilung Ovar : Uterus : Vagina beträgt 10 : 6 : 5.

Klinische Hinweise auf genitale Tumorbildungen vermittelt Tabelle 17-18. Im Verdachtsfalle sind die visuellen Verfahren der Sonographie, Computertomographie und Magnetresonanztomographie indikationsgerecht ebenso zu nutzen wie die Tumormarkerbestimmung. Bei Indikation zur diagnostischen Probeexzision ist in jedem Fall sicherzustellen, daß ausreichend Gewebe entnommen wird, gegebenenfalls aus mehreren Stellen.

Die *Therapie* genitaler Tumorbildungen bei kleinen und heranwachsenden Mädchen hat zu berücksichtigen, daß bei Malignomen die Erhaltung des Lebens oberstes Gebot ist, aber gleichzeitig möglichst endokrine Funktionen, Fertilität und sexuelle Erlebnisfähigkeit bestehenbleiben. Individuelle Therapiekonzepte sind geboten und, nochmals betont, nur interdisziplinär lösbar, um mangels Erfahrung verursachte Über- oder Untertherapie oder sogar überflüssige Behandlung zu vermeiden.

Die *Prognose* maligner Genitaltumoren konnte im letzten Jahrzehnt erheblich verbessert werden. Bei Verlust der ovariellen Funktion infolge Kastration ist die möglichst lebenslange Substitution mit sog. natürlichen Östrogenen angezeigt. Sie ermöglicht bei einschleichendem Beginn in der Präpubertät die altersgerechte Ausbildung sekundärer Geschlechtsmerkmale und ist erforderlich zur Protektion vor Osteoporose und kardiovaskulären Erkrankungen.

7.1 Tumoren der Vulva

7.1.1 Gutartige Tumoren

Die überwiegend benignen Veränderungen oder Tumorbildungen an der Vulva sind, da sie äußerlich sichtbar sind oder Druck- bzw. Entzündungsbeschwerden verursachen, sowohl bei kleinen als auch bei heranwachsenden Mädchen nicht selten Anlaß zur ärztlichen Konsultation. Meistens genügt eine Blickdiagnose zur richtigen Eingruppierung (Tab. 17-19). In Zweifelsfällen muß eine diagnostische Exzision erfolgen. Bei Beschwerden erfolgt die chirurgische Exstirpation (Abb. 17-26; siehe auch Bd. 8, Kap. 1).

Bei *dysontogenetischen Zysten* (Tab. 17-20) sind immer Fehlbildungen des harnableitenden Systems auszuschließen. Bei Beschwerden oder Wachstum ist die Exstirpation der Zyste indiziert. Differentialdiagnostisch sind Retentionszysten abzugrenzen, die im Unterschied zum wäßrig-schleimigen Inhalt der dysontogenetischen Zysten meist einen talgigen Inhalt haben.

Hämangiome der Vulva sind selten, sollten beobachtet werden und bilden sich oft spontan zurück. Sie bedürfen nur einer Behandlung bei Wachstum, Superinfek-

Tabelle 17-18 Hinweise auf gynäkologische Neubildungen im Kindes- und Jugendalter (nach Ebeling [5])

- Blutungen und Abgang von Gewebe jeder Art
- anhaltender Fluor
- Schwellungen, nicht heilende Epitheldefekte, Knötchen im Bereich des äußeren Genitales
- Schmerzen, Druck- oder Fremdkörpergefühl
- Zunahme des Leibesumfangs
- tastbare Resistenzen im Unterbauch
- Gewichtsabnahme, allgemeiner Leistungsabfall
- vorzeitige Entwicklung sekundärer Geschlechtsmerkmale
- Virilisierungserscheinungen

Tabelle 17-19 Neubildungen der Vulva bei Kindern und Jugendlichen

Gutartige Tumoren	
Zysten:	– Epithelzysten – Talgzysten 　　echte Atherome 　　unechte Atherome – (Hydrocele muliebris) – Bartholin-Pseudozyste – dysontogenetische Zysten 　(Zysten des Sinus urogenitalis)
Neubildungen:	– Polypen (bes. am Hymen) – Hämangiome – Pigmentnävi – Condyloma acuminata – Lymphangiom, Lipom, Fibrom, Myom
Bösartige Tumoren	
	– Sarkome (S. botryoides) – embryonale Tumoren (Mesonephrom, Paramesonephrom) – Karzinome (Adenokarzinom, Plattenepithelkarzinom)
(Hyperplasie der Labia minora)	

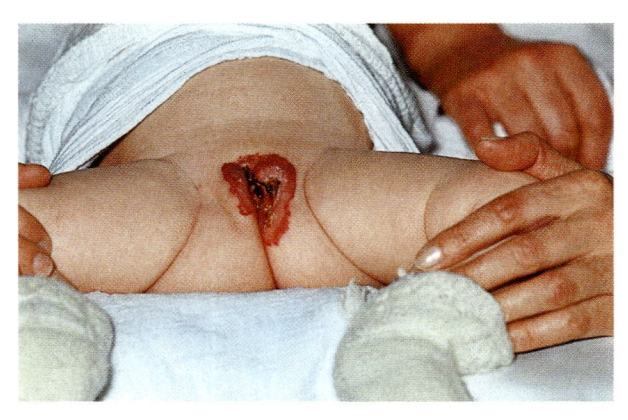

Abb. 17-27 Hämangiom der Vulva bei einem sechs Monate alten Mädchen.

tion und Blutungen (Abb. 17-27). Da sie an der Vulva gut zugänglich sind, ist heute die Laservaporisation Therapie der Wahl. Eine bioptische Sicherung grenzt das Hämangiom von dem im Kindesalter ebenfalls seltenen bösartigen Hämangioendotheliom, Hämangioperizytom und Glomustumor ab. Differentialdiagnostisch sind weiterhin angiomatöse Syndrome, wie das Kasabach-Merrit-Syndrom und das Mafucci-Syndrom zu beachten. Der Naevus flammeus (Feuermal) ist immer angeboren, wächst entsprechend den Körperproportionen und nicht exzessiv wie das Hämangiom.

Die *Hyperplasie der Labia minora* ist keine Tumorbildung (siehe Abschnitt 4.2.3).

7.1.2 Bösartige Tumoren

Maligne Tumoren der Vulva sind äußerst selten, betreffen überwiegend Sarkome oder embryonale Tumoren und kaum Plattenepithelkarzinome [1].

Unter den Sarkomen ist das *Sarcoma botryoides* im frühen Kindesalter am häufigsten, aber primär eher in der Vagina angesiedelt (siehe Abschnitt 7.2.2). Auch bereits im Kindesalter sollten nicht heilende Epitheldefekte und Ulzera, Verdickungen oder sonstige Veränderungen an der Vulva immer kausal geklärt werden.

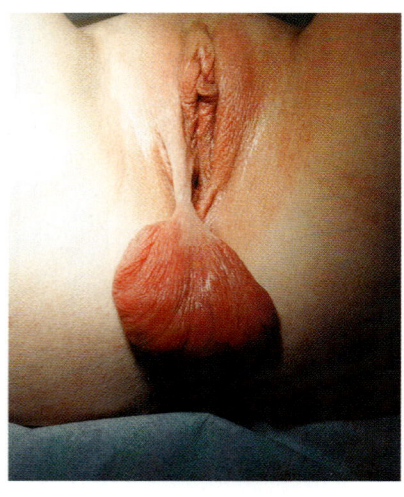

Abb. 17-26 Monströses Fibroma pendulans bei einer 16jährigen Patientin.

7.2 Tumoren der Vagina

7.2.1 Gutartige Tumoren

Sie entsprechen in ihrer Häufigkeit in etwa den benignen Vulvaveränderungen, sind aber infolge fehlender Symptomatik und Visualisierung meist Zufallsbefunde (Tab. 17-21).

Tabelle 17-20 Lokalisationen dysontogenetischer Zysten

Ort	Ursprung
Damm, kleine Labien, Vestibulum, Hymen	Sinus urogenitalis
Vestibulum vorn Vestibulum hinten	paraurethrale Gänge Vestibularzysten
Scheide seitlich Scheide vorn und hinten	Gartner-Gang Müller-Gang

Tabelle 17-21 Tumoren der Vagina bei Kindern und Jugendlichen

Gutartige Tumoren	

Zysten:	– dysontogenetische
	  paraurethrale (Skene-Drüsen)
	  Vestibularzysten
	  Gartner-Gang (seitlich)
	  Müller-Gang (vorn, hinten)
	– epitheliale Einschlußzysten

Neubildungen:	– Adenosis vaginae – Hämangiome – Fibrome, Polypen
Bösartige Tumoren	
Karzinome:	– Adenokarzinome – klarzelliges Adenokarzinom (DES-Exposition)
Sarkome:	– Sarcoma botryoides (Rhabdomyosarkom)

Bei *dysontogenetischen Zysten* ist wiederum ihre mögliche Kombination mit Fehlbildungen der Nieren und des harnableitenden Systems zu beachten. Eine bei Beschwerden indizierte chirurgische Therapie kann sich auf die Marsupialisation beschränken. Eine totale Exzision sollte wegen der Gefahr von Ureterverletzungen bei weit nach kranial reichenden Zysten nicht erzwungen werden.

Die *Adenosis vaginae* ist eine primär gutartige Veränderung des Vaginalepithels, wobei drüsige Strukturen aus Resten des Müller-Gangs inselartig inmitten des Plattenepithels bestehenbleiben. Hauptsymptom ist ein lästiger, schleimiger Fluor. Die vaginale Adenose findet man nur, wenn man diese Veränderung kennt und daran denkt. Sie ist bevorzugt im mittleren bis oberen Scheidendrittel lokalisiert und als rauhe bis höckrige Oberfläche palpabel. Bei der Hymenalatresie tritt sie fast obligat auf [29]. Zytologische Kontrollen sind wegen nicht sicher auszuschließender maligner Entartung anzuraten. In vielen Fällen kommt es zur Spontanheilung. Bei ausbleibender Epithelisierung und hohem Leidensdruck wegen des lästigen Schleimabgangs kann auch bereits bei Adoleszentinnen eine Therapie erforderlich sein. Am günstigsten ist die Laservaporisation.

7.2.2 Bösartige Tumoren

Adenokarzinome und das Sarcoma botryoides sind die wichtigsten malignen Scheidentumoren im Kindes- und Jugendalter.

Leitsymptom maligner Vaginaltumoren ist die genitale Blutung. Daher ist jede vaginale Blutung, die im Kindesalter immer pathologisch ist, durch Vaginoskopie, eventuell Biopsie und bildgebende Verfahren kausal zu klären, auch wenn maligne Tumoren in den seltensten Fällen die Ursache für die Blutung sind. Auch bei irregulären Blutungen junger Mädchen ist durch sorgfältige gynäkologische Untersuchung eine Geschwulstbildung auszuschließen.

Das *Sarcoma botryoides* dominiert unter den seltenen bösartigen Scheidentumoren bei zwei- bis vierjährigen Mädchen. Histologisch ist in diesem Alter das embryonale Rhabdomyosarkom typisch. Auch bereits bei kleinen Mädchen ist der Ursprung – Vagina oder Zervix – meist nicht mehr exakt zu ermitteln, da der Tumor überwiegend erst im fortgeschrittenen Stadium erkannt wird. Blutungen aus der Scheide treten häufig erst auf, wenn der Tumor sich bereits im kleinen Becken ausgebreitet hat. Blutungen mit traubenförmigen Gewebsbeimischungen sind äußerst suspekt und müssen sofort histologisch geklärt werden. Durch die Kombination von präoperativer Polychemotherapie, Radikaloperation und postoperativer Chemotherapie hat sich die Prognose dieses äußerst malignen Tumors entscheidend gebessert. Fünfjahres-Überlebensraten der Mädchen bis 90% sind inzwischen beschrieben [7].

Von den sehr seltenen *Adenokarzinomen* des frühen Kindesalters sind die *Klarzell-Adenokarzinome* junger Mädchen abzugrenzen, von denen mehr als 300 Fälle ausschließlich in den USA 1970 bis 1985 beschrieben wurden. Die Mütter dieser erkrankten Mädchen waren während ihrer Schwangerschaft mit Diethylstilbestrol (DES) wegen Abortus imminens behandelt worden.

7.3 Tumoren des Uterus

7.3.1 Tumoren der Cervix uteri

Gutartige Neubildungen sind bei Kindern selten und wegen fehlender Symptomatik kaum von Bedeutung (Tab. 17-22).

Das *Zervixektropium*, ein bei Neugeborenen, in der Pubertät und Adoleszenz physiologischer Befund, ist in der sog. hormonalen Ruheperiode pathologisch und kann als Hinweis auf eine mögliche Pubertas praecox gelten [28].

Das sehr seltene *benigne mesonephrogene Zervixpapillom* kann klinisch infolge seines exophytären Wachstums und seiner Zerfallsneigung als Sarcoma botryoides imponieren und auch histologisch als Adenokarzinom der Zervix mesonephrogenen Ursprungs fehlgedeutet werden.

Tabelle 17-22 Tumoren des Uterus bei Kindern und Jugendlichen

Cervix uteri	
Gutartig:	– Ektropium, Ovula Nabothi – Polypen, Myome – Hämangiome, Condylomata acuminata – Papillome (mesonephrogenes Zervixpapillom)
Dysplasie, Carcinoma in situ (CIN)	

Bösartig:	– Karzinome
	  (Adenokarzinom, Plattenepithelkarzinom)
	– Sarkome
	  (Sarcoma botryoides)

Corpus uteri	
Gutartig:	– Polypen, Myome
Bösartig:	– mesodermaler Mischtumor – Adenokarzinom (mesonephrogen)
Trophoblasttumoren:	– Blasenmole, invasive Mole, Chorionkarzinom

Dysplasien und das *Carcinoma in situ* der Zervix treten allgemein erst mit Beginn des Geschlechtsverkehrs auf. Obgleich ein Übergang intraepithelialer Neoplasien in ein invasives Wachstum vor dem 20. Lebensjahr eine Rarität ist, sind junge Mädchen mit Sexualkontakten anläßlich der gynäkologischen Konsultation wegen eines „Pillenrezepts" regelmäßig zu kolposkopieren und auch zytologisch zu untersuchen. Bei wiederholt pathologischen Befunden (Pap IIID, IVa) ist zur histologischen Objektivierung die flache Konisation angezeigt, am günstigsten mit dem Laser. Die Laserkonisation bietet derzeit die besten funktionellen Ergebnisse hinsichtlich der späteren Fertilität.

Karzinome der Cervix uteri sind im Kindes- und Jugendalter eine Rarität. Plattenepithelkarzinome gibt es kaum. Die ebenfalls seltenen Adenokarzinome sind mesonephrogenen oder paramesonephrogenen Ursprungs. Das *Hauptsymptom* der meist fortgeschrittenen Karzinome ist in diesem Alter ein fötider, sanguinolenter Fluor oder eine irreguläre Blutung. Daher ist bei Vorliegen dieser Symptome im Kindesalter immer die Vaginoskopie, bei Mädchen jenseits der Menarche die Spiegeleinstellung mit Kolposkopie und Zytologie angezeigt. Bei invasiven Zervixkarzinomen gelten in der Therapie die Richtlinien der erwachsenen Frau.

Unter den *Sarkomen* dominiert, wie auch an der Vulva und in der Scheide, bei kleinen Mädchen das *Sarcoma botryoides*.

7.3.2 Tumoren des Corpus uteri

Von den *gutartigen Neubildungen* sind ganz vereinzelt *Leiomyome* vom 9. bis 16. Lebensjahr beschrieben [14].

Maligne Tumoren sind ebenfalls selten und dann meist Adenokarzinome mesonephrogenen Ursprungs. Der mesodermale Mischtumor entwickelt sich aus Resten des Müller-Gangs. Trophoblasttumoren, wie Chorionepitheliom und Chorionkarzinom stehen immer im Zusammenhang mit einer Schwangerschaft.

7.4 Tumoren des Ovars

Ovarialtumoren sind die häufigsten Genitaltumoren bei kleinen und jungen Mädchen, obgleich sie nicht mehr als 1 % aller malignen Neubildungen bei den unter 16jährigen Mädchen ausmachen. Etwa 30 % aller Ovarialtumoren bei Kindern und Jugendlichen sind bösartig, dominierend sind die Keimzelltumoren (Tab. 17-23; siehe auch Bd. 10, Kap. 5).

Die *klinischen Symptome* sind oft völlig uncharakteristisch: In allen Lebensaltern können Fieber oder Bauchschmerzen ein Hinweis sein; bei kleinen Mädchen können, meist in Verbindung mit Zeichen vorzeitiger Reife, vaginale Blutungen bestehen; in der Pubertät können Blutungsstörungen selten auch einmal ihre Ursache in einem Ovarialtumor haben. Plötzlich auftretende Schmerzen sind charakteristisch für

Tabelle 17-23 Relative Häufigkeit von Tumoren des Ovars bei Kindern und Jugendlichen (modifiziert nach Wolf [31])

Gutartige Tumoren		72%
Zysten:	– funktionelle (Follikel-, Corpus-luteum-, Theka-lutein-Zyste, Endometriose) – Parovarialzysten	30%
Neubildungen:	– reifes Teratom (Dermoid) – seröse Kystome – Fibrom, Hämangiom	31% 11%
Bösartige Tumoren		28%
Keimzelltumoren:	– Dysgerminom – unreifes Teratom – endodermaler Sinustumor	15%
Keimstrang- Stroma-Tumoren:	– Granulosazell-, Thekazelltumoren – Androblastome	8%
Epitheliale Tumoren:	– Zystadenokarzinom (serös, muzinös, endometrioid)	1%
Tumoren des geschlechtsunab- hängigen Gewebes	– Sarcoma botryoides – Fibrosarkom – Neurofibrosarkom	4%

Tabelle 17-24 Diagnostik bei Verdacht auf Ovarialtumoren im Kindes- und Jugendalter

Art der Untersuchung	Fragestellung	Indikation
Anamnese	– Symptomatik – Dauer – Familien-, Eigenanamnese	immer
Allgemeine Klinik	– Tanner-Stadien – Körpergewicht und -größe – Palpation des Abdomens	immer
	– Hb, Leuko, CRP	Fieber, Infektionsverdacht
(Kinder-) Gynäkologie	– Inspektion und (rektale) Palpation des Genitales	immer
	– Vaginoskopie	Fluor, Blutungen
	– Reifegrad, Zytologie	Verdacht auf (Pseudo-) Pubertas praecox
Endokrinologie	– E2, LH, FSH, GnRH-Test	Pubertas praecox
	– Testosteron, DHEA-S	Androgenisierung
Sonographie	– Visualisierung des gynäkologischen Untersuchungsbefunds	immer
Tumormarker	β-HCG, AFP, CEA	Verdacht auf Keimzelltumoren
Diagnostische Laparoskopie	– Malignitätsausschluß	unklare sonographische Befunde

Tabelle 17-25 Sonomorphologische Befunde bei Ovarialzysten im Kindes- und Jugendalter (nach Terinde [27])

Parovarialzysten	Glattwandige, gut abgegrenzte schalleere Zysten, das Ovar selbst ist nur selten darstellbar
Retentions- oder funktionelle Zysten	Schalleere, glattwandige, gut abgegrenzte Zysten
Teratome	Uncharakteristische strukturierende zystisch-solide Tumoren mit unscharfer Begrenzung
Dermoide	Charakteristisch strukturierte, zystisch-solide Tumoren, vorwiegend zystisch mit randständigen soliden Knoten (Kopfhöcker) oder überwiegend solider Struktur bei guter Abgrenzung
Kystome	Gut abgegrenzte, meist glattwandige Tumoren mit homogenen Binnenechos, durch Septierung manchmal unregelmäßige Wandstruktur
Granulosazelltumoren Thekome	Unscharf abgegrenzte, unregelmäßig strukturierte zystisch solide Tumoren

eine Stieldrehung oder Ruptur. Eine Zunahme des Leibesumfangs kann durch einen großen raumfordernden benignen Tumor oder durch ein fortgeschrittenes Malignom bedingt sein.

Die *Diagnostik* hat – außer beim akuten Abdomen – alle Möglichkeiten zu nutzen (Tab. 17-24). Die Sonographie ist unverzichtbarer Bestandteil der Diagnostik, weil sie bei erfahrenen Untersuchern wesentliche Hinweise auf das therapeutische Vorgehen liefern kann (Tab. 17-25). Zystovarien bei kleinen Mädchen sind Normvarianten. Oft sind sie die einzige Möglichkeit, die in der sog. hormonalen Ruheperiode kleinen, soliden Ovarien überhaupt sonographisch darzustellen.

Die *Therapie* besteht bei sonographisch unklaren Befunden bzw. bei persistierenden Tumoren von mehr als 3 cm Durchmesser in der histologischen Sicherung per laparoscopiam. Bei sonographisch eindeutigen Malignitätskriterien gelten die Richtlinien der Karzinomchirurgie der erwachsenen Frau (siehe auch Bd. 12, Kap. 1). Therapie der Wahl ist die Laparotomie, in Zweifelsfällen mit vorgeschalteter Laparoskopie. Besonders im Kindes- und Jugendalter sind individualisierte Therapiekonzepte gefragt: soviel Radikalität wie nötig, soviel Organerhaltung wie möglich. Die Chemotherapie ist ebenso individuell zu planen [8]. Im Vordergrund steht die Überlebenschance unter gleichzeitiger Berücksichtigung der Lebensqualität, und das bedeutet bei kleinen und heranwachsenden Mädchen die vertretbare Erhaltung der Fertilität. Bei akutem Abdomen ist immer eine notfallmäßige Laparotomie angezeigt. Falls die Ursache in einer Ruptur oder Stieldrehung des Ovars besteht, sollte unter Konsultation eines versierten Gynäkologen möglichst die ovarerhaltende Operation angestrebt werden: bei Ruptur Formierung des Restovars, bei Stieldrehung nach Lösung der Torsionen sorgfältige, minutenlange Beobachtung des torquierten Ovars und möglichst seine Erhaltung.

Ovarialtumoren erfordern – je nach Beschaffenheit und Symptomatik – *in den verschiedenen Lebensaltern* ein differenziertes Vorgehen [31].

Bei *Neugeborenen* werden Neubildungen des Ovars sonographisch oft pränatal diagnostiziert (siehe auch Bd. 8, Kap. 5, Abschnitt 1.2.2). Sonographisch kontrolliertes, abwartendes Verhalten ist gerechtfertigt. Große Zysten können pränatal punktiert werden, um eine vaginale Entbindung zu ermöglichen. Perinatal bilden sich die glattwandigen Zysten oft spontan zurück. Eine operative Intervention ist bei klinischer Symptomatik (= raumfordernder Prozeß), sonographisch anteiligen soliden Strukturen oder nicht eindeutig zu bestimmender Zugehörigkeit (differentialdiagnostisch: Mesenterial-, Urachus- und Omentumzysten; Darmduplikaturen; Nieren- und neurogene Tumoren) angezeigt. Der Ausschluß einer Hymenalatresie oder partiellen Vaginalatresie mit der einen großen Unterbauchtumor vortäuschenden Mukokolpos bereitet postpartal dem Erfahrenen bereits bei der klinischen Untersuchung keinerlei Schwierigkeiten.

Bei *kleinen Mädchen* sind zystische Strukturen in den Ovarien meist sonographische Zufallsbefunde und passagere Erscheinungen der Normalentwicklung. Sie sind kontroll-, aber nicht therapiebedürftig. Im Zusammenhang mit dem klinischen Bild einer prämaturen Thelarche sind sonographisch nachgewiesene Zystovarien fast regelhaft. Durch weitere Untersuchungen (vaginaler Reifegrad; Bestimmung von Estradiol, LH, FSH, Testosteron; GnRH-Test; röntgenologische Bestimmung des Knochenalters) ist in Verlaufskontrollen eine (Pseudo-)Pubertas praecox auszuschließen. Sonographisch zweifelhafte Dignitätskriterien und persistierende Tumoren von mehr als 3 cm erfordern die diagnostische Laparoskopie mit histologischer Klärung bzw. möglichst organerhaltende Operation.

Bei *jungen Mädchen* in der Pubertät und Adoleszenz dominieren im Zusammenhang mit Regeltempostörungen *funktionelle Zysten*. Sie sind nach sorgfältiger sonographischer Beurteilung hormonell suppressiv entweder mit einem potenten Progestagen vom 13. bis 24. Zyklustag oder zyklusgerecht mit einem nicht zu niedrig dosierten Östrogen-/Gestagen-Kombinationspräparat erfolgreich zu behandeln. Wenn neben einer Oligomenorrhö gleichzeitig Adipositas und Hirsutismus vorliegen, ist an ein Syndrom der polyzystischen Ovarien (PCO-Syndrom) zu denken und eine Behandlung mit Antiandrogenen einzuleiten (siehe auch Bd. 8, Kap. 5, Abschnitt 1.3.1).

Bei Tumoren mit Malignitätsverdacht müssen alle Möglichkeiten der weiterführenden Diagnostik ausgeschöpft werden.

Die *Tumornachsorge* beinhaltet neben den erforderlichen medizinischen Kontrollen die psychologische Führung der Eltern und in Abhängigkeit vom Alter die einfühlsame Betreuung der Mädchen. Sie braucht vorrangig Sachverständnis und gleichzeitig Einfühlungsvermögen.

8 Sexueller Mißbrauch

Die Begriffe „sexueller Mißbrauch", „sexuelle Verführung", „sexuelle Gewalt" und „sexuelle Ausbeutung" von Kindern werden synonym gebraucht. *Inhaltlich umfassend* scheint die Definition: „Sexueller Kindesmißbrauch ist die Ausnutzung eines Kindes zum Zweck der sexuellen Befriedigung durch eine erwachsene oder deutlich ältere Person" [18].

Strafrechtlich umfaßt sexuelle Ausbeutung von Kindern [2]:

- sexuelle Handlungen an einer Person unter 14 Jahren
- Handlungen, die der Täter/die Täterin durch das Kind an sich vornehmen läßt
- Handlungen, die vor dem Kind vorgenommen werden
- Maßnahmen, die ein Kind veranlassen, vor dem Täter/der Täterin oder einem Dritten sexuelle Handlungen vorzunehmen
- Einwirken auf ein Kind durch Vorzeigen pornographischer Abbildungen oder Darstellungen, durch Abspielen von Tonträgern (und Bildträgern) pornographischen Inhalts oder durch entsprechende Reden mit dem Ziel, sich, das Kind oder einen anderen (eine andere) hierdurch sexuell zu erregen

Sowohl die inhaltliche als auch die strafrechtliche Definition machen deutlich, daß sexuelle Ausbeutung eines Kindes nicht zwangsläufig mit nachweisbaren allgemeinen körperlichen oder genitalen Verletzungen verbunden sein muß. Wesentlich häufiger als physische Verletzungen sind psychische und psychosomatische Störungen, die nicht nur die Kindheit erheblich beeinträchtigen, sondern bis in das Erwachsenenalter hinein für Gewalttätigkeit und Suizid der Opfer verantwortlich sein können.

In Überbewertung und ungerechtfertigter Erwartung in die *Aussagekraft einer gynäkologischen Untersuchung* werden kleine und heranwachsende Mädchen, bei denen der Verdacht auf sexuellen Mißbrauch besteht, dem kindergynäkologisch tätigen Arzt durch Eltern, bevorzugt Mütter, Kinderärzte oder Instanzen wie Kindereinrichtungen, Jugendämter und Polizei vorgestellt bzw. überwiesen. Der mit einer solchen Untersuchung beauftragte Arzt muß nicht nur die altersangepaßte schonende Untersuchung der Genitoanalregion beherrschen (siehe Abschnitt 3), sondern auch Kenntnisse über die altersabhängige Anatomie, ihre Normvarianten und die richtige Interpretation pathologischer Befunde besitzen.

Im Zusammenhang mit der Fragestellung: „Hat ein sexueller Mißbrauch des Mädchens stattgefunden?" ist die *sichere Aussage infolge der gynäkologischen Untersuchung* nur dann zulässig, wenn Spermien nachgewiesen werden: in der Scheide (auch ohne Verletzung des Hymens), anal, oral oder am Körper oder in der getragenen Wäsche des Mädchens. Und das trifft in weniger als 1 % der Fälle zu. Akute Rißverletzungen oder genitale Blutungen sind kein zwangsläufiger Beweis. Hier ist die glaubwürdige Anamnese von seiten des Kindes mit detaillierter Schilderung über mögliche Ursachen von Bedeutung.

In mehr als 90 % werden die Mädchen unter dem *Verdacht einer chronischen sexuellen Ausbeutung* bzw. eines ein- oder mehrmaligen Mißbrauchs vorgestellt, der Monate oder Jahre zurückliegt. In diesen Fällen ist besonders bei kleinen Mädchen zu beachten, daß die Reparationsvorgänge nach akuten Verletzungen, z.B. Hymenaleinrisse, schon nach etwa 14 Tagen beendet sein können und keine Spuren nachweisbar sind. Bei Mädchen kurz vor oder nach der Menarche kann der Hymen physiologisch eine solche Weite haben, daß auch bei Penetration keine Verletzungen nachweisbar sind. Und letztendlich werden Mädchen mit unterschiedlicher Symptomatik, wie z.B. Rötung der Vulva, Fluor, Bauchschmerzen, Enuresis nocturna, Masturbation vorgestellt, *ohne die vordergründige Fragestellung eines sexuellen Mißbrauchs.*

Bei *zufälligem Nachweis eines STD-Erregers* sollte gezielt auch nach anderen sexuell übertragbaren Erregern gefahndet werden (Tab. 17-26). In diesen Fällen sollte der untersuchende Arzt immer an einen sexuellen Mißbrauch des Kindes denken und mit der gebotenen Sorgfalt und Diplomatie die Infektionsquelle zu ermitteln suchen.

In jedem Fall sollte der *gynäkologische Untersuchungsgang* (Tab. 17-27) individuell gestaltet eingehalten werden. Bei unklaren Hymenalbefunden kann die Untersuchung in Knie-Ellenbogen-Lage hilfreich sein, da die Beurteilung des dorsalen Hymenalrands eindeutiger ist als in Rückenlage (Abb. 17-28). Neben der detaillierten schriftlichen Dokumentation ist eine Fotodokumentation empfehlenswert.

Die *Interpretation der erhobenen Befunde* ist äußerst schwierig. Rötungen der Vulva einschließlich Fluor (siehe Abb. 17-8), Synechien der kleinen Labien (siehe

Tabelle 17-26 Venerologische Untersuchung bei Verdacht auf sexuelle Ausbeutung

Art der Untersuchung	Fragestellung
Mikroskopie	
– Methylenblau-Färbung	– extra-, intrazelluläre Diplokokken? Gonorrhö?
– Gram-Färbung	– gramnegative Diplokokken: Gonorrhö?
	– Clue-cells: Gardnerella?
– Nativpräparat	– Trichomonas? Gardnerella?
– Fluoreszenzmikroskopie	– Chlamydien?
Kulturen	
– Neisseria gonorrhoeae	– beweisend für Gonorrhö
– Chlamydia trachomatis	– Chlamydien?
– Herpes simplex I und II	– Herpes simplex II ?
– HPV	– Typisierung 6, 11, (16, 18)
Serologie	
– Herpes simplex	– Bei sicherer oder mit hoher Wahrscheinlichkeit stattgefundener sexueller Ausbeutung
– HIV	
– Treponema pallidum (VDRL, (IgM)-FTA-ABS oder TPHA)	

Tabelle 17-27 Praxis der gynäkologischen Untersuchung bei Verdacht auf sexuelle Ausbeutung

Art der Untersuchung	Fragestellung
Ganzkörperbetrachtung	– Verletzungen? Hämatome?
	– Tanner-Stadien
Gynäkologische Inspektion: Kolposkop benutzen!	
– in Rückenlage, Traktions-, Separationsmethode	
– in Knie-Ellenbogen-Lage bei unklaren Hymenal- und Analbefunden	
– Labia minora/majora	– Verletzung? Entzündung?
– Klitoris	– Verletzung?
– Urethra	– Dilatation?
– Hymen	– Form? Beschaffenheit? Weite? Verletzung? Narben?
– Introitus vaginae	– klaffend? abgeflacht?
– hintere Kommissur	– gerötet? abgeflacht?
– Perineum	– Rötung?
– Anus	– Rötung? Rhagaden? Dilatationsreflex?
Sekretentnahme aus Vagina, Rektum, evtl. Urethra	– STD-Erreger?
	– Spermien? (nur bei < 72 h zurückliegendem Delikt!)
Vaginoskopie	– Verletzung? Blutung? Fremdkörper?
Fotodokumentation!	

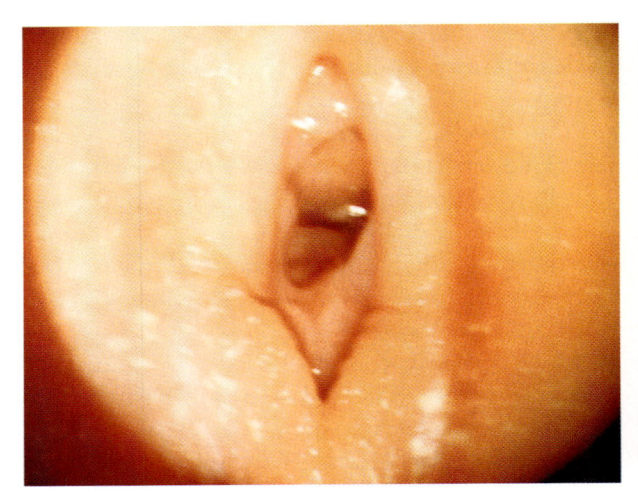

Abb. 17-28 Narbenbildung des dorsalen Hymenalrands bei einer Sechsjährigen. In Knie-Ellenbogen-Lage ist eine abnorme Konkavität sichtbar.
(Original: Frau Dr. Francesca Navratil, Zürich)

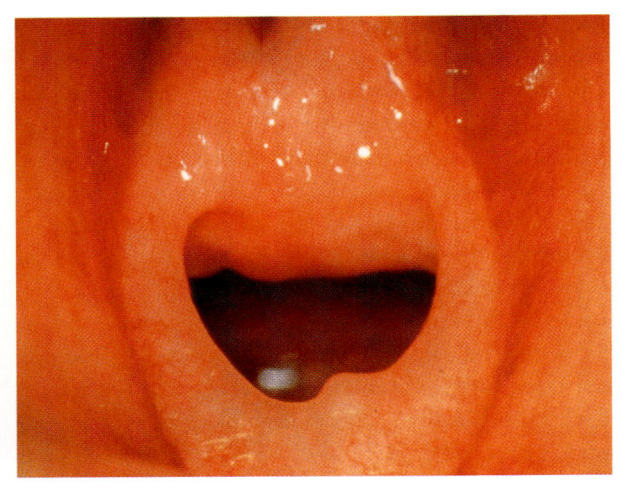

Abb. 17-29 Konvexitäten des Hymenalrands (sog. bumps) bei einer Sechsjährigen, es handelt sich um eine Normvariante.
(Original: Frau Dr. Francesca Navratil, Zürich)

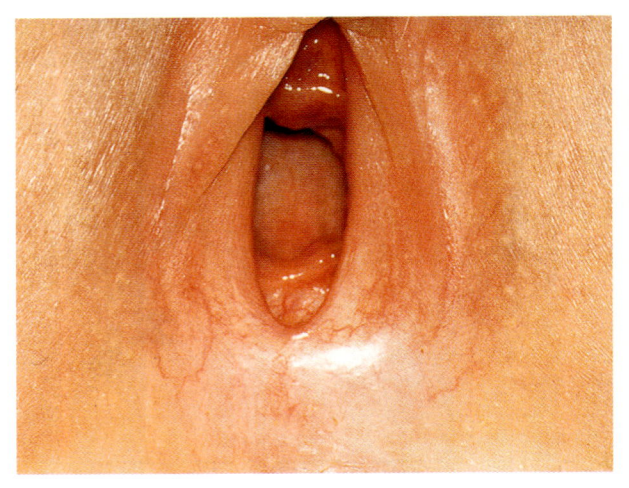

Abb. 17-30 Abgeflachter Hymen bei einer Sechsjährigen. Die hintere Scheidenwand ist weit einsehbar, es handelt sich um eine Normvariante.

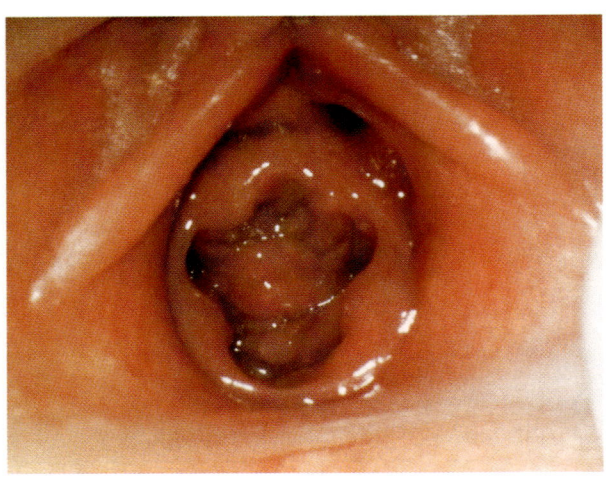

Abb. 17-31 Abgeflachter Introitus vaginae (sog. Schlüssellochkonfiguration): abnormer Befund, Sexualdelikt wahrscheinlich.

Abb. 17-13), vaginale Blutungen (siehe Abb. 17-15), Lichen sclerosus (siehe Abb. 17-12), Verletzungen (Anamnese! siehe Abb. 17-16) und Konvexitäten des Hymenalrands (sog. bumps, Abb. 17-29), dürfen nicht zwangsläufig als Beweis sexueller Ausbeutung interpretiert werden. Dagegen machen Abflachungen des Hymens (Abb. 17-30), Dilatation des Introitus (sog. Schlüssellochkonfiguration, Abb. 17-31) oder Vernarbungen des dorsalen Hymenalrands (Abb. 17-28) bei glaubhafter Anamnese den Verdacht einer chronischen sexuellen Ausbeutung eher wahrscheinlich.

Der *Nachweis von STD-Erregern,* bevorzugt Gonokokken, Chlamydien, Herpes-simplex-Virus Typ II und von genitalen HPV-Typen (siehe Abb. 17-10) muß auch ohne vordergründige Fragestellung an einen sexuellen Mißbrauch denken lassen, schließt ihn aber nicht zwangsläufig ein. Nichtsexuelle Übertragungswege bei kleinen Mädchen sind aus eigenen Erfahrungen bei Gonorrhö bekannt. Auch Chlamydien, Ureaplasmen, Mykoplasmen und eine bakterielle Vaginose wurden bei nicht mißbrauchten Kindern diagnostiziert [17].

Zur *Problematik gynäkologischer gutachterlicher Stellungnahmen* zum sexuellen Mißbrauch von Kindern ist festzustellen, daß Normvarianten von pathologischen Befunden abzugrenzen sind, pathologische Befunde nicht zwangsläufig durch ein Sexualdelikt bedingt sein müssen und sexuell ausgebeutete Kinder sehr häufig keine körperlichen Spuren tragen.

Eine gynäkologische Untersuchung zur Spurensicherung ist zwingend sofort notwendig nach *aktuellem* Sexualdelikt. Bei Verdacht auf *chronische* sexuelle Ausbeutung steht die psychologische Betreuung des Kindes einschließlich Klärung des näheren sozialen Umfelds im Vordergrund. Die gynäkologische Untersuchung sollte in diesen Fällen erst dann erfolgen, wenn das Kind genügend darauf vorbereitet ist, da eine Spurensicherung ohnehin nicht mehr möglich ist.

Die Dunkelziffer sexueller Ausbeutung von Kindern ist hoch, da mehr als 70% der Täter aus der Intimsphäre des Kindes kommen [6, 15].

Die Betreuung sexuell ausgebeuteter Kinder ist eine *interdisziplinäre Aufgabe,* an der Haus- und Kinderärzte, Kinder- und Jugendpsychologen, Dermatovenerologen und Sozialarbeiter beteiligt sind. Die gynäkologische Untersuchung sollte ausschließlich durch erfahrene kinder- und jugendgynäkologisch tätige Ärzte erfolgen, damit einerseits Fehlinterpretationen vermieden werden und andererseits Warnsymptome durch gezielte sachgerechte Untersuchungen richtig gedeutet werden.

Entscheidend ist der *Schutz des Kindes* sowohl vor weiteren Zugriffen der Täter als auch vor traumatisierenden wiederholten Vernehmungen und Verhören. Sexueller Mißbrauch von Kindern ist ein Antragsdelikt, es besteht keine Anzeigepflicht. Nachdem aber bei Polizei oder Staatsanwalt eine Anzeige eingegangen ist, sind kriminalpolizeiliche Ermittlungen unumgänglich und auch durch Rücknahme der Anzeige nicht mehr aufhaltbar.

Literatur

1. Ambros, R. A., R. J. Kurman: Tumors of the vulva. In: Carpenter, S. E., J. A. Roc (eds.): Pediatric and Adolescent Gynecology, pp. 353–363. Raven Press, New York 1992.
2. Bach, K. R.: Sexueller Mißbrauch von Kindern. In: Bach, K. R., H. Stumpe, K. Weller: Kindheit und Sexualität, S. 114–130. Holtzmeyer, Braunschweig 1993.
3. Consensus zur Hormonsubstitution bei Zyklusstörungen von jungen Mädchen. Korasion 7,2 (1992) 20.
4. Distler, W., V. Pelzer: Praxis der Kinder- und Jugendgynäkologie. Bücherei des Frauenarztes, Bd. 48. Enke, Stuttgart 1994.
5. Ebeling, K.: Neubildungen. In: Heinz, M.: Gynäkologie im Kindes- und Jugendalter, S. 110–128. Thieme, Leipzig 1989.
6. Finkelhor, D. et al.: A Sourcebook on Child Sexual Abuse. Sage, Beverly Hills 1986.
7. Flamant, F., C. Gerbaulet, C. Nihoul-Fekete et al.: Long-term sequelae of conservative treatment by surgery, brachytherapy and chemotherapy for vulvar and vaginal rhabdomyosarcoma in children. J. clin. Oncol. 8 (1990) 1847–1853.
8. Göbel, U., M. Bamberg, R. J. Haas et al.: Nichttestikuläre Keimzelltumoren: Analyse der Therapiestudie Makei 83/86 und Protokolländerungen für die Nachfolgestudie. Klin. Pädiatr. 201 (1989) 247–260.
9. Heinz, M. (Hrsg.): Gynäkologie im Kindes- und Jugendalter. Thieme, Leipzig 1989.
10. Heinz, M.: Gynäkologische Blutungsstörungen im Kindes- und Jugendalter, Teil 1: Genitale Blutungen bei kleinen Mädchen. gynäk. prax. 17 (1993) 79–86.
11. Heinz, M. (Hrsg.): Kinder- und Jugendgynäkologie in Sprechstunde und Klinik. Deutscher Ärzte-Verlag, Köln 1994.
12. Hesse, V., R. Schmutzler, H. Haberland: Kinderendokrinologie am Lindenhof. In: 100 Jahre Lindenhof, S. 102–105. Verbum, Berlin 1996.
13. Huber, A., H.-D. Hiersche: Praxis der Gynäkologie im Kindes- und Jugendalter, 2. Aufl. Thieme, Stuttgart–New York 1987.
14. Huffman, J. W., C. J. Dewhurst, V. J. Capraro: The Gynecology of Childhood and Adolescence, pp. 225–349. Saunders, Philadelphia–London–Toronto 1981.
15. Jungjohann, E. E.: Sexueller Mißbrauch. In: Distler, W., V. Pelzer (Hrsg.): Praxis der Kinder- und Jugendgynäkologie, pp. 108–116. Enke, Stuttgart 1994.
16. Kempe, C. H., R. E. Helfer: The Battered Child. University of Chicago Press, Chicago 1980.
17. Kohl, P. U., D. Petzold: Sexuell übertragbare Krankheiten im Kindesalter und sexueller Mißbrauch. Dtsch. Ärztebl. 93 (1996) A391–394.
18. Kutschinsky, B.: Sexueller Mißbrauch von Kindern. Verbreitung, Phänomenologie und Prävention. Zschr. Sexualforsch. 4 (1991) 33–38.
19. Neinstein, L. S.: Review of breast masses in adolescents. Adolesc. Pediatr. Gynec. 7 (1994) 119–129.
20. Pelzer, V.: Die ultrasonographische Beurteilung des normalen und gestörten inneren Genitale beim Mädchen mit besonderer Berücksichtigung neuer Diagnostik- und Therapieverfahren beim MRK-Syndrom. Habilitationsschrift, Düsseldorf 1990.
21. Pelzer, V., L. Beck (Hrsg.): Aktuelle Fragen der Kinder- und Jugendgynäkologie. Thieme, Stuttgart–New York 1991.
22. Prader, A.: Der Genitalbefund beim Pseudohermaphroditismus femininus des kongenitalen adrenogenitalen Syndroms: Morphologie, Häufigkeit, Entwicklung und Vererbung der verschiedenen Genitalformen. Helv. paediat. acta 9 (1954) 231–248.
23. Prader, A.: Pubertätsentwicklung: Was ist normal? Was ist auffallend oder pathologisch? Einige grundsätzliche Betrachtungen. Helv. paediat. acta. 38 (1983) 197–202.
24. Prader, A.: Growth and development. In: Labhardt, A. (ed.): Clinical Endocrinology. Theory and Practice, 2nd ed., pp. 1013–1059. Springer, Berlin–Heidelberg–New York 1986.
25. Seitzer, D.: Die Entwicklung der Brust und ihre Störungen. In: Wolf, A. S., J. Esser Mittag: Kinder- und Jugendgynäkologie, S. 167–189. Schattauer, Stuttgart–New York 1996.
26. Stolecke, H., V. Terruhn (Hrsg.): Pädiatrische Gynäkologie. Springer, Berlin–Heidelberg–New York 1987.
27. Terinde, R.: Die ultrasonographische Beurteilung von Adnextumoren im Kindesalter. In: Pelzer, V., L. Beck (Hrsg.): Aktu-

elle Fragen der Kinder- und Jugendgynäkologie, S. 36–41. Thieme, Stuttgart–New York 1991.
28. Terruhn, V.: Formenwandel und Epithelentwicklung der Portio vaginalis uteri von der Geburt bis zur Menarche: eine vaginoskopische Untersuchung. Arch. Gynec. 229 (1980) 123–126.
29. Terruhn, V.: Fehlbildungen des weiblichen Genitale im Kindes- und Jugendalter und ihre Behandlung. In: Stolecke, H., V. Terruhn: Pädiatrische Gynäkologie, S. 57. Springer, Berlin–Heidelberg–New York 1987.
30. Wolf, A. S.: Störungen des Zyklus. In: Lauritzen, C. (Hrsg.): Gynäkologische Endokrinologie, S. 257–299. Klinik der Frauenheilkunde und Geburtshilfe, 2. Aufl., Bd. 1. Urban & Schwarzenberg, München–Wien–Baltimore 1987.
31. Wolf, A. S.: Genitaltumore. In: Heinz, M.: Kinder- und Jugendgynäkologie in Sprechstunde und Klinik, S. 105–118. Deutscher Ärzte-Verlag, Köln 1994.
32. Wolf, A. S.: Blutungsstörungen im Kindes- und Jugendalter. In: Wolf, A. S., J. Esser Mittag: Kinder- und Jugendgynäkologie, S. 90–123. Schattauer, Stuttgart–New York 1996.
33. Wolf, A. S., J. Esser Mittag: Kinder- und Jugendgynäkologie. Schattauer, Stuttgart–New York 1996.

Forensische Aspekte der operativen Gynäkologie

18 Forensische Aspekte der operativen Frauenheilkunde

L. Beck, K. Ulsenheimer

Inhalt*

1	Juristische Aspekte	302
1.1	Arzthaftung	302
1.2	Kunstfehler und Facharztstandard	302
1.3	Konkretisierung des Standards durch Sachverständige	303
1.4	„Grobe" Behandlungsfehler	303
1.5	Übernahmeverschulden	304
1.6	Kausalität	304
1.7	Aufklärungspflicht	304
1.8	Arbeitsteilung	306
1.9	Dokumentationspflicht	306
2	Gynäkologische Aspekte	307
2.1	Lagerungsschäden	307
2.2	Operativ bedingte Nervenschädigungen	308
2.3	Behandlungsfehler mit der Folge von Harnleiter- und Blasenkomplikationen	309
2.4	Diagnose- und Aufklärungsfehler bei Deszensus- und Inkontinenzoperationen	310
2.4.1	Fehler bei der Diagnostik	310
2.4.2	Aufklärung vor Inkontinenzoperationen	311
2.5	Komplikationen bei der operativen Laparoskopie	311
2.6	Thromboembolische Komplikationen in der Gynäkologie	313

* Die Literaturverzeichnisse sind am Ende der jeweiligen Abschnitte aufgeführt

1 Juristische Aspekte

K. Ulsenheimer

1.1 Arzthaftung

Arzthaftung ist *keine Gefährdungs-,* sondern eine *Verschuldenshaftung.* Der Gynäkologe hat nur dann für einen von ihm verursachten Schaden einzustehen, wenn er die gebotene Sorgfalt verletzt, d.h. gegen den fachärztlichen Standard verstoßen hat.

Dabei bemißt sich im *Zivilrecht,* also bei Schadensersatz- und/oder Schmerzensgeldansprüchen, der Sorgfaltsmaßstab nach objektiven Kriterien; es wird auf das Wissen und Können, die Erfahrungen und Fähigkeiten eines gewissenhaften, pflichtbewußten und umsichtigen Facharztes für Gynäkologie abgestellt. Im *Strafrecht* tritt zu dieser objektiven Prüfung noch eine subjektive hinzu, die danach fragt, ob die Nichteinhaltung der gebotenen Sorgfalt dem im konkreten Fall beschuldigten Frauenarzt nach seiner individuellen Qualifikation und seinen persönlichen Umständen vorzuwerfen ist. Grundvoraussetzung der zivil- und/oder strafrechtlichen Verantwortlichkeit des Arztes ist also stets die *Verletzung der berufstypischen Sorgfaltspflicht,* die sich als Behandlungs-, Organisations- oder Aufklärungsfehler manifestieren kann.

Das Mißlingen einer Operation, ein Zwischenfall oder eine Komplikation stellt als solche kein Indiz für ein pflichtwidriges Verhalten dar, vielmehr gilt nach wie vor der berühmte Satz des Reichsgerichts, wonach „auch der geschickteste Arzt nicht mit der Sicherheit einer Maschine arbeitet, so daß trotz aller Fähigkeit und Sorgfalt des Operateurs ein Griff, ein Schnitt oder Stich mißlingen kann, der regelmäßig auch dem betreffenden Arzt selbst gelingt".[1]

1.2 Kunstfehler und Facharztstandard

Im Mittelpunkt der Arzthaftung steht sowohl qualitativ als auch quantitativ der Begriff des *Kunstfehlers.* Da dieser Terminus jedoch von den verschiedenen Autoren unterschiedlich verwandt wird – teils objektiv als Verstoß gegen den Behandlungsstandard, teils als juristisches Werturteil im Sinne von Verschulden, teils einschränkend nur als „grobe" Fahrlässigkeit – spricht man in der neueren Judikatur ganz überwiegend nur noch vom „Behandlungsfehler", wenn der Standard der Wissenschaft bei der Krankenbehandlung nicht eingehalten wurde.

Um Mißverständnisse zu vermeiden, sei jedoch ausdrücklich hervorgehoben, daß der Standard für den Arzt nicht absolut verbindlich ist und keineswegs „jede Abweichung vom Standard eine fehlerhafte Behandlung" darstellt [2]. Sowohl das Reichsgericht als auch der Bundesgerichtshof haben immer wieder betont, daß „die Wahl der Behandlungsmethode primär Sache des Arztes" ist[2] und „die allgemeinen oder weitaus überwiegend anerkannten Regeln der ärztlichen Wissenschaft grundsätzlich keine Vorzugsstellung vor den von der Wissenschaft abgelehnten Heilverfahren ärztlicher Außenseiter oder nichtärztlicher Heilbehandler" genießen.[3] Diese von der Rechtsprechung stets anerkannte *Therapie-* oder *Methodenfreiheit* des Arztes ist selbstverständlich nicht schrankenlos, aber doch nur in engen Grenzen richterlicher Kontrolle unterworfen, um den Fortschritt der Medizin und das Selbstbestimmungsrecht des Patienten nicht zu behindern. Daher können „Besonderheiten des Falles oder ernsthafte Kritik an der hergebrachten Methode" sogar ein „Abweichen von der Standardmethode fordern".[4]

Obwohl also auch der Standard keineswegs unverbrüchlich und ewig gilt, sondern zeitgebunden, immer wieder aktualisierungsbedürftig und einem ständigen Wandel unterworfen ist, empfinden Mediziner diesen Begriff offenbar als zu eng und zu starr, so daß sie zunehmend von Leitlinien bei der Patientenbehandlung sprechen. Aus haftungsrechtlicher Sicht sind Standard und Leitlinie jedoch keine Gegensätze, vielmehr bringen sie inhaltlich und funktionell dasselbe zum Ausdruck; sie konkretisieren als „Orientierungsmarken", „Handlungsempfehlungen", „Richtpunkte" die „im Verkehr erforderliche Sorgfalt" (§ 276 BGB), ohne dem Arzt im Einzelfall die einzuschlagende Therapie zwingend vorzuschreiben und ohne den Richter im

---

[1] Entsch. Reichsger. Zivilsachen 78, 432, 435; siehe auch BGH, Neue jur. Wschr. 1977, 1103; Vers.-Recht 1992, 496

[2] BGH, Neue jur. Wschr. 1982, 2121
[3] Reichsger. Rechtspr. Strafsachen 67, 12, 22
[4] BGH, Neue jur. Wschr. 1988, 763

Arzthaftungsprozeß zu binden. Dieser muß vielmehr in eigener Verantwortung über das Vorliegen eines Behandlungsfehlers entscheiden, wobei ihm ein etwa vorhandener Standard oder eine etwa vorhandene Leitlinie eine Hilfe bedeutet, ihn jedoch nicht von seiner Verpflichtung entbinden, „auch unter Berücksichtigung abweichender Stellungnahmen der ärztlichen Wissenschaft" zu prüfen, ob ein Sorgfaltspflichtverstoß zu bejahen oder zu verneinen ist.[5]

Da der Patient stets Anspruch auf eine ärztliche Behandlung hat, die dem Standard eines erfahrenen Facharztes entspricht, ist es gleichgültig, ob die Operation ambulant, stationär, im Krankenhaus oder in einer Praxisklinik, am Tag, in der Nacht oder im Rahmen des Bereitschaftsdienstes stattfindet bzw. von einem Berufsanfänger oder einem Arzt in Weiterbildung durchgeführt wird. Von Notfällen abgesehen ist *stets die Facharztqualität zu gewährleisten.* Trotz eines mißverständlichen Urteils des Bundesgerichtshofs[6] besteht inzwischen Einigkeit darüber, daß Facharztqualität nicht unbedingt die Behandlung durch einen Arzt mit formeller Facharztanerkennung voraussetzt. Entscheidend ist vielmehr, daß der Operateur für den konkreten Eingriff das notwendige theoretische Wissen hat und in der Lage ist, die erforderlichen operationstechnischen Kenntnisse in die Praxis umzusetzen.[7] Das formelle Facharztzeugnis wird von der Rechtsprechung allerdings für den Arzt gefordert, der die Operation eines Berufsanfängers beaufsichtigt und begleitet [4].[8]

1.3 Konkretisierung des Standards durch Sachverständige

Der Arzthaftungsprozeß ist im Kern ein *Gutachterprozeß*. Denn die Frage, ob der Arzt im konkreten Fall die gebotene Sorgfalt, also den Standard oder die Leitlinie beachtet hat, kann weder vom Gericht noch der Staatsanwaltschaft ohne besondere Sachkenntnis und damit ohne eingehende sachverständige Beratung über die zugrundeliegenden medizinischen Gegebenheiten und den Stand der Wissenschaft zuverlässig beantwortet werden. Der Jurist muß das Gutachten zwar selbständig und kritisch auf seine Überzeugungskraft hin überprüfen, de facto aber ist das Urteil durch das Votum des Sachverständigen vorprogrammiert.[9] Die Rolle des Sachverständigen ist daher in der Praxis der sog. Kunstfehlerverfahren überaus verantwortungsvoll.

Um so wichtiger ist es, daß auch *die medizinischen Sachverständigen* nicht Maximalforderungen an die Sorgfalt ihrer Kollegen stellen, das ganze Meinungsspektrum darstellen und keine einseitigen wissenschaftlichen Positionen vertreten. „In Grenzen ist der zu fordernde medizinische Standard je nach den personellen und sachlichen Möglichkeiten verschieden",[10] betonte der Bundesgerichtshof und erinnerte erst unlängst daran, daß sich die medizinischen Anforderungen „nicht unbesehen an den Möglichkeiten von Universitätskliniken und Spezialkrankenhäusern orientieren dürfen, sondern sich auch an den für den jeweiligen Patienten in der entsprechenden Situation faktisch erreichbaren Gegebenheiten ausrichten müssen, sofern auch mit ihnen ein zwar nicht optimaler, aber noch ausreichender medizinischer Standard erreicht werden kann.[11]

1.4 „Grobe" Behandlungsfehler

Die oftmals prozeßentscheidende Frage, ob ein „grober" Behandlungsfehler vorliegt, ist eine *Rechtsfrage,* d.h. eine „wertende Entscheidung", die deshalb dem Richter und nicht dem Sachverständigen obliegt.[12] Allerdings muß diese Entscheidung „auf tatsächlichen Anhaltspunkten beruhen", die sich im Regelfall aus den Darlegungen des Sachverständigen ergeben.[13]

Aus rechtlicher Sicht kann von einem groben Behandlungsfehler nur dann die Rede sein, „wenn der Arzt eindeutig gegen bewährte ärztliche Behandlungsregeln oder gesicherte medizinische Erkenntnisse verstoßen und einen Fehler begangen hat, der aus objektiver Sicht nicht mehr verständlich erscheint, weil er einem Arzt schlechterdings nicht unterlaufen darf."[14]

---

[5] BGH-Entsch. Strafsachen 37, 385, 387
[6] Neue jur. Wschr. 1992, 1560 f.
[7] OLG Oldenburg, Vers.-Recht 1994, 118
[8] OLG Düsseldorf, Vers.-Recht 1994, 352;
[9] Krauß, Zschr. ges. Strafrechtswiss. 85, 320
[10] BGH, Neue jur. Wschr. 1993, 2989
[11] Vers.-Recht 1994, 480 ff.
[12] BGH, Vers.-Recht 1996, 1150
[13] BGH, Vers.-Recht 1996, 633
[14] BGH, Vers.-Recht 1995, 46, 47 (mit weiteren Nachweisen)

1.5 Übernahmeverschulden

Da der Haftungsmaßstab im Ausgangspunkt objektiv bestimmt ist, trifft auch denjenigen ein Schuldvorwurf, der *trotz mangelhafter Qualifikation oder ungenügender apparativer Ausstattung* die Durchführung einer ärztlichen Maßnahme übernommen hat. Objektiv pflichtwidrig und subjektiv schuldhaft handelt auch derjenige Gynäkologe, der freiwillig – außerhalb einer Notsituation – eine Tätigkeit übernimmt, der er mangels eigener persönlicher Fähigkeiten oder Sachkunde erkennbar nicht gewachsen ist [1]. Die Bejahung eines solchen Übernahmeverschuldens hängt davon ab, ob der Arzt nach den bei ihm vorauszusetzenden Kenntnissen und Erfahrungen Bedenken gegen die Übernahme der Verantwortung für die Behandlung hätte haben und eine Gefährdung der Patientin hätte voraussehen müssen. „Es kommt darauf an, ob er sich unter den besonderen Umständen des Falles darauf verlassen durfte, daß die vorgesehene Behandlung ihn nicht überforderte".[15] Die Überschätzung der eigenen Fähigkeiten und Möglichkeiten, der Mangel an Selbstkritik ist leider in der Gerichtspraxis eine der häufigsten Fehlerquellen!

1.6 Kausalität

Nur der Behandlungsfehler, der für einen Schaden *ursächlich* geworden ist, führt zur Haftung. Dieses Merkmal der sog. *Kausalität* hat oftmals zur Folge, daß trotz nachgewiesenen Sorgfaltspflichtverstoßes die Klage abzuweisen bzw. der Arzt freizusprechen ist, weil sich der erforderliche Ursachenzusammenhang zwischen der fehlerhaften Behandlungsmaßnahme und der Körperverletzung bzw. dem Tod der Patientin nicht mit der nötigen Sicherheit nachweisen läßt. Dies gilt insbesondere für den Strafprozeß, der eine an Sicherheit grenzende Wahrscheinlichkeit, d.h. den Ausschluß vernünftiger Zweifel für die Bejahung der Ursächlichkeit im Falle des Schuldspruchs voraussetzt.

1.7 Aufklärungspflicht

Besondere Bedeutung hat im Bereich der operativen Frauenheilkunde auch die leidige Aufklärungspflicht, die ärztlicherseits noch immer viel zu sehr als Last und Bürde denn als Möglichkeit verstanden wird, eine vertrauensvolle Beziehung zu seiner Patientin aufzubauen. Mit Recht allerdings kritisiert die Ärzteschaft die Überspanntheit der Aufklärungsjudikatur der letzten zwei Jahrzehnte, die dazu geführt hat, daß kein auch noch so erfahrener und auf diesem Sektor spezialisierter Arzt und/oder Jurist auch nur mit einiger Genauigkeit sagen kann, *was alles zum aufklärungsbedürftigen Risiko gehört*.

Fest steht jedenfalls: Risikostatistiken sind für die Frage der Aufklärungspflicht grundsätzlich von nur geringem Wert,[16] wenngleich „nicht jegliche Risiken in allen denkbaren Erscheinungsformen vorgeführt werden" müssen, sondern nur „im großen und ganzen ein Bild von der Schwere und Richtung des konkreten Risikospektrums zu vermitteln" ist.[17] Deshalb sind Hinweise auf solche Risiken, „die mit jeder größeren, unter Narkose vorgenommenen Operation verbunden sind und mit denen ein Patient im allgemeinen rechnet, wie z.B. Wundinfektionen, Narbenbrüche oder Embolien nicht erforderlich".[18] Auf der anderen Seite hat die Rechtsprechung aber immer wieder betont, daß „auch über sehr seltene Risiken aufzuklären ist, wo sie, wenn sie sich verwirklichen, die Lebensführung schwer belasten und trotz ihrer Seltenheit für den Eingriff spezifisch, für den Laien aber überraschend sind".[19] Zu derartigen nachhaltigen Belastungen zählen vor allem Funktionsbeeinträchtigungen wichtiger Organe, Gefäß- und Nervenverletzungen und starke Blutungen. Mit anderen Worten: Maßgeblich ist für den Umfang der Aufklärungspflicht nicht die Häufigkeit bzw. Seltenheit eines Risikos oder einer Komplikation, sondern die Frage, ob es sich um ein eingriffsspezifisches, d.h. *typischerweise mit der durchgeführten Maßnahme verbundenes Risiko* handelt und ob dessen Realisierung die *Lebensführung der Patientin gravierend belastet*.

Besonders wichtig für die operativen Fachgebiete sind die Anforderungen der Judikatur an die Aufklärung bei *alternativ zur Verfügung stehenden Behandlungsmöglichkeiten*. Haben diese unterschiedliche Risiken und Belastungen oder Erfolgschancen, bestehen diesbezüglich noch ernsthafte wissenschaftliche Kontroversen, so muß der Gynäkologe hierüber seine Patientin eingehend und umfassend aufklären. Denn diese soll nach „sachverständiger und vollständiger Beratung selbst prüfen können", was sie an Belastungen

---

[15] BGH, Vers.-Recht 1994, 1303, 1404; Entsch. BGH Zivilsachen 88, 248, 258 f.

[16] BGH, Neue jur. Wschr. 1994, 3012
[17] OLG Oldenburg, Vers.-Recht 1992, 1005; vgl. auch BGH, Neue jur. Wschr. 1984, 1808
[18] BGH, Neue jur. Wschr. 1992, 743
[19] BGH, Neue jur. Wschr. 1994, 3012, 3013

und Gefahren auf sich nehmen will,[20] wenn sie eine echte Wahlmöglichkeit hat. Dabei muß der Arzt um so eindringlicher und umfassender aufklären, je neuartiger und weniger erprobt das von ihm anzuwenden beabsichtigte Verfahren ist. Befindet sich die neue Technik noch in der Experimentierphase, muß er darauf hinweisen oder deutlich machen, daß seine Methode in der medizinischen Wissenschaft noch nicht allgemein anerkannt ist. Darüber hinaus muß der Gynäkologe, der ein neues, erst wenig erprobtes Therapieverfahren anwenden will, auf die hergebrachte, vieltausendfach praktizierte Standardmethode mit ihren Vor- und Nachteilen hinweisen. Denn je mehr der Arzt von anerkannten Verfahren abweicht oder je umstrittener sein Vorgehen aus medizinischer Sicht ist, desto ausführlicher muß die Patientin unterrichtet werden.[21]

Der *Umfang der ärztlichen Aufklärungspflicht* hängt im übrigen entscheidend vom Zweck und der Dringlichkeit des Eingriffs ab. Die Aufklärungsanforderungen sind deshalb am strengsten bei medizinisch nicht indizierten Eingriffen und am geringsten bei vitaler Indikation, wenn sofortiges ärztliches Handeln zur Beseitigung einer lebensbedrohlichen Situation geboten ist. Bei unaufschiebbaren, vital indizierten Eingriffen kann und muß die Aufklärung unter Umständen völlig entfallen, da die Lebensrettung dem Schutz des Selbstbestimmungsrechts vorgeht.

Wichtig ist: Die Aufklärung ist eine sog. *Bringschuld,* d.h. die *Aufklärungsinitiative muß vom Arzt ausgehen.* Er darf daher nicht einfach auf Fragen warten oder mangels Fragen auf das Aufklärungsgespräch verzichten. Zwar fordert die Rechtsprechung auch vom Patienten den „mitverantwortlich geführten Dialog", aber Fragenstellen setzt voraus, daß dem Patienten zumindest in einer Grundaufklärung das Risiko des Eingriffs bewußt gemacht worden ist. Gerade bei seltenen Risiken, die die Patientin nicht wissen kann, ist es daher Sache des Arztes, sie ausreichend zu informieren.

Eine erhebliche praktische Bedeutung hat in den letzten Jahren der *Aufklärungszeitpunkt* vor operativen Eingriffen erlangt. Die verspätete Aufklärung ist nach Ansicht des Bundesgerichtshofs zwar keineswegs immer unwirksam, doch je näher die Aufklärung an den Zeitpunkt der Operation gerückt ist, desto eher ist mit dem Einwand der Patientin zu rechnen, sie habe nicht mehr ausreichend Gelegenheit gehabt, sich angesichts der für sie ohnehin infolge ihrer Krankheit begrenzten Möglichkeiten innerlich frei für und gegen den Eingriff zu entscheiden. Insoweit muß die Patientin allerdings substantiierte Tatsachen vortragen, die es plausibel erscheinen lassen, daß ihre Entscheidungsfreiheit im Zeitpunkt der Risikoaufklärung nicht mehr gewahrt war. Der richtige Aufklärungszeitpunkt ist „nicht generell, sondern nur unter Berücksichtigung der im Einzelfall gegebenen Umstände" zu bestimmen. Als Grundsatz muß hierbei gelten, daß die Aufklärung so frühzeitig zu erfolgen hat, daß die Patientin noch im Vollbesitz ihrer Erkenntnis- und Entscheidungsfreiheit ist und das Für und Wider der ärztlichen Maßnahme in Ruhe abwägen kann. *Im Regelfall* muß die Risikoaufklärung in Fällen stationärer Unterbringung *vor* Vereinbarung eines festen Operationstermins erfolgen. Eine Aufklärung über die Eingriffsrisiken am Tag vor der Operation ist, so der Bundesgerichtshof, nur rechtzeitig, wenn es sich um Notoperationen, „einfache" Eingriffe oder „solche mit geringen bzw. weniger einschneidenden Risiken" handelt bzw. um Operationen, bei denen die für die Indikation entscheidenden Voruntersuchungsergebnisse nicht eher vorliegen [5].

Bei ambulanten Eingriffen[22] kann im Normalfall die Aufklärung mit Rücksicht auf die organisatorischen Besonderheiten innerhalb des Krankenhauses oder Ambulatoriums noch am Tag des Eingriffs selbst erfolgen. Stehen größere Operationen mit beträchtlichen Risiken an, dürfte allerdings auch bei ambulanter Vornahme die Aufklärung am Tag des Eingriffs selbst verspätet sein. Ebenfalls zu spät und damit angreifbar ist die Aufklärung, wenn sie *bei diagnostischen Eingriffen* erst im Untersuchungsraum vorgenommen wird.[23]

Grundsätzlich trifft die Aufklärungspflicht den *behandelnden Arzt,* der z.B. die Operation durchführt. Die Aufklärung ist jedoch grundsätzlich delegierbar, d.h. sie muß nicht notwendig durch den Operateur erfolgen. Dieser hat allerdings die Pflicht, die Vornahme der ordnungsgemäßen Aufklärung zu überprüfen. Denn er ist dafür verantwortlich, daß der Patientin die rechtlich gebotenen Informationen zuteil werden. Die Aufklärung muß also so organisiert sein, „daß sie voll gewährleistet bleibt" [3], d.h. der Arzt, dem die Aufklärung der Patientin im konkreten Fall übertragen wurde, muß den hierfür notwendigen Wissens- und Erfahrungsstand besitzen.

Da der Arzt für die ordnungsgemäße Aufklärung beweispflichtig ist, sollte das Aufklärungsgespräch in seinem wesentlichen Inhalt *dokumentiert* werden. Auch

---
[20] Entsch. BGH Zivilsachen 102, 17, 22; BGH, Neue jur. Wschr. 1984, 1811
[21] OLG Celle, Vers.-Recht 1992, 794; OLG Köln, Vers.-Recht 1992, 32
[22] BGH, Medizinrecht 1995, 25
[23] BGH, Neue jur. Wschr. 1995, 2411

der Bundesgerichtshof hält dies nicht nur für nützlich, sondern aus Vorsorge gegen Beweisnot für dringend empfehlenswert (siehe auch Abschnitt 1.9).

1.8 Arbeitsteilung

Spezifische Gefahrenquellen im Krankenhausbereich ergeben sich aus der zunehmenden Arbeitsteilung, die für alle Bereiche der Medizin das Gebot der Stunde ist. Je mehr die Spezialisierung und Subspezialisierung der medizinischen Tätigkeit fortschreitet, desto größer ist jedoch die Gefahr, daß die gegenseitige Unterrichtung nicht vollständig und klar genug ist, sich Irrtümer und Mißverständnisse einschleichen, die getroffenen Maßnahmen nicht aufeinander abgestimmt sind oder bei der Aufgabenabgrenzung weiße Felder bleiben, indem der eine sich auf den anderen verläßt, am Ende aber nichts geschieht.

Die für die Abgrenzung der Verantwortlichkeiten bei der ärztlichen Teamarbeit *maßgebenden Kriterien* sind:

— das Prinzip der strikten Arbeitsteilung
— der Vertrauensgrundsatz

Dies bedeutet konkret: Jeder an der Krankenbehandlung Beteiligte hat einen bestimmten Aufgabenkreis zur eigenständigen Erledigung. In diesem Bereich haftet er zunächst primär selbst nach dem Prinzip der *Einzel- und Eigenverantwortlichkeit*. Die Kehrseite dieser prinzipiellen Eigenverantwortung ist der *Vertrauensgrundsatz*, wonach jeder bei der Krankenbehandlung Mitwirkende sich darauf verlassen darf, daß der oder die anderen die ihm bzw. ihnen obliegenden Aufgaben mit dem dazu erforderlichen Wissen und der gebotenen Sorgfalt wahrnehmen. Jeder Beteiligte darf darauf vertrauen, daß der mitbeteiligte andere seine Aufgabe beherrscht und seine Verantwortung erfüllt.

Der Vertrauensgrundsatz gilt jedoch nicht, wenn der Partner in der konkreten Situation erkennbar überfordert ist, z.B. infolge Krankheit oder Trunkenheit. In solchen Ausnahmefällen bleibt jeder – unabhängig von seiner jeweiligen Fachkompetenz – aus dem *Prinzip der Gesamtverantwortung* für die Patientin verpflichtet, sich um Schutz und Sicherheit des Kranken zu bemühen und drohenden Schaden von ihm abzuwenden.

Der Vertrauensgrundsatz beherrscht sowohl den Bereich der *horizontalen Arbeitsteilung,* also die Zusammenarbeit mehrerer Ärzte verschiedener Fachgebiete, als auch den Bereich der *vertikalen Arbeitsteilung,* der durch das Prinzip der Über- und Unterordnung, der Weisungsbefugnis und Weisungsgebundenheit gekennzeichnet ist. Im Verhältnis des Leitenden Arztes zu seinen Mitarbeitern und zum nichtärztlichen Personal sind naturgemäß allerdings die Grenzen des Vertrauensgrundsatzes enger gesteckt als bei der Zusammenarbeit zwischen Vertretern unterschiedlicher Fachgebiete. Denn zu den Pflichten eines Abteilungschefs gehört auch die sorgfältige Auswahl seiner Mitarbeiter, ihre ständige und intensive Überwachung, Anleitung und Fortbildung (Weiterbildung) sowie die laufende Überprüfung ihrer fachlichen und persönlichen Qualifikation. Erfüllt der verantwortliche Arzt diese sog. sekundären Sorgfaltspflichten, kann ihm ein Versagen seines ärztlichen Mitarbeiters nicht angelastet werden.[24]

1.9 Dokumentationspflicht

Aus haftungsrechtlicher Sicht ist die ärztliche Dokumentationspflicht von essentieller Bedeutung. Denn im Prozeß können Dokumentationsmängel zu Beweiserleichterungen zugunsten des Patienten, ja sogar zur Beweislastumkehr zuungunsten des Arztes und damit im Ergebnis meist zu seiner Haftung auf Schadensersatz und/oder Schmerzensgeld führen.

Die *Anforderungen* an die ärztliche Dokumentationspflicht sind streng. Die Aufzeichnungen müssen wahr, klar und vollständig sein und alles medizinisch Wichtige, d.h. die wesentlichen diagnostischen und therapeutischen Maßnahmen enthalten. Eine Dokumentation, die medizinisch nicht erforderlich ist, ist allerdings auch nicht aus Rechtsgründen geboten,[25] da die ordnungsgemäße Dokumentation in erster Linie nicht der Absicherung von juristischen Nachteilen, sondern therapeutischen Belangen dient, nämlich der Kommunikation und Qualitätssicherung in der Medizin.[26]

Die vom Arzt angefertigte Dokumentation kann dem Patienten nur dann dienlich sein, wenn er sie kennt und Zugriff auf sie im Falle einer Auseinandersetzung mit dem Arzt oder Krankenhausträger hat. Deshalb ist der Arzt verpflichtet, *dem Patienten auf Verlangen Einsicht in alle Krankenblattunterlagen mit objektiven Befunden zu gewähren.*[27] Lediglich subjektive Bemerkungen und Verdachtsdiagnosen dürfen zurückgehalten bzw. vor Aushändigung an den Patienten gelöscht werden.

---

[24] BGH Neue Zschr. f. Strafr. 1983, 263
[25] BGH, Neue jur. Wschr. 1993, 2376
[26] Mehrhoff, Neue jur. Wschr. 1990, 1525
[27] OLG Köln, Neue jur. Wschr. 1982, 704

Literatur zu Abschnitt 1

1. Dreher, E., H. Tröndle, Strafgesetzbuch und Nebengesetze, 47. Aufl. Rdnr. 10 zu § 15. Beck, München 1995.
2. Franzki, H.: Haftungsvoraussetzung bei fehlerhafter Heilbehandlung. In: Jost, J. O., G. H. Langkau (Hrsg.): Leitlinien in der Chirurgie vor dem Spiegel von Qualitätssicherung und Rechtsprechung, S. 33. Steinkopf, Darmstadt 1997.
3. Laufs, A.: § 66 Die Art und Weise der Aufklärung. Aufklärungsformulare (Rdnr. 1). In: Laufs, A., W. Uhlenbruck: Handbuch des Arztrechts. Beck, München 1992.
4. Steffen, E.: Der sogenannte Facharztstatus aus der Sicht der Rechtsprechung des BGH. Medizinrecht (1995) 360.
5. Ulsenheimer, K.: Zum Zeitpunkt der Aufklärung vor operativen Eingriffen. Geburtsh. u. Frauenheilk. 52 (1992) 704–706.

2 Gynäkologische Aspekte

L. Beck

Forensische Fragen spielen in unserem Fachgebiet eine bedeutende Rolle. Dieses ist unter anderem auch aus den Berichten der Gutachterkommissionen der Ärztekammer Nordrhein und Westfalen-Lippe ersichtlich, steht doch die Frauenheilkunde und Geburtshilfe in der Zahl der Anträge auf Überprüfung einer ärztlichen Behandlung nach der Chirurgie und Unfallchirurgie an 3. Stelle. Die Schlichtungsstelle für Ärzte-Haftpflichtfragen der Norddeutschen Ärztekammer in Hannover zeigt in den letzten Jahren einen besonders hohen Anstieg der Anträge. Bei der Gutachterkommission Westfalen-Lippe [5] und Nordrhein [4] sind 27,5 bzw. 31,5 % der Anträge aus unserem Fachgebiet für die Patientinnen mit einem positiven Bescheid ausgegangen, d.h. daß ein vorwerfbarer Behandlungsfehler festgestellt wurde.

Nachfolgend werden einzelne Gebiete der operativen Gynäkologie aus dem Blickfeld vermeidbarer ärztlicher Behandlungsfehler dargestellt, wobei auf die verhältnismäßig häufig beobachteten Fehler eingegangen wird. Dabei werden keine operationstechnischen Einzelheiten zur Sprache gebracht, da diese zu den entsprechenden Kapiteln der operativen Gynäkologie gehören.

2.1 Lagerungsschäden

Nach Vereinbarungen über die Zusammenarbeit der operativen Gynäkologie und Geburtshilfe mit der Gesellschaft und dem Berufsverband der Anästhesisten ist die prä-, intra- und postoperative Lagerung der Patientin auf dem Operationstisch und ihre Überwachung eine *gemeinsame Aufgabe von Frauenarzt und Anästhesisten* [1, 13]. Die Art der Lagerung während der Operation bestimmt der Operateur, und er ist während der Operation auch dafür verantwortlich. Für die Lagerung zur Narkoseeinleitung bis zum Zeitpunkt der endgültigen Lagerung während des operativen Eingriffs trägt allein der Narkosearzt die Verantwortung. Im Verlauf der Operation können sich Lageveränderungen ergeben, die das Risiko erhöhen. Dem Anästhesisten obliegt die intraoperative Kontrolle des Infusionsarms (Gefahr der Überstreckung im Schultergelenk) und die korrekte Abpolsterung der Nackenstützen. Der Operateur hat sich vor dem Abdecken der Patientin von der korrekten Lagerung im Hüftgelenk sowie der druckfreien Lagerung im Bereich des Fibulaköpfchens (Beinhalter) zu überzeugen. Für die Umlagerung und die postanästhesiologische Überwachung ist der Anästhesist zuständig, solange sich die Patientin in Zimmern des Aufwachbereichs befindet und soweit nicht wegen besonderer Umstände auf der Bettenstation der bettenzuständige Arzt für die Überwachung zuständig ist.

Mit der *zunehmenden Länge des operativen Eingriffs*, z.B. bei großen onkologischen oder endoskopisch-operativen Eingriffen, wächst das Risiko von Lagerungsschäden. Bei der *gekippten Steinschnittlagerung* werden besonders der Kreuzbeinbezirk, die Waden und der Schulterblattbereich erhöhtem Druck ausgesetzt. Durch die fehlende Mobilisation über mehrere Stunden kann es aufgrund gestörter Blutzirkulation zu mangelnder O_2-Versorgung der betreffenden Region mit der Folge einer Drucknekrose kommen. Nach der American Association of Gynecologic Laparoscopists (AAGL) ist mit 0,5 Nervenläsionen auf 1000 *operative Laparoskopien* zu rechnen [8].

Läsionen werden meist schon am ersten postoperativen Tag deutlich und ähneln dem Verlauf von Nekrosebildungen und der Geweberegeneration von Verbrennungen. Zu ihrer *Vorbeugung* ist eine gute Unterpolsterung notwendig.

Läsionen des *N. ischiadicus* und des *N. peroneus* können als direkte Folgen der Lithotomieposition infolge einer Überdehnung der Nervenstränge entstehen. Schädigungen des N. ischiadicus können auftreten, wenn beide Beine nicht auf die gleiche korrekte Weise in den Beinhaltern gelagert werden.

Im Bereich der *unteren Extremitäten* sind Störungen des N. femoralis und des N. peroneus besonders häufig. Die N.-peroneus-Läsion ist oft Folge von Druck auf das Fibulaköpfchen an einer Stelle, wo der Nerv oberflächlich dem Knochen anliegt und leicht durch Kompression geschädigt werden kann. Dies ist der häufigste lagerungsbedingte Nervenschaden überhaupt.

Bei vaginalen Eingriffen besteht die Gefahr der Femoralislähmung durch Druck auf den Nervenstamm im Bereich des Leistenbands durch starke Beugung und gleichzeitige Abspreizung im Hüftgelenk. Auf diese Weise entsteht besonders bei extremer Spreizung durch das derbe Leistenband ein zunehmender Druck auf den N. femoralis. So sollte die Flexion der Oberschenkel mehr als 45 Grad betragen, während die Abduktion im Hüftgelenk unter 45 Grad liegen sollte. Dabei spielt für die Nervenschädigung auch die *Operationsdauer* eine Rolle. Bei freier Beinlagerung auf dem Rücken des Assistenten ist die Gefährdung einer Abspreizung in höherem Maße gegeben als bei einer gepolsterten Lagerung der Beine auf die Beinhalter. Angaben zur Häufigkeit gibt es nicht, es liegen lediglich kasuistische Mitteilungen vor.

Im Bereich der *oberen Extremitäten* ist der Plexus brachialis mit den Armnerven (N. radialis, N. ulnaris) am meisten gefährdet.

2.2 Operativ bedingte Nervenschädigungen

Schädigung des N. femoralis: Bei abdominalen gynäkologischen Operationen kann es zu direkten oder indirekten Druckschädigungen des N. femoralis durch selbsthaltende *Bauchdeckenretraktoren* kommen, am häufigsten bei einer Hysterektomie mit Pfannenstiel-Querschnitt. Bei Verwendung manuell gehaltener Bauchdeckenhaken hingegen gibt es keine Beobachtung über entsprechende Druckschädigungen des N. femoralis. Der Druck zu großer oder zu tief greifender Retraktorblätter eines Rahmenhalters kann direkt auf den N. femoralis einwirken oder indirekt über den M. psoas eine Nervenlähmung verursachen. Besonders betroffen ist der Zugang beim tiefen Faszienquerschnitt, wo die Bauchdecken gelegentlich zu stark angespannt werden, um die Eröffnung der Bauchhöhle zu vergrößern. Zur Vermeidung sind der Bauchdecke angepaßte Bauchdeckenhalter zu verwenden; ist der Laparotomiezugang zu eng, ist es ratsam, den Faszienquerschnitt zu erweitern oder von vornherein die Bauchdecke durch Längsschnitt zu eröffnen und die Bauchdeckenhalter locker einzulegen. Gemessen an der Zahl gynäkologischer Laparotomien ist die Zahl der dabei verursachten N.-femoralis-Lähmungen sehr gering [10].

Schädigung des N. obturatorius: Bei gynäkologischen Krebsoperationen mit *pelviner Lymphonodektomie* wird der N. obturatorius in der Fossa obturatoria freipräpariert und dargestellt. Er versorgt motorisch die Adduktoren am Oberschenkel; sein Endast, der R. cutaneus, versorgt ein Hautareal an der Innenseite des Oberschenkels oberhalb des Knies. Gelegentlich findet man auch bei vollständigem Erhalt der Kontinuität des N. obturatorius postoperative Schwächen im Bereich der Adduktoren, wenn der Nerv aus größeren Tumorpaketen herauspräpariert werden muß [1].

Bei der *abdominalen Kolposuspension* mit Fixation der Nähte der Fascia obturatoria ist der N. obturatorius gefährdet, wenn Nähte zur Elevation der Scheide im Bereich des Blasenhalses durch zu tief greifende und zu hoch gelegene Nähte den N. obturatorius durch Umstechung lähmen. Wird die Fascia obturatoria in ihrem kaudalen Anteil entsprechend den Angaben der Operationslehre von Hirsch [7] durchstochen, kann eine direkte Schädigung des N. obturatorius sicher vermieden werden.

Schädigung des Plexus pelvicus: Die Störungen im Miktionsgeschehen sind abhängig von der Radikalität der Operation und der Operationsebene, insbesondere davon, wie weit die Parametrien lateral an der Beckenwand bis in die Tiefe des kleinen Beckens abgesetzt wurden und in welchem Ausmaß der obere Scheidenanteil mitreseziert wurde. Auch bei der hinteren Exenteration unter Mitnahme des Sigmas und Teilen des Rektums sind besonders schwere Schädigungen des Plexus pelvicus mit entsprechenden Miktionsstörungen zu erwarten.

Bei der einfachen vaginalen oder abdominalen Uterusexstirpation wird der Plexus pelvicus kaum in Mitleidenschaft gezogen, und postoperative Störungen im Miktionsgeschehen werden nur vorübergehend beobachtet.

Nervenverletzungen bei der axillären Lymphonodektomie: Eine Verletzung des N. thoracodorsalis führt zu einer Lähmung des M. latissimus dorsi, die des N. thoracicus longus zu einer Störung des M. serratus anterior [9]. Die Nervenverletzungen werden meist nicht während der Operation bemerkt, sondern manifestieren sich erst in der postoperativen Phase bei der Durchführung der krankengymnastischen Bewegungsübungen. Es resultieren Bewegungsstörungen, insbesondere bei Hebung des Armes über die Horizontale, der dorsalwärtigen Armbewegung und der Innenrotation sowie eine abstehende Scapula (Scapula alata).

Schädigungen der Interkostobrachialnerven, die durch das Operationsgebiet verlaufen und häufig nicht vollständig geschont werden, führen zu Sensibilitätsstörungen an der Innenseite des Oberarms, und ihre Durchtrennung wird von den Patientinnen oft als störend empfunden; sie bedingen keine motorischen Ausfälle [9].

Druck oder Zug bei der *Lagerung* kann bei der Axillarevision zu Störungen im Bereich des Plexus brachialis führen.

2.3 Behandlungsfehler mit der Folge von Harnleiter- und Blasenkomplikationen

Behandlungsfehlervorwürfe wegen Verletzungen an den ableitenden Harnwegen gehören zu den häufigsten juristischen Auseinandersetzungen in der operativen Gynäkologie (siehe auch Kap. 9).

Aufklärung und Indikation: Verletzungen von Blase und Harnleiter sind seltene, aber *typische Komplikationen* bei der vaginalen und der abdominalen Hysterektomie sowie der Operation an den Adnexen. Es ist deshalb angeraten, im präoperativen Patientengespräch darüber aufzuklären, daß bei einer einfachen vaginalen Hysterektomie ohne zusätzliche Risiken die statistische Häufigkeit 1 bis 2 auf 1000 beträgt [2, 11].

Eine rechtswirksame *Einverständniserklärung* setzt voraus, daß die Indikation sorgfältig gestellt und gegenüber weniger eingreifenden Alternativen mit der Patientin entsprechend abgewogen wird. Bei einer nicht dringend notwendigen Operation, wie z.B. einer Senkungsoperation oder einer Hysterektomie wegen eines gutartigen Befunds, kommt der Risikoaufklärung eine entsprechend größere Bedeutung zu. Bei einem Vergleich der Komplikationsmöglichkeiten der vaginalen und der abdominalen Hysterektomie ist darauf hinzuweisen, daß der operative Zugang nicht primär aus der Sicht der Komplikationshäufigkeit gewählt wird. Vaginale oder abdominale Operationsverfahren haben unterschiedliche Indikationen, die nur in wenigen Fällen als Alternative zur Wahl stehen. Deshalb muß der Arzt präoperativ, nicht generell, über vaginales oder abdominales Operieren aufklären und auch nicht Methoden ansprechen, die im konkreten Einzelfall nach seiner Erfahrung weniger geeignet sind.

Präoperative Diagnostik: Es ist zu empfehlen, vor jeder abdominalen oder vaginalen Hysterektomie oder bei einer Adnexexstirpation nach vorangegangener Hysterektomie die *harnableitenden Wege* präoperativ mittels Ultraschall zu untersuchen. Bei Auffälligkeiten in der Sonographie ist ein intravenöses Pyelogramm zur Abklärung indiziert. Es muß weiterhin berücksichtigt werden, daß typische Krankheitsbilder, die eine Hysterektomie oder eine Adnexexstirpation erfordern, häufiger mit einem symptomlosen Harnstau einhergehen; diese sollte nicht zuletzt auch aus forensischen Gründen möglichst vor der Operation abgeklärt werden.

Eine präoperative Schienung der Harnleiter zur besseren Identifizierung während des Eingriffs vermag die Verletzungsgefahr des Harnleiters nicht sicher zu vermindern, so daß dieses Verfahren weder von Gynäkologen noch von Urologen mehr empfohlen wird.

Verletzungen der Harnblase treten häufiger auf als Ureterverletzungen, sind aber nur selten Gegenstand forensischer Auseinandersetzungen, sofern die Verletzung im Fundusbereich der Blase erfolgt. Normalerweise wird die ungewollte Blaseneröffnung erkannt und versorgt. Dagegen sind direkte Verletzungen oder Störungen im Bereich des Blasenbodens und im vesikovaginalen Bereich schwieriger zu erkennen; sie bleiben daher meist bei der Operation unerkannt und können im postoperativen Verlauf zu einer Blasen-Scheiden-Fistel führen.

Harnleiterverletzungen führen häufiger zu forensischen Auseinandersetzungen. Sie werden während einer gynäkologischen Operation oft nur dann erkannt, wenn der Ureter im Operationsgebiet freigelegt wurde. Für *intraoperativ erkannte Harnleiterverletzungen* im Bereich des blasennahen Ureters oder in Höhe der Kreuzungsstelle mit der A. uterina ist die Ureterimplantation in die Harnblase das Verfahren der Wahl. Ureterkomplikationen, die durch Urinabgang oder eine Stauungssymptomatik *in den ersten 48 Stunden erkannt* werden, können noch erfolgversprechend innerhalb dieser Zeit operativ behandelt werden. Bei Läsionen, die *später festgestellt* werden, erfolgt die Behandlung mit verzögerter Dringlichkeit. Häufig wird bei einem Ureterstau nach Konsultation mit einer urologischen Abteilung unter sonographischer Führung eine Nephrostomie angelegt; der Zeitpunkt einer Zweitoperation mit Rekonstruktion der Harnableitung in die Blase durch Anastomose oder Blasenimplantation richtet sich nach dem Allgemeinzustand der Patientin und den lokalen Wundverhältnissen.

Die *forensische Beurteilung von Harnleiterverletzungen* durch die Zivilgerichtsbarkeit und die Gutachterstellen ist uneinheitlich. In einem Teil der Fälle wurde ein Behandlungsfehler bejaht, weil nach Ansicht des hinzugezogenen Gutachters allein aus der Tatsache, daß eine Harnleiterverletzung intraoperativ entstanden ist, auf eine mangelnde Sorgfalt des Operateurs und damit auf einen Behandlungsfehler zu schließen sei. In Einzelfällen wurde der Arzt exkulpiert, weil aus dem Sachverhalt erkennbar ist, daß besondere intraoperative Schwierigkeiten vorgelegen haben, die trotz erforderlicher Sorgfalt zu einer Harnleiterkomplikation geführt haben. Wir sind hingegen der Meinung, daß ein Behandlungsfehler nur dann anzuerkennen ist, wenn bestimmte konkrete Anhaltspunkte dafür gegeben sind, daß die Komplikation durch mangelnde Sorgfalt oder Erfahrung bedingt ist (siehe auch Abschnitt 1.2).

Bei der *abdominalen Hysterektomie* erscheinen uns Ureterverletzungen außerhalb des kleinen Beckens, also beim Absetzen der Adnexe, in der Regel vermeidbar fehlerhaft. Hier kann der Ureter ohne Ausweitung der Operation jederzeit vor Absetzen der Band-Gefäß-Strukturen dargestellt werden, so daß eine Verletzung in den meisten Fällen vermieden werden kann. Nur bei ausgedehnten Tuboovarialabszessen, fortgeschrittenen Ovarialkarzinomen, Endometriosen und retroperitonealen Verwachsungen kann das Aufsuchen des Ureters mit erheblichen Schwierigkeiten und Unsicherheiten belastet sein. Solche Verletzungen werden aber häufig intraoperativ erkannt und versorgt.

Bei der *vaginalen Entfernung der Gebärmutter* ist der Ureter schwierig darzustellen. Auch läßt die geringe Frequenz von Ureterkomplikationen erkennen, daß die Operation in der Regel ohne Ureterkomplikationen möglich ist. Ein Behandlungsfehler ist nur dann anzuerkennen, wenn sich aus den Umständen des Einzelfalls eine Verletzung anerkannter Regeln ärztlicher Sorgfaltspflicht ergibt.

2.4 Diagnose- und Aufklärungsfehler bei Deszensus- und Inkontinenzoperationen

Deszensus und Harninkontinenz bedingen sich nur zum Teil gegenseitig und können in Kombination oder isoliert auftreten. Auch kann ein ausgeprägter Deszensus der vorderen wie der hinteren Vaginalwand mit und ohne Descensus uteri eine sphinkterbedingte Inkontinenz maskieren, vor allem dann, wenn über einen Quetschhahnmechanismus eine Harnkontinenz aufrechterhalten wird; nach der Operation mit Wegfall der Quetschhahnkontinenz ist das Wasserhalten nicht mehr möglich (siehe auch Kap. 7).

2.4.1 Fehler bei der Diagnostik

Inkontinenzoperationen sind Wahleingriffe, und so sind an die präoperative Aufklärung besonders hohe Ansprüche zu stellen. Ein Teil der Therapieversager ist auf die primär unzureichende Diagnostik zurückzuführen und kann einen haftungsbegründeten Schadensersatzanspruch zur Folge haben. Die Frage nach dem sexuellen Verhalten ist ebenfalls für die Therapieplanung wichtig. Bei einem Deszensusrezidiv oder einer Rezidivharninkontinenz ist die Kenntnis der vorangegangenen Eingriffe notwendig.

Vor jeder Inkontinenzoperation ist eine weitergehende *apparative Abklärung* empfehlenswert (siehe auch Kap. 4, Abschnitt 4). Nur bei einem klaren klinischen Befund und einer eindeutigen Anamnese kann auf eine *urodynamische Untersuchung* verzichtet werden; doch ist bekannt, daß auch in diesen Fällen in 10 bis 15 % eine reine Streßharninkontinenz mit einer blasenbedingten Störung kombiniert ist, die den Erfolg der Operation in Frage stellen kann. Eine urodynamische Abklärung ist dringend angezeigt vor Rezidiveingriffen bei nicht restharnfreier Blasenentleerung, bei einer Reizblase mit Drangsymptomatik, bei neurologischen Erkrankungen und allgemein, wenn Unterschiede zwischen dem klinischen Befund und den angegebenen Beschwerden bestehen. Erst hierdurch wird ein Therapiekonzept ermöglicht, das die präoperativ erkannten Risikofaktoren, wie hypotone Harnröhre, Urge-Inkontinenz oder Blasenentleerungsstörungen berücksichtigt. Die urodynamische Diagnostik dient daher nicht nur der Differentialdiagnose der verschiedenen Inkontinenzformen, sondern sie ist ebenso wichtig für die Auswahl des geeigneten operativen Verfahrens und für die Entscheidung, zunächst besser nicht zu operieren und sich für eine medikamentöse Therapie, eventuell in Kombination mit Miktionstraining und

Beckenbodentraining, zu entscheiden (siehe auch die Kap. 6 und 8).

2.4.2 Aufklärung vor Inkontinenzoperationen

Es ist wünschenswert und wird durch die aktuelle Rechtsprechung hervorgehoben, daß eine Patientin wegen eines Wahleingriffs nicht erst am Abend vor der Operation über die wesentlichen Risiken, Komplikationen und Erfolgsaussichten aufgeklärt wird, sondern daß dieses zu einem *Zeitpunkt* erfolgt, an dem die Patientin nach realistischer Einschätzung auch noch von dem Eingriff Abstand nehmen kann [12] (siehe auch Abschnitt 1.7 und Kap. 15, Abschnitt 8).

Vor allem die *Erfolgsaussichten* der geplanten Operation müssen besprochen werden, wobei Risikokonstellationen wie Belastungen bei der Arbeit, Körpergewicht, Reizblase usw. mitberücksichtigt werden müssen.

Postoperative Blasenentleerungsstörungen gehören zu den seltenen, jedoch *typischen Komplikationen* von Inkontinenzoperationen, deren Ursache häufig in einer Erhöhung des Blasenauslaßwiderstands liegt. Weiterhin müßte darüber aufgeklärt werden, daß gelegentlich behandlungsbedürftige Drangbeschwerden eintreten, auch wenn die präoperativ bestehende Streßharninkontinenz beseitigt ist.

Fehler bei der *Wahl des Operationsverfahrens* liegen z.B. vor, wenn bei einem niedrigen Urethraruhedruck eine Kolporrhaphia anterior durchgeführt wird, von der bekannt ist, daß sie allein keine ausreichende Besserung bringt und die Rate der primären Operationsversager und der früh eintretenden Rezidive verhältnismäßig hoch ist.

Die Domäne der *abdominalen Kolposuspensionsverfahren* sind Fälle mit nur geringem oder fehlendem Deszensus. Diese Verfahren sind nicht in der Lage, einen ausgeprägten Deszensus zu korrigieren, so daß in diesen Fällen besser abdomino-vaginal operiert werden sollte. Die Gefahr von postoperativen Blasenentleerungsstörungen und Drangsymptomen ist bei dem Kolposuspensionsverfahren deutlich höher als bei der vorderen Scheidenplastik. Besonders gefährdet sind Patientinnen mit bereits präoperativ bestehenden Schwierigkeiten der Blasenentleerung. Daher ist bei einem geplanten Kolposuspensionsverfahren eine präoperative urodynamische Untersuchung anzuraten. Auch ist bei der Kolposuspension nach Burch das Risiko einer Überkorrektur groß. Selten finden sich in derartigen Fällen Stauungen des Harnleiters, wenn die paravesikalen und paraurethralen Strukturen im Gefolge der Operation vernarbt sind oder gar ein direktes Mitfassen des Harnleiters erfolgt ist oder aber, daß die Harnstauung durch eine Abknickung des Ureters (funktionelle Obstruktion) zustande gekommen ist [11] (siehe auch Kap. 7, Abschnitt 6).

Bei der *hinteren Scheiden-Damm-Plastik* sind funktionelle Komplikationen nach der Entlassung häufiger als intraoperative Komplikationen wie Verletzung des Darmes oder rektovaginale oder anovaginale Fistel (siehe auch Kap. 16, Abschnitt 4.3). Nach einer hinteren Scheiden-Damm-Plastik gibt es Klagen über Schmerzen beim Verkehr und über eine zu enge Scheide. So fanden Kalinkov und Buchholz in 4,2% Scheideneingangsstenosen, die operativ korrigiert werden müßten (zitiert nach [11]). Bei der vorderen Levatorplastik sind Kohabitationsstörungen besonders häufig.

2.5 Komplikationen bei der operativen Laparoskopie

Die Analyse der Komplikationen der operativen Laparoskopie *in den USA* und die Statistiken über die Laparoskopie *in Deutschland* ermöglichen einen Überblick über die Ursachen von schweren Komplikationen bei der Laparoskopie (Tab. 18-1). Dabei zeigt sich, daß durch die Verbesserung der Technik und der größeren Erfahrung im Laufe der Jahre die Rate der Komplikationen deutlich gesenkt werden konnte. Die häufigste Komplikation ist die Verletzung des Magen-Darm-Trakts, gefolgt von Verletzungen der großen Gefäße durch Einstich mit der Veress-Nadel oder dem Trokar (Tab. 18-2). Die deutsche Statistik der Komplikationen mit der Notwendigkeit einer Laparotomie oder Zweitlaparoskopie und der Angabe von Todesfällen der Jahre 1949 bis 1988 zeigt einen deutlichen Rückgang der Komplikationen (Tab. 18-3). Desgleichen die Komplikationen mit der Notwendigkeit einer Laparotomie und der Angabe von Todesfällen bei der diagnostischen Laparoskopie und der laparoskopischen Tubensterilisation der Jahre 1975 bis 1991 der AAGL (Tab. 18-4).

In *Frankreich* wurden im Rahmen einer Multicenterstudie 7604 Laparoskopien bezüglich der Art und Häufigkeit von Komplikationen analysiert [3]. Die meisten Komplikationen waren Verletzungen des Darmes, am zweithäufigsten Gefäßverletzungen [8].

Es ist zur Zeit nicht möglich, die Komplikationsrate der operativen Laparoskopie in der Gynäkologie *mit*

Tabelle 18-1 Komplikationen der laparoskopisch präparierten Hysterektomie (nach Hucke und Campo [8])

Autoren	Fälle (n)	Umwandlung in abd. HE	größere Komplikation	Komplikationen (%)	LAVH-Typ
Daniell et al.	68	6	0	0	II–III
Deprest et al. (BELCOHYST – belgische Sammelstatistik)	413	12	1 vesiko-vaginale Fistel 2 Blasenläsion 1 Ileus 4 Blutungen 1 Quetschung der Ureter mit Stapler	2,2	I–III
Kuhn und Rath	49	?	1 Ureterläsion mit Stapler	2,0	II–III
Liu	215	?	1 vesiko-vaginale Fistel 4 Blasenläsion 1 Darmverbrennung 1 Hernie 12-mm-Trokar	3,2	II–III
Neis et al.	101	12	1 Blasenläsion 1 Ileus	2,0	I
Nezhat et al.	160	0	0	0	II–III
gesamt:	1006	30	19	1,9	

Tabelle 18-2 Komplikationen der operativen Laparoskopie 1988 und 1991 (Daten der AAGL, zitiert nach Hucke und Campo [8])

	Hospitalisation > 72 h	Wiederaufnahme	Blutung	Verletzung Darm, Blase, Harnleiter	Neurologische Läsion (Lageschaden)	Spilling bei Ovarialkarzinom	postoperierter Anstieg β-hCG bei EU	Todesfälle pro 100000	operative Laparoskopien (n)
1988	4,2	3,1	2,6	1,6	0,5	0,5	63,2	5,4	39928
1991	30,3	4,2	6,8	1,8	0,5	3,2	80	1,8	56536

– alle Angaben mit Ausnahme der Todesfälle bezogen auf 1000
– Anstieg β-hCG bezogen auf 1919 Extrauterinschwangerschaften in 1988 und 4620 Extrauterinschwangerschaften in 1991
– Spilling bei Ovarialkarzinom bezogen auf 5075 Ovarialzysteneingriffe 1988 und 7393 Ovarialzysteneingriffe 1991

Tabelle 18-3 Deutsche Statistik der Komplikationen mit Notwendigkeit einer Laparotomie oder einer zweiten Laparoskopie und Todesfälle bei der Laparoskopie 1949 bis 1988 (zitiert nach Hucke und Campo [8])

	Laparoskopien (n)	Komplikationen (n)	Komplikationen/1000	Todesfälle/100000
1949–1977	265900	949	3,6	9
1978–1982	292462	563	1,9	5,1
1983–1985	253109	496	2,0	2,4
1986–1988	260206	615	2,4	0,8
gesamt	1071677	2623	2,5	4,4

Tabelle 18-4 Komplikationen bei Notwendigkeit einer Laparotomie und Todesfälle bei der diagnostischen Laparoskopie und der laparoskopischen Tubensterilisation 1975 bis 1991 (Daten der AAGL, zitiert nach Hucke und Campo [8])

	Diagnostische Laparoskopie	Komplikation (pro 1000)	Todesfälle (pro 100000)	Sterilisation	Komplikation (pro 1000)	Todesfälle (pro 100000)
1975	40058	3,1	8	77647	2,8	0
1976	31656	5,4	0	77103	2,7	4
1979	55204	2,6	0	88986	1,8	2
1988	41160	3,1	4,8	30480	2,1	0
1991	66887	4,9	1	40337	1,4	1

den Komplikationsraten bei konventionellem Operieren zu vergleichen, da die Indikationen und die technischen Abläufe nur begrenzt einen Vergleich zulassen (siehe auch Kap. 9 und 14). Doch werden bei einigen chirurgischen Operationen, z.B. der Appendektomie und der Cholezystektomie, Vergleiche zwischen der operativen Laparoskopie und der konventionellen Abdominalchirurgie angestellt. In der Gynäkologie wird bei einer Adnexexstirpation mit Schwierigkeiten infolge Verwachsungen zu fordern sein, daß wie bei dem konventionellen Operieren zunächst der Ureter dargestellt wird und danach die Exstirpation erfolgt. So gelten Überlegungen zur Vermeidung von Komplikationen in der konventionellen Chirurgie in analoger Weise auch für das laparoskopische Operieren [6].

Bei jedem operativen Eingriff muß der *Nutzen gegenüber möglichen Komplikationen und Spätfolgen abgewogen* werden. So wird auch bei der operativen Laparoskopie die Frage gestellt, ob die Sicherheit des Eingriffs in gleicher Weise wie bei konventionellem Operieren gegeben ist, welche Komplikationen beim Verzicht auf eine Laparotomie vermehrt auftreten können und welches Vorgehen, z.B. im Falle eines Ovarialtumors mit einem unerwarteten Krebsbefund, notwendig ist. Dabei spielt auch die Möglichkeit der angepaßten Radikalität des Eingriffs eine Rolle. Es ist anzuraten, daß diese Überlegungen der Patientin in einem aufklärenden Gespräch präoperativ mitgeteilt werden.

2.6 Thromboembolische Komplikationen in der Gynäkologie

In Kapitel 15, Tabelle 15-15 sind die Risikofaktoren für ein intra- oder postoperatives Thromboemboliegeschehen im Überblick dargestellt. Bei Thrombosen oder Embolien in der Anamnese ist das Wiederholungsrisiko groß. Etwa 90% der Beinvenenthrombosen entstehen unter oder in den ersten drei Tagen nach der Operation.

Die *Thrombosegefährdung* ist präoperativ nicht zuverlässig erfaßbar und kann nur durch eine generelle Prophylaxe wirksam bekämpft werden. In der Gynäkologie und Geburtshilfe wird großer Wert gelegt auf die *Frühmobilisierung,* d.h. Aufstehen noch am Operationstag, und eine intensive prä- und postoperative aktive Physiotherapie sowie das Anlegen von Stützstrümpfen vor der Operation. Eine Heparinprophylaxe vermag die Rate der postoperativen thromboembolischen Komplikationen weiterhin zu senken. Als Faustregel kann für die *Indikation zur Heparinprophylaxe* in der Gynäkologie gelten:

– Operationsdauer über 45 Minuten
– Alter der Patientin über 40 Jahre
– belastende Faktoren in der Anamnese
– keine Frühmobilisierung

Die Thromboseprophylaxe sollte präoperativ beginnen und postoperativ je nach Ausmaß des individuellen Risikos und Art des Eingriffs ein bis mehrere Tage über die vollständige Mobilisation hinaus fortgesetzt werden (siehe auch Kap. 15, Abschnitt 6.5).

Bei der medikamentösen Prophylaxe ist mit Komplikationen zu rechnen, die in die *Aufklärung* miteinbezogen werden sollten. Dabei ist nicht nur das Blutungsrisiko, sondern auch wegen der erhöhten Blutungsneigung das vermehrte Auftreten von Blutergüssen sowie Unverträglichkeit und Überempfindlichkeitsreaktionen in Betracht zu ziehen. Die *Kontraindikationen* bei der medikamentösen Antikoagulationstherapie mit Heparin, Kumarinderivaten und Streptokinase sind in Kapitel 15, Tabelle 15-16 zusammengefaßt.

Literatur zu Abschnitt 2

1. Beck, L.: Nervenlähmungen nach gynäkologischen Operationen. In: Beck, L., H. G. Bender (Hrsg.): Intra- und postoperative Komplikationen in der Gynäkologie und Geburtshilfe, 2. Aufl. Thieme, Stuttgart–New York 1996.
2. Beck, L., E. Hickl, T. Schwenzer: Zur Begutachtung von Blasen- und Harnleiterkomplikationen nach gynäkologischen und geburtshilflichen Eingriffen. Gynäkologe 29 (1996) 522.
3. Chapron, C., D. Querleu, G. Mage et al.: Complications de la coeliochirurgie gynecologique: étude multicentrique á partir de 7604 coelioscopies. J. Gynéc. Obstét. Reprod. 21 (1992) 207.
4. Gutachterkommission für ärztliche Behandlungsfehler bei der Ärztekammer Nordrhein: Tätigkeitsbericht. Ärztekammer Nordrhein, Düsseldorf 1996.
5. Gutachterkommission für ärztliche Behandlungsfehler bei der Ärztekammer Westfalen-Lippe: Tätigkeitsbericht. Ärztekammer Westfalen-Lippe, Münster 1996.
6. Hepp, H.: Endoskopie in der Gynäkologie I. Gynäkologe 30 (1997) 383.
7. Hirsch, H. A., O. Käser, F. A. Iklé: Atlas der gynäkologischen Operationen, 5. Aufl. Thieme, Stuttgart–New York 1995.
8. Hucke, J., R. L. Campo: Komplikationen bei der operativen Laparoskopie. In: Beck, L., H. G. Bender (Hrsg.): Intra- und postoperative Komplikationen in der Gynäkologie und Geburtshilfe, 2. Aufl. Thieme, Stuttgart–New York 1996.
9. Mosny, D. S.: Komplikationen bei Eingriffen an der Mamma. In: Beck, L., H. G. Bender (Hrsg.): Intra- und postoperative

Komplikationen in der Gynäkologie und Geburtshilfe, 2. Aufl. Thieme, Stuttgart–New York 1996.
10. Schöndorf, N. K.: Zur Vermeidbarkeit von Femoralisparesen nach abdominalen gynäkologischen Operationen. Geburtsh. u. Frauenheilk. 42 (1982) 58.
11. Schwenzer, T., L. Beck: Komplikationen bei Deszensus- und Inkontinenzoperationen. In: Beck, L., H. G. Bender (Hrsg.): Intra- und postoperative Komplikationen in der Gynäkologie und Geburtshilfe, 2. Aufl. Thieme, Stuttgart–New York 1996.
12. Ulsenheimer, K., R. Ratzel: Forensische Fragen im Zusammenhang mit der operativen Gynäkologie und Geburtshilfe. In: Beck, L., H. G. Bender (Hrsg.): Intra- und postoperative Komplikationen in der Gynäkologie und Geburtshilfe, 2. Aufl. Thieme, Stuttgart–New York 1996.
13. Weißauer, W.: Verantwortung für die Lagerung des Patienten. Anästh. Intensivmed. 28 (1987) 66.

Sachverzeichnis

Sachverzeichnis

Die Zahlenangaben beziehen sich auf Seitenzahlen; **fettgedruckte** Ziffern zeigen die Hauptfundstelle.
Bis auf pharmakologische und fremdsprachliche Termini wird die deutsche Orthographie (z, k statt c) benutzt.

A

Abdomen, akutes, Noteingriff 203
Abführmaßnahmen, postoperative 218–219
Abort
– Antibiotikaprophylaxe 211
– septischer, Endotoxinschock 225
Acetylcholinrezeptoren 16
Adenosis vaginae 291
– Hymenalatresie 285
Adhäsiolyse, laparoskopische 191
Adipositas, Infektionsprophylaxe 209
Adnexektomie, Hitzekoagulation, bipolare 189
Adnexitis
– Differentialdiagnose 138
– Kindes- und Jugendalter 269, 275
Adoleszenz 263
Adrenalin, Sympathikus 16
adrenogenitales Syndrom (AGS) 288
– s. a. Late-onset-AGS
– Amenorrhö, primäre 281
AGS s. adrenogenitales Syndrom
Alcock-Kanal 244
Algurie, Differentialdiagnose 138
allergisch-toxische Reaktionen, Antibiotikaprophylaxe, präoperative 211
Alphamimetika, Streßinkontinenz 66–67
Amastie 284
Amenorrhö
– hyperandrogenämische 288
– hyperprolactinämische 282
– hypothalamische 282
– Late-onset-AGS 288
– metabolisch-endokrine 282
– primäre 280–281
– – Gonadendysgenesie 287
– – Ursachen 281
– sekundäre 280–281, 283
– – Ursachen 282
AMFES, Urge-Inkontinenz 97
Aminkolpitis, Kindes- und Jugendalter 272
Aminosäuren, Bedarf, postoperativer 216
Anämie
– Antibiotikaprophylaxe, präoperative 211
– Wundheilungsstörungen 225
Analekzem, anorektale Inkontinenz 242
Analgesie
– Lungenembolie, postoperative 230
– postoperative 219–220
– – Analgetika, peripher-wirksame 219
– – Katheterperiduralanästhesie 220–221
– – patientengesteuerte (PCA) 220
Analgetika, Harnwegsinfektionen 144

Analgetikanephropathie, Harnwegsinfektionen, obere 130
Analpolyp, Stuhlentleerungsstörungen 253
Analsphinkterdyssynergie, Stuhlentleerungsstörungen 253
Analsphinkterverletzungen
– anorektale Inkontinenz 246–248
– Beckenbodentraining 251
– Endosonographie 249
– myogene 250
– okkulte 249
– Repair 250–251
– Sphinkterrekonstruktion 250
Analstenose, Stuhlentleerungsstörungen 253
Anastomose, uretero-intestinale, Strikturen 167
Anoderm 240
anorektale Inkontinenz
– Analekzem 242
– Dammriß III. und IV. Grades 246–248
– Descending-perineum-Syndrom 242
– Diagnostik 243
– Enterozele 252–253
– Genitalprolaps 252–253
– Hysterektomie, einfache, extrafasziale 255
– – radikale 255–256
– Kelly-Score 241–242
– Nervus-pudendus-Verletzungen 244–245
– Nervus-pudenus-Leitgeschwindigkeit 245–246
– Perineotomie, komplette 249–250
– postpartale 241–243
– – nach Vaginalgeburt 244
– Proktoskopie/Rektoskopie 242
– Rektozele 253–254
– Rektumprolaps, innerer 242
– Senkungszustände 252–253
– Sphinkterverletzungen s. Analsphinkterverletzungen
Anorexia nervosa
– Amenorrhö 281–282
– Pubertas tarda 280
Antazida, Notfalleingriffe 207
Antibiotikaprophylaxe
– perioperative 210–211
– Wundheilungsstörungen 226
Anticholinergika, Urge-Inkontinenz 92–93
Antidepressiva, trizyklische, Urge-Inkontinenz 94
Antikoagulanzien, orale
– Thromboembolieprophylaxe 207
– – Kontraindikationen 209

Antirefluxplastik, Harnleiterverletzungen 109–112
Antithrombin-III-Mangel, Operationsvorbereitung 213
Antituberkulotika, Urotuberkulose 133
Antriebserleben, urethrales nach Schultz-Hencke 120
Anurie, Harnleiterligatur, doppelseitige 112
Anus 240
Appendektomie, endoskopische 186
Appendizitis, Differentialdiagnose 138
Arbeitsteilung 306
Arcus tendineus fasciae pelvis 12–13, 30, 75
Arzthaftung 302
Aspirationsrisiko, Sectio caesarea 207
Atemdepression, opiatbedingte 214
Atemgymnastik/-schulung, postoperative 222
Ateminsuffizienz, postoperative 214
Atemverhalten, postoperatives 221
Athelie 284
Atmungsunterstützung, postoperative 221–222
Aufklärungsfehler, Deszensus- und Inkontinenzoperationen 311
Aufklärung(sgespräch)
– Bewußtlose 235
– Dokumentation 234
– präoperative 232–233
– Richtlinien der Deutschen Krankenhausgesellschaft 234
– Umfang 232
Aufklärungspflicht 304–306
– Relativität 233
– Umfang 305
Aufklärungsrichtlinien der Deutschen Krankenhausgesellschaft 234
Aufklärungsverzicht 235
Ausscheidungsurogramm, intravenöses
– Echinokokkose 134
– Harnfisteln 106
– Hysterektomie 115–116
Azidose, hyperchlorämische
– nach Harnableitung, suprapubischer 177
– nach Ileum-Conduit 167
– Noteingriff 204
– nach Pouch-Anlage 174

B

Bakterioskopie, Urotuberkulose 141
Bakteriurie 126, 128
– asymptomatische
– – Harnwegsinfektionen, rezidivierende 129

Bakteriurie
– – Therapie 141
– nach Harnableitung, suprapubischer 176
– Harnblasenkatheterisierung, postoperative 222
– Schwangerschaft 131
– Teststreifendiagnostik 139
– Zystitis, akute 137
– – chronische 128
Bartholinitis, Harnwegsinfektionen 129
Basalganglien, Miktionsvorgang 18
Bauchdeckenabszesse, Peritonitis, postoperative 229
Beatmung, maschinelle, postoperative 222
Beckenboden 6–11
– Kontraktionen 34
– Muskulatur 6
– Reflexbögen 68
– Schichten 29–30
– Verankerung 30
Beckenbodendefekte, operative, Korrektur 78
Beckenboden-EMG, infravesikale Obstruktion 155
Beckenbodentraining
– Analsphinkterverletzungen 251
– Harninkontinenz 123
– reflektorisches, Konustherapie 69
– – Wochenbett 69
– Schwangerschaft 42
– Senkungszustände 33
– Streßinkontinenz 30, 62–65, 70, 123
– Technik 63–65
– Terminologie 62–63
– Wochenbett 65
Beckeneingeweide, Aufhängeapparat 29
Beckenfaszie 14
Begleitmedikation, anticholinerg-spasmolytische, Harnblasentraining 95
Behandlungsfehler
– s. a. Kunstfehler
– grobe 303
– Harnleiter-/Harnblasenverletzungen 309–310
Bein- und Beckenvenenthrombose, tiefe
– Diagnostik 207
– postoperative 229–230
Belastungsinkontinenz 23
Belastungskontinenz 20
Berner-Neoblase 175
Beta-Adrenergika, Urge-Inkontinenz 93, 98
Bethanecholchlorid, Harnblase, hypotone 152
Bewußtlose, Einwilligung, mutmaßliche 235
Bilharziom 133
Bilharziose 133–134
Biofeedback
– Analsphinkterverletzungen 251
– Streßinkontinenz 65–66
– Urge-Inkontinenz 95

Blase s. Harnblase
Blutgasanalyse, Ileum-Conduit 167
Blutungen
– postoperative nach Dextraninfusionen 208
– – Kolposuspension, vaginale 86
– vaginale, Fremdkörper, intravaginale 265
– – juvenile 282
– – Ovarialtumoren 292
– – Ruheperiode 263, 276–277
– – Sarcoma botyoides 290
– – Vaginoskopie 267
– – Zervixkarzinom, Kindes- und Jugendalter 292
Blutungsschock
– Noteingriff 204
– postoperativer 224–225
Blutungsstörungen, Endometriumablation, hysteroskopische 197
Boari-Plastik
– Harnleiterfisteln 113
– Harnleiterverletzungen 109–112
Bonney-Elevationstest 46
Bougierung à boule, Urge-Inkontinenz 57
Bromocriptin, Urge-Inkontinenz 94
Brust, tubuläre 285
Brustassymmetrie 285
Brustdrüsenveränderungen 283–285
– Sonographie 283
Bulbokavernosus-Fettlappenplastik, Harnblasen-Scheiden-Fisteln 113
Bulimia nervosa, Pubertas tarda 280
Bulinus truncatus, Bilharziose 133
Burch-Kolposuspension 82
(N-)Butylscopolamin, Urge-Inkontinenz 92–93

C

Calciumantagonisten, Urge-Inkontinenz 93–94
Candida albicans
– Urosepsis 144
– Vulvovaginitis, Kindes- und Jugendalter 272
Carbachol
– Harnblase, hypotone 152
– Urethratonus 155
Carbacholtest 151
Carboplatin, Nephrotoxizität 159
Carcinoma in situ, Zervix, Kindes- und Jugendalter 292
Chlamydia trachomatis 128, 140
Chlamydien-Infektion
– Kindes- und Jugendalter, Adnexitis 275
– – Vulvovaginitis 273
– sexueller Mißbrauch 296
– Urethritis 140
Cholelithiasis, Differentialdiagnose 138
Cholezystektomie, laparoskopische 187
Cholinergika, Urethratonus 155

Chromosomenanalyse, Gonadendysgenesie 287–288
CISH (classical intrafascial Semm hysterectomy) 194
Cisplatin, Nephrotoxizität 159
Clenbuterol, Urge-Inkontinenz 93
Colitis ulcerosa, Kolon-Conduit 168
Colon-transversum-Conduit 168
– s. a. Kolon-Conduit
Compliance
– Radikaloperationen, gynäkologische 149
– Urge-Inkontinenz 52
Conduit s. Ileum-, Jejunum-, Kolon- bzw. Sigma-Conduit
Condylomata acuminata, Kindes- und Jugendalter 273
Corpus cavernosum recti 241
Creatinin, Diagnostik, präoperative 115
Creatinin-Clearance, Nephrotoxizität 159
Credé-Manöver, Harnblasenentleerung 151
Cyclophosphamid, Nephrotoxizität 159
Cystitis atrophicans
– s. a. Zystitis
– Differentialdiagnose 138
– Urge-Inkontinenz 55

D

Dammriß III. und IV. Grades
– anorektale Inkontinenz 246–248
– Entbindung 248
– Naht 250
Darmatonie, postoperative 206
– Darmstimulierung, intraoperative 219
– Ileus 227
– physiologische 218
Darmparasiten, Vulvovaginitis, Kindes- und Jugendalter 274
Darmstimulation
– Ileus, postoperativer 228
– prophylaktische, intraoperative 219
Dauerkatheterismus
– Harnwegsinfektionen, nosokomiale 130–131
– Pseudomonas-Infektionen 134
Defäkographie, Enterozele 252–253
Dehnungszystozele 32
Dehydratation, hypertone, postoperative 215
De-novo-Detrusorinstabilität nach Kolposuspension, abdominaler 83
Descending-perineum-Syndrom 242
– s. a. Senkungszustände
– Denervierung 245
– – Reversibilität 246
– Nervus-pudendus-Verletzungen 244–245
Descensus uteri 28
– s. a. Senkungszustände
– Beschwerden, subjektive 31–32
– Diagnostik 32

Descensus uteri
- Harninkontinenz 77
- Klassifizierung 33
- Quetschhahnmechanismus 32
- Spiegeluntersuchung 32–33
- Subtotal-/Totalprolaps 28

Deszensusoperationen
- Aufklärungsfehler 311
- Diagnosefehler 310–311
- Reihenfolge 87
- Urge-Inkontinenz 55

Detrusor-Detrusor-Unterstützungsreflex, Miktion 21

Detrusorhyperreflexie, Urge-Inkontinenz 24, 52

Detrusorinstabilität/-schwäche
- Harnblasenentleerungsstörungen, postoperative 155
- Neurotizismus 122
- Urge-Inkontinenz 52, 55

Detrusorkontraktionen, unwillkürliche, Harninkontinenz 42

Detrusor-Sphinkter-/Urethra-Inhibitionsreflex, Miktionsvorgang 22

Detrusor-Sphinkter-Dyssynergie
- Therapie 152
- Urge-Inkontinenz 57

Deutsche Krankenhausgesellschaft, Aufklärungsrichtlinien 234

Diabetes mellitus
- Amenorrhö, sekundäre 282
- Antibiotikaprophylaxe, präoperative 211
- Blutzuckerwerte, präoperative 213
- Harnwegsinfektionen 127
- – obere 130
- – Schwangerschaft 132
- Hypoglykämie 213
- Infektionsprophylaxe 209
- Operationsvorbereitung 213
- Urge-Inkontinenz 55

Diagnostik, präoperative s. präoperative Diagnostik

Diaphragma
- pelvis 6–7, 9
- urogenitale 7–9, 13, 29–30, 85

Dicycloverin, Urge-Inkontinenz 93

Dihydroergotamin, Thromboembolieprophylaxe 207–208

Diurese, Urosepsis 144

Divertikulose, Kolon-Conduit 168

Dokumentationspflicht 306

Dopaminagonisten, Urge-Inkontinenz 94

Doppel-J-Katheter
- Harnleiterverletzungen 109
- periureterales Gewebe 108
- Ureterwandläsion 108

Dranginkontinenz 46
- s. Urge-Inkontinenz

Druckschmerz, suprasymphysärer, Zystitis, akute 137

Drucktransmission, Harnblase 20

Düsseldorfer Ileum-Pouch 171–172

Dysmenorrhö 282

Dysurie
- Bilharziose 133
- Echinokokkose 134
- Medikamente, auslösende 159
- Pyelonephritis, akute 127
- Urethritis 137
- Urge-Inkontinenz 23
- Zystitis, bakterielle 126

E

Echinokokkose 134

Eigenblutspende 217

Eileiterruptur s. Tubenruptur

Eileitersterilisation s. Tubensterilisation

Einwilligung, mutmaßliche 235
- Operationserweiterung 233

Einwilligungsfähigkeit 233–234

Einzel- und Eigenverantwortlichkeit 306

Einzelknopfnähte, Harnblasen-Scheiden-Fisteln 113

Eiweißabbauprodukte, Retention, postoperative 215

Elektrolyte, Basisbedarf, postoperativer 215

Elektrolytstörungen
- Ileus, postoperativer 228
- Noteingriff 204
- postoperative 216

Elektromyographie, anorektale Inkontinenz 243

Elektrostimulation
- Streßinkontinenz 68–69
- Urge-Inkontinenz 97–98

Emboliemortalität 207

Emepronium(bromid), Urge-Inkontinenz 92–93, 95

Endo-bag-Technik, Ovarialtumoren, maligne 191

Endokarditis, Antibiotikaprophylaxe, präoperative 211

Endometriose
- Blutungen, vaginale 282
- Harnleiterverletzungen 107
- Koagulation, endoskopische 186
- Laparoskopie 191, 193
- periureterale 108
- Verwachsungen, retroperitoneale 107

Endometriumablation 197

Endometriumkarzinom, Endometriumablation, hysteroskopische 197

Endoskopie
- Ausbildungs- und Trainingsprogramm 198
- Historie 186
- Indikationsstellung 187
- Komplikationen 187

Endosonographie
- Analsphinkterverletzungen 249
- anorektale Inkontinenz 243

Endotoxinschock
- Noteingriff 204
- postoperativer 225

Enkephaline, Urge-Inkontinenz 54

Entbindung
- Endotoxinschock 225
- vaginal-operative, Dammriß III. und IV. Grades 248

Enterobakterien, Harnwegsinfektionen 135–136

Enterokokken
- Harnwegsinfektionen 137
- – nosokomiale 130

Enterozele 28
- anorektale Inkontinenz 252–253
- Defäkographie 252–253
- Kolporrhaphia anterior 78–80
- Kolpozystorektographie 252
- Magnetresonanz-Kolpozystorektographie 253
- Untersuchung, digital-rektale 28

Entwicklungsstadien des Mädchens, Tanner-Einteilung 265–266, 276–277

Episiotomie, Dammriß III. und IV. Grades 246, 248

Ernährung, parenterale 216–217

Erythrozytenkonzentrate
- Gerinnungspotential, Überprüfung 217
- Transfusionen 218

Escherichia-coli-Stämme
- Harnwegsinfektionen, rezidivierende 129
- Pyelonephritis, chronische 130

Estradiol(valerat), Urge-Inkontinenz 94

Estriol, Urge-Inkontinenz 94

Exsikkose, Wundheilungsstörungen 225

Extrauteringravidität, Noteingriff 203

F

Facharztstandard 303

Fascia
- diaphragmatis pelvis inferior/superior 9–10
- endopelvina 10, 30, 75, 78–79, 85
- pelvis 14
- – parietalis 9–10
- – visceralis 10
- pubocervicalis s. Fascia endopelvina
- vesicalis 4

Fehlbildungen, genitale, Sonographie 268

Feminisierung, testikuläre s. testikuläre Feminisierung

Femoralisschädigungen, operativ bedingte 308

Fertilisationsoperationen
- Antibiotikaprophylaxe, präoperative 211
- Laparoskopie 192–193

Fisteln
- geburtshilflich-bedingte 104
- Harnblasenverletzungen, Operationsbericht 116
- Harnwege, ableitende 103–118
- Harnwegsinfektionen 127
- Lokalisation 106

Sachverzeichnis

Fisteln
- postoperative 107, 151–152
- – Hysterektomie 105
- – nach Nadelsuspension 80
- – Wertheim-Meigs-Operation, Häufigkeit 105
- rektovaginale nach Perineotomie, kompletter 250
- Rezidive 113
- nach Strahlentherapie 156
- Therapie 113–114
- uretero-vaginale, Harnwegsinfektionen, rezidivierende 129
- verletzungsbedingte 106
- Vermeidung 107–114
- vesiko-ureterale, Harnwegsinfektionen, rezidivierende 129
- vesiko-uterine 105–106
- vesiko-vaginale 113
- vesiko-zervikale 105–106

Flankenschmerzen
- Differentialdiagnose 138
- Pyelonephritis 127, 137

Flavoxat(hydrochlorid), Urge-Inkontinenz 92–93, 95
Florida-Pouch 172
Flüssigkeitsdefizit, postoperatives 217
Flüssigkeitszufuhr, postoperative 215

Fluor vaginalis
- Differentialdiagnose 138
- dyshormonaler 273
- hyperöstrogener 273
- Kindes- und Jugendalter, Sofortuntersuchung, mikroskopische 271
- neonataler 262
- Ruheperiode 263
- therapieresistenter, Vaginoskopie 267
- Vulvovaginitis 269
- Zervixkarzinom, Kindes- und Jugendalter 292

Flurbiprofen, Urge-Inkontinenz 94
Follikelpersistenz, Blutungen, juvenile 282
Follikelzysten, Kindes- und Jugendalter, Blutungen, vaginale 277
Foramen ischiadicum 30

forensische Aspekte
- Gynäkologie, operative 299–314
- Harnblasenverletzungen 114–118
- Harnleiterverletzungen 114–118

Forzepsentbindung
- Dammriß III. und IV. Grades 246
- Descending-perineum-Syndrom 245

Fremdkörper
- Harnwegsinfektionen, rezidivierende 129
- intravaginale, Blutungen 265, 276–277
- – Vaginoskopie 267
- Vulvovaginitis, Kindes- und Jugendalter 274

Fremdkörperreaktionen, Wundheilungsstörungen 226
Frühileus, postoperativer 227

Frühmobilisation
- Bein- und Beckenvenenthrombose, tiefe, postoperative 230
- Darmatonie, postoperative 218

Fuchs-Rosenthal-Kammer, Sedimentuntersuchung 139
Fundus vesicae 4

G

Galaktorrhö, Kindes- und Jugendalter 284
Galaktoskopie, endoskopische 187
Ganglion pelvinum 244
Gardnerella vaginalis, Vulvovaginitis, Kindes- und Jugendalter 272
Gastro-Pouch 172–173

Geburt
- Harninkontinenz 42
- Nervenschädigung 31
- Senkungszustände 31

Geburtsverlauf, protrahierter, Harnwegsinfektionen, Schwangerschaft 131
Genitalprolaps, anorektale Inkontinenz 252–253

Genitaltumoren, Kinder- und Jugendalter 289–294
- Blutungen, vaginale 277

Gerinnungsstatus, Thromboembolieprophylaxe 208

Gerinnungsstörungen
- Operationsvorbereitung 212–213
- Uterusoperationen 212–213

Glukosurie, physiologische, Schwangerschaft 131
Glycopyrrolat, Urge-Inkontinenz 92–93
GnRH-Analoga, Pubertas praecox, idiopathische 278

GnRH-Test
- Ovarialtumoren 294
- Pubertas praecox, idiopathische 278

Gonadendysgenesie 287–288
- Amenorrhö, primäre 281, 287
- Chromosomenanalyse 287
- gemischte 288
- reine 287
- Zytodiagnostik 265

Gonorrhö
- sexueller Mißbrauch 296
- Vulvovaginitis, Kindes- und Jugendalter 272

Granulosazelltumoren, Pseudopubertas praecox 279
Gutachten, Harnleiterkomplikationen 117

gynäkologische Operationen
- forensische Aspekte 299–314
- Harnblasen-/Harnleiterverletzungen 309–310
- Lagerungsschäden 307–308
- laparoskopische, Komplikationen 311–313

gynäkologische Operationen
- Nervenschädigungen 308–309
- Thromboembolie 313

gynäkologische Standardoperationen, Komplikationen, postoperative 204–205

H

Hämangiome, Vulva, Kindes- und Jugendalter 290

Hämatome
- infizierte, Peritonitis, postoperative 229
- postoperative, Laparoskopie/Laparotomie 189
- – Peritonitis 228
- – Wundheilungsstörungen 225

Hämaturie
- Bilharziose 133
- Differentialdiagnose 138
- Echinokokkose 134
- Pyelonephritis, akute 127

Hämodialyse
- Harnwegsinfektionen, nosokomiale 131
- Hyperkaliämie 216

Hämorrhoidalprolaps, inkarzerierter 251
Hämorrhoidektomie 251

Hämorrhoiden
- Schwangerschaft 251
- Stuhlentleerungsstörungen 253

Halban-Reaktion 262, 276
Halbseitenlähmung, Miktion 18

Harnabflußstörungen
- Harnwegsinfektionen, obere 130
- Ileum-Conduit 167

Harnabgang, unwillkürlicher, Harnfisteln 106
Harnabgang, unwillkürlicher s. Harninkontinenz

Harnableitung
- postoperative 222–223
- suprapubische, Antibiotikaprophylaxe 152
- – Dauer 223
- – Entfernung 223
- – postoperative 223
- – Radikaloperation, Harnwegskomplikationen 152
- – nach Schlingenoperation, abdominovaginaler 84
- supravesikale 163–178
- – kontinente 169–176
- – – nach Strahlentherapie 173
- – Nachsorge 177
- – Stomatherapeuten 177
- – Ureter-Scheiden-Fisteln 113–114
- – Urge-Inkontinenz 97–98

Harnausscheidung, postoperative 215

Harnblase 4
- Belastungskontinenz 20
- Denervierung, Radikaloperationen 151
- Druckverhältnisse 20
- Einfluß von Medikamenten 158

Sachverzeichnis

Harnblase
- Füllungsphase 19, 24
- hypertone 52, 55
- – postoperative 151
- – Radikaloperationen, gynäkologische 150
- hypotone 152
- – Operationstrauma 151
- – Therapie, medikamentöse 152
- Innervation 6
- Innervationsstörungen, postoperative 151
- instabile 24
- – Urge-Inkontinenz 55
- Lageerhaltung 13
- Schrittmacherzellen, autonome 55
- spastische 52
- Überdehnung in Regional- oder Allgemeinanästhesie, Urge-Inkontinenz 97
- ungehemmte 52
- Verbindungen zu Vagina, Uterus und Beckenboden 12–13
- Verschlußmechanismus 76

Harnblasenaugmentation, Urge-Inkontinenz 97–98
Harnblasenauslaßwiderstand, Senkung, Alphasympatholytika/Phenoxybenzamin 152
Harnblasenbilharziose s. Bilharziose
Harnblasenboden, Lage, Harninkontinenzoperationen 88
Harnblasendehnungsfähigkeit 24
- Radikaloperationen, gynäkologische 149
Harnblasendenervierung, partielle, transvaginale, Urge-Inkontinenz 97
Harnblasendivertikel, Zystitis, chronische 128
Harnblasendrainage, suprapubische, postoperative 223
Harnblasenendometriose, Differentialdiagnose 138
Harnblasenentleerungsstörungen
- Anticholinergika 158
- Cholinergika 158
- Credé-Manöver 151
- Differentialdiagnose, psychosomatische 122–123
- Harnblasenhalsinzision 153
- Medikamente 158, 160
- – zytotoxische 159–160
- Medikamentenanamnese 158–159
- neurogene, Zystitis, chronische 128
- postoperative 154, 231
- – Detrusorschwäche, primäre 155
- – – sekundäre 155
- – Hysterektomie 148
- – infravesikale Obstruktion 155
- – Inkontinenzoperation 153
- – nach Kolporrhaphia anterior 80
- – nach Neoblase 176
- – Parasympathomimetika 231
- – Prophylaxe 155
- Therapie 158

Harnblasenersatz
- nichtorthotoper 171–174
- orthotoper 174–176
Harnblasenfaszie 78
Harnblasenfisteln
- Harnwegsinfektionen, rezidivierende 129
- Patientenaufklärung 114–115
- Zugangsweg 115
Harnblasenfunktion, Willkürkontrolle 18
Harnblasenfunktionsstörungen
  s. Harnblasenentleerungsstörungen
Harnblasengranulome, Bilharziose 133
Harnblasenhals
- s. a. Urethra proximale
- Lage, anatomische, Harninkontinenzoperationen 88
- Streßinkontinenz 30
Harnblasenhalsinzision, Harnblasenentleerungsstörungen 153
Harnblaseninnendruck, Radikaloperationen, gynäkologische 149
Harnblaseninnervation, Blockierung, lokalanästhetische, Urge-Inkontinenz 97–98
Harnblasenirritation, lokale, Urge-Inkontinenz 55
Harnblasenkapazität, Harninkontinenz 45
Harnblasenkarzinom, Bilharziose 133
Harnblasenkatheter(isierung)
- Bakteriurie 222
- Harnwegsinfektionen 128
- postoperative 222
- suprapubische, Harnwegsinfektionen, nosokomiale 144
Harnblasenläsionen, radiogene, Differentialdiagnose 138
Harnblasenmuskulatur, Schrumpfung, Bilharziose 133
Harnblasenperforation, Kolposuspension, vaginale 86
Harnblasenpfeiler 10–11
Harnblasenreflex, inhibitorischer 68
Harnblasen-Scheiden-Fisteln 105
- Diagnose 106
- Harnblase, Mobilisation, weitere 107
- Hysterektomie 105
- Lokalisation 106
- postoperative 107
- Therapie 113
- Uterus myomatosus 105
- Zugang, vaginaler 113
Harnblasensteine
- Differentialdiagnose 138
- Urge-Inkontinenz 55
Harnblasenstreßdruck
- maximaler 48
- relativer/totaler 21
Harnblasentraining 95
- Urge-Inkontinenz 95–96
Harnblasentumoren
- nach Strahlentherapie 158
- Urge-Inkontinenz 55

Harnblasenverletzungen
- Behandlungsfehler 309–310
- Bewertung 116
- Fisteln, Operationsbericht, Aufzeichnungen 116
- forensische Aspekte 114–118
- höherliegende 109
- intraoperativ erkannte 107, 309
- – Therapie 108–112
- nach Nadelsuspension 80
- radiogene, Urge-Inkontinenz 55
- Vermeidung 107
Harnblasenverschluß, Untersuchungen, elektromyographische 150
Harnblasenverschlußmechanismus, Rauchen 43
Harndrang
- Bilharziose 133
- Differentialdiagnose, psychosomatische 122–123
- Strahlentherapie 157
- Zystitis, akute 137
Harnelimination, Kontrolle 120
Harnfisteln 106
- Diagnostik 106
- Hysterektomie, abdominale 107
Harngewinnung, Patientinnen, bettlägerige 139
Harninkontinenz 45
- Beckenbodentraining 123
- Beruf und Sport 42–43
- Biofeedback 65–66
- Blasenkapazität 45
- Descensus uteri 77
- Detrusorkontraktionen, unwillkürliche 42
- Diagnostik 43–48
- – klinische 45–46
- Einteilung 23
- Formen 23, 40
- Geburt 42
- Harnabgang 45
- Harnblasenhalsinzision 153
- Harnröhre, hypotone 42
- Harnwegsinfekt 45
- Harnwegsinfektionen 127
- Hypoöstrogenismus 43
- Ingelmann-Sundberg-Klassifikation 44, 81
- Injektion, suburethrale 86–87
- Inkontinenzhilfsmittel, Kosten 41
- Kolporrhaphia anterior 77–80
- Kolporrhaphie 34
- Kolposuspension, abdominale 81
- – laparoskopische 83
- – vaginale 86
- Lebensalter 40–42, 54
- maskierte 34
- Medikamentenanamnese 123, 158
- Miktionstabelle 44–45
- nach Neoblase 176
- Neurotizismus 122
- Obstipation, chronische 43
- Parkinson-Erkrankung 18

Harninkontinenz
- Pathophysiologie 23–24
- Patientengespräch 123
- postoperative, Risiko 153
- nach Pouch-Anlage 173
- Prävalenz 54
- Pseudo-Lösungsversuche 123
- Psychosomatik 121–122
- psychosoziale Konsequenzen 123
- Quetschhahnmechanismus 46
- Rauchen 43
- Restharn 45
- Rezidiv 310
- Scheidenblindsackprolaps 46
- Schlingenoperationen 154
- Schwangerschaft 42, 132
- Senkungszustände 32, 77
- Therapie 59–118
- Trinken, restriktives 123
- Untersuchung, gynäkologische 45
- – urodynamische 46–48
- Urethra, hypotone 42
- Urethraverschlußdruckmessung 47
- urethrovesikaler Übergang 45
- Uroflowmetrie 47
- Uterusprolaps 46
- Verteilung 54
- Wertheim-Operation 153
Harninkontinenzoperationen 76
- abdominale 78
- Aufklärungsfehler 311
- Blasenboden, Lage 88
- Blasenhals, Lage, anatomische 88
- Diagnosefehler 310–311
- erfolgreiche, Mechanismen 88
- Funktionsstörungen, postoperative 154–156
- Harnblasenfunktionsstörungen, präexistente 158
- Harnröhrenverschlußdruck 88
- Harnwegsinfektionen 155
- Hysterektomie 77–78
- – vaginale 154
- Kolporrhaphia anterior 154
- Kolposuspension, abdominale 77, 154
- mehrmalige, Injektion, suburethrale 87
- Miktionsstörungen, postoperative, Kolposuspension 89
- – Schlingenoperationen 89
- Parameter, urodynamische 76
- Patientenauswahl 89
- Reihenfolge 87–88
- Reizblase 88
- Urethra, Hypermotilität 87
- Urethralänge 88
- Urge-Inkontinenz 55
- urodynamische Untersuchung 155
- vaginale 77–78
- Verfahrensauswahl 89
- Versager, Ursachen 89
- Zystozele 77
Harnkatheterisierung, transurethrale, Harnwegsinfektionen, nosokomiale 144
Harnkontinenz, Physiologie 18–21

Harnleiter
- Durchtrennung 109
- Harnwegsinfektionen, rezidivierende 129
- Implantation, antirefluxive 169
- Neuimplantation 108
- Quetschung 109
- Schienung, präoperative 116
Harnleiter-Darm-Implantation 165
Harnleiterdilatationen, Motilitätsstörungen 152
Harnleiterersatzplastik nach Boari 109–112
Harnleiterfisteln 105
- Patientenaufklärung 114–115
- Therapie, operative 113
- Zugangsweg 115
Harnleiter-Haut-Fistel 112, 165
Harnleiterkoliken, Urotuberkulose 132
Harnleiterkomplikationen, postoperativ aufgetretene, Gutachtensituationen 117
Harnleiterligatur 112
Harnleiterneuimplantation
- offene 111
- Psoas-Hitch-Technik 110
Harnleiter-Reanastomosierung 109
Harnleiter-Scheiden-Fisteln 105
- Diagnostik 106
- Harnableitung 113
- – palliative 114
- Hysterektomie 105
- kraniale 113
- Lokalisation 106
- radiogen-bedingte 114
- tumorbedingte 114
- ureternahe 113–114
- Uterus myomatosus 105
Harnleiterstenose 156
- postoperative 215
Harnleiterstrikturen
- distale, Kolon-Conduit 168
- Ileum-Conduit 166
- intestinale, Kolon-Conduit 169
- postoperative 152
- tumorbedingte 152
Harnleiterstumpf, infizierter, nach Nephrektomie, Harnwegsinfektionen, rezidivierende 129
Harnleiterverlauf, Darstellung, intraoperative 117
Harnleiterverletzungen
- Antirefluxplastik 110–112
- Behandlungsfehler 309–310
- – Beurteilung 116–117
- Bewertung 116–118
- Desobliterationsverfahren, endoskopische 112
- Doppel-J-Katheter 108–109
- Endometriose 107
- forensische Aspekte 114–118
- forensische Beurteilung, Zivilgerichtsbarkeit 116
- Hysterektomie 117–118, 309–310
- intraoperativ erkannte 107

Harnleiterverletzungen
- – Therapie 108–112
- intraoperativ nicht erkannte 112–113
- Ligatur- oder Klemmen-bedingte 108–109
- operativ bedingte 309–310
- Ovarialkarzinome, fortgeschrittene 107
- partielle 108
- postoperative 116
- Psoas-Hitch-Technik 112
- tiefsitzende 109
- Tuboovarialabszeß 107
- Uterus myomatosus 107
- Vermeidung 107
Harnretention, Medikamenten-induzierte 159
Harnröhre 5–6
- Druckübertragung 21
- hypermobile, Harnkontinenzoperationen 87
- hypotone, Harninkontinenz 42
- Innervation 6
- Innervationsstörungen, postoperative 151
- Lageerhaltung 13
- proximale, Kontinenz 74
- Topographie 6
- Trichterbildung, Streß-Urge-Inkontinenz 55
- Verbindungen zu Vagina, Uterus und Beckenboden 12–13
Harnröhrenbougierung, Urge-Inkontinenz 57
Harnröhren-Detrusor-Reflex, Miktion 22
Harnröhrendivertikel
- Harnwegsinfektionen, rezidivierende 129
- Zystitis, chronische 128
Harnröhrendruck, maximaler 48
Harnröhrendruckprofil 20, 25
Harnröhrenlänge
- funktionelle 19
- Harninkontinenzoperationen 88
Harnröhrenruhedruck 47–48
Harnröhren-Scheiden-Fisteln 105
Harnröhren-Sphinkter-Reflex, Miktion 19, 22
Harnröhrenstreßdruck 48
- maximaler 48
- relativer 21
- Streßinkontinenz 47
- totaler 21
Harnröhrenstriktur, Zystitis, chronische 128
Harnröhrentonus
- Cholinergika 155
- Sympatholytika 158
Harnröhrenverschlußdruck 47, 76
- Harninkontinenzoperationen 88
- Radikaloperationen, gynäkologische 150
- Streßinkontinenz 48
- Transmissionsdruck 48

Sachverzeichnis

Harnröhrenverschlußdruckmessung 47
Harnröhrenverschlußinsuffizienz 153
– Radikaloperationen 151
– – gynäkologische 150
– Wertheim-Operation 153
Harnsediment, Befundung, zytologische, Urge-Inkontinenz 57
Harnstatus, Harnwege, ableitende, Keimfreiheit 115
Harnstauung, Hysterektomie 115
Harnsteine nach Harnableitung, suprapubischer 177
Harnstoff, Harnwege, ableitende, Keimfreiheit 115
Harnträufeln 106
– Wertheim-Operation 153
Harntrakt
– Funktionsstörungen, Hysterektomie 148–153
– – postoperative 151–152
– – Radikaloperationen, gynäkologische 148–153
– – Schauta-Amreich-Operation 150
– unterer, Austreibungs- und Verschlußmechanismus 25
– – Innervation 17
Harnuntersuchung
– Harninkontinenz 45
– Harnwegsinfektionen 139
Harnverhaltungen, akute, Bilharziose 133
Harnwege, ableitende
– Diagnostik, Hysterektomie 115–116
– Fisteln 103–118
– Infektionen 125–146
– Keimfreiheit, Urinstatus 115
– Komplikationen, postoperative 231
– Pyelogramm, intravenöses 115
– Untersuchung, präoperative 115
– Veränderungen, radiogene 156
– Verletzungen 104–105
– – therapiebedingte 103–118
Harnwegsinfektionen 126
– Analgetika 144
– Anamnese 138–139
– Antibiotika, Dosierung 141
– – Eindosistherapie 142, 156
– – Resistenzverhalten 135–137
– – aszendierende 129–130
– – Ileum-Conduit 167
– – Zystitis, akute 128
– Begleitbehandlung 144
– Diagnostik, bakteriologische 140–141
– Differentialdiagnose 138
– Enterobakterien 136
– – Resistenzverhalten 135
– Enterokokken 137
– Epidemiologie 127–128
– Erreger 135
– – allgemeine 140
– Faktoren, prädisponierende 127
– Flüssigkeitszufuhr 144
– Geschlechtsreife 127
– hämatogene 130
– Harnblasenkatheter 128

Harnwegsinfektionen
– Harninkontinenz 45, 127
– iatrogene 127
– Infektionsprävention 143
– Inkontinenzoperationen 155
– Keimspektrum 135
– Keimzahlbestimmung 140
– Klinik 137–138
– Komplikationen 126
– lymphogene 130
– Miktionsverhalten 138
– Neugeborenenperiode 127
– Nitritnachweis 139
– nosokomiale 130–131
– – Dauerkatheter, transurethraler 131
– – Hämodialysepatientinnen 131
– – Harnblasenkatheter, suprapubische 144
– – Katheterisierung, transurethrale 144
– – Kolporrhaphia anterior 130
– – Kolposuspension, abdominale 130
– – Nierentransplantation 131
– – Prophylaxe 144
– – Vaginalintroitus, Pflege 130
– obere 127, 129–130
– – Analgetikanephropathie 130
– – Diabetes mellitus 130
– – Reflux, vesikoureterorenaler 130
– postoperative 128, 231
– – nach Kolporrhaphia anterior 80
– – Vermeidung 222–223
– Radioisotope 141
– Reinfektion 127
– Restharn 138
– rezidivierende 127
– – Bakteriurie, asymptomatische 129
– – nach Harnableitung, suprapubischer 176
– – Keime, gramnegative 129
– – Meatus urethrae internus, Enge 129
– – Prophylaxe 143
– – Reizblase 53
– – Überlaufinkontinenz 24
– – Urethrotomie 129
– – Urge-Inkontinenz 56
– – Ursachen 129
– Schwangerschaft 131–132
– Senkungszustände 127
– Spasmolytika 144
– spezifische 132–134
– spontane 127
– nach Strahlentherapie 157
– Streßinkontinenz 43
– Suppressionstherapie 143
– Teststreifendiagnostik 139
– Testverfahren, teilautomatisierte 141
– Therapie 141–144
– unkomplizierte, Therapie 142
– unspezifische 128
– – Echinokokkose 134
– untere 127–129
– – rezidivierende 129
– Untersuchung, gynäkologische 138
– – körperliche 138

Harnwegsinfektionen
– Ureterosigmoidostomie 171
– Urge-Inkontinenz 55
– Urinuntersuchung 139
– Zervixkarzinom 127
– Zystozele 138
Harnwegssteine, Harnwegsinfektionen, rezidivierende 129
Hautreinigung, präoperative 209
Heparin
– Bein- und Beckenvenenthrombose, tiefe, postoperative 230
– Endotoxinschock 225
– Lungenembolie 207
– – postoperative 230
– Thromboembolieprophylaxe 207, 313
– Thrombozytopenie 208
Hermaphroditismus verus 288
Herpes genitalis/simplex
– Kindes- und Jugendalter 273
– sexueller Mißbrauch 296
Herzfrequenz, postoperative 214
Herzinsuffizienz
– Operationsvorbereitung 212
– nach Relaparotomie 226
Herzrhythmusstörungen, Operationsvorbereitung 212
Herzzeitvolumen, postoperatives 214
Hochwuchs, Gonadendysgenesie 287
Hohlwarze 284
HPV-Infektion, sexueller Mißbrauch 296
Husteninkontinenz 23
Hymen, Normvarianten 285
Hymenabflachungen, sexueller Mißbrauch 296
Hymenalatresie 285
– Adenosis vaginae 285
– Amenorrhö, primäre 281
– Labien, kleine, Synechie 275
– Mukokolpos 294
– Vulvatumoren 291
Hypalbuminämie, Wundheilungsstörungen 225
Hyperfibrinolyse, Operationsvorbereitung 212–213
Hyperhydratation, hypotone, postoperative 215
Hyperkaliämie
– Hämodialyse 216
– postoperative 215–216
Hyperkoagulopathie, Operationsvorbereitung 212
Hyperprolactinämie, Blutungen, juvenile 282
Hypertonie, Operationsvorbereitung 212
Hypervolämie, intra-/postoperative 215
Hypoglykämie, Diabetes mellitus 213
Hypoöstrogenismus, Harninkontinenz 43
Hypophyseninsuffizienz, Amenorrhö, primäre 281
Hypovolämie, Operationsvorbereitung 212
Hypoxämie, arterielle, postoperative 221

Hysterektomie 148
– abdominale, Harnfisteln 107
– – Harnleiterverletzungen 117
– – Injektion, suburethrale 87
– – Komplikationen, postoperative 204–205
– anorektale Inkontinenz 255–256
– Ausscheidungsurogramm, intravenöses 115–116
– Fisteln, postoperative 105
– Harnblasenfunktionsstörungen 148
– Harnblasen-Scheiden-Fisteln 105
– Harninkontinenzoperation 77–78
– Harnleiter-/Harnblasenverletzungen 309
– Harnleiterverletzungen 310
– Harnstauung 115
– Harntrakt, Funktionsstörungen 148–153
– Harnwege, ableitende, Diagnostik 115–116
– Hitzekoagulation, bipolare 189
– Indikation 115
– Indikationsstellung 148
– klassische, Folgen 148
– Komplikationen 104, 312–313
– – intra- und postoperative 105
– Kontinenzorgan, kolorektales, Störungen 148
– Laparoskopie 194–195
– Pyelogramm, intravenöses, präoperatives 115–116
– radikale, Laparoskopie 195
– Reizdarmsyndrom 255
– Streßinkontinenz 43
– suprazervikale, laparoskopische 194
– Ureter-Scheiden-Fisteln 105
– vaginale, Antibiotikaprophylaxe 210
– – Harnleiterverletzungen 117–118
– – Komplikationen, postoperative 204–205
– – Thromboserisiko 207
Hysteroskopie 196–197
– Endometriumablation 197
– endoskopische 187
– Myomresektion 196
– Septumdissektion 196–197

I

Ileozökal-Pouch 172
Ileum-Conduit 165–167
Ileum-Neoblase nach Melchior 175
Ileum-Pouch 171–172
Ileus
– Darmatonie, postoperative 227
– funktioneller 227
– mechanischer 227
– Noteingriff 203
– postoperativer 227–228
– nach Relaparotomie 226
– Schock, postoperativer 224
Imipramin, Urge-Inkontinenz 93–94
Indiana-Pouch 172
Indometacin, Urge-Inkontinenz 93–94
Infektionsprophylaxe
– Operationsvorbereitung 209
– Wundheilungsstörungen 226
infravesikale Obstruktion
– Diagnostik 155
– Harnblasenentleerungsstörungen, postoperative 155
– Urge-Inkontinenz 55, 57
– Zystitis 128
Infusionen 215–217
Ingelmann-Sundberg-Klassifikation, Harninkontinenz 44, 81
Injektion, suburethrale, Harninkontinenz 86–87
Inkontinenz s. unter Harn- bzw. anorektale Inkontinenz
Intersexualität 288
– Gonadendysgenesie, gemischte 288
– Sonographie 268
Introitus vaginae 8
Introitussonographie, Senkungszustände 34
In-vitro-Fertilisation, laparoskopische 192
Irritable-bowel-Syndrom s. Reizdarmsyndrom
Ischiadikusschädigungen, operativ bedingte 308
Isopropamid, Urge-Inkontinenz 93
Isotopennephrographie nach Harnableitung, suprapubischer 177

J

Jackson-Pratt-Drain, periureterales Gewebe 108
Jejunum-Conduit 166
^{125}-J-Fibrinogentest, Bein- und Beckenvenenthrombose, tiefe 207

K

Kaliumverluste, postoperative 218
Kapsulotomie, endoskopische 187
kardiozirkulatorische Störungen, Operationsvorbereitung 211–212
Katheterperiduralanästhesie, postoperative 220–221
Kausalität 304
Keimzahlbestimmung, Harnwegsinfektionen 140
Keimzelltumoren 292
Kelly-Nähte, Kolporrhaphia anterior 77
Kelly-Score, anorektale Inkontinenz 241–242
Kinder- und Jugendgynäkologie 261–298
– Anamnese 265
– Aufgaben 262
– Blutungen, vaginale 276–277
– Brustentwicklungsstörungen 283–285
– Daten, auxologische 265

Kinder- und Jugendgynäkologie
– Entwicklungsperioden 263
– Entwicklungsstörungen, anatomische und genetische 283–288
– Entzündungen und Infektionen 269–275
– Genitaltumoren 289–294
– Grundlagen, physiologische 262–263
– Intersexualität 288
– Menstruationsstörungen 280–283
– Pubertät, Entwicklungsstörungen 277–288
– Somatogramm 265–266, 277–278
– Sonographie 268–269
– Untersuchung, endokrinologische/genetische 268
– – gynäkologische 265–268
– – klinische 265
– Untersuchungsmethoden 264–269
Kindheit 262
Kittniere, Urotuberkulose 132
Klarzell-Adenokarzinom, vaginales, Kindes- und Jugendalter 291
Klebsiella-Gruppe, Harnwegsinfektionen 136
Klemmenverletzungen, Harnleiter 108–109
Knie-Ellenbogen-Lage, Untersuchung, Kinder 267–268, 295
Knochenalterbestimmung
– Ovarialtumor 294
– Pubertas praecox, idiopathische 278
– Pubertas tarda 279
Kock-Pouch 171–172
Körpergewicht, Streßinkontinenz 43
Kohlenhydrate, Bedarf, postoperativer 216
Koliken s. unter Harnleiter-/Nierenkoliken
Kolon-Conduit 167–169
– s. a. Colon-transversum-Conduit
– Nierenfunktion 168
Kolpoperineoplastik
– Beckenbodendefekt 78
– Rektozele 253–254
– Streßinkontinenz 80
Kolporrhaphia anterior 75, 79
– Beckenbodendefekt 78
– Blasenfaszie, Präparation 79–80
– Enterozele 78–80
– Harninkontinenz 34, 77–80
– Harnwegsinfektionen, nosokomiale 130
– Heilungsraten 80
– Indikationen 79, 87
– Inkontinenzoperationen 154
– Kelly-Nähte 77
– Komplikationen 80, 104
– Kontraindikationen 79
– Pulsionszystozele 78–79
– Raffnähte, suburethrale 78
– Streßinkontinenz 79
– Vorgehen, operatives 79
– Zystozele 79

Kolporrhaphia posterior, Rektozele
253–254
Kolposuspension, abdominale 82, 87
– Beckenbodendefekt 78
– nach Burch 82
– Harninkontinenz 81, 86
– Harninkontinenzoperation 77, 154
– Harnwegsinfektionen, nosokomiale 130
– Heilungsraten 83
– Indikationen 82, 87
– Komplikationen, intra-/postoperative
 83
– laparoskopische 83, 194
– – Harninkontinenz 83
– Miktionsstörungen, postoperative 89
– Obturatoriusschädigungen 308
– offene 81–83
– Rezidivinkontinenz 82
– Scheidenfaszie 74
– Streßinkontinenz 81–83
– Urethra, Hypermotilität 87
– Vor- und Nachteile 82
– Zystozele 87
Kolpotomie
– mediane 74–75
– Nadelsuspension 81
– vordere/hintere s. a. Kolporrhaphia
 anterior/posterior
Kolpourethrozystographie,
 Senkungszustände 34
Kolpozystorektographie, Enterozele 252
Kontinenz, Urethra proximale 74
Kontinenzorgan, anorektales 217,
 239–256, 258
– Anatomie und Physiologie 240–241
– Störungen, Hysterektomie 148
Konustherapie 69
Kortikosteroide, Wundheilungsstörungen
 226
Kraniopharyngeom, Amenorrhö, primäre
 281
Krankenblattunterlagen, Einsicht 306
Krankengymnastik, Urge-Inkontinenz 96
Kryokoagulation, Endometriumablation
 197
Kunstfehler 302–303
– s. a. Behandlungsfehler

L

Labien, kleine
– Hyperplasie 275
– – Differentialdiagnose 290
– Synechie 271, 274–275
Laparoskopie 187–195
– Adhäsiolyse 191
– Adnexektomie 189
– Adnexitis, Kindes- und Jugendalter 275
– Borderline-Tumoren, ovarielle 192
– Eileitersterilisation 186, 190
– Endometriose 191, 193
– Fertilisationsoperationen 192–193
– gaslose 188

Laparoskopie
– Historie 186
– Hitzekoagulation, bipolare 189
– Hysterektomie 189, 194–195
– – radikale 195
– Insufflatoren 188
– In-vitro-Fertilisation 192
– Kolposuspension 194
– Komplikationen 311–313
– – postoperative 205
– Lymphonodektomie 195
– Myomenukleation 193
– Neovagina nach Vecchietti 193
– Operationszeiten 189
– Ovarialchirurgie 191–192
– Ovarialtumoren, maligne 191, 293
– Ovarialzysten, funktionelle 191
– Paraovarialzysten 191
– Pneumoperitoneum 188
– Schauta-Operation 195
– Schmerzen, postoperative 190
– Trokare 188
– Tubargravidität 190–191
– Tubenverschluß, proximaler 192
– Unterbauchschmerzen, chronische 191
Laparotomie 187
– Eileiterruptur mit Hämoperitoneum 191
– Hämatome, postoperative 189
Laservaporisation, Vulvatumoren, Kindes-
 und Jugendalter 290
Late-onset-AGS 288
– s. a. adrenogenitales Syndrom
– Amenorrhö, primäre 281
LAVH (laparoskopisch assistierte vaginale
 Hysterektomie) 194–195
Leukozyturie, Zystitis, chronische 128
Lichen sclerosus, Kindes- und Jugendalter
 274
Ligamentum(-a)
– anococcygeum 9
– arcuatum pubis 8
– cardinale 10
– ileopectinea Cooperi 82
– Mackenrodt 10
– pubourethralia 6, 79, 85
– pubovesicale 6, 13
– – laterale 9
– – mediale 9
– sacrouterinum 9
– transversus colli Mackenrodt 9
– vesicouterinum 10
Ligaturverletzungen, Harnleiter 108–109
limbisches System, Miktion 18
Lipide, Bedarf, postoperativer 216
Lokalanästhesie, Letalität 200
Low-dose-Heparin,
 Thromboembolieprophylaxe 209
Lungenembolie, postoperative 229–230
– Thromboseprophylaxe 230
Lymphonodektomie
– endoskopische/laparoskopische 187,
 195
– Nervenverletzungen 308–309
– Wundheilungsstörungen 226

M

Mageninhalt, Aspiration 206–207
Magnetresonanz-Kolpozystorektographie,
 Enterozele 253
Magnetresonanztomographie,
 Senkungszustände 35
MAINZ-Pouch
– Typ I 172
– Typ II 170, 172
Makrohämaturie
– Echinokokkose 134
– Urotuberkulose 132
– Zystitis 139
– – bakterielle 126
– – hämorrhagische 137
Makromastie, neonatale/pubertäre 284
Malignome, Harnwegsinfektionen 127
Mamillenhyperplasie 284
Mamma s. Brust
Marshall-Marchetti-Operation 81
Mastistis nonpuerperalis 284
Mastodynie, Kindes- und Jugendalter 284
Mastopathie, Kindes- und Jugendalter 284
Mayer-Rokitansky-Küster-Syndrom
– Vaginalaplasie, Neovagina nach
 Vecchietti 193, 286
McCune-Albright-Syndrom,
 Pseudopubertas praecox 279
Meatusstenose 128–129
Membrana perinealis s. Diaphragma
 urogenitale
Menstruationsstörungen, Kindes- und
 Jugendalter 280–283
Mesna, Nephrotoxizität 159
Methanthelin, Urge-Inkontinenz 92–93
Methotrexat, Nephrotoxizität 159
Metroplastik, Hysteroskopie 197
Mikroangiopathie, diabetische,
 Harnwegsinfektionen, obere 130
Mikroatelektasen, postoperative 221
Mikrohämaturie
– Echinokokkose 134
– Urotuberkulose 132
Mikromastie 284
Mikroprolactinom, Amenorrhö, sekun-
 däre 282
Mikrotip-Katheter 19, 57
Miktion
– Parasympathikus 16
– Perineum-Hirnstamm-Detrusor-
 Unterstützungsreflex 21
– Physiologie 21–22
– Reflexbögen 22
– Regelkreis, übergeordneter 17
– Steuerung, neuronale 16–18
– Sympathikus 16
Miktionsgewohnheiten,
 Rekonditionierung 95
Miktionsreflex 25
– Urge-Inkontinenz 55
Miktionsschmerzen
– obstruktive nach Schlingenoperation 84
– Psychosomatik 121

Miktionsschmerzen
– Urethritis 137
Miktionsstörungen
– Beziehungskonflikt 121
– postoperative 152–153, 231
– – Kolposuspension/Schlingenoperationen, Harninkontinenzoperationen 89
– sekundäre 121
– Wertheim-Meigs-Operation 157
Miktionstabelle, Harninkontinenz 44–45
Miktionstagebuch, Urge-Inkontinenz 96
Miktionsversuche 155
Miktions-Videourographie, infravesikale Obstruktion 155
Miktionszentrum
– sakrales 18, 21
– übergeordnetes 17
Minderwuchs, Gonadendysgenesie 287
Minilaparotomie 188
Mittelstrahl-Spontanurin
– Bakteriurie 126
– Verunreinigung der Probe 126
Molluscum contagiosum
– Kindes- und Jugendalter 274
Montgomery-Drüsen, Aplasie 284
Morbidität, postoperative 204
Motilitätsstörungen, Ureterdilatationen, schwere 152
Mukokolpos, Hymenalatresie/Vaginalaplasie 294
Mukosaprolaps, innerer, Stuhlentleerungsstörungen 253
Multiparität, Descending-perineum-Syndrom 245
Musculus(-i)
– bulbocavernosus 8, 13
– coccygeus 30
– ischiocavernosus 8
– levator ani 9, 29–30
– obturatorius internus 30
– piriformis 30
– pubococcygeus 7–8, 13, 29, 33, 245
– – Palpation 33
– puborectalis 7–8, 12–14, 241
– sphincter ani 240
– – – externus 8, 13, 29, 240
– – internus 240
– – urethrae externus/internus 5
– – urogenitalis 13
– transversus perinei profundus 8, 13–14
Muskelrelaxanzien, Ateminsuffizienz, postoperative 214
Mycoplasma hominis 128, 140
Mykoplasmenurethritis 140
Mykosen, Vulvovaginitis, Kindes- und Jugendalter 272
Myokardinfarkt, operativer Eingriff, Kontraindikation 212
Myome s. Uterus myomatosus
Myomenukleation
– Hysteroskopie 196
– laparoskopische 193
– Uterusruptur 193

N

Nachblutungen, postlaparoskopische, Noteingriff 203
Nadelsuspension
– Beckenbodendefekt 78
– Heilungsraten 81
– Indikationen 80, 87
– Komplikationen 81
– Kontraindikation 80
– Operationsgang 81
– Streßinkontinenz 80–81, 153
– Zystoskopie 81
Nahrungszufuhr, orale, postoperative 219
Narik-Palmrich-Technik, Schlingenoperation, abdomino-vaginale 84
Narkose
– Letalität 200
– Risiko 200
Nebennierenrindentumoren
– Amenorrhö, primäre 281
– Pseudopubertas praecox 279
Nekrosefisteln 105
Neoblase 174–176
Neovagina nach Vecchietti
– Laparoskopie 193
– Mayer-Rokitansky-Küster-Syndrom 193, 286
Nephritis
– chronische interstitielle 127
– – abakterielle, Harnwegsinfektionen, rezidivierende 129
Nephrostomie, perkutane 112, 164
– Harnleiter-Scheiden-Fisteln 113–114
– Urosepsis 144
Nephrotoxizität, Pharmaka 159
Nervenverletzungen
– Lymphonodektomie, axilläre 309
– – pelvine 308
– operativ bedingte 308–309
Nervus levatorius 244
Nervus-pudendus-Verletzungen 244–245
Nervus-pudenus-Leitgeschwindigkeit, anorektale Inkontinenz 243, 245–246
Neugeborene(nperiode) 262
– Fluor 262
– Mastitis 284
– Ovarialzysten 293–294
Niereninsuffizienz, terminale, Pyelonephritis, chronische 130, 137
Nierenkoliken
– Echinokokkose 134
– Urotuberkulose 132
Nierenlagerklopfschmerz, Pyelonephritis, akute 127, 137
Nierenparenchyminfektionen, Differenzierung, bakteriologisch-immunologische 140
Nierenperfusionsstörungen, Harnwegsinfektionen, obere 130
Nierentransplantation, Harnwegsinfektionen, nosokomiale 131

Nierenversagen, akutes, Harnleiterligatur 112
Nierenzysten, Harnwegsinfektionen, rezidivierende 129
Nifedipin, Urge-Inkontinenz 93–94, 98
Nitritnachweis 139
NNR-Tumoren s. Nebennierenrindentumoren
Noradrenalin, Sympathikus 16
Notfalleingriffe, Antazida 207
Nulliparität, Dammriß 246
Nykturie, Urge-Inkontinenz 23

O

Obstipation, chronische, Harninkontinenz 43
Obturatoriusfaszie 74
Obturatoriusschädigungen, operativ bedingte 308
Östradiol s. Estradiol(valerat)
Östriol s. Estriol
Östrogene
– Gonadendysgenesie 287
– Streßinkontinenz 43, 67
– Urge-Inkontinenz 94, 96
Östrogenisierung, frühzeitige
– Blutungen, vaginale 277
– Zytodiagnostik 265
Östrogenmangel
– Amenorrhö, primäre 280
– Blutungen, juvenile 282
– Fluor 273
Oligomenorrhö 282
– Late-onset-AGS 288
Oligurie, postoperative 214–215
Operationserweiterung, Einwilligung, mutmaßliche 233
Operationskomplikationen, Aufklärung 232
Operationsrisiko 204–206
– Morbidität, postoperative 204
Operationstechniken, endoskopische 185–198
Operationstrauma, Harnblase, atone 151
Operationsvorbereitung 206–213
Opioide/Morphinanaloga 220
Osmodiuretika, Urosepsis 144
Osteitis pubica nach Kolposuspension 83
Ovarialchirurgie, Laparoskopie 191–192
Ovarialhypoplasie, Swyer-Syndrom 287
Ovarialkarzinome
– Adhäsionen, tuboovarielle 192
– Endo-bag-Technik 191
– fortgeschrittene, Harnleiterverletzungen 107
– Laparoskopie 191, 293
– Sonographie 293
– Zystektomie 192
Ovarialtumoren 292–294
– Pseudopubertas praecox 279
– Pubertas praecox 294

Ovarialzysten
- funktionelle 294
- - Laparoskopie 191
- Laparoskopie 186
- Neugeborene 293–294
Ovula Nabothi 292
Oxazaphosphorine, Nephrotoxizität 159
Oxybutynin, Urge-Inkontinenz 92–93
Oxyurenbefall, Vulvovaginitis, Kindes- und Jugendalter 271

P

Pankreatitis, Differentialdiagnose 138
Parakolpium 11
Parametrium 11
Paraovarialzysten, Laparoskopie 191
Paraproktium 11
Parasympathikus
- Acetylcholinrezeptoren 16
- Miktion 16
Parasympathomimetika
- Darmstimulation 228
- Harnblasenentleerungsstörungen, postoperative 231
paravaginal repair 74
Parazystium 11
Parkinson-Erkrankung, Harninkontinenz 18
PCA (postoperative, patientengesteuerte Analgesie) 220
PCO-Syndrom 294
- Amenorrhö, primäre 281
- - sekundäre 282
Pelvic Floor Re-education, Streßinkontinenz 62
Pereyra-Operation, Nadelsuspension 80
Periduralanästhesie
- Dammriß III. und IV. Grades 248
- Katheter-PDA 220–221
Perinealsonographie, Senkungszustände 34
Perineoproktotomie 249
Perineotomie, komplette
- anorektale Inkontinenz 249–250
- Fistel, rektovaginale 250
Perineozele 253
Perineum-Detrusor-Inhibitionsreflex 19
Perineum-Hirnstamm-Detrusor-Reflex 21–22
Peritonitis, postoperative 228–229
periureterales Gewebe
- Endometriose 108
- Jackson-Pratt-Drain 108
Peroneusschädigungen, operativ bedingte 308
Pessartherapie, Streßinkontinenz 67
pflanzliche Extrakte, Urge-Inkontinenz 93
Phenazopyridin, Urge-Inkontinenz 93
Phenoxybenzamin
- Detrusor-Sphinkter-Dyssynergie 152
- Urethratonus 155

Phlebographie, Bein- und Beckenvenenthrombose, tiefe 207
physikalische Therapie, postoperative 221
Platzbauch 226
- Noteingriff 203
Plazeboeffekt, Urge-Inkontinenz 95
Plexus pelvicus 6
- Schädigungen, operativ bedingte 308
Pneumonie nach Relaparotomie 226
Pneumoperitoneum, Laparoskopie 188
Poland-Syndrom 284
Pollakisurie
- Cholinergika 158
- Differentialdiagnose 138
- Echinokokkose 134
- Medikamente, auslösende 159
- Medikamentenanamnese 158
- Urethritis 137
- Urge-Inkontinenz 23, 56
Polychemotherapie, Nephrotoxizität 159
Polymastie 284
Polymenorrhö 282
Polyneuropathien, Urge-Inkontinenz 55
Polythelie 284
Polyurie
- Differentialdiagnose 138
- Medikamente, auslösende 159
Portioektropium s. Zervixektropium
Portioprolaps, Senkungszustände 32
Postaggressionsstoffwechsel 216
Post-anal-Repair, Analsphinkterverletzungen 250–251
Postmenopause, Streßinkontinenz 40
postoperative Komplikationen 223–231
- pulmonale 221
postoperative Maßnahmen/Therapie 214–223
Pouch-Technik 171–174
präoperative Diagnostik 200–204
- Alter 202
Präpubertät 263, 277
Prazosin, Detrusor-Sphinkter-Dyssynergie 152
Pre-anal-Repair, Analsphinkterverletzungen 251
Probeeinlauf, Ureterosigmoidostomie 170
Proktodealdrüsen 240
Propanthelin, Urge-Inkontinenz 92–93
Propiverin, Urge-Inkontinenz 93
Prostaglandininhibitoren, Urge-Inkontinenz 93–94
Protein-C-/S-Mangel, Operationsvorbereitung 213
Proteine, Bedarf, postoperativer 216
Proteinstoffwechselstörungen, postoperative 216
Proteusarten, indolpositive, Harnwegsinfektionen 135
Pseudohämaturie, Differentialdiagnose 138
Pseudohermaphroditismus masculinus/femininus 288

Pseudomonas-Infektionen
- Dauerkatheterismus 134
- Harnwegsinfektionen, nosokomiale 130
Pseudopubertas praecox 279
- Blutungen, vaginale 276
Psoas-Hitch-Technik 109
- Harnleiterfisteln 113
- Harnleiterverletzungen 109–112
- Ureterneuimplantation 110
Psychoanalyse, Urethrales 120
Psychosomatik, Harnbeschwerden 120–122
Pubarche, prämature 278
Pubertät 263
- Entwicklungsstörungen 277–288
- Physiologie 277–278
Pubertätsentwicklung
- verspätete 279–280
- vorzeitige 278–279
Pubertätsmakromastie 285
Pubertas praecox 265, 278–279
- Blutungen, vaginale 276–277
- Ovarialtumoren 294
- Sonographie 268
- Zervixektropium 291
- Zytodiagnostik 265
Pubertas tarda 279–280
- Amenorrhö, primäre 281
- Leistungssport 279
- Sonographie 268
- Zytodiagnostik 265
Pubokokzygeusplastik, Streßinkontinenz 153
pulmonale Komplikationen, postoperative 221
Pulsionszystozele 32, 78
- Kolporrhaphia anterior 78–79
- Rekonstruktion, paravaginale 85–86
Pyelogramm, intravenöses
- Harnwege, ableitende 115
- präoperatives, Hysterektomie 115–116
Pyelonephritis
- akute 137
- - Chemotherapie 143
- - Schwangerschaft 131
- Antibiogramm 140, 143
- chronische 127, 137–138
- - Escherichia-coli-Stämme mit P-Fimbrien 130
- - Niereninsuffizienz, terminale 130, 137
- Differentialdiagnose 138
- Gewebeveränderungen, thrombotisch-fibrotische 143
- Symptome 127
Pyurie
- abakterielle, Urotuberkulose 132
- Differentialdiagnose 138
- Pyelonephritis, akute 127
- Zystitis, bakterielle 126

Q

Quetschhahnmechanismus, Harninkontinenz 46

R

Radikaloperationen, gynäkologische
– abdominale, Miktionsstörungen, postoperative 231
– Harntrakt, Funktionsstörungen 148–153
– Harnwegskomplikationen, Blasenkatheter, suprapubischer 152
Radiomenolyse, Endometriumablation 197
Raffnähte, suburethrale, Kolporrhaphia anterior 78
Reflex, detrusorinhibierender, sympathischer 19
Reflexbögen
– Harnblase, Füllungsphase 19
– Miktion 22
Reflexinkontinenz 23–24
Reflux
– urethro-vaginaler 271
– – Labien, kleine, Synechie 275
– vesiko-ureteraler, Harnwegsinfektionen 127
– – – obere 130
– – – Überlaufinkontinenz 24
Regurgitation, Schwangerschaft 207
Reifeperiode 263–264
Reizblase 46, 52–53
– Autogenes Training 123
– Harninkontinenzoperationen 88
– Kolposuspension, vaginale 86
– Medikamentenanamnese 123
– Patientengespräch 123
– Psychosomatik 121
– nach Schlingenoperation, abdominovaginaler 84
Reizdarmsyndrom, Hysterektomie 255
Rektozele 28
– anorektale Inkontinenz 253
– Klassifizierung 33
– postoperative nach Kolposuspension, abdominaler 83
– Therapie, operative 253–254
– Untersuchung, digital-rektale 28
Rektumpfeiler 11
Rektumprolaps
– innerer, anorektale Inkontinenz 242
– Stuhlentleerungsstörungen 253
Relaxanzien, muskulotrope, Urge-Inkontinenz 92
respiratorische Störungen, Operationsvorbereitung 212
Restharn(bildung)
– Harninkontinenz 45
– Harnwegsinfektionen 138
– Sympathomimetika 158
– Überlaufinkontinenz 24

Restharn(bildung)
– Wertheim-Meigs-Operation 157
– Zystitis, chronische 128
Rezidiv-Streßinkontinenz, Injektion, suburethrale 87
Rhabdomyosarkom, embryonales 291
– Blutungen, vaginale 277
Rhabdosphinkter 5
Risikoaufklärung 305
Röntgen-Videourographie, Urge-Inkontinenz 57
Rückbildungsgymnastik, Streßinkontinenz 66
Rückenschmerzen, Pyelonephritis, akute 127
Rüsselbrust 283, 285
Ruhekontinenz, Harnblase 20
Ruheperiode 262–264
– Blutungen, vaginale 263, 276–277
– Fluor 263
– Infektionen, aszendierende 269
– Zervixektropium 291

S

Sakropexie, Beckenbodendefekt 78
Sandkornzystitis, Bilharziose 133
Sarcoma botryoides 290–292
– Blutungen, vaginale 277
Schauta-Amreich-Operation
– Harntrakt, Funktionsstörungen 150
– Laparoskopie 195
Scheide(n)... s. Vaginal...
Schistosoma haematobium, Bilharziose 133
Schlingenoperation, abdomino-vaginale 84
– Harninkontinenz 154
– Miktionsstörungen, postoperative 89
– Streßinkontinenz 83–84
Schmerzen, postoperative, Laparoskopie 190
Schock
– kardiogener, Lungenembolie, postoperative 230
– postoperativer 223–224
– transfusionsbedingter 218
Schockindex 224
Schrumpfblase
– Strahlentherapie 156–157
– Zystotonometrie 157
Schulterdystokie, Dammriß III. und IV. Grades 246
Schwangerschaft
– Bakteriurie 131
– Beckenbodenübungen 42
– Glukosurie, physiologische 131
– Hämorrhoiden 251
– Harninkontinenz 42, 132
– Harnwegsinfektionen 131–132
– Magenentleerungszeit 207
– Pyelonephritis, akute 131
– Regurgitation 207

Schwangerschaftsabbruch, Antibiotikaprophylaxe, präoperative 211
Screening-Bakteriurie, Therapie 141
Sectio caesarea
– Aspirationen 207
– Komplikationen 104
Sedimentuntersuchung, Harnwegsinfektionen 139–140
Selbstkatheterismus, intermittierender 153
– Streßinkontinenz 154
Senkungszustände
– s. a. Descending-perineum-Syndrom
– s. a. Descensus uteri
– anorektale Inkontinenz 252–253
– Beckenbodenübungen 33
– Beschwerden, subjektive 31
– Diagnostik 32–35
– Einteilung 28–29, 33
– Genitale, weibliches 27–35
– Harninkontinenz 32, 77
– Harnwegsinfektionen 127
– Inkontinenzprüfung, klinische, Reposition 34
– körperliche Arbeit 31
– Kolpourethrozystogramm 34
– Nervenschädigung, geburtsbedingte 31
– Portioprolaps 32
– Röntgenuntersuchung 34–35
– rotatorische 34
– Sonographie 34–35
– Spiegeluntersuchung 32–33
– Streßinkontinenz 34
– Tastuntersuchung 33
– Urge-Inkontinenz 55
– Ursachen 29–31
– Vaginalprolaps 32
– Veranlagung 31
Separations- und Traktionsmethode, Untersuchung 265, 267
Septum
– rectovaginale 11
– septovaginale 75
– supravaginale 11
– urethrovaginale 11–12
– urethrovesicovaginale 12–13
– vesicocervicale 11
– vesicouterinum 11
– vesicovaginale 11, 75, 78
Septumdissektion, Hysteroskopie 196
Serome, Wundheilungsstörungen 225
Serratia marcescens, Harnwegsinfektionen 136
Serum-Creatinin nach Harnableitung, suprapubischer 177
sexueller Mißbrauch 294–297
– Blutungen, vaginale 277
– Hymenabflachungen 296
– Infektionen 296
– STD-Erreger 295
– Untersuchung in Knie-Ellenbogen-Lage 267–268, 295
– Vulvovaginitis, Chlamydien-bedingte 273
Shutter-Brille, Video-Laparoskopie 188

Sigma-Conduit 167
Sigma-Rektum-Blase/Pouch 165, 170
Smead-Jones-Nähte, Platzbauch 226
Somatogramm 265–266, 277–278
Sonographie
– Amenorrhö, primäre 280
– Blutungen, vaginale 276
– Brustdrüsenveränderungen 283
– Genitaltumoren, Kinder- und
  Jugendalter 289
– Kinder- und Jugendgynäkologie
  268–269
– – Genitale, innere, Normmaße 269
– Ovarialtumoren 293
– Senkungszustände 34–35
Soor, Vulvovaginitis, Kindes- und
  Jugendalter 272
Spätileus, postoperativer 227
Spasmolytika
– Harnwegsinfektionen 144
– Urge-Inkontinenz 95, 98
Spatium
– pararectale 11
– praevesicale (Retzii) 11, 82
– subperitoneale 9
– vesicovaginale 12
Sphinkterrekonstruktion,
  Analsphinkterverletzungen 250
Sphinkter-Rektum-Manometrie, anorek-
  tale Inkontinenz 242–243
Sphinktersklerose, Zystitis, chronische
  128
Sphinkterverschluß, sympathischer 19
Spiegeluntersuchung, Senkungszustände
  32
Spontangeburt, Dammriß III. und IV.
  Grades 248
Spüldrainage, abdominale, Peritonitis,
  postoperative 229
Staphylococcus-aureus-Stämme,
  Harnwegsinfektionen, nosokomiale 130
Staphylokokken, Harnwegsinfektionen
  137
STD-Erreger
– Adnexitis, Kindes- und Jugendalter 275
– sexueller Mißbrauch 295
– Vulvovaginitis, Kindes- und Jugendalter
  272–273
STH-Mangel, Amenorrhö, primäre 281
Stomastenose
– Ileum-Conduit 167
– Kolon-Conduit 169
Stomatherapeuten, Harnableitung, supra-
  pubische 177
Strahlenfisteln 104
Strahlentherapie
– Entwicklung von Zweitmalignomen
  157–158
– Fistelbildung 156
– Schrumpfblase 156–157
– Zystitis, hämorrhagische 157
Streßinkontinenz 22–23
– Ätiologie 41–43
– im Alten- und Pflegeheim 40–41

Streßinkontinenz
– Alter 41–42
– Anamnese 44
– Beckenbodengymnastik 30
– Beckenbodentraining 62–65, 70, 123
– Biofeedback 65–66
– Blasendruck 23
– Diagnostik 43–48
– Drangbeschwerden 44
– Elektrostimulation 68–69
– Epidemiologie 40–41
– Geburt 42
– Häufigkeit 40
– Harnblasenhals 30
– Harnröhrentonus, verminderter 25
– Harnröhrenverschlußdruck 48
– Harnwegsinfekte 43
– Hysterektomie 43
– Injektion, suburethrale 86–87
– Körpergewicht 43
– Kolporrhaphia anterior 79
– Kombination mit Urge-Inkontinenz
  53–54
– Konustherapie 69
– Miktionstabelle 44–45
– Nervenschädigung, geburtsbedingte 42
– Östrogene 43, 67
– Operation 44
– Pelvic Floor Re-education 62
– Pessartherapie 67–68
– Postmenopause 40
– Psychosomatik 122
– Pubokokzygeusplastik 153
– Radikaloperationen, gynäkologische
  150
– retrovesikaler Winkel, Abflachung 48
– Röntgenuntersuchung 48
– Rückbildungsgymnastik 66
– Scheidenpessare 67
– Scheidensenkung 41
– Schwangerschaft 42
– Selbstkatheterismus, intermittierender
  154
– Senkungszustände 34
– Sonographie 49
– Therapie, medikamentöse 66
– – nichtoperative 61–72
– – operative 73–90
– Urethra-Ruheprofil 47
– Urethra-Streßprofil 47
– urethrovesikaler Übergang 45
– Urethrozystometrie 47
– Uroflowmetrie 48
– Vaginaltampon mit Östrogencreme 67
– Wochenbett 42
– Wochenbettgymnastik 66
– Zystitisanamnese 43
Streß-Urge-Inkontinenz, Urethra,
  Trichterbildung 55
Stuhlentleerungsstörungen 253–254
Swyer-Syndrom 287
– Amenorrhö, primäre 281
Sympathikus(aktivität)
– Adrenalin 16

Sympathikus(aktivität)
– Harnblase, Füllungsphase 19
– Miktion 16
– Noradrenalin 16
– postoperative 214
Sympatholytika, Urethratonus 158
Sympathomimetika, Restharnbildung 158

T

Tanner-Einteilung, Entwicklungsstadien
  des Mädchens 265–266, 276–277
Tastuntersuchung, Senkungszustände 33
Terbutalin, Urge-Inkontinenz 93
Terodilin, Urge-Inkontinenz 93–94
testikuläre Feminisierung 288
– Amenorrhö, primäre 281
– Differentialdiagnose 286
– Neovagina nach Vecchietti 193
Teststreifendiagnostik, Bakteriurie 139
Thekazelltumoren, Pseudopubertas
  praecox 279
Thelarche, prämature 278
Thromboembolie, operativ bedingte 313
Thromboembolieprophylaxe
– ^{125}-J-Fibrinogentest 207
– Antikoagulanzien 207
– – Kontraindikationen 209
– Binden/Strümpfe, elastische 221
– Dextraninfusionen 208
– Dihydroergotamin 207–208
– Frühmobilisation 221
– generelle 207
– Gerinnungsstatus 208
– Hämatome, postoperative 208
– Heparin 207
– – niedermolekulare/fraktionierte 208
– Kompression, pneumatische, inter-
  mittierende 221
– Low-dose-Heparin 209
– Lungenembolie 207
– Nebenwirkungen 209
– physikalische Maßnahmen 221
– postoperative 221
– präoperative 207–209
– TED-Strümpfe 221
– Wadenstimulation, elektrische 221
Thrombolyse, Bein- und
  Beckenvenenthrombose, tiefe, post-
  operative 229–230
Thromboseprophylaxe 213
– Lungenembolie, postoperative 230
– Operationsvorbereitung 213
Thrombozytopenie
– heparininduzierte 208
– Operationsvorbereitung 212
Totraumvergrößerung nach Giebel, post-
  operative 222
Traktionszystozele 33, 78
– Rekonstruktion, paravaginale 85–86
Transfusionen
– Blutungsschock, postoperativer 224
– Eigenblutspende 217

329

Sachverzeichnis

Transfusionen
– Erythrozytenkonzentrate 218
– – Gerinnungspotential, Überprüfung 217
– Hepatitis-/HIV-Risiko 217
– Indikationen 217–218
– Infektionsübertragung 217
– Konserveneinsparung 218
– Plasma, tiefgefrorenes 217
– postoperative 217–218
– Unverträglichkeitsrisiken 218
Transmissionsdruck 21
Transmissionsfaktor, Harnröhrenverschlußdruck 48
Transuretero-Kutaneostomie 165
Transuretero-Ureterostomie, Harnleiterverletzungen 112
Trematoden, Bilharziose 133
Trichomonaden, Vulvovaginitis, Kindes- und Jugendalter 272
Trigonum vesicae 4
Trophoblastpersistenz, Tubargravidität, Laparoskopie 191
Trospiumchlorid, Urge-Inkontinenz 93
Tubargravidität
– Laparoskopie 186, 190–191
– – Trophoblastpersistenz 191
Tubenruptur mit Hämatoperitoneum, Laparotomie 191
Tubensterilisation
– laparoskopische 186, 190
– – Komplikationen 312
Tubenverschluß, proximaler, Laparoskopie 192
Tuberkulose, Diagnostik 141
Tuberkulosekulturen, Urotuberkulose 141
Tuboovarialabszeß
– Harnleiterverletzungen 107
– Peritonitis, postoperative 229
– Verwachsungen, retroperitoneale 107
Tumorausschluß
– Sonographie 268
– Vaginoskopie 267
Tumoroperationen, Harnblasenfunktionsstörungen, präexistente 158
Turner-Syndrom 265, 287
– Amenorrhö, primäre 281

U

Überlaufinkontinenz 23–24
– Harnwegsinfekte, rezidivierende 24
– nach Hysterektomie 154
– nach Kolporrhaphia anterior 154
– Reflux, vesiko-ureteraler 24
– Restharn 24
– Wertheim-Operation 153
Übernahmeverschulden 304
Überwachung, postoperative 214
Ullrich-Turner-Syndrom s. Turner-Syndrom

Ulmer-Neoblase 175
unstable bladder s. Harnblase, instabile
Unterbauchoperationen, Komplikationen, postoperative 221
Unterbauchschmerzen, chronische, Laparoskopie 191
Untersuchungsmethoden, Kinder- und Jugendgynäkologie 264–269
Urachuszyste, infizierte, Harnwegsinfektionen 129
Ureaplasma urealyticum 128, 140
Ureter s. Harnleiter
Ureterokutaneostomie 112, 165
Ureterosigmoidostomie 169–171
Urethra
– s. a. Harnröhre
– feminina 5–6
– proximale s. Blasenhals
Urethralerotik/urethralerotisches Syndrom 120, 122
Urethritis 126, 137
– abakterielle 127
– atrophicans, Urge-Inkontinenz 55
– Differentialdiagnose 138
– postgonorrhoische 128
– unspezifische 128
Urethrotomie, Harnwegsinfektionen, rezidivierende 129
Urethrozele, Urge-Inkontinenz 55
Urethrozystogramm, Senkungszustände 34–35
Urethrozystometrie, Streßinkontinenz 47
Urethrozystoskopie 80
Urge-Inkontinenz 22–23, 51–58
– Ätiologie 54–55
– aktive 52
– AMFES 97
– Betreuung, psychologische 96
– Biofeedback 95
– blasenbedingte 25
– Bougierung à boule 57
– Compliance 52
– Depression 122
– Deszensuschirurgie 55
– Detrusor, instabiler 52
– Detrusorhyperreflexie 24, 52
– Detrusorinstabilität 55
– Detrusor-Sphinkter-Dyssynergie 57
– Diagnostik 56–57
– Differentialdiagnose, psychosomatische 122–123
– Elektrostimulation 97–98
– Epidemiologie 53
– Fragebögen 56
– Glycopyrrolat 92
– Harnableitungen 97–98
– Harnblase, instabile 55
– – Überdehnung in Regional- oder Allgemeinanästhesie 97
– Harnblasenaugmentation, chirurgische 97–98
– Harnblasendenervierung, partielle, transvaginale 97

Urge-Inkontinenz
– Harnblaseninnervation, Blockierung, lokalanästhetische 97–98
– Harnblasenirritation, lokale 55
– Harnblasentraining 95–96
– Harnröhre, Trichterbildung 55
– Harnwegsinfektionen 55
– – rezidivierende 56
– idiopathische 24
– Inkontinenz-Chirurgie 55
– Kombination mit Streßinkontinenz 53–54
– Krankengymnastik 96
– Medikamentenanamnese 123, 158
– medikamentös-induzierte 55
– Miktionsreflex 55
– Miktionstagebuch 96
– motorische 23, 52
– Neuropeptide 54
– Neurotizismus 122
– Nifedipin 98
– Obstruktionen, infravesikale 57
– Pathophysiologie 54–55
– Pharmakotherapie 92–95
– Plazeboeffekt 95
– Pollakisurie 56
– postoperative 155
– Propanthelin 92
– Psychosomatik 122
– Radikaloperationen, gynäkologische 150
– Röntgen-Videourographie 57
– sensorische 24, 52
– Sonographie 49
– Stoma 97–98
– Therapie 91–99
– – medikamentöse 92–95
– – operative 97
– Therapieempfehlungen 98
– Untersuchung, miktionsurodynamische 57
– – urodynamische 56–57
– Urindiagnostik 56
– Urinsediment, Befundung, zytologische 57
– urodynamische Untersuchung 98
– VIP (vasoaktives intestinales Polypeptid) 54
– Zystitis, akute 137
– – altersatrophische 55
– Zystitisanamnese 43
– Zystometrie 24, 52, 56
– Zystourethroskopie 57
Urin s. Harn
urodynamische Untersuchung
– Befundinterpretation 47
– Durchführung 47
– Harninkontinenz 46–48
– Inkontinenzoperationen 155
– Radikaloperation, Harnwegskomplikationen 152
– Streßinkontinenz 46–48
– Urge-Inkontinenz 56–57, 98
Uroflowmetrie 47–48

Urogynäkologie
– Psychosomatik 120–121
– Vorgehen, psychosomatisch-orientiertes 123
Urolithiasis, Differentialdiagnose 138
Urosepsis 143–144
Urotuberkulose 132–133
– Bakterioskopie 141
– Differentialdiagnose 138
– Tuberkulosekulturen 141
Uterovaginalatresie, Amenorrhö, primäre 281
Uterovaginalpfeiler 10
Uterus myomatosus, operative Therapie, Fistelbildung 105, 107
Uterus septus
– Metroplastik 197
– Septumdissektion, hysteroskopische 196
Uterusdoppelbildungen 286
Uterusoperationen, Gerinnungsstörungen 212–213
Uterusprolaps
– Harninkontinenz 46
– Pessartherapie 67–68
Uterusruptur, Myomenukleation, laparoskopische 193
Uterustumoren
– Kindes- und Jugendalter 291–292
– Ruptur 203
– Stieldrehung 203

V

Vaginaefixatio, Beckenbodendefekt 78
Vaginalaplasie 286
– Amenorrhö, primäre 281
– Labien, kleine, Synechie 275
– Mukokolpos 294
Vaginalfaszie 74
– Kolposuspension 74
Vaginalflor s. Fluor vaginalis
Vaginalplastik 80
Vaginalprolaps
– Harninkontinenz 46
– Pessartherapie 67–68
– Senkungszustände 32
Vaginalsonographie, Senkungszustände 34
Vaginalspülungen, Operationsvorbereitung 209
Vaginaltumoren, Kindes- und Jugendalter 290–291
– Blutungen, vaginale 276
– Hymenalatresie 291
Vaginoskopie
– Blutungen, vaginale 276
– Kinder- und Jugendgynäkologie 265–267
– Vulvovaginitis, Kindes- und Jugendalter 274
– Zervixkarzinom, Kindes- und Jugendalter 292
Vecchietti-Neovagina 193, 286

Verbrauchskoagulopathie, Operationsvorbereitung 212
Verdrängungszystozele 33
Vesica urinaria 4
Vestibulum vaginae 5
Video-Laparoskopie 188
VIP (vasoaktives intestinales Polypeptid), Urge-Inkontinenz 54
Virilisierung 288
Vitiligo, Kindes- und Jugendalter 274
Volumenmangel, postoperativer 215
Vorlagen-Wiegetest, Harninkontinenz 46
Vulvatumoren, Kindes- und Jugendalter 289–290
Vulvektomie, Wundheilungsstörungen 226
Vulvovaginitis, Kindes- und Jugendalter 269–270
– Antibiotikatherapie 271–272
– Blutungen, vaginale 276
– Darmparasiten 274
– Differentialdiagnose 138
– Fluor 269
– Fremdkörper 274
– Gonorrhöausschluß 271
– Hygienegewohnheiten, falsche 271
– Oxyurenbefall 271
– spezifische 272–273
– unspezifische 270–272
– Vaginoskopie 274

W

Wärmeverlust, postoperativer 214
washout effect 128
Wasser, Basisbedarf, postoperativer 215
Wasserhaushaltstörungen, postoperative 215–216
Weichteilinfektionen, postoperative, Antibiotikaprophylaxe 210
Wertheim-Meigs-Operation
– Fisteln, postoperative 105
– Harninkontinenz 153
– Komplikationen, postoperative 204–205
– Miktionsstörungen 157
– Restharn 157
– Thromboserisiko 207
– Überlaufinkontinenz 153
– Urethraverschlußinsuffizienz 153
– Wundheilungsstörungen 226
White-clot-Syndrom 209
Wochenbett
– Beckenbodentraining, reflektorisches 69
– – Streßinkontinenz 66
– Streßinkontinenz 42
Wundheilung, primäre 225
Wundheilungsstörungen, postoperative 225–226
Wundinfektionen, postoperative 225
Wundschmerzen, postoperative 220
Wundvorbereitung, präoperative 209–210

Z

Zählkammer, Sedimentuntersuchung 139
Zerebellum, Miktion 18
Zervixatresie, Amenorrhö, primäre 281
Zervixektropium
– Blutungen, vaginale 276
– Neugeborene 262
– Pubertas praecox 291
– Ruheperiode 291
Zervixkarzinom
– Harnwegsinfektionen 127
– Kindes- und Jugendalter 292
Zervixneubildungen, Kindes- und Jugendalter 291–292
Zervixpapillom, mesonephrogenes, benignes 291–292
Zökal-Pouch 169
Zyklusstörungen s. Menstruationsstörungen
Zystektomie 164
– Ovarialtumoren, maligne 192
Zysten, dysontogenetische
– Vagina 291
– Vulva 289
Zystitis
– s. a. Cystitis atrophicans
– abakterielle 127
– – Differentialdiagnose 138
– – Reizblase 53
– akute, Harnwegsinfektionen, aufsteigende 128
– – unspezifische 137
– allergische, Differentialdiagnose 138
– altersatrophische, Urge-Inkontinenz 55
– Antibiotika 142
– bakterielle 126
– chronische, Antibiotika 141
– – Bakteriurie 128
– – Faktoren, prädisponierende 128
– – Leukozyturie 128
– – Urotuberkulose 132
– chronisch-rezidivierende, Psychosomatik 121
– Dranginkontinenz 43
– Eindosistherapie 141–142
– hämorrhagische nach Chemotherapie 159
– – Makrohämaturie 137
– – Strahlentherapie 157
– interstitielle, Differentialdiagnose 138
– Kurzzeittherapie 141–143
– Makrohämaturie 139
– radiogene 156
– rezidivierende, Medikamentenanamnese 123
– Streßinkontinenz 43
Zystogramm, Harnfisteln 106
Zystometrie 19, 47
– Mikrotip-Katheter 57
– Urge-Inkontinenz 24, 52, 56
Zystoskopie
– Harnfisteln 106
– Nadelsuspension 81

Zystotonometrie, Schrumpfblase 157
Zystourethroskopie
– Urge-Inkontinenz 57
– Zystitis, radiogene 156
Zystozele 28
– Harninkontinenzoperation 77

Zystozele
– Harnwegsinfektionen 138
– Klassifizierung 33
– Kolporrhaphia anterior 79
– Kolposuspension, abdominale 87
– Kombinationsformen 33

Zystozele
– postoperative nach Kolposuspension, abdominaler 83
– Rekonstruktion, paravaginale 85–86
– Urge-Inkontinenz 55
Zytodiagnostik, Östrogenisierung, frühzeitige 265